Techniken in der Stottertherapie

Richard Ham

Techniken in der Stottertherapie

DEMOSTHENES

Verlag der Bundesvereinigung Stotterer-Selbsthilfe e.V.

Impressum

Die Bundesvereinigung Stotterer-Selbsthilfe e.V. hat es sich zum Ziel gesetzt, die Lebenssituation von stotternden Menschen zu verbessern. Die Veröffentlichung von Fachliteratur regt die Diskussion unter den Fachleuten an, fördert deren Kenntnisstand und trägt daher unmittelbar dazu bei, diesen Zweck zu erfüllen.

Aus dem Amerikanischen übersetzt von Katrin Juranek-Hosenmann.

Lektorat: Christiane Koch, Tübingen und Ruth E. Heap, Köln

Die amerikanische Originalausgabe ist 1986 unter dem Titel:
Techniques of stuttering therapy erschienen.

1. Auflage 2000, 1.–2. Tausend

Gesamtredaktion: Ruth E. Heap

Layout, Satz: BLEYSATZ, Jena
Umschlagentwurf: Udo Klein
Umschlagrealisierung: Uwe Bley, Jena
Druck: Clausen & Bosse GmbH, Leck

ISBN 3-921897-35-1

Inhaltsverzeichnis

Kapitel 11 – Maskierung

Kapitel 12 – Rhythmus

Kapitel 13 – Andere Therapien

Anhang

Vorwort und Widmung

Dieses Buch habe ich geschrieben, um einige der vielen Methoden zu erklären, die Therapeutinnen in der Stottertherapie anwenden. Ziel ist es, spezifische Schritte einzelner Therapieverfahren und die dafür benötigten Fähigkeiten zu erläutern und nicht allgemeine Therapieprogramme oder -pläne vorzustellen. Es ist ein Versuch, die Lücke zwischen der stetig wachsenden Menge an Forschungsergebnissen und theoretischen Ansätzen einerseits und den ständig sich ändernden Mustern verschiedener Therapieprogramme andererseits zu schließen. Ich hoffe, daß Therapeutinnen dieses Buch als Quelle der Methoden und Verfahrensweisen nutzen, um sich dieselben Fähigkeiten anzueignen und dieselben Erfahrungen zu machen wie ihre Patienten.

Dieser Band ist dem Therapeuten gewidmet, der wohl den größten und anhaltendsten Einfluß auf mich hatte – Charles Van Riper. Die Stottertherapie verdankt Van Riper mehr als jedem anderen Therapeuten in unserer Geschichte. Er hat Generationen von Therapeutinnen geformt, entweder indem sie ihm nacheiferten oder sich bewußt von ihm absetzten. Während unseres ersten Treffens 1952 ermahnte er mich ernsthaft, allem was er sagte oder schrieb, mit Skepsis zu begegnen. Bei unserem zweiten Treffen, ebenfalls 1952, landeten wir schließlich in einer Scheune, wo der „Zauberer von Kalamazoo" ein Pferdegeschirr reparierte. Meine Zeit als Student, und die folgenden Jahre der Freundschaft und Ratgebung haben meine berufliche Laufbahn geprägt. Ein ausgezeichneter Lehrer, Supervisor mit hohen Ansprüchen, erstaunlicher Anekdotenerzähler und selbstkritischer Beobachter – er hat das Leben unseres Berufsstandes und das zahlloser Stotternder bereichert.

Vorwort zur deutschen Übersetzung und Danksagung

Was bewegte die Bundesvereinigung Stotterer-Selbsthilfe e.V. dazu, dieses Fachbuch „Techniken in der Stottertherapie" zu übersetzen?

Ganz einfach: Die nach wie vor schlechte therapeutische Versorgung stotternder Kinder und Erwachsener.
Zahlenmäßig betrachtet ergibt sich folgendes Bild:
80 Prozent aller Kinder zwischen dem zweiten und sechsten Lebensjahr durchlaufen Phasen von Sprechunflüssigkeiten, und bei fünf Prozent von ihnen wird Stottern diagnostiziert. Im Erwachsenenalter sind noch 800.000 Menschen in Deutschland vom Stottern betroffen.
Stottern ist nach wie vor mit Tabus, Ängsten und Gefühlen von Scham behaftet. Dies gilt für Stotternde ebenso wie für Nichtstotternde.

Ansprechpartner für die Behandlung Stotternder sind in der Regel Logopädinnen und Sprachtherapeutinnen.
Durch Fragebogen-Aktionen in Zusammenarbeit mit den Fachverbänden sowie durch unsere langjährige bundesweite Fachberatung haben wir festgestellt, dass nur wenige Logopädinnen oder Sprachtherapeutinnen Stottern behandeln und in Stottertherapie ausgebildet sind. Somit gibt es in Deutschland geographische Gebiete, in denen Eltern mit ihrem stotternden Kind nicht fachkompetent unterstützt werden können, weil die nächste Therapeutin entweder zu weit entfernt oder völlig überlastet ist.

Wir wissen, es gibt nicht die eine Methode für alle. Stottern sollte einzelfallorientiert behandelt werden. Stottern zu behandeln, erfordert von der Therapeutin umfangreiche Kenntnisse und Fertigkeiten in einer Vielzahl von Methoden und Techniken der Stottertherapie.

Wir haben deshalb das Buch „Techniken in der Stottertherapie" von Richard Ham ausgewählt, weil er viele Methoden der Stottertherapie in ihrem theoretischen Hintergrund erläutert und Beispiele der praktischen Anwendung für Therapeutin und Patient gibt. Was das Buch in besonderer Weise auszeichnet, ist die Tatsache, dass weder die Stottertherapie noch Therapierezepte, sondern Bausteine einer umfassenden Stottertherapie dargestellt werden, die im Einzelfall für die besonderen Bedürfnisse des jeweiligen Stotternden zusammengestellt werden können. Diese idiographische Sicht von Stottertherapie entspricht nicht nur dem aktuellen Wissens- und Forschungsstand zur Behandlung des Stotterns, sondern dieses Buch ist auch durch die Vielfalt der dargestellten Methoden und Techniken in der Fachliteratur einzigartig.

Ham trifft nicht nur unsere Meinung, wenn er sagt: „Therapie ist ein Lernprozeß und dazu gehört, dass die Therapeutin lernt, wie man die Methode anwendet, und nicht wie man sie beschreibt. Selbst tun, nicht nur anleiten."

Einige Anmerkungen zum Sprachgebrauch:
In dieser deutschen Übersetzung haben wir überall dort, wo das Stereotyp gemeint ist, den Begriff „Stotterer" verwendet. Aber überall dort, wo der stotternde Mensch mit seinem Stotterverhalten als einem Verhalten unter vielen gemeint ist, haben wir den Begriff „Stotternder" verwendet.
Außerdem werden unter Berücksichtigung des modernen Sprachgebrauchs und der tatsächlichen Verhältnisse in dieser Übersetzung die weiblichen Formen „Therapeutin" und „Studentin" und die männlichen Formen „Patient" und „Stotternder" verwendet.

Die Bundesvereinigung Stotterer-Selbsthilfe e.V. ist gegründet worden, um die Lebenssituation stotternder Menschen zu verbessern. Das schließt die Förderung von Forschung und wirksamen Therapien ein.

Mit dieser Übersetzung können wir einen Beitrag zur Verbesserung der Stottertherapie in Deutschland leisten und dafür danken wir in erster Linie dem Bundesministerium für Gesundheit, das dieses Projekt finanziell gefördert hat.

Ein besonderer Dank an die vielen ehrenamtlichen Mitarbeiter:
die Korrekturleser Franz-Josef Eilting, Barbara Pannes, Klaus D. Beck und Helga Schneider.
Dr. Ulrich Natke danken wir für die Unterstützung bei der Bearbeitung des Kapitels über VAR, Andreas Starke für die Klärung mancher Begrifflichkeiten, Konrad Schäfers für das Interview mit HAM per e-Mail und Prof. Dr. Johannsen für die Fürsprache dieses Übersetzungsprojektes gegenüber dem Bundesministerium für Gesundheit.
Diese Übersetzung entstand in intensiver Teamarbeit. Für diese anstrengende und auch schöne Zeit möchte ich ganz persönlich danken:
Christiane Koch, Lehrlogopädin aus Tübingen für die Mitarbeit am Lektorat und Katrin Juranek-Hosenmann, Fachübersetzerin und Logopädin in freier Praxis, für die Übersetzung. Mit sehr viel Mühe und Engagement halfen sie, ein verständliches deutsches Fachbuch zu machen.
Unser Setzer, Uwe Bley aus Jena, hätte ohne die Unterstützung von Simone Rost diese vielen nicht endenden Korrekturen kaum durchgestanden. Vielen Dank!

Wir wünschen diesem Buch viele Leserinnen und Leser. Es möge dazu beitragen, bei Therapeutinnen die Lust und Neugierde zur Behandlung Stotternder zu wecken.

Ruth E. Heap, Bundesvereinigung Stotterer-Selbsthilfe e.V.

Kapitel 1 – Überlegungen zur Stottertherapie

Einführung

Schon seit langer Zeit versuchen die Menschen, ihre stotternden Mitmenschen zu behandeln. Stottern plagt die Menschheit seit Jahrhunderten, und zweifellos plagt uns die Stottertherapie seit fast ebenso langer Zeit. Schätzungen zur Häufigkeitsrate schwanken zwischen 0,7% (Young, 1975b) und 2,1% (Porfert und Rosenfield, 1978), bzw. bis zu 5,5% in der Altersgruppe der 10–17jährigen (Gillespie und Cooper, 1973). Die weite Verbreitung des Stotterns wird durch sozioökonomische Faktoren beeinflußt. Für die Vorbereitung zu diesem Buch habe ich mehr als 2000 Quellenangaben durchgesehen und festgestellt, daß mehr als die Hälfte von ihnen für mein Thema „Therapieansätze zum Thema Stottern" relevant waren. Dennoch (oder vielleicht gerade deswegen) habe ich weder eine allgemein akzeptierte Definition oder Beschreibung des Stotterns gefunden noch eine allgemeine Theorie zur Erklärung der Ursachen oder der Wirkungsweise einzelner Therapieansätze, ganz zu schweigen von einer Übereinstimmung der vielen Versionen ähnlicher Forschungsstudien. Insbesondere gibt es keine Therapiemethode, die von allen Therapeutinnen akzeptiert wird.

Es ist daher nicht überraschend, daß es viele verschiedene Methoden gibt, Stottern zu behandeln, und daß jede Methode wiederum unterschiedlich eingesetzt werden kann. In der Fachliteratur findet man eine Unmenge von verwirrenden Fachbegriffen und Abkürzungen: Desensibilisierung, Legato, Kaumethode, Nachbesserung, Pullouts, VAR, Atemfluß, Silbensprechen, Schattensprechen, MIDVAS, Prep Sets, Metronomsprechen, EMG, Zwerchfellatmung, Prolongierung usw., die sich alle auf Therapiemethoden oder Therapieprogramme beziehen. Manche von ihnen ähneln sich sehr, aber viele sind miteinander unvereinbar. Einige der Streitfragen in der Stottertherapie werden später in diesem Kapitel behandelt. Im Moment genügt es zu sagen, daß heutzutage Therapeutinnen von einer Vielzahl von Therapiemethoden Gebrauch machen können – falls sie sie kennen und falls sie wissen, wie sie anzuwenden sind.

Dieses Buch bietet eine Vielzahl von Anwendungsmöglichkeiten und ist an ein breites Publikum gerichtet. Wie Sie im nächsten Abschnitt sehen werden, gibt es bezüglich der Ausbildung von Sprachtherapeutinnen und Logopädinnen in der Stottertherapie Grund zur Besorgnis. Desweiteren gibt es Hinweise darauf, daß viele Therapeutinnen unsicher sind, wie sie Stotternde behandeln sollen und es daher möglichst vermeiden. Blood und Seider (1981) befragten mehr als 1000 Stotternde im Schulalter. Sie fanden heraus, daß 68% der Stotternden zusätzlich zu ihrem Stottern noch andere Sprachstörungen aufwiesen. Von diesen 68% erhielten nur 6% eine reine Stottertherapie. Wurde mehr als eine Sprachstörung zusätzlich zum Stottern diagnostiziert, erhielten 76–92% keinerlei Stottertherapie. Es kann natürlich gute Gründe dafür geben, daß man zuerst das andere Problem behandelt oder mehrere Probleme zugleich angeht, doch deutet dieser extrem hohe Prozentsatz vielmehr darauf hin, daß viele Therapeutinnen es möglichst vermeiden, mit Stotternden zu arbeiten (mehr über diese Einstellung später).

Ich schreibe dieses Buch für drei Gruppen: angehende Therapeutinnen, Dozentinnen und praktizierende Therapeutinnen.

In der Ausbildung kann das Buch unter der Anleitung eines Dozenten benutzt werden, um einen Überblick über verschiedene Therapieansätze zu geben. Es kann aber auch dem vertiefenden Studium und dem Erlernen einer speziellen Therapiemethode dienen. Studenten trauen sich oft nicht, eine Therapiemethode anzuwenden, weil sie meinen, diese noch nicht richtig verstanden zu haben; mit Hilfe dieses Buches können sie mehr Sicherheit gewinnen. Dozenten können die kleinschrittigen Anleitungen in diesem Buch direkt für ihren Unterricht verwenden oder aber entsprechend modifizieren. Die dritte Zielgruppe dieses Buches sind die praktizierenden Therapeutinnen: Unter den vielen Patienten, die sie täglich therapieren, befinden sich auch Stotternde. Mit diesem Buch können sie Therapiemethoden lernen, die in der Ausbildung nicht behandelt wurden oder die sich in der Zwischenzeit geändert haben.

Ich nehme an, daß Sie dieses Buch vorallem für die Stottertherapie verwenden, aber viele der Methoden können ebenfalls eingesetzt werden, um andere Kommunikationsstörungen zu therapieren. Ich gehe außerdem davon aus, daß Sie bereits Grundwissen über Stottern erworben haben oder sich dieses aus anderen Quellen aneignen. Für zusätzliche Informationen verweise ich auf die Bibliographie am Ende dieses Kapitels.

Die Therapeutin muß in der Lage sein, eine bestimmte Methode in jeder Umgebung und in jedem benötigten Schwierigkeitsgrad anzuwenden. Manche Methoden wirken vielleicht ein wenig albern, wenn man sie ohne Patienten einübt, und vielleicht scheut eine Therapeutin auch vor der einen oder anderen Methode zurück. Ich habe alle Methoden in diesem Buch im Unterricht oder in der praktischen Ausbildung eingesetzt und weiß, daß diese Reaktionen auftreten können. Ich habe jedoch niemals gehört, daß jemand dies als vergeudete Zeit betrachtet hätte. Selbst wenn jemand mit einer Methode nicht einverstanden war und sie nie anwenden wollte, so profitierte er trotzdem davon, daß er den Ansatz und die Anwendung dieser Methode verstanden hatte.

Der eigentliche Anstoß für mich, dieses Buch zu schreiben, war meine Sorge um die praktische Ausbildung der Therapeutinnen. In den 30 Jahren, die ich als Dozent und Supervisor an der Ohio University in Athens und der Florida State University in Tallahassee, Florida gearbeitet habe, war es ein ständiges Problem, genügend Stotternde für die praktische Ausbildung der Therapeutinnen zu bekommen. Im günstigsten Fall hatten die Studenten ein wenig Kontakt mit Stotternden. In meinem Hauptseminar über Stottern habe ich über die Jahre wohl Hunderte von Studenten aus allen Teilen des Landes über ihr Grundstudium befragt. Ungefähr 10–15% berichteten, sie hätten Erfahrung in der Einzeltherapie mit Stotternden; 40–60% hatten keinerlei Therapieerfahrung, und nur ein Bruchteil von ihnen hatte Gelegenheit, einen Stotternden von der Überweisung bis zum Behandlungsende zu begleiten. In den meisten Fällen wurden verschiedene Therapiemethoden im Unterricht nur im Überblick behandelt, nur wenige Studenten hatten Gelegenheit gehabt, kurzzeitig bei einer Therapie zu hospitieren. Leith (1971) untersuchte 50 Hauptstudiengänge in 28 US-Bundesstaaten mit durchschnittlich 30 Studenten. Jeder Studiengang hatte im Durchschnitt 15 Stotternde in Therapie. Unterteilt man jedoch die Stotternden in Altersgruppen, zeigte sich das Problem im Verhältnis zwischen Therapeuten und Patienten: für Kinder war es 8:1, für Teenager 11:1, für junge Erwachsene 4:1, und in der Gruppe der erwachsenen Stotternden lag es bei 14:1. In vielen Studiengängen macht es die Erfüllung der

Praktikumsvorschriften erforderlich, daß sich mehrere Studenten nacheinander mit demselben Patienten befassen, was den Studenten eher zu schnellem als zu sorgfältigem Arbeiten treibt. Es ist daher wenig verwunderlich, daß Therapeutinnen, die gerade ihre Ausbildung abgeschlossen haben, bei Stotternden, die auch an anderen Sprachstörungen leiden, eher diese therapieren.

Auch die Art der praktischen Ausbildung muß in Frage gestellt werden. Volz et al. (1978) stellten fest, daß die Gesprächsführung der meisten Studenten im Grundstudium sich nicht gerade positiv auf die Beziehung zwischen Therapeuten und Patienten auswirkten. Crane und Cooper (1983) berichteten, daß nur 51% von 135 Studenten im Hauptstudium von ihren Dozenten als sowohl methodisch wie auch zwischenmenschlich gleichermaßen fähig eingeschätzt wurden. Costello (1980) war der Auffassung, daß die Therapieausbildung für Stottern im besten Falle mittelmäßig ist, was wiederum in nicht geringem Maße dazu beigetragen hat, daß sich Therapeuten vor Stotternden fürchten. Rudolf et al. (1983) unterstützten die These, daß Sprachtherapeuten und Logopäden sich vor Stotternden fürchten und sie deshalb meiden. Sie führten diese Ängste der Therapeutinnen auf mangelnde Erfolgserlebnisse und wenig Vertrauen in die eigene Kompetenz zurück. Glauben an die eigene Fähigkeit und therapeutische Kompetenz seien zwar nicht dasselbe, so Rudolf, aber für eine erfolgreiche Therapie sei das Vertrauen in die eigenen Fähigkeiten wichtig.

Wingate (1971a), der durch seine fruchtbaren Anregungen und wohlüberlegte Kritik viel zur Stottertherapie beigetragen hat, war der Auffassung, daß die Bezeichnung „Stotterer" dazu führen kann, daß Therapeuten unsicher sind, ob sie mit ihrem Therapieansatz dem Patienten helfen können, daß sie befürchten, sie könnten dem Patienten mehr schaden als helfen, und daß sie somit vor einer Therapie zurückschrecken könnten. Auch Van Riper (1974c), der wesentlich zur Formulierung von Therapieansätzen beigetragen hat, äußerte sich kritisch über die ungenügende theoretische Ausbildung und praktische Erfahrung der Stottertherapeuten.

Es ist beeindruckend, welche Menge an theoretischem Wissen Studenten in Seminaren über Stottern vermittelt werden soll. In einem Kurs von 10 bis 16 Wochen muß der Dozent versuchen, Definition, Beschreibung, Theorien der Verursachung und Aufrechterhaltung, Entwicklung, Bewertung, Therapiephilosophien oder -schulen, Prävention, Elternberatung, den aktuellen Forschungsstand sowie Therapiemethoden abzudecken. Wenn wir annehmen, daß der Kurs an fünf Tagen in der Woche stattfindet und daß jedes der oben genannten Themen gleichrangig behandelt wird, ergibt sich eine durchschnittliche Unterrichtsdauer von fünf bis acht Stunden für jedes Thema, einschließlich der Therapiemethoden – und das ließe keine Zeit für Tests. Dieses Modell läßt keinen Raum für andere wichtige Themen oder die Aufteilung der Therapien in verschiedene Altersgruppen. Meistens kommt dabei ein „Überblickskurs" heraus, in dem alles kurz angeschnitten wird, oder aber der Dozent sich auf einige wenige Themen konzentriert und den Rest außer acht läßt. Ryan (1979, S.168–169) erhob schwere Einwände gegen den gegenwärtigen Zustand der Stottertherapie:

„... Diese Therapeuten vermeiden es auch deswegen oft, mit Stotternden zu arbeiten, weil sie sich nicht kompetent fühlen und man sie keine erfolgversprechenden Ansätze gelehrt hat. Das alles rührt daher, weil unsere Autoritäten auf diesem Gebiet (Forscher) so sehr damit beschäftigt waren zu „forschen" oder zu „publizieren" oder zu „theoretisieren", daß sie nicht dazu kamen, ihre Ansätze zu verdeutlichen, zu beschreiben oder weiterzugeben..."

Ryan bezog sich zwar auf einen bestimmten, von ihm bevorzugten Therapieansatz, seine Aussage läßt sich aber auf die Stottertherapie im allgemeinen übertragen.

Einführungsbände geben aus gutem Grund nur einen sehr allgemeinen Überblick über die Stottertherapie (Hixon et al., 1980; Perkins, 1978; Shames und Wiig, 1982; Van Riper, 1978). Aber auch Lehrbücher, die sich speziell mit Stottern befassen, sind im allgemeinen nicht weniger breit angelegt: Wingate (1976), Van Riper (1973, 1982), Conture (1982) sind Autoren herausragender Fachtexte über Stottern und Therapie. Diese Werke tragen in großem Maße zu unserem Verständnis des Wesens und der Behandlung des Stotterns bei. Alle setzen jedoch voraus, daß die Grundlagen bereits von jemand anderem gelehrt wurden oder daß es keinerlei Probleme gibt, praktische Erfahrungen mit Stotternden zu sammeln. Beides trifft jedoch nicht zu. Einige Quellen, wie Shames und Florance (1980) oder Mowrer (1979), geben sehr detaillierte Beschreibungen von Therapiemethoden und Anleitungen für ihre schrittweise Umsetzung. Im Gegensatz zu den oben erwähnten allgemeineren Werken geben diese Bücher der Therapeutin genaue Anleitungen, was zu tun ist, was benötigt wird, wie man vorgehen soll und wie man mit Fehlschlägen oder unerwarteten Reaktionen umgeht. Diese Therapieansätze kann man sich weitgehend allein erarbeiten. Entsprechende Bücher behandeln jedoch in der Regel nur eine Methode und erläutern oft nicht ihren theoretischen Hintergrund. Therapeutinnen müssen daher beim Einstieg in die Stottertherapie meist viel Geld in Bücher über verschiedene Therapiemethoden investieren.

Wie bereits erwähnt, hat die Therapeutin während Ausbildung und Praktikum wahrscheinlich nur sehr wenig Kontakt mit Stotternden gehabt, hat kaum einen Patienten von Anfang bis zum Abschluß therapiert und ist in der Anwendung vieler Methoden unsicher. Die Folge ist, daß Sprachtherapeutinnen und Logopädinnen ihr Berufsleben mit einer der folgenden Ansichten über Stottern antreten:

1. Erfahrung ist der beste Lehrer, und irgendwie werden Therapeutin und Patient schon durchkommen, während der erstere lernt, was zu tun ist und wie es zu tun ist.
2. Alle Patienten kommen in den Genuß der EINEN METHODE, die man in der Ausbildung gelernt hat, ungeachtet des Alters des Patienten, des Schweregrades, der Umgebung oder irgendwelcher anderer Faktoren.
3. Arbeite nie mit Stotternden! Konzentriere Dich auf andere Fälle und vermeide die Ungewißheit.

Dies mag vielleicht etwas überspitzt formuliert sein, aber so sieht die Realität aus und daher ist dieses Buch so wichtig.

Ein anderer Grund ist eine persönliche Einstellung, mit der ich, wie ich glaube, nicht alleine dastehe. Ich meine, Therapeutinnen sollten in der Lage sein, die Kommunikationsstörung ihrer Patienten zu imitieren, ihre Gefühle zu verstehen, und sie sollten fähig sein, jede Aufgabe auszuführen, die der Patient in der Therapie ausführen muß. Sheehan (1970b, S.283) vertrat diese Ansicht mit Nachdruck, wenn er schreibt:

„Der Schwachpunkt der meisten nichtstotternden Therapeuten, die versuchen, mit Stotternden zu arbeiten, ist einfach der, daß sie nicht bereit sind, genau das zu tun, was sie von ihren Patienten verlangen und was für beide wichtig ist…“

Es gibt in der Forschung Hinweise darauf, daß Sprachtherapeutinnen negative, klischeehafte Vorstellungen von Stotternden haben, und diese Einstellungen scheinen sich unabhängig vom Schweregrad des Stotterns zu bestätigen (E.M. Silverman, 1982; Turnbaugh et al., 1981;

Woods und Williams, 1976). Laien hingegen scheinen Stotternde nicht in ein Klischee zu zwängen, und unsere erzählende Literatur scheint Stottern als Klischee zu vermeiden und stellt die Reaktionen von Stotternden realistisch dar (Trotter und Silverman, 1976). (Anm. d. R.: Das bezieht sich auf die USA, siehe im Gegensatz dazu: J. Benecken: Wenn die Grazie mißlingt.) Es sieht so aus, als ob unsere Vorstellungen von Stotternden vielleicht dann zutreffen, *wenn sie stottern,* und manche Personen passen sicherlich auch in das Klischee. Nichtstotternde, die vorgetäuscht haben zu stottern, berichten häufig, sie hätten viele der Gefühle erlebt, die dem Stottererklischee zugeschrieben werden (Woods, 1977).

Der Unwillen vieler Therapeutinnen, sich in der Stottertherapie zu engagieren, sowie die Beibehaltung von unangemessenen Vorurteilen können zum Problem werden. Fügt man noch die oben bereits erwähnten Probleme in der Ausbildung der Therapeutinnen hinzu, gerät der Zugang zur Therapie zu einem Hindernislauf. Alles in allem hat sich der Schwerpunkt von der reinen Verabreichung von Therapieprogrammen zu einer partnerschaftlichen Therapieform verlagert. Die Studenten müssen begreifen, wie wichtig es ist, den Lernprozeß in kleine Schritte und ggf. Unterschritte aufzuteilen. Dies kann dann wirkungsvoll geschehen, wenn die Therapeutin lernt, ***wie*** man die Methode *anwendet,* und nicht, wie man sie beschreibt, damit der Patient sie dann anwenden kann. Die meisten Patienten machen sich Gedanken über ihre Therapie und über die Kompetenz ihrer Therapeutinnen. Laut einer Studie von Haynes und Oratio (1978) waren die zwei wichtigsten Faktoren in der Therapie die Ansichten des Patienten über die methodischen Fähigkeiten des Therapeuten und über dessen Einfühlungsvermögen. Die Beziehung zwischen Therapeut und Patient verändert sich zwar je nach Therapiestadium (Cooper und Cooper, 1969), aber das Bedürfnis des Patienten, seinen Therapeuten als kompetent einzuschätzen, bleibt konstant. Selbst tun, nicht nur anleiten, ist ein wertvoller Beitrag zur Kompetenz und einem Gefühl von Selbstsicherheit.

Die Geschichte der Stottertherapie

Nach Eldridge und Rank (1968) reichen erste Hinweise auf Stottern auf das Jahr 2000 v. Chr. zurück, während der Mittleren Dynastie in Ägypten. Auch in griechischen und römischen Quellen fanden sich entsprechende Hinweise. Als Ursache für diese stockende und entstellte Sprechweise wurde meist eine Fehlfunktion der Zunge vermutet. Im 18. Jahrhundert empfahl Mendelsohn, langsamer zu sprechen; Erasmus Darwin schlug vor, die Laute mehrmals hintereinander entspannt zu sprechen, und eine ganze Schar von Kapazitäten verfocht verschiedene rhythmische Methoden. Arnot vertrat im 19. Jahrhundert die Ansicht, daß ein kontinuierlicher „e"-Laut zwischen jedem Wort helfen könne, während Hagerman ein anhaltendes „n" vor jeder Silbe empfahl (Klingbeil, 1939). Eine gewisse Zeit gehörten auch chirurgische Eingriffe zum Behandlungsrepertoire. Nachdem diese durch den großen deutschen Chirurgen Dieffenbach weiter verbreitet worden waren, waren viele europäische Chirurgen eifrig damit beschäftigt, Muskeln zu zertrennen, Keile aus dem Zungengewebe zu entfernen und Nervenbahnen zu durchschneiden. Die Popularität dieser Methoden in einem Zeitalter ohne Anästhesie und Antisepsis hielt nicht lange an, da die postoperativen Ergebnisse die Schmerzen und Gefahren der Operation nicht rechtfertigten. Das Muthonom, ein Vorgänger des Metronoms, wurde bereits vor 100 Jahren benutzt, und es wurden viele Apparate patentiert, die so weit gingen, Silberrohre in den Mund oder Metallplatten in den Gaumen zu klemmen oder einstellbare Metallfedern in einem Lederkragen um den Hals zu legen, die Druck auf den Kehlkopf ausüben sollten (Eldrige und Rank, 1968). Katz (1977) und Rieber (1977) beschrieben eine Anzahl von ungewöhnlichen Apparaturen, die in der Vergangenheit benutzt wurden, einschließlich einer, deren Zweck darin bestand, die Atemwege selbst dann offen zu halten, wenn die Zähne zusammengebissen wurden und die Zunge gegen den Gaumen gedrückt wurde.

Im Laufe dieser langen Geschichte gab es beinahe zahllose verschiedene Methoden zur Behandlung des Stotterns: Kieselsteine im Mund, säurehaltige oder örtlich betäubende Anwendungen auf der Zunge, Zähne zusammenbeißen, Sprechen beim Einatmen oder aus nur einer Mundhälfte, abwechselnd heiße und kalte Bäder, Finger in die Steckdose stecken, rohe Austern essen, zu religiösen Schreinen wallfahren (Gottlober, 1953). Man kann Van Riper (1971, S. 996) nur zustimmen, daß es noch untertrieben ist, festzustellen, daß Stotternde „... eine unglaubliche Vielfalt an Behandlungsmethoden ..." durchgemacht haben.

Verschiedene Methoden in der Stottertherapie haben in der Vergangenheit eine zyklische Entwicklung gezeigt. Viele Ansätze für Kommunikationsstörungen wurden im Europa des frühen 20. Jahrhunderts formuliert. Gutzmann (Vater und Sohn) hatten großen Einfluß in Deutschland, und Froeschels erstellte 1909 wichtige Therapieprogramme in Österreich (Eldridge und Rank, 1968). In den USA gab es zwei entgegengesetzte Lager, die die Ursache des Stotterns neurologisch bzw. psychiatrisch bedingt sahen und abwechselnd zusammen arbeiteten oder sich bekämpften. Travis (1978), Bryngelson (1935) und West (1942) repräsentierten den neurogenen Ansatz in der Stottertherapie. Boome und Richardson (1931) verurteilten das silbenweise Klopfen als Quacksalberei, lehnten Sprech- oder Atemübungen ab und empfahlen Entspannung nach psychologischen Prinzipien. Bluemel (1957, S. 27) sprach sich für eine emotionale Verursachung und dementsprechende Therapie aus. Noch 1960 verurteilte er Rhythmus, Silbenklopfen und andere Sprechtechniken als „... Geheimrezept der Quacksalber."

Im Rahmen eines Dissertationsprogrammes für Kommunikationsstörungen wurde an der Universität von Iowa unter Carl Seashore ein Lehrbereich für Psychologie entwickelt. Van Riper war Absolvent der Universität von Iowa und Vertreter des neurologischen Ansatzes. Seine praktische Tätigkeit entwickelte sich jedoch zu einer eklektischen, symptombezogenen Psychotherapie, und fast 50 Jahre später grübelte er immer noch über die andauernde Debatte über das Stottern (Van Riper, 1973). Sein Kapitel in Eisenstein's erstem *Symposium* (1958) ist ein faszinierendes Tagebuch über 20 Jahre des Experimentierens in der Stottertherapie. Van Riper hat wahrscheinlich mehr Methoden entwickelt und frühere Ansätze überarbeitet als jeder andere. Wendell Johnson (1955) stammte ebenfalls aus dem Iowa Programm und war nicht minder provozierend. Nach dem Zweiten Weltkrieg rief sein Konzept der semantogenen oder diagnosogenen Aspekte des Stotterns ein Schisma hervor. Der neurogene Ansatz verschwand praktisch von der Bildfläche. Johnsons Konzepte hatten einen bedeutenden Einfluß auf die Therapie (oder vielmehr Nicht-Therapie) von Kindern und auch ebenso viele andere Ansätze. Ein Teil der Abneigung vieler Therapeutinnen, mit stotternden Kindern zu arbeiten, ist sicher auf Lehrer zurückzuführen, die im Johnson'schen Weltbild ausgebildet worden sind und es an ihre Studenten weitergegeben haben.

Neuere Entwicklungen

In den letzten 20 Jahren gab es eine Anzahl von Veränderungen. Die Ablehnung der neurogenen Erklärungsansätze scheint keinen wesentlichen Einfluß auf die Schwerpunkte therapeutischer Arbeit gehabt zu haben, abgesehen von einzelnen Praktiken wie z.B. Erzwingung der Einhändigkeit. Wie noch zu zeigen ist, kamen gewisse Methoden wie VAR (verzögerte auditive Rückmeldung) hinzu, ansonsten bewegte sich die Therapie jedoch innerhalb eines breiten Spektrums von rein symptombezogenen Verfahren einerseits und rein psychotherapeutischer Behandlung andererseits, wobei die praktische Arbeit der meisten Therapeuten in der Mitte angesiedelt war. Trotz der festen Überzeugung vieler Therapeuten, daß sich Stotternde nicht von Nichtstotternden unterscheiden, schwang das Pendel langsam wieder zurück in Richtung organischer Erklärungsansätze. Canter (1971) unterteilte Stotternde in drei Untergruppen und sprach sich für eine differenzierte Diagnostik aus. Overstake (1979) postulierte eine neurologische Grundlage und formulierte einen Therapieansatz, der schwerpunktmäßig Entspannung, Stabilisierung der vegetativen Atmung und Korrektur der fehlerhaften Koordination zwischen Atmung und Sprache beinhaltete. Zimmerman (1980) trug wesentlich zur Wiederbelebung der Neurogenese bei; wir werden im nächsten Abschnitt auf ihn zurückkommen. Fast zur gleichen Zeit (1960–1980) identifizierten sich klinische Forscher zunehmend mit Skinner und anderen lernpsychologischen Schulen und wandten Prinzipien der Verhaltensmodifikation und der operanten Konditionierung in der Therapie an.

Dabei geht man davon aus, daß Stottern eine erlernte Reaktion ist und somit den Gesetzen des Lernens unterliegt. Die Wissenschaftler befaßten sich daher zunehmend mit der Förderung der flüssigen Anteile und der Unterdrückung des Stotterns, anstatt wie bisher an der Modifizierung von Symptomen oder der emotionalen Anpassung zu arbeiten. Die Techniken hierfür waren im allgemeinen nicht neu. Sie gingen zurück auf das 18., 19. und frühe 20. Jahrhundert und beinhalteten Methoden wie langsames Sprechen, Prolongierung, Veränderung der Atmung, maskierendes „weißes Rauschen", rhythmisches Sequenzieren usw.. Die Neuerung lag jedoch in der Annahme, Stottern sei ein Verhaltensmuster, das den Gesetzen von Adaptation, Löschung, Bestrafung und Belohnung unterliegt. Etwa während der letzten 20 Jahre gab es einen rasanten Aufschwung von „neuen" Techniken, die vorher verworfen oder aufgegeben worden waren. Während jahrzehntelang jeder Therapeut riskierte, als Scharlatan oder Quacksalber gebrandmarkt zu werden, wenn er eine Methode oder ein Verfahren gebrauchte, um Stottern bereits in der Anfangsphase zu reduzieren, so sind heute fast alle dieser einst abgelehnten Techniken wieder in Gebrauch. Viele von ihnen werden in den folgenden Kapiteln beschrieben.

Kontroversen in der Stottertherapie

An Kontroversen hat es in Sachen Stottern nie gefehlt, auf einige habe ich bereits hingewiesen. Verschiedene Quellen, die ich am Ende dieses Kapitels auflisten werde, insbesondere Wingate (1976), Bloodstein (1975a), und Van Riper (1973, 1982), geben einen breiten Überblick über die vielen strittigen Fragen, die bestanden haben oder noch immer bestehen. Ich möchte hier jedoch nicht auf alle eingehen, sondern werde mich auf diejenigen beschränken, die sich mehr auf Therapieverfahren beziehen.

Ursachen

Die Theorie des Stotterns war und ist immer noch eine Quelle des Streites. Nähere Informationen findet man in den oben genannten Büchern oder bei Hahn (1943), der die damals gültigen Theorien und Therapien zusammenfaßte – von ihnen sind viele auch heute noch aktuell. Wolf und Wolf (1959) stellten die These einer Störung der neurogenen Rückmeldung auf und vermuteten, daß in Zukunft ein Team aus Ingenieuren und Chirurgen in die Therapie einbezogen werden würde, um das Nervengewebe wieder in die richtigen Rückmeldungsbahnen zu bringen. Wingate (1966) war ein vehementer Gegner der operanten Programme, die auf der Lerntheorie beruhten und begründete seine Ablehnung damit, daß die Ergebnisse der Adaptationsforschung auf dem Gebiet des Stotterns nicht mit der Lerntheorie vereinbar seien. Wertheim (1974) kritisierte sowohl die Lern- als auch die *Personal Construct* Theorien und sprach sich für den bioadaptiven Therapieansatz aus. Quinn (1971) kritisierte mehr oder weniger jeden und meinte, die einzelnen Forschungsrichtungen seien mehr daran interessiert, ihre jeweiligen theoretischen Konstrukte zu untermauern als Anwendungen für die Therapie zu finden. Fransella (1970) war eine deutliche Befürworterin der *Personal Construct* Theorie und hat sie für ihre Therapiemethode in einem Ausmaß angewandt, wie dies für kaum einen anderen Ansatz geschehen ist (1972, 1974a, 1974b, 1974c, 1975). Zimmerman (1980a, 1980b, 1980c) veröffentlichte Forschungsergebnisse auf neurologischem Gebiet und war ebenfalls der Auffassung, daß Theorie und Therapie kompatibel sein müßten, daß die Therapie die Theorie darstellen und die Theorie die Therapie erklären müsse. Welch revolutionäre Konzepte! Man kann ohne weiteres behaupten, daß die meisten Therapieansätze, sowohl die heutigen als auch die in der Vergangenheit, dadurch gekennzeichnet sind, daß sie in keinerlei Beziehung zu theroretischen Ansätzen stehen, oder wie Wingate (1976, S. 5) sagte: „... die meisten Therapieansätze wurden allein auf empirischer oder pragmatischer Basis entwickelt. Viele entbehren jeglicher Theorie."

Wie der Leser diesen Beispielen entnehmen kann, werden wir immer noch von einer Vielzahl von Theorien geplagt. Außerdem werden die von uns eingesetzten oft von Anhängern unterschiedlicher theoretischer Schulen angewandt. Das muß nicht unangemessen sein, ist aber vielleicht auch ein Ausdruck der Philosophie: „Wende an, was funktioniert; rechtfertigen tun wir's später". Es gibt Stimmen, die meinen, wir sollten die Theorie vergessen und uns darauf konzentrieren, effektive Therapiemethoden zu entwickeln. Dies ist eine verständliche Reaktion auf die andauernde Frustration. Aber es geht um unsere professionelle Verantwortung, unseren Patienten dadurch am besten zu helfen, indem wir ihre Funktionsstörung verstehen, erklären und eine dieser Erklärung angemessene Therapie durchführen. Obwohl sich der Rest dieses Buches auf Therapiemethoden mit minimalem Bezug zur Theorie konzentriert, soll dies doch nicht heißen, daß wir die Suche nach der schwer faßbaren Theorie aufgeben. Ich kann den Streit zwischen Vertretern der monokausalen, der multifaktoriellen Betrachtungsweise oder gar modelloser Ansätze nicht schlichten; ich hoffe aber, ich kann die praktische Umsetzung der Therapie, welcher Art der theoretische Ansatz auch sein mag, voranbringen.

Symptommodifizierung und Verstärkung des flüssigen Sprechens

Auch die Begriffe Symptommodifizierung und Verstärkung des flüssigen Sprechens stehen für zwei entgegengesetzte Lager. Bevor erfolgreiche Therapieprogramme auf der Grundlage der Lerntheorien entwickelt wurden, ließen sich die meisten Therapieansätze folgendermaßen zusammenfassen: Lerne, dein Stottern zu kontrollieren, oder lerne, damit zu leben. Vertreter dieser Ansätze warenTherapeuten wie Adler (1966), Sheehan und Martyn (1970) und Van Riper (1973). Dies wurde verschiedentlich etikettiert als Symptomtherapie, symptomatische Psychotherapie, flüssiges Stottern und anderes mehr. Das soll jedoch nicht heißen, daß die Therapeutinnen, die mit diesen Ansätzen arbeiten, bezüglich des theoretischen Hintergrunds oder des praktischen Vorgehens einer Meinung sind! Die therapeutische Arbeit ist jedoch – mit den verschiedenen Mitteln – auf das Stottern selbst und /oder die emotionalen Aspekte beim Stotternden hin ausgerichtet.

Auf der anderer Seite findet man Therapeuten wie Ryan (1974), Schwartz (1976) und Shames und Egolf (1976). Diese Therapierichtung wurde vielfach als Therapie des flüssigen Sprechens, Verstärkung des flüssigen Sprechens, Symptomunterdrückung u.ä. bezeichnet. Auch innerhalb dieser Gruppe herrschte keine Einigkeit. Das Therapieziel hieß flüssiges Sprechen. Stottern wurde als eine erlernte Reaktion verstanden, die wieder ausgelöscht und durch flüssiges Sprechen ersetzt werden kann. Aspekte wie Einstellung und Ängste, auffällige Begleitsymptome des Stotterns, Spasmenarten, Vermeidungsverhalten usw. fanden, je nach Therapeutin, nur wenig oder gar keine direkte Beachtung. Dies alles geschah in der Annahme, daß das Erreichen von Sprechflüssigkeit die direkte Arbeit an diesen Aspekten überflüssig macht. Die Vertreter beider Lager gingen hart miteinander um. Sheehan (1970, S. 272) attackierte die Verstärkung des flüssigen Sprechens, wenn er schreibt:

„Techniken, die Geräusche zur Vertäubung oder Geräte zur verzögerten auditiven Rückmeldung verwenden oder die experimentelle Manipulation von Bestrafung haben einen gemeinsamen Ursprung – sie wurden von Quacksalbern erdacht."

Des weiteren beschuldigte er die Anhänger der operanten Therapie, vergangene Quacksalberei mit dem Mantel der modernen experimentellen Psychologie salonfähig zu machen. Eine ebenso heftige Kritik, diesmal aus der anderen Ecke, kam von Ryan (1979, S. 137):

„Es ist ein Jammer, daß unser Berufsstand derart von Persönlichkeiten beeinflußt worden ist, die selbst stotterten und uns davon überzeugten, daß die Therapie aussichtslos sei, wobei sie selbst das beste Beispiel dafür wären, was wir von einer Therapie erwarten könnten und sollten. Indem sie uns die Augen öffnen wollten, verhinderten sie, daß wir uns selbst auf den Weg machten, um eine Therapiemethode zu finden."

In der Praxis mischen viele Therapeutinnen die Ziele und Methoden beider Seiten. Manche „symptommodifizierenden" Therapeutinnen stehen dem Ansatz zur Verstärkung des flüssigen Sprechens sehr nahe und nutzen viele der Anwendungsmöglichkeiten. Andererseits achten manche „symptomunterdrückenden" Therapeutinnen sorgfältig auf Aspekte wie Einstellung, Entspannung, Symptommanagement und andere Modifikationsparameter.

Das Problem in diesem Zwist ist nicht die Frage der Therapie mittels operanter Konditionierung. Jede Therapie beeinflußt und verändert das Verhalten. Alle Prozeduren, die zu Verhaltensmodifikationen führen, können als operant klassifiziert und in aufeinander aufbauende Schritte unterteilt werden. Methoden wie Aufzeichnung der Daten und Analyse der Ergebnisse werden in jeder Therapierichtung eingesetzt. Die sogenannten traditionellen Therapien der Symptommodifizierung oder emotionalen Anpassung waren leider recht nachlässig, wenn es darum ging, die einzelnen Therapieschritte weiter zu unterteilen und Daten zu sammeln. Fransella (1970) bewies, daß z.B. ein psychotherapeutischer Ansatz sich sehr wohl in eine Datenmatrix fügen und gleichzeitig effektiv sein kann. Andere Therapeutinnen haben Beispiele einer ähnlichen wissenschaftlichen Stringenz gezeigt. Die grundlegenden Unterschiede zwischen den beiden Ansätzen liegen jedoch in den Zielen und den grundsätzlichen Annahmen über Therapie und in dem Ausmaß, in dem sich ihre Anhänger einer Trennung der Denkweise verschreiben. Im folgenden möchte ich versuchen, diese beiden Standpunkte zu skizzieren und zu vergleichen.

Verstärkung des flüssigen Sprechens	Symptommodifikation
1. Das Ziel ist ein stotterfreies Sprechen durch Aufbau und Förderung von Sprechflüssigkeit.	Das Ziel ist, die Fähigkeit zur Stotterkontrolle zu entwickeln und das Stottern auf ein akzeptables Niveau zu reduzieren.
2. Der Abbau von Anstrengung und auffälligen Begleitsymptomen ist nicht notwendig, da sie mit zunehmender Sprechflüssigkeit von alleine verschwinden werden.	Durch das Abbauen/Reduzieren von Anstrengung und Begleitsymptomen werden Stotterspasmen abgebaut/reduziert.
3. Sekundärsymptome werden mit zunehmender Flüssigkeit verschwinden.	Zum Abbau von Sekundärsymptomen ist direkte Therapie notwendig.
4. Ängste und Einstellungsprobleme werden verschwinden, wenn Sprechflüssigkeit das Stottern ersetzt.	Ängste und falsche Einstellungen müssen konfrontiert und auf direkter Basis behandelt werden.
5. Das Etikett "Stotternder" sollte aus der Vorstellung des Patienten verschwinden.	Der Patient muß sich eingestehen, daß er/sie ein Stotternder ist, muß dies akzeptieren und lernen, damit zu leben.
6. Sprechflüssigkeit macht jede Notwendigkeit, eine Toleranz gegenüber dem Stottern zu entwickeln, überflüssig.	Der Patient muß lernen, ohne Vermeidung oder Verhaltenskollaps zu stottern.
7. Der Patient muß gute Sprechgewohnheiten entwickeln, zu einer grundlegenden Sprechflüssigkeit finden und diese ausbauen.	Der Patient muß verschiedene Stotterkontrollmechanismen lernen und mit ihnen experimentieren.
8. Informationen über Stottern sind nicht notwendig. Nötig ist vielmehr ein Verständnis von Sprechflüssigkeit und ihrer Anwendung.	Es ist wichtig, Stottermuster und -verhalten sorgfältig zu analysieren; ebenso wichtig sind allgemeine Informationen über Stottern.
9. Therapieerfolg wird definiert als flüssiges Sprechen, im allgemeinen höchstens eine Unflüssigkeit pro 2 Minuten Sprechzeit.	Therapieerfolg wird definiert als die Fähigkeit, die Sprechflüssigkeit in jeder Situation zu kontrollieren und in jeder Kommunikationssituation angemessen zu reagieren.

Ich möchte betonen, daß ich bewußt die Extrempositionen beider Seiten eingenommen habe und daß es sicherlich viele Therapeutinnen gibt, die sich auf beiden Seiten dieser Debatte wiederfinden würden.

Die Trennung zwischen den Lagern wird mit dieser Aussage nicht überwunden. Bei näherer Betrachtung der Therapiemethoden in diesem Buch werden Sie feststellen, daß die Auswahl der Ziele, die Sie sich setzen, zum einen die Methoden beeinflußt, die Sie einsetzen, und zum anderen in noch stärkerem Maße die Art und Weise, ***wie*** Sie diese Techniken anwenden.

Ich persönlich wurde in der Symptommodifikation ausgebildet und lehnte anfangs all jene ab, die vom „rechten Pfad" abwichen. Erfahrung und Lernen überzeugten mich davon, daß es Fälle gibt, in denen die sprechflüssigkeitsverstärkende Therapie besser geeignet ist als eine symptomorientierte Therapie. Es gibt jedoch auch Fälle, in denen die reine Verstärkung des flüssigen Sprechens den sprachlichen oder persönlichen

Bedürfnissen eines Patienten keine Rechnung trägt. Es gibt Situationen, in denen ich eine Mischung zwischen Methoden beider Bereiche für nützlich erachte.

Stottern und Forschung

Andere Kontroversen in der Therapie haben eine wechselhaftere Beziehung zu den Methoden in diesem Buch. Eine grundlegende Kontroverse dreht sich um einen Großteil der Forschung. Wingate (1962) wies darauf hin, daß der Großteil unserer Forschung über Sprechcharakteristika bei Kindern, über die Bedeutung von Streß und über die kritische Auswertung von Sprache entweder zweideutig oder widersprüchlich ist. St. Onge (1963) zitierte die theoretische Verwirrung und die Forschungskonflikte und schlug vor, wieder von vorne anzufangen. Schissel et al. (1978) kritisierten den Großteil unserer Forschung über Diagnostik und Bewertung von Artikulation (und dadurch, indirekt, alle Bewertungsstudien) aufgrund ungenügender Informationen über die, die bewerten, deren Kompetenz sowie anderer Faktoren. Sommers et al. (1979) überprüften ein Jahrzehnt Forschung über Stottern (181 Artikel) und stellten fest, daß viele der in der Vergangenheit identifizierten Verfahrensfehler immer noch begangen werden. Adams (1976) kritisierte den Aufbau und die Ausführung der Forschung aufgrund der vielen Zirkelschlüsse in bezug auf Hypothesen, des Mangels an Spezifität bei der Definition von Stottern, der fehlerhaften Annahmen über Stottern und anderer Mängel. Kurz und gut, wir haben eine Kontroverse darüber, ob die Forschung, auf deren Ergebnissen unsere Methoden und Therapien eigentlich basieren sollten, überhaupt angemessen ist. Kein Wunder, daß die Therapien so häufig praxisbezogen sind!

Die Bedeutung der Einstellung eines Stotternden vor der Therapie ist umstritten; darauf werden wir später zurückkommen. Guitar (1976) stellte eine signifikant hohe Korrelation zwischen Einstellung und Therapieergebnis fest, Ingham (1979) bezweifelte diese Ergebnisse jedoch. Ryan (1979) betonte, daß operante Therapieprogramme Veränderungen in der Einstellung bewirken, was man in verbalen Kommentaren messen kann. Cooper (1977) meinte, daß die Frage, ob die Emotionen und Einstellungen von Stotternden unsere Aufmerksamkeit verdienen oder nicht, vielleicht unsere bedeutendste Kontroverse sei. Er drückte seine Besorgnis darüber aus, daß operantes Konditionieren solche Therapeuten begünstigen könnte, die eigentlich Techniker mit mangelnder Therapeutenpersönlichkeit seien. Sheehan (1980) wies ebenfalls darauf hin, daß Menschen nicht so einfach funktionieren wie operante Modelle. Ähnliche Diskussionen gab es über die Rolle des Sprachtherapeuten als Psychotherapeut. Manche vertraten die Ansicht, dies sei abzulehnen oder doch zumindest zu vermeiden, während andere die Auffassung vertraten, die Frage sei nicht ob, sondern inwieweit der Sprachtherapeut als Psychotherapeut wirke.

Die Therapie von Kindern ist seit Jahrzehnten umstritten. Wie bereits erwähnt, galt eine Zeitlang das Prinzip, Kinder möglichst nicht zu therapieren, um das Problem nicht beim Namen zu nennen oder gar zu verschlimmern. Aus verschiedenen Gründen vermeiden es viele Therapeutinnen immer noch, Kinder zu behandeln. Andere Therapeuten haben spezielle Therapieprogramme für Kinder entwickelt (Luper und Mulder, 1964; Shames und Florance, 1980; Shine, 1980). Die Therapie von Kindern wird in diesem Buch nicht ausdrücklich behandelt, viele der beschriebenen Methoden können jedoch auch auf Kinder übertragen oder angepaßt werden.

Transfer, Aufrechterhaltung der Sprechweise, Rückfälle und Kriterien für die Erfassung des Therapiefortschritts werden zur Zeit lebhaft debattiert. Die hohe Rückfallquote nach Beendigung der Therapie (Schätzungen liegen zwischen 50% und mehr als 70%) machten dies zu einem heiß diskutierten Thema. Parallel zu diesem Problem besteht die Frage, wie man „Therapieerfolg" definieren soll. Anhänger der Methoden zur Verstärkung des flüssigen Sprechens kritisieren die augenscheinliche Billigung eines pathologischen Sprechverhaltens durch Symptomtherapeutinnen, während diese den ersteren vorwerfen, daß bei ihnen Stottern erst ab x Prozent Sprechunflüssigkeiten beginnt und daß sie außerdem Sprechen selbst dann als flüssig bezeichnen, wenn es vielleicht nur extrem langsam und prolongiert ist oder durch andere Sprechtechniken flüssig erscheint.

Ein weiteres heißes Thema stellt die Frage nach Untergruppen von Stotternden dar. Die Autoritäten auf diesem Gebiet sind sich seit vielen Jahren darüber einig, daß nicht alle Stotternden gleich sind. In den letzten Jahren forderte jedoch eine wachsende Anzahl von Leuten eine Einteilung von Stotternden in Untergruppen. Myers und Wall (1982) schlugen ein Multifaktoren-Modell des Stotterns vor, das auch für Diagnostik und Therapie einsetzbar ist, während St. Onge (1963) meinte, wir müßten Stotternde in vielleicht drei unterschiedliche Syndrome mit Grauzonen und Subgruppen aufteilen. Bayly (1965) war ein heftiger Kritiker der Ein-Faktoren-Hypothese, und viele andere Forscher schlugen ebenso eine Unterteilung in Subgruppen vor. Die Verwirrung war dabei groß, denn viele Therapieforscher nahmen die Unterteilung nach dem beobachteten Verhalten vor; andere nach dem Verlauf des Stotterns; andere waren multikausal orientiert, und wieder andere wiesen zweifellos darauf hin, daß diese Unterteilungen genauso auf Nichtstotternde zutreffen – ein Beweis dafür, daß Stotternde und Nichtstotternde sich nicht wesentlich voneinander unterscheiden.

Andere Kontroversen drehten sich um die Rate der Spontanremission unter Stotternden (Cooper, 1972; Sheehan und Martyn, 1970), die bei ungefähr 80% angesetzt wird. Dies führte zu Überlegungen, ob manche Kinder fälschlicherweise in Therapieprogramme aufgenommen würden und ob viele „Heilungen" nicht vielleicht nur Spontanremissionen seien (Fritzell, 1976). Young (1975b) bestritt jedoch die Quote von 80% und meinte, sie müsse niedriger angesetzt werden. Auch über die Frage von Gruppen- oder Einzeltherapie (oder eine Mischung aus beiden), über die Differentialdiagnose zwischen Unflüssigkeit und Stottern bei Klein- und Schulkindern (Frühintervention), darüber, was wir bei der Diagnostik des Stotterns bewerten sollten, und das Ausmaß, in welchem das Umfeld in die Therapie einbezogen werden sollte, gibt es Diskussionen. Es gibt auch keine Einigkeit darüber, bis zu welchem Grad die Therapeutin die Methoden, mit denen sie den Fortschritt des Patienten kontrolliert, offen legen sollte oder nicht – ein sowohl ethisches als auch pragmatisches Problem.

Es gibt noch weitere Kontroversen, die hier angeführt werden. Für alle gilt:

1. Die angehende oder bereits praktizierende Therapeutin sollte sich dieser Kontroversen bewußt sein. Wir lernen zu oft nur einen Standpunkt und brauchen lange, um auch die anderen zu verstehen.
2. Wenn ich hier Methoden darstelle, ignoriere ich die Kontroversen im allgemeinen. Der Leser sollte sich jedoch dieser aktuellen Streitfragen bewußt sein, wenn er sich mit den Techniken in den folgenden Kapiteln vertraut macht.

Kriterien zur Bewertung von Therapieansätzen

Ein weiterer Streitpunkt ist die Frage nach der generellen Einsetzbarkeit von Therapieansätzen. Einzelne Ansätze werden gepriesen oder verdammt, wobei leider viele Kritiker eher auf die Herkunft der Methode schauen und nicht den Ansatz an sich beurteilen. Andere Methoden sind theoretisch fundiert, werden aber wegen ihrer Umsetzung kritisiert.

Folgende allgemeingültigen Punkte sollten beachtet werden, bevor wir uns die Kriterien zur Beurteilung von Therapieansätzen näher anschauen:

1. Sehr oft werden Methoden nicht so umgesetzt, wie sie gelehrt werden. Dies kann Absicht sein, aber häufig liegt es an einer unvollständigen Anleitung und mangelndem Zuhören.
2. Methoden entwickeln sich weiter, z.T. wegen der oben erwähnten Praxis. Aber auch absichtliche Variationen und Überarbeitung verändern Methoden und ihre Anwendung. Methoden entwickeln sich weiter, und Therapeutinnen sollten damit Schritt halten.
3. Eine Methode oder ein Therapieprogramm kann nicht auf alle Patienten oder Situationen passen. Es wird immer Ausnahmen geben, und das Problem läßt sich nicht immer lösen, indem man die Schritte eines Programms einfach verlangsamt oder ausdehnt (Webster, 1979). In diesem Fall sollte die Therapeutin flexibel und bereit sein, notfalls auf andere Ansätze zurückzugreifen.
4. Der Erfolg jeder Methode beruht auf dem Zusammenspiel von Wissen, methodischen Fähigkeiten, und der Persönlichkeit der Therapeutin.
5. Alle Methoden setzen sich aus einzelnen Teilen oder Schritten zusammen, unabhängig davon, ob sie so erklärt werden oder nicht. Oft kommt es zu Fehlschlägen, weil die Therapeutin ein Ziel erklärt und dann vom Patienten verlangt, „es zu erreichen". Die meisten Therapeutinnen gehen zu schnell vor und sind dann frustriert, wenn der Patient ihnen nicht folgen kann. Weder der Patient noch die Methode haben versagt – es ist die Therapeutin, die versagt hat. Es ist wichtig, schrittweise vorzugehen. Möglicherweise müssen Sie die einzelnen Schritte erst selbst herausarbeiten.
6. Glauben Sie nicht jedes Ergebnis, wenn Sie Forschungsstudien über Therapiemethoden lesen. Hinterfragen Sie die Patienten, die Therapeutinnen, das Ausmaß, in welchem die Messung die Ergebnisse des Verfahrens verfälscht sowie alle Änderungen in der Methodik. Manche Forschungsstudien sind Auswertungen von in der Praxis angewandten Therapiemethoden, andere sind jedoch nur Tests bestimmter Methoden ohne jeden Bezug zur praktischen Arbeit. Shames (1976) wies darauf hin, daß man zwischen Kontrollen in der Forschung und in der Praxis unterscheiden müsse.
7. Schließlich sollte man sich darüber im klaren sein, daß Methoden lediglich Reaktionen hervorrufen; die wirklichen Verhaltensveränderungen werden durch die Therapeutin bewirkt. Die Persönlichkeit der Therapeutin, ihr Selbstvertrauen und ihr Können sind das, worauf es wirklich ankommt. Manche argumentieren, daß die Bedeutung der Therapeutin durch die Entwicklung von operanten Programmen, welche Therapievariationen vorwegnehmen, drastisch reduziert worden ist.

Es ist wichtig, daß es Kriterien zur Beurteilung von Therapiemethoden gibt. Wir neigen allzu oft dazu, Ansätze von Autoritäten einfach zu übernehmen. Im Seminarraum lehrt man uns bestimmte Techniken, wir beobachten die Anwendung spezifischer Methoden bei anderen oder werden von unseren Supervisoren angeleitet, bestimmte Verfahren zu verwenden. Ich möchte einige Anregungen geben, wie solche Kriterien aussehen können. Bitte denken Sie daran, daß die Beurteilung von Therapiemethoden auf der Grundlage klarer Kriterien ein funktionaler Schritt in der Analyse und Beschreibung einer Methode ist.

Sheehan (1975) präsentierte eine Liste von Kriterien zur Beurteilung von Therapiemethoden. Man darf dabei nicht vergessen, daß er Vertreter der Annäherungs-Vermeidungs-Methode ist. Er verwarf die Verstärkung der Sprechflüssigkeit, Symptommodifikation, Apparate-Therapie sowie andere Verfahren, sofern sie nicht Akzeptanz der eigenen Situation als Stotternder, Akzeptanz des Stotterns sowie Lösung des Sprechkonfliktes beinhalteten. Ich habe seine Fragen in Aussagen umformuliert. Danach sollte eine Methode zur Stottertherapie

1. Zu einem Annäherungs- und nicht Vermeidungsverhalten führen.
2. Der Persönlichkeit des Stotternden gerecht werden und keine falsche Rolle eines fließenden Sprechers schaffen.
3. Einem zukünftigen Rückfall in Ängste und Versagen Rechnung tragen und Methoden anbieten, wie man mit diesen umgeht.
4. Nicht das (stotternde) Verhalten unterdrücken, sondern die Freude am Sprechen fördern.
5. Nicht von Sprechtechniken abhängig machen, sondern ein freies Sprechen unterstützen.
6. Nicht die „Kontrolle" über etwas fordern, was nicht vorhanden ist.
7. Fließendes Sprechen nicht durch künstlich herbeigeführte Sprechflüssigkeit hervorrufen, sondern durch Veränderungen in Einstellung und Verhalten.
8. Zu dauerhaften Erfolgen führen, die nur geringen Schwankungen durch Anpassung, Stress oder andere Langzeitfaktoren unterworfen sind.
9. Letztendlich für die Unabhängigkeit des Patienten von der Therapeutin sorgen.
10. Systematisch Bezug nehmen auf eine umfassende, auf wissenschaftlichen Beweisen fundierte Theorie des Stotterns.

Gegen die meisten Punkte auf dieser Liste gibt es nur wenig Einwände, sieht man einmal von einer gewissen theoretischen Voreingenommenheit ab; jedoch sind die Kriterien noch nicht umfassend genug. Messbarger (1982) eine erfahrene Therapeutin entwickelte eine Reihe von Kriterien, die in öffentlichen Schulen für die Beurteilung von Therapiemethoden eingesetzt wurden. Beeinflußt durch gesetzlich vorgeschriebene Verfahren sowie durch schulische Erfordernisse fragt sie, ob die Technik

1. Sich für Messungen zum Zweck der Therapiedokumentation und für Berichte eignet.
2. Zwischen Patienten unterschiedlichen Alters oder geistiger Reife differenziert.
3. In Hinblick auf die Einstiegs- und laufenden Kosten effektiv ist.
4. In einem schulischen Rahmen und mit begrenzter Zeit funktioniert.
5. An räumliche und technische Beschränkungen anpaßbar ist.
6. Auf die Situation außerhalb des Therapieraumes übertragen werden kann.
7. Für die Aufklärung, Einbeziehung und Beratung der Eltern sorgt.
8. Für die Beibehaltung der Sprechweise und Nachbehandlung über einen längeren Zeitraum sorgt.
9. Fähigkeiten voraussetzt, die man von einer Therapeutin erwarten kann.
10. Dafür sorgt, daß der Patient letztendlich von der Therapeutin unabhängig wird.

Viele der in der Praxis arbeitenden Therapeutinnen, mit denen ich gesprochen habe, drückten ihre Irritation über die „Labortherapeuten" und „Programmpaket-Entwickler" aus, die sich anscheinend der Zwänge, denen sie sich in ihrem Arbeitsbereich gegenübersahen, nicht bewußt waren. Shames und Egolf (1976) erstellten eine gekürzte, aber dennoch relevante Liste von Kriterien. Beide Autoren kommen aus der Lerntheorie, doch sind ihre Kriterien generell anwendbar:

1. Nimmt die Methode Bezug auf ein theoretisches Gedankengebäude, basierend auf Forschungsdaten? Wenn dies nicht der Fall ist, deutet dies auf eine Arbeitsweise nach Versuch und Irrtum hin.
2. Führt diese Theorie zu Therapiestrategien und spezifischen methodischen Ansätzen, oder beschreibt sie lediglich eine weitere Position zur Natur des Stotterns?
3. Verändert die Therapie das Stottern und/oder das damit verbundene Verhalten? Ein Ansatz für „glückliche Stotternde" ist keine Therapie <u>des</u> Stotterns.
4. Ist es möglich, die Therapie und ihre Ergebnisse auszuwerten? Gibt es Forschungsresultate und unterstützende Daten?

5. Können Therapieprogramme und -aktivitäten auf systematische Weise revidiert und abgeändert werden?
6. Behandelt die Therapie emotionale und soziale Kontexte, indem sie auf die Welt außerhalb des Behandlungsraumes Bezug nimmt?

Aus den beiden oben vorgestellten Listen habe ich durch Hinzufügen von einigen Punkten die folgende Liste zusammengestellt. Sie paßt nicht auf jede Situation. Vielleicht finden Sie sie beim allgemeinen Vergleich verschiedener Therapiemethoden nützlich: Bewerten Sie jeden Punkt auf einer Skala von 1 bis 5 und nehmen Sie die so entstandenen Ergebnisse als Vergleichsbasis.

1. Wird das Verfahren klar erklärt, werden einzelne Schritte angegeben, wird die Methodik beschrieben und werden (wo angebracht) Beispiele gegeben?
2. Wie lange braucht ein durchschnittliche Therapeutin, um die Methode zu erlernen?
3. Wie lange braucht ein durchschnittlicher Patient, um die Methode zu erlernen?
4. Können Sie den Fortschritt in einzelnen Schritten messen oder erst im Endresultat?
5. Gibt es in der Erklärung Hinweise auf häufige Probleme beim Erlernen, auf Fehler, die leicht auftreten können, und die dafür angemessenen Abhilfen?
6. Hat die Methode ein klares Ziel oder dient sie nur als Vorbereitung für weitere Therapiemethoden?
7. Basiert die Methode auf einer schlüssigen Theorie?
8. Können die entstehenden Kosten in Hinblick auf Ihren Etat, die Häufigkeit der Anwendung usw. gerechtfertigt werden? Sind die laufenden Kosten zu rechtfertigen?
9. Können Sie einzelne Aspekte nach Bedarf verändern?
10. Gibt es besondere Einschränkungen in der Anwendung?
11. Kann der Patient nachvollziehen, wie die Methode funktioniert?
12. Wie wird der Patient wahrscheinlich auf die Methode reagieren?
13. Können Sie die Ergebnisse zur Datenerhebung und graphischen Darstellung messen?
14. Lassen sich die Erfolge leicht übertragen (Generalisierung)?
15. Trägt die Methode letztendlich zur Beibehaltung der Sprechweise bei, indem der Patient Verantwortung für seine Leistung übernimmt?

Manche Methoden sind zu molekular oder zu vergänglich, um alle 15 Fragen auf sie anwenden zu können. Selbst wenn Sie keine der oben angeführten Listen benutzen, sollte doch jede Therapeutin eine fragende, ja sogar skeptische Geisteshaltung entwickeln, wenn es darum geht, Therapiemethoden gegeneinander abzuwägen.

Zur Struktur und Benutzung dieses Buches

In diesem Kapitel habe ich von der Geschichte der Stottertherapie, über Kontroversen bezüglich verschiedener Therapieansätze, über Theorien über das Stottern und über Kriterien zur Beurteilung von Therapiemethoden berichtet. Es ist offensichtlich, daß die Mehrzahl unserer Therapien auf Versuch- und Irrtum-Pragmatismus oder auf künstlich strukturierten Imitationen von Laborbedingungen beruht. Wir wissen so viel <u>über</u> und so wenig <u>vom</u> Stottern an sich und seiner Behandlung, daß fast jeder Ansatz als „Therapie" etikettiert und benutzt werden kann. Es gibt sogar ein Buch mit dem Titel „Stottern ist heilbar" (Schwartz, 1976), aber nur sehr wenige unter uns glauben daran. Die meisten Therapeutinnen sympathisieren allerdings sehr mit Bluemels Werk „The Riddle of Stuttering" (1957, dt. etwa: „Rätselhaftes Stottern"). Vor diesem Hintergrund habe ich versucht, die folgenden Kapitel zu strukturieren.

Die Ziele dieses Buches beschränken sich auf eine Anzahl von bestimmten Punkten, die weiter unten aufgelistet werden. Ich gehe davon aus, daß jeder Leser diese Ziele gegebenenfalls seinen eigenen Bedürfnissen anpassen wird. Das Buch soll

1. Eine Reihe von Methoden und Therapieverfahren in der Stottertherapie darstellen. Dabei sollen verschiedene Therapierichtungen, Ansätze für Gruppen- und Einzeltherapie sowie altersübergreifende Ansätze berücksichtigt werden.
2. Über jede Methode einen Überblick geben, Hintergrundwissen über Entstehung und Geschichte liefern, Forschungsergebnisse wiedergeben und die verschiedenen Anwendungsbereiche erörtern.
3. Die einzelnen Schritte zum Erlernen oder Lehren der Methoden aufgliedern.
4. Die Voraussetzungen nennen, die die Therapeutin mit sich bringen muß, sowie Kriterien, um zu entscheiden, ob eine Methode angemessen ist.
5. Praktische Übungen für die Therapeutin liefern, um die Methoden zu lernen, sie in bestimmten Situationen anzuwenden und die Ergebnisse auszuwerten.
6. Eine Auswahl von Modellaufgaben bieten, die in der Therapie benutzt werden oder als Anregungen zur Planung dienen können.

Wie Sie sehen, sind die Ziele spezifisch und begrenzt. Nicht alle von ihnen werden in jedem Kapitel vollständig erreicht. Eine Anzahl von möglichen Zielen, die für viele Bücher über Stottern typisch wären, wurden nicht in Erwägung gezogen.

Das gilt vor allem für jene, die sich nicht auf bestimmte Methoden beziehen. Die folgenden Punkte habe ich bewußt nicht berücksichtigt:

1. Es werden nicht alle existierenden Methoden behandelt. Das Buch sollte ursprünglich 22 Kapitel umfassen, wurde dann aber aufgrund von Platzmangel gekürzt. Manche Methoden überschneiden sich so sehr oder sind so redundant, daß ich es vorzog, sie nicht zu wiederholen. Andere Methoden benötigen umfangreiche Hilfsmittel, spezielle Einrichtungen, die Hinzuziehung von Spezialisten (z.B. Ärzte) oder werden durch andere Faktoren eingeschränkt. Manche habe ich vielleicht auch einfach übersehen.
2. Es werden keine allgemeinen Therapiepläne vorgestellt. In manchen Fällen, wie z.B. bei der Beschreibung von VAR nach Curlee und Perkins (1969) werden die allgemeinen Therapieschritte skizziert, die Einzelheiten beschränken sich aber auf die jeweils diskutierte Methode.
3. Ich ergreife weder für Symptommodifikation noch für Sprechflüssigkeitsverstärkung Partei, da ich beide Methoden praktiziere und lehre. Methoden können für verschiedene Zwecke angewandt werden; und unterschiedliche Patienten brauchen unterschiedliche Methoden.
4. Keine Methode wird in all ihren Variationen beschrieben. Grundlegende Methoden und gewisse Abwandlungen werden vorgeschlagen, ansonsten gehe ich aber davon aus, daß Sie die Variationen, die Sie benötigen, selbst entwickeln werden.
5. Um den vorigen Punkt noch einmal zu betonen – die gelieferten Beschreibungen sind nicht der „einzig richtige Weg" zur Anwendung einer bestimmten Methode. Es gibt immer mehrere Wege, eine Technik anzuwenden.
6. Das extrem wichtige Gebiet der Psychodynamik in der therapeutischen Beziehung im allgemeinen wird nicht behandelt. Es wird zwar oft erwähnt, hat aber keinen gesonderten Raum in diesem Buch. Nichtsdestoweniger sind die wichtigsten Eigenschaften einer Therapeutin Einsicht, Empathie, Echtheit, Überzeugung und die Beziehung zum Patienten. Ohne diese Fähigkeiten ist jede Therapeutin eine bloße Technikerin.
7. Alle Theorien über das Stottern werden ignoriert.
8. Es werden in der Regel auch keine allgemeinen Informationen über Stottern gegeben. Es gibt viele andere Bücher, in denen dieses Thema besser behandelt wird.
9. Ebensowenig wird die Forschung zum Thema Stottern rezensiert. Eine gewisse Anzahl von Forschungsstudien wird jedoch herangezogen, sofern sie sich auf ein spezifisches Thema und/oder eine spezifische Therapie beziehen. Es wäre einfacher, in diesen Abschnitten zu schreiben „Die

Forschung lehrt uns, daß ...", gefolgt von vielen Zitaten. Manchmal tue ich das auch. In vielen Abschnitten habe ich mich jedoch entschlossen, viele der Studien, sowohl pro als auch contra, aufzuführen, damit der Leser seine eigenen Schlüsse daraus ziehen kann.

10. Die oben aufgeführten Kontroversen werden nicht weiter erörtert, es sei denn, sie sind von Bedeutung für die jeweilige Methode.

Das Buch ist so angelegt, daß der Dozent oder der einzelne Leser jeder gewünschten Sequenz folgen oder unter den Kapiteln auswählen kann. Es scheint logisch, daß die nächsten zwei Kapitel sich mit Techniken der Diagnostik, Selbstanalyse des Sprechers und der Anwendung von Therapieaufgaben befassen. Darauf folgt ein detailliertes Kapitel über Pseudostottern in der Therapie und wie die Therapeutin lernen kann, Stottern vorzutäuschen. In den nächsten Kapiteln werden Entspannungs- und Desensibilisierungsverfahren erörtert, gefolgt von einer Diskussion zum Thema VAR. Obwohl man mittlerweile wieder davon abgekommen ist, widme ich VAR und den damit zusammenhängenden Forschungsstudien und Anwendungsmöglichkeiten dennoch ein separates Kapitel. Drei aufeinanderfolgende Kapitel handeln von Nachbesserung, Pullouts und vorbereitenden Einstellungen. Bei diesen Techniken geht es um weit mehr als Symptomkontrolle, sie können auch in anderen Methoden wie z.B. Prolongierung, weicher Stimmeinsatz, Anblasen, Sprechgeschwindigkeitskontrolle u.a. zum Einsatz kommen. Als Methoden, die jeweils vor, während und nach dem Stottern verwendet werden, stehen ihnen gesonderte Kapitel zu. Ein Kapitel befaßt sich mit der Rolle des Kehlkopfes beim Stottern und mit Atem- und Luftstrom-Ansätzen. Das Buch endet mit Methoden wie maskierendes Rauschen, Rhythmus und Rollenspiel.

Ich habe die Einsatzmöglichkeiten dieses Buches bereits genannt. Im akademischen Unterricht mag der Dozent es vorziehen, zuerst einige der in diesem Buch ausgelassenen Themen zu bearbeiten, um so eine Ausgangsbasis zu schaffen. Es wäre logisch, nach diesem Kapitel das folgende Kapitel über Diagnostik zu lesen, und anschließend Kapitel 3 über Beschreibung, Selbstanalyse und Übungen. Diese zwei Kapitel bereiten den Leser mehr oder weniger auf das Pseudostottern und das willentliche Stottern in Kapitel 4 vor. Nach Kapitel 4 hängt die Reihenfolge ziemlich von den Wünschen des Dozenten oder den Bedürfnissen des Lesers selbst ab. Sie können bei jedem Kapitel neu entscheiden, wie tief Sie in die Materie einsteigen möchten und ich möchte Sie ermutigen, flexibel zu sein.

Es ist ratsam, in jedem Kapitel zuerst den ersten Teil zu lesen, da Sie dort Definitionen, allgemeine Beschreibungen, historische Hintergründe, Kontroversen und Forschungsergebnisse finden werden. Danach werden meist die nötigen Voraussetzungen genannt und gegebenenfalls Vorschläge gemacht, wie die Therapeutin die Methode am besten selbst lernt und wie sie diese dem Patienten vermitteln kann. Am Ende folgen praktische Übungen für den Patienten.

Der Leser mag über meinen Gebrauch des Begriffes *Spasmus* anstatt anderer Wörter wie Block, Sprechunflüssigkeit, Stottern usw. unglücklich sein. Ich habe diesen älteren Begriff bewußt wegen seiner neurologischen Assoziation gewählt. Ich ziehe es vor, mit dem Begriff ***Block*** eine bestimmte Art von Stotterspasmus zu bezeichnen. ***Stottermomente*** und ähnliche Begriffe sind für meinen Geschmack zu lang und zu schwerfällig; außerdem suggerieren sie für mich die übergreifenden Stotterereignisse – die physische Anstrengung, das allgemeine Verhalten und die persönlichen Emotionen vor, während und nach dem Spasmus.

Zum Schluß noch eine Warnung an den Leser bezüglich des zeitlichen Aufwands: Ich habe im Unterricht alle Übungssequenzen angewandt. Ich war zuerst oft überrascht, wie lange die Studenten zur Erledigung der Aufgaben benötigten und als wieviel Arbeit sie sie empfanden. Ich hatte vergessen, daß der Großteil des Materials fremd, unbekannt und manchmal besorgniserregend war. Dinge, die ich seit 30 Jahren praktizierte, hörten sie zum ersten Mal. Vielleicht müssen Sie manche Übungsabschnitte reduzieren, Unterpunkte kürzen, gewisse Anforderungen nach schriftlichen Berichten streichen usw. Alle diese Anpassungen bleiben dem Leser freigestellt.

Ich empfehle Ihnen, die Übungen zusammen mit einem Partner durchzuführen. So fällt z.B. Desensibilisierung nach einer bestimmten Methode leichter, wenn man mit einem Partner arbeitet. Außerdem fallen Üben, Kritisieren und Beobachten leichter, wenn man mit dem Partner anschließend die Rollen tauscht. Es kann von Vorteil sein, wenn der Partner ebenfalls „vom Fach" ist; Sie können aber auch mit geduldigen Laien arbeiten. Die Partner müssen lernen, objektiv kritisch miteinander umzugehen: zu loben, wo es angebracht ist, aber auch auf schlechte Leistung ehrlich zu reagieren. Eine Therapie muß sowohl positive als auch negative Rückmeldungen beinhalten, und es ist wichtig, solch ausgewogenes Verhalten zu üben.

Als sinnvoll hat sich auch die Verwendung eines Ordners erwiesen, der mit Unterteilungen, die die Abschnitte dieses Buches widerspiegeln, zu einem Therapie-Nachschlagewerk werden kann, dem man immer mehr Informationen aus Unterricht, Arbeitsgruppen, Artikeln und Fotokopien hinzufügt. Sie könnten z.B. neue Abschnitte hinzufügen, die in diesem Buch nicht behandelt werden (z.B. Anwendung von Beruhigungsmitteln, Beratung und Spieltherapie). Solch ein Ordner hilft dabei, auf dem laufenden zu bleiben und kann – was genauso wichtig ist – Sie daran erinnern, wo Sie Informationen finden können. Ich würde es sehr begrüßen, soviel Rückmeldung wie nur irgend möglich von Ihnen, den Lesern, zu bekommen: was Sie vermissen, was ausführlicher hätte erklärt werden können, über Variationen und andere Ideen in Bezug auf Therapie.

Quellen

ANDREWS, G., CRAIG, A., FEYER, A.M. HODDINOTT, S., HOWIE, P., & NEILSON, M. (1983). Stuttering: A review of research findings and theories circa 1982. *Journal of Speech and Hearing Disorders,* 48:226-46. Eine ausgezeichnete, kurze Zusammenfassung aus der Forschung in der angegebenen Periode. Über die Schlußfolgerungen kann man sich streiten, die Kommentare nach dem Artikel sind sehr nützlich.

BLOODSTEIN, O. (1975). *A Handbook on Stuttering.* Chicago: National Easter Seal Society for Crippled Children and Adults. Ein sehr guter Überblick über Definition, Beschreibung, Theorie und Therapie.

CHAPMAN, M.E. (1966). *Self-Inventory, Group Therapy for Those Who Stutter.* Minneapolis: Burgess Publishing. Gruppentherapie für Heranwachsende. Etwas veraltet, aber viele gute Ideen für die Therapie.

CONTURE, E.G. (1982). *Stuttering.* Englewood Cliffs, N.J.: Prentice-Hall. Ein kurzer Überblick, mit besonderer Betonung der Therapiedynamik.

FALCK, F.J. (1969). *Stuttering: Learned and Unlearned.* Springfield, Ill.: Charles C Thomas. Exzellenter Überblick über eine Anzahl von verschiedenen Methoden, Theorien und Fragen in der Forschung.

GREGORY, G.H. (1979). *Controversies About Stuttering Therapy.* Baltimore: University Park Press. Eine Reihe von Kapiteln von bekannten Therapeutinnen über kontroverse Themen in der Stottertherapie.

INGHAM, R.K. (1984). *Stuttering and Behavior Therapy.* San Diego, Calif.: College Hill Press. Ein exzellenter Überblick über gegenwärtige Stottertherapien und unseren Wissensstand über Stottern in Theorie und Praxis.

RYAN, B.P. (1975). *Programmed Therapy for Stuttering in Children and Adults.* Springfield, Ill.: Charles C Thomas. Ausgezeichneter Überblick über Therapieansätze zur Verhaltensmodifizierung.

SHAMES, G.H. & FLORANCE, C.L. (1980). *Stutter-Free Speech, a Goal for Therapy.* Columbus, Ohio: Charles E Merrill. Sehr spezifische Prozeduren bei der VAR Sprechratenkontrolle und der Sprechflüssigkeitstherapie.

SHEEHAN, J.G. (1970). *Stuttering Research and Therapy.* New York: Harper & Row. Sehr gute Zusammenfassungen der Forschung auf dem Gebiet des Stotterns. Standpunkt des Autors ist die Annäherungs-Vermeidungs-Methode.

SPEECH FOUNDATION OF AMERICA. M. FRASER (DIR.), Memphis, Tenn. Eine Serie von Monographien über viele verschiedene Aspekte des Stotterns. Die Liste der erhältlichen Titel sollte regelmäßig geprüft werden.

VAN RIPER, C. (1973). *The Treatment of Stuttering.* Englewood Cliffs, N.J.: Prentice-Hall. Starke Ausrichtung auf Symptommodifikation, aber wahrscheinlich der beste Überblick über Stottertherapie auf dem Markt.

VAN RIPER, C. (1982). *The Nature of Stuttering.* Englewood-Cliifs, N.J.: Prentice-Hall. Eine sehr gute Rezension der Theorien, Entwicklung und der Beschreibung des Stotterns.

WALL. M.J. & Myers, F.L. (1984). *Clinical Management of Childhood Stuttering.* Baltimore: University Park Press. Kindbezogen. Begrenzter Überblick über Therapie im allgemeinen, mit einem ausgezeichneten Endkapitel über Therapieansätze für Kinder.

WINGATE, M.E. (1976). *Stuttering Theory and Treatment.* New York: Irvington Publishers, John Wiley. Überblick, besonders gut in der Synthese von Forschung und Information. Zweifelt viele Vorstellungen über Stottern an, hat eine ausgezeichnete Rezension von Therapiemethoden.

Kapitel 2 – Untersuchung des Stotterns

Einige Überlegungen

Kinder

Auf die Diagnostik bei Kindern soll hier nur kurz eingegangen werden. Es ist ein Thema, das mehrere Kapitel füllen könnte. Als ich Student war, wurde Stottern in Primär- und Sekundärstufen unterteilt, wobei Kinder in die erste Kategorie fielen. Laut Definition wiesen Primärstotternde leichte, mühelose Wiederholungen auf, gewöhnlich von ganzen Wörtern und Sätzen, wobei Störungsbewußtsein bzw. Anstrengung nur wenig oder gar nicht vorhanden seien. Sekundärstotternde waren gekennzeichnet durch Störungsbewußtsein, Anspannung, Unterbrechungen im Rhythmus, Anstrengung und Vermeidungsverhalten. Als es schwierig wurde, diese Zweiteilung aufrechtzuerhalten, fügte man das Übergangsstottern hinzu, das typischerweise im frühen Jugendlichenalter auftreten sollte.

Bloodstein (1960) untersuchte über 400 Stotternde im Alter zwischen 2 und 16 Jahren und fand vieles, was einer sauberen Einstufung und Aufteilung widersprach. Er fand heraus, daß Störungsbewußtsein, Anspannung und Anstrengung, heftige emotionale Reaktionen, Ersetzungen, Konsistenz und andere fortgeschrittene Symptome auch bei Kindern unter fünf Jahren auftreten können. Bei manchen Kindern deckte sich das mit früheren Definitionen, jedoch schien jede Kombination von Faktoren möglich. Später (1975b) beschrieb er vier Entwicklungsstufen, um alle Möglichkeiten abzudecken. Zwar neigen Kinder im allgemeinen zu leichten Wiederholungen, geringem Störungsbewußtsein und Vermeidungen, was über stärker werdende Reaktionen und Anstrengung im jugendlichen Alter bis hin zum ausgeprägten Stottern im Erwachsenenalter führt, aber alle Symptome können dennoch in jedem Alter auftreten.

Metraux (1950) untersuchte bei über 200 Kindern ab einem Alter von 18 Monaten halbjährlich die Sprechflüssigkeit. Bei den ersten beiden Gruppen wurden Wiederholungen festgestellt, wobei „Entwicklungsstottern" im Alter von 30 Monaten und dann wieder ein Jahr später auftrat. Wall und Myers (1982) gaben einen ausgezeichneten Überblick über die Forschung im Bereich Sprechflüssigkeit und stellten fest, daß etwa 35% der stotternden Kinder auch Sprachentwicklungsverzögerungen aufweisen. Murphy und Fitzsimmons (1960) schlugen außerdem vor, nach Ticks, Nägelkauen, fehlendem Blickkontakt oder anderen Anzeichen von Angst Ausschau zu halten. Sie empfahlen, die Bereitschaft zum Sprechen, die Länge der Antworten, die Defensivmethoden (Verleugnung, Rückzug, Flucht in die Phantasie etc.), Selbstbewertung und Reaktionen auf Gruppen auszuwerten.

Eltern

Über die Eltern stotternder Kinder ist viel geschrieben worden. In einigen der Studien wird berichtet, daß die Eltern eher unterwürfig sind, daß insbesondere die Väter weniger gut angepaßt sind (LaFollette, 1956) und die Mütter eine stärkere unbewußte Ablehnung der Kinder zeigen (Kinstler, 1961); weiterhin gibt es eine verminderte positive Interaktion zwischen Eltern und Kind (Egolf et al., 1972), mehr negative verbale Äußerungen (Kasprisin-Burrelli et al., 1972) und eine negativere Einstellung zum Thema Stottern sowie weniger genaues Wissen über Stottern (Crowe und Cooper, 1977). Bloodstein (1969) kam jedoch zu der schönen Quintessenz, daß Eltern von Stotternden perfektionistischer und leistungsorientierter zu sein scheinen und dazu neigen, ihren Kindern unrealistisch hohe Ziele zu setzen und sie zu dominieren. Die Mütter sind vielleicht sozial weniger stabil und haben keinen Erfolg bei der Schaffung einer ausgeglichenen häuslichen Umgebung. Allgemein wird davon ausgegangen, daß die Eltern zwar nicht neurotisch oder psychotisch sind, aber dazu neigen, eine Umgebung zu schaffen, die für eine unbeschwerte Sprachentwicklung nicht förderlich ist. Wir können aufgrund der Forschungsergebnisse nicht sagen, daß die Eltern am Stottern ihrer Kinder schuld sind, dennoch sollte man sie im Rahmen der Diagnostik berücksichtigen.

(A.d.R.: Dies entsprach dem damaligen Stand der Forschung. Inzwischen gibt es genügend Untersuchungen, die zeigen, daß die Eltern stotternder Kinder nicht anders sind als die nichtstotternder Kinder [siehe Schulze, H.: Stottern und Interaktion, Ulm, 1989].)

Riley und Riley (1979) untersuchten ca. 200 Kinder und teilten sie je nach ihren auditiven Fähigkeiten, der feinmotorischen Koordination, der sprachlichen Leistung und anderen Variablen in vier Gruppen ein. Sie schlugen vor, Sprechunflüssigkeiten dann als anormal einzustufen, wenn Silbenwiederholungen mit Unterbrechungen des Luftstroms, Änderungen der Geschwindigkeit oder Vokalersetzungen einhergehen. Weitere Kriterien waren das Ansteigen der Körperspannung bei Wiederholungen oder Prolongationen, Stocken der Stimme oder Grimmassieren bei der Konsonantenbildung. Reaktionen wie Frustration, Vermeidung oder Fluchtverhalten sind weitere negative Anzeichen. Webster (1974) war der Ansicht, daß man ohne weiteres zwischen Stottern und Nichtstottern unterscheiden kann, doch das ist nicht dasselbe wie die Bewertung des Syndroms. Van Riper (1982, S. 25) faßte eine frühere Beschreibung der Faktoren zur Unterscheidung zwischen Stottern und normaler Unflüssigkeit zusammen. Er bestand dabei auf der Vorläufigkeit vieler dieser Punkte. Die Liste enthält 26 Faktoren in sieben Kategorien. Einige dieser Punkte, z.B. mehr als zwei Wiederholungen pro Einheit, mehr als 2% Stottern, Einfügen des Schwa-Lauts, Stocken der Stimme oder unangemessene Artikulationsgestik sind im Zusammenhang mit Diagnostik bekannt. Andere wie z.B. monotones Sprechen, schlechter Blickkontakt, schnelles Sprechtempo und Anspannung sind insofern weniger hilfreich, weil sie oft aus verschiedenen Gründen auftreten können, die mit Stottern nichts zu tun haben. Trotzdem kann die Liste nützlich sein, indem die Aufmerksamkeit auf verschiedene Überlegungen gelenkt wird. Curlee (1980) lieferte eine prägnante Reihe von Faktoren zur Unterscheidung zwischen Stottern und normaler Unflüssigkeit. Er erstellte eine Liste von Anzeichen sichtbarer Anstrengung, wahrnehmbarer Emotionen und/oder Vermeidungen im Zusammenhang mit Stottern sowie selbstkritischer Haltung bezüglich des Sprechens. Andere Faktoren waren:

1. Deutliche Änderungen bei Häufigkeit und Schwere des Stotterns in wechselnden Sprechsituationen.
2. Wiederholungen von Wortteilen, d.h. zwei oder mehr Wiederholungen pro Einheit bei 2% der gesprochenen Wörter oder mehr.
3. Prolongierungen von mehr als 2 Sekunden Dauer bei > 2% eines Wortes.
4. Deutliche Zunahme von Lautstärke, Tonhöhe oder abrupte Verhaltensänderungen bei den Punkten 2 und 3.
5. Unfreiwillige Pausen oder Zögern von mehr als 2 Sekunden bei ansonsten flüssigem Sprechen.

Bei neueren Forschungen (Yairi und Lewis, 1984) stand die schnellstmögliche Beurteilung von Kindern im Mittelpunkt, die von ihren Eltern als Stotternde bezeichnet wurden. Diese zehn Kinder – im Alter von 24 bis 36 Monaten – wurden bereits 60 Tage nach der ersten elterlichen Diagnose untersucht und anhand einer Sprechanalyse mit einer Kontrollgruppe flüssig sprechender Kinder verglichen. Die Ergebnisse zeigten, daß alle typischen Unflüssigkeiten bei nichtstotternden Kindern in etwa dem gleichem Ausmaß auftraten. Allerdings zeigte sich bei den stotternden Kindern eine überproportionale Zunahme von Wortteilwiederholungen und arhythmischer Lautbildung. Diese Befunde stehen im Widerspruch zu Bloodstein (1960), der die Wiederholung ganzer Wörter hervorhebt, sowie zu Adams (1977) Kriterium von drei anstelle von zwei Wiederholungen einer Sprecheinheit (zur Unterscheidung zwischen Stottern und normaler Unflüssigkeit).

In den vorhergehenden Abschnitten wurde das Problem des Stotterns bei Kindern nur gestreift. Fragen zu Genetik, Umfeld, Elternbeziehung, flüssigem gegenüber unflüssigem Sprechen, Untergruppen, frühzeitigem Eingreifen und spontaner Besserung sind nur einige der weiteren möglichen Diskussionsthemen. In diesem Buch stehen jedoch die Verfahren im Mittelpunkt, die zur Untersuchung bereits bestehenden Stotterns herangezogen werden, nicht aber die differenzierte Untersuchung von Unterbrechungen im kindlichen Redefluß.

Gründe für die Untersuchung

Die Gründe für die Untersuchung mögen zunächst offensichtlich erscheinen. Wir untersuchen, um zu identifizieren, Eigenschaften zu beschreiben, das Ausmaß des Problems abzuschätzen und Verhaltensvariablen zu definieren: Identifizieren, Beschreiben, Abschätzen, Definieren, soviel scheint klar zu sein. Was aber untersuchen wir eigentlich? Hinter dem Etikett „Stottern" verbirgt sich ein vielfältiges Spektrum von Verhaltensweisen mit widersprüchlichen Erklärungen (Gottinger, 1981). Wir stoßen auf erhebliche Probleme bei der Definition des Stotterns, daher müssen wir größere Genauigkeit erreichen, wenn wir das Stottern und die damit verbundenen Verhaltensweisen beschreiben wollen (Hood, 1974a). Ich habe gelernt, daß Stottern eine antizipatorische, angsterzeugende, hypertonische Vermeidungsreaktion ist. Mit gewissen Einschränkungen ist dies eine brauchbare Definition des Stotterns. Sie definiert aber auch, wie manche Leute sich beim Gang zum Zahnarzt oder beim Ausfüllen ihrer Einkommensteuererklärung fühlen. Laut Van Riper wird Stottern definiert durch Unterbrechungen im vorwärtsgerichteten Redefluß aufgrund eines motorischen Bruchs oder die Reaktion des Sprechenden auf diesen Bruch (1982, S. 15).

Die Kehrseite dieses Problems (was weitaus wichtiger ist) ist, daß wir auch nicht über eine akzeptable Definition von Sprechflüssigkeit verfügen. Wie später gezeigt wird, wird Sprechflüssigkeit häufig negativ definiert, nämlich als das Fehlen von Sprechunflüssigkeiten. Wir sehen uns deshalb der Bewertung eines Problems gegenüber, das wir nicht definieren können und bei dem wir das Abweichen vom Zustand des flüssigen Sprechens, den wir ebensowenig definieren können, als Maßstab heranziehen. Die meisten Therapeutinnen sind jedoch der Ansicht, sie könnten in der Praxis meistens zwischen den beiden unterscheiden. Perkins (1980, S. 469) nannte drei knappe Gründe für eine Untersuchung:

1. Zur Beschreibung, wie das Problem beschaffen und wie schwer es ist.
2. Um eine Prognose machen zu können.
3. Zur Festlegung der Richtung, die bei einer geeigneten Behandlung einzuschlagen ist.

Wir könnten jahrelang Definitionen überarbeiten und Perkins Begründung dennoch nicht verbessern. Im Hinblick auf den vorhergehenden Abschnitt würde ich folgendes hinzufügen: Um festzustellen, ob überhaupt ein Problem vorliegt. Im allgemeinen begründen wir unser Handeln damit, das Problem hinsichtlich seiner vielfältigen Merkmale und seines Schweregrads auszuloten, um Abhilfe zu ermöglichen. Auf der Grundlage unseres Wissens über das Problem und den darunter Leidenden möchten wir in der Lage sein, ungefähre Prognosen abgeben zu können. Wenn wir eindimensionale Therapiesysteme vermeiden wollen, sollte die Diagnostik letztendlich Informationen liefern, die uns in die Lage versetzen, optimal geeignete Therapiemodelle auszuwählen und diese entsprechend anzupassen.

Wir können niemals alles über ein Problem herausfinden. In einer Klinik, in der ich Ausbilder war, dauerte die Untersuchung des Stotterns etwa 25 Stunden, verteilt auf fünf Tage. In vielen Kliniken liegt der Durchschnitt bei etwa drei Stunden, andere liegen irgendwo dazwischen, und einige brauchen noch weniger Zeit. In manchen Situationen hat die Therapeutin etwa eine Stunde zur Verfügung und muß dann die weiterführende Untersuchung in die laufende Therapie einbetten. Ich kann zwar keinen Zeitplan vorgeben, würde aber vorschlagen, folgende Punkte zu berücksichtigen:

1. **Die momentane Sprechflüssigkeit des Patienten.** Ignorieren Sie das Stotterverhalten und beschreiben Sie das flüssige Sprechen, einschließlich Sprachstil, Länge der Antworten, Sprechtempo, Rhythmus, Betonung, Tonlage, Atmung, Phonation, Artikulation und anderer Elemente. Vergleichen Sie den Patienten – wenn er nicht stottert – mit anderen Personen.
2. **Die momentane Sprechunflüssigkeit des Patienten.** Beschreiben Sie die Sprache und die damit verbundenen Verhaltensweisen. Denken Sie daran, daß mehrfache Beobachtungen notwendig sind, um die Sprechunflüssigkeit in all ihren Variationen zu erfassen.
3. **Die Anamnese der Entwicklung des Sprechens und der Sprache und der Entwicklung des Stotterns.**
4. **Die Faktoren, die Stottern und Sprechverhalten beeinflussen.** Dies reicht von den Besonderheiten bei Phonemen, Körperhaltungen und Betonungspunkten bis hin zu den allgemeineren Aspekten bei bestimmten Situationen oder Leuten und irgendwelchen anderen Abweichungen.
5. **Die Einstellung des Patienten zu Stottern und Sprechen.** Ist seine Einstellung insgesamt angemessen?
6. **Das Umfeld, in dem der Patient lebt, arbeitet, lernt und sozialen Umgang hat.** Wo sind Grenzen, Verbesserungen, Möglichkeiten?
7. **Welche anderen Faktoren müssen in Betracht gezogen werden?** Hier geht es darum, innezuhalten und sich zu fragen: „Gibt es sonst noch etwas, das ich wissen muß?"

Reliabilität

Die Reliabilität einer Untersuchung ist für jede Therapeutin wichtig. Wenn wir ein Urteil über etwas abgeben oder einen Bericht lesen, wollen wir sicher sein, daß die Informationen verläßlich sind. Wir versuchen, die Reliabilität durch wiederholtes Messen und Kreuztesten zu verbessern, wissen aber auch, daß durch unser Auswahlverfahren nur ein winziger Ausschnitt aus dem Sprechverhalten des Patienten sichtbar wird. Die Testsituation an sich ist schon ein beeinflussender Faktor, und es mag sein, daß wir eine Veränderung im Sprechen des Stotternden zwischen dem Zeitpunkt der Untersuchung und dem Beginn der Therapie feststellen (Andrews und Harvey, 1981). Um dies auszugleichen, haben Therapeuten die verdeckte Untersuchung ausprobiert, bei der der Stotternde nicht merkt, daß er untersucht oder beobachtet wird. Manche Studien zeigten keinerlei signifikante Unterschiede in der Häufigkeit von Sprechunflüssigkeiten bei offener oder verdeckter Untersuchung (Andrews und Craig, 1982), während in anderen Studien über signifikante Unterschiede berichtet wurde (Howie et al., 1982; Ingham, 1975b).

Was können wir tun, um die Reliabilität einer Untersuchung zu erhöhen oder zumindest beizubehalten? Ein Schritt in diese Richtung wäre, auf den vorigen Abschnitt zurückzugreifen und genau festzulegen, was wir herausfinden wollen. Ein zweiter Schritt wäre, sich Zeit zu lassen, bis das Auswertungsverfahren abgeschlossen ist. Hier muß ich sofort davor warnen, Zuflucht in der Untersuchung zu suchen, um den mit der Therapie verbundenen, diffusen Ängsten aus dem Wege zu gehen. Investieren Sie Zeit, wo es nötig ist, aber verschwenden Sie sie nicht. Eine dritte Schutzmaßnahme ist der Gebrauch standardisierter Testhilfsmittel, obwohl man sich nicht auf diese beschränken sollte. Ein Fragebogen, aus dem sich Gesamtsprechzeit, Stottermomente, Prozentsatz der gestotterten Wörter usw. ergibt, ist *keine* Untersuchung des Sprechens oder Stotterns. Es ist ein nützliches, jedoch sehr beschränktes, auf Daten beruhendes Zählverfahren, Verhalten aber läßt sich nicht in Daten erfassen. Testfragebögen sind wertvoll, sie sind allerdings nur Beiwerk zu Beobachtung und Können. Beobachtung und Information sind die Grundpfeiler der Untersuchung, begleitet von Verständnis, angemessener Empathie, Synthese, Interpretation und Planung.

Das persönliche Wissen der Therapeutin beruht auf Gelerntem und auf Erfahrung. Die Schwierigkeiten, Erfahrungen mit Stotternden zu sammeln, wurden bereits erörtert. Die Zeit wird diese Mängel ausgleichen. Eine Reihe von diagnostischen Techniken kann man jedoch an sich selbst oder an Mitstudenten üben. Viele Verfahren oder Fragebögen lassen sich auch auf Nichtstotternde anwenden. Aufzeichnungen auf Tonband oder Video können hilfreich sein, ebenso wie die Erfahrung des Pseudostotterns, Selbstanalyse und andere praktische Übungen in diesem Buch. Tun Sie alles, was Sie können, um diese Erfahrungen zu machen und dieses Wissen zu erlangen, denn für eine Therapeutin gibt es wahrhaftig nichts, wodurch dies bei einer Untersuchung ersetzt werden könnte.

Untersuchung der Sprechflüssigkeit

In Seminaren mit Studenten stelle ich die Aufgabe, die eigene Sprechflüssigkeit sowie die von anderen zu überprüfen. Nach dem Abschluß der Aufgabe wird häufig kritisiert, daß das Zuhören dabei, wie Sprache erzeugt wird, schwierig, ermüdend und manchmal frustrierend ist und man leicht abgelenkt wird. Als ich diese Übungen zum erstenmal verteilte, war ich überrascht, daß die Studenten sich darüber beklagten, daß sie nicht wüßten, worauf sie achten sollten. Ich mußte ihnen ein besseres Grundwissen über normale Sprechunflüssigkeit vermitteln, ehe das Stottern betrachtet werden konnte. Ein Schritt bei der Untersuchung des Stotterns ist daher die Untersuchung der Sprechflüssigkeit. Wenn Sie über die Sprechflüssigkeit und ihre Variationen informiert sind, werden Sie besser auf Ihre Stotternden vorbereitet sein. Bitte bedenken Sie, daß ein Stotternder typischerweise über 70–95% der Zeit „fließend" spricht und daß Sie alle Aspekte des Sprechens bewerten müssen, nicht nur das Stottern.

Die Untersuchung des Stotterns wird leichter, wenn das Verhalten hörbar oder sichtbar ist (Martin, 1965), wenn aufgezeichnete Beispiele zeitlich gestreckt werden (O'Keefe und Kroll, 1980), wenn mögliche Fehlerquellen bekannt sind (Young, 1975a) und wenn ausreichend Material zur Verfügung steht. Young und Prather (1962) sind der Ansicht, daß auch sehr kurze Sprechproben (20 Sekunden) mit der Gesamtspracherzeugung vergleichbar seien. Als man von der allzu simplen Zählanalyse abrückte, waren andere Therapeuten jedoch anderer Ansicht (Sheehan, 1969). Für die Untersuchung von Sprechflüssigkeit bzw. -unflüssigkeit schien kein spezielles Training nötig zu sein (Hoops und Wilkinson, 1973; Schaef und Matthews, 1954), obwohl manche Forschungsarbeiten nahelegten, daß Erfahrung und Training die Bewertung doch beeinflussen (Manning und Jamieson, 1974). Es sieht so aus, als ob die Zuhörer dadurch beeinflußt werden, daß sie nach „Stottern“ horchen, so daß normale Sprechunflüssigkeiten öfter als Stottern bewertet werden als wenn man den Untersuchenden bittet, auf normale Sprechunflüssigkeiten zu achten (Williams und Kent, 1958). Curlee (1981) berichtete, daß Untersuchungen nicht dadurch verläßlicher werden, daß man eindeutige Kriterien zur Sprechunflüssigkeit aufstellt. Auf der Grundlage verstrichener Zeit berichteten Cullinan und Prather (1968), daß ein dreimonatiger Abstand bis zur erneuten Bewertung die Verläßlichkeit der Untersuchungen des Stotterns nicht wesentlich schmälert, wohl aber die Untersuchungen zur Sprechflüssigkeit – anscheinend gibt es in uns eine unverrückbare innere Definition des Stotterns. Vielleicht rühren unsere unterschiedlichen Meinungen eher von den Grauzonen zwischen Stottern, Sprechflüssigkeit und normaler Sprechunflüssigkeit her (Hulit, 1978).

Ausstattung

Es wird wohl immer umstritten sein, was man an Ausstattung und Material für eine Untersuchung benötigt. Es wäre sehr nützlich, einen Videorecorder, Elektromyographen, ein Frequenz/Intensitäts-Meßgerät, einen Tonspektrographen, Pneumopolygraphen und viele weitere spezielle Dinge zur Verfügung zu haben. Sie alle liefern wichtige Daten zur Messung der Veränderungen durch die Therapie. Die meisten Kliniken und Therapeutinnen haben jedoch ein derartiges Arsenal nicht zur Verfügung, und die Therapeutin muß es in den meisten Fällen durch Beobachtung und Wissen ersetzen. Außerdem sollte man sich nachdrücklich klarmachen, daß es notwendig ist, Informationen zu sammeln, aufzuzeichnen, zu analysieren und die Ergebnisse in Berichtsform niederzulegen. Schon früher kam mir Kritik zu Ohren, daß Stottertherapie häufig ohne Datenerhebung durchgeführt wird, so daß Fortschritte nicht belegt werden können. Manche Therapeutinnen haben aus der Datenerfassung eine beschwerliche, lästige Aufgabe gemacht, die den Patienten zu einem Versuchstier reduziert, das auf einen Digitalzähler reagiert; aber derartige Exzesse einiger unsicherer Therapeutinnen sind keine Rechtfertigung dafür, keine Informationen zu erheben und aufzuzeichnen.

Es wurde erwähnt, daß viele Instrumente benutzt werden können und Sie sollten anwenden, was Ihnen zur Verfügung steht. Sie werden auf jeden Fall ein Tonbandgerät oder einen Kassettenrekorder, eine Stoppuhr und einen Digitalzähler gut gebrauchen können. Nützlich wären mehrere Rekorder – ein Rekorder in sehr guter Klangqualität für die Analyse akustischer Parameter, ein normales Tischgerät für den Gebrauch im Therapieraum sowie ein Kleingerät, das außerhalb des Therapieraumes getragen werden kann. In der Praxis hat sich ein einfaches, tragbares Kassettengerät (mit Netzteil) für die meisten Zwecke bewährt. Rekorder sind etwas so Gängiges, daß der Patient oder die Therapeutin ihn bei Aktionen außerhalb des Therapieraumes in der Hand halten kann (wünschenswert wäre vielleicht, durchsichtige Klappen oder Signallämpchen abzudecken, die erkennen lassen, daß das Gerät eingeschaltet ist). Eine Stoppuhr kostet nicht viel, wobei ich eine mit Schieberbedienung (oder eine elektronische) empfehlen würde, um die ständigen Ein- und Ausschaltgeräusche der älteren Modelle zu vermeiden. Digitalzähler gibt es in allen möglichen Ausführungen: mechanische oder elektrische, mit einer oder mehreren Zähluhren, Tisch-, Stand- oder Armband-Ausführungen, mit vielfältigem Zubehör oder ohne. Sie können die einfachste Ausführung verwenden (Papier und Bleistift), aber ein Gerät, das wenigstens drei verschiedene Ereignisse zählen kann, ist sehr nützlich.

Diese Gegenstände liefern Ihnen, zusammen mit dem, was Sie beobachten, in aller Regel ausreichende Daten bei der Untersuchung.

Es können hier nicht alle Tests oder Fragebögen betrachtet werden, aber ich möchte eine Auswahl vorstellen. Viele Kliniken entwickeln ihre eigenen Fragebögen und passen die Tests an die jeweiligen Bedürfnisse an. Genauso wie ich eine Minimalausstattung empfohlen habe, werde ich einige spezielle Tests oder Fragebögen empfehlen, obwohl eine Reihe von ihnen beschrieben oder zumindest zitiert werden soll.

Vorgehensweise

Das Vorgehen bei der Untersuchung ist so unterschiedlich wie die verwendeten Materialien, und es wäre unangebracht, sich auf eine einzige Vorgehensweise festzulegen. Gewisse Abfolgen können jedoch empfohlen werden. Viele Patienten sehen der Untersuchung mit Spannung und Furcht oder doch zumindest mit Besorgnis entgegen, was zu einer untypischen Sprechleistung führen kann. Es hilft, wenn Sie den Patienten dabei beobachten können, wie er mit anderen Leuten spricht, während er auf Sie wartet. Jüngere Patienten kommen vielleicht in Begleitung ihrer Eltern oder mit anderen Familienangehörigen. Manche Kliniken geben Situationen in speziellen Warteräumen vor. Das Sprechen scheint dabei immer noch von jedem wahrgenommenen Streß beeinflußt zu werden, wobei jedoch der direkte Einfluß der Fremden – der Therapeutin – vorübergehend umgangen wird.

Außerdem ist es hilfreich, soviel wie möglich auf Tonband aufzunehmen und dabei zu beobachten und zuzuhören. Jedes Wort, das der Patient ausspricht, auch jedes Verhaltensmuster, sollte Teil der Untersuchung sein – auch während der letzten Minuten der Beratungssitzung nach der Untersuchung. Bewahren Sie eine ausreichende Auswahl des aufgezeichneten Materials auf und legen Sie es zu den Akten, um in der Zukunft darauf zurückgreifen und vergleichen zu können.

Formelle Prüfungen auf Sprechunflüssigkeiten, Sprechverhalten, Adaptation, Sprechgeschwindigkeit und andere Faktoren sollten gründlich durchgeführt werden. Ich würde vorschlagen, die formelle Adaptationsprüfung gegen Ende des Programms anzusetzen, in der Hoffnung, daß der Stotternde näher bei seiner durchschnittlichen Stotterintensität beginnt und so ein genaueres Adaptationsprofil erstellt werden kann. Fragen Sie den Patienten bei verschiedenen Aufgaben in regelmäßigen Abständen nach seinem Stotterverhalten, seinen Emotionen, seinem Verständnis und nach anderen Faktoren. Unabhängig vom geplanten Therapiemodus werden Sie wissen wollen, wie gut Eigenwahrnehmung und Informationsstand des Patienten sind.

Abgesehen von Adaptationsmessungen ist es oft nützlich, einige (nicht identische) Aufgaben aus einem früheren Zeitpunkt der Sitzung zu wiederholen und die beiden Ergebnisse miteinander zu vergleichen. Spielen Sie eine Aufnahme vom Stottern des Patienten ab und bitten Sie ihn, es zu beschreiben oder zu beurteilen. Man erhält so eine weitere Kontrollmöglichkeit bezüglich Wahrnehmung, Information und Toleranz. Beobachten Sie dabei die Emotionen und das Verhalten. Bitten Sie den Patienten, die Stotterintensität während der Therapiesitzung mit der normalen Intensität zu vergleichen. Sind weitere Familienmitglieder oder Freunde beteiligt, befragen Sie diese ebenso.

Nachdem die Untersuchung abgeschlossen ist, versuchen Sie, herauszufinden, was der Patient von der Therapie erwartet. Sie sollten Antworten auf die folgenden Fragen erhalten:

1. Warum kommt der Patient zur Therapie? War es eine geplante Entscheidung, ein verzweifelter Ver-

such, eine Routineangelegenheit, um sich zu vergewissern, daß es tatsächlich keine Hilfe gibt, eine erzwungene Zustimmung, oder gab es andere Gründe?

2. Was versteht der Patient unter Therapie? Möglicherweise ist der Patient völlig uninformiert, oder er ist ein „alter Hase", der bereits mehrere Therapieversuche hinter sich hat, oder er hat in der Presse von irgendeiner Wunderheilung gelesen.
3. Was ist das Therapieziel des Patienten? Hier kann es zum sog. Halo-Effekt[1)] kommen.
4. Wieviel Zeit und Mühe wird der Patient investieren? Kann er sich Ihrem Zeitplan anpassen? Seien Sie auch hier auf der Hut vor Standardantworten. Manche Patienten sind willens, so lange zu arbeiten wie es nötig ist, während andere meinen, daß sechs Sitzungen das Äußerste sein sollten. In der Boulevardpresse finden sich Berichte über zweitägige, fünftägige oder anderweitige Programme. Schätzen Sie die Motivation Ihres Patienten und seine verfügbare Zeit genau ein.

Untersuchung der Sprechflüssigkeit

Wie bereits erwähnt, ist es nicht so einfach, die Sprechflüssigkeit zu beurteilen. Meistens definieren wir sie negativ durch die Festlegung, daß gewisse Sprechunflüssigkeiten nicht vorhanden sind (Adams, 1982b). Die Verwirrung wird noch größer wegen der Meinungsverschiedenheiten, ob fließendes (nicht gestottertes) Sprechen von Stotternden sich vom fließenden Sprechen von Nichtstotternden unterscheidet. Few und Lingwall (1972) fanden keine übereinstimmenden Unterschiede. Wendahl und Cole (1961) kamen zu dem Ergebnis, daß Zuhörer zwischen beidem unterscheiden können, doch Young (1964) wiederholte ihre Studie und kam zu entgegengesetzten Resultaten. Viele Forschungsstudien unterstützen die These, daß es Unterschiede in feineren Bereichen der Bewegung, des Atmungsmusters und bei akustischen Parametern etc. gibt, aber man kann darüber streiten, ob diese sehr feinen Unterschiede für den Zuhörer wahrnehmbar sind. Solange wir keine Daten bezüglich Stottertypus, Schwere, Begleitproblemen und zu anderen Faktoren gesammelt haben, ist die Annahme wohl vernünftig, daß sich das flüssige Sprechen mancher Stotternder von dem Nichtstotternder merklich unterscheidet.

Gesamtsprechzeit

Sprechdauer und -menge lassen sich relativ problemlos messen. Die Dauer bezeichnet die Zeitspanne vom Beginn des ersten Phonems bis zum Ende einer Äußerung. Sie wird als Gesamtsprechzeit (im Englischen total talking time, abgekürzt TTT) bezeichnet. Durch bloßes Messen der Zeit zwischen Beginn und Schluß erhält man keinen allgemeingültigen TTT-Wert. In einer neueren Studie ließ ich 60 normalsprechende Studenten einen Absatz laut lesen. Ihre TTT-Werte reichten von 22 bis 36 Sekunden, eine Sprechzeitdifferenz von fast 40%. Die Geschwindigkeit der Spracherzeugung und die Pausendauer wirken sich in signifikanter Weise auf die Gesamtsprechzeit aus, ebenso wie Verzögerungen durch Stottern. Es ist leicht, die Zeitspanne zum Lesen einer Textpassage zu messen, doch achten Sie genau auf das Verhalten bei der Spracherzeugung. Das Messen der Sprechzeit bei spontanem Sprechen ist bedeutungslos, es sei denn als Vergleich zu typischen Reaktionen oder für Langzeitmessungen an demselben Patienten.

Die Sprechmenge gibt an, wie oft eine Person sprachlich kommuniziert sowie die Zeitspanne, die sie in bestimmten Situationen mit Sprechen verbringt. Eine solche Verhaltensmessung erhält man, indem man über erlebte Sprechsituationen und über die Zeit Buch führt,

(A.d.R.: Halo-Effekt: pos. oder neg. Beeinflussung bei der Beurteilung bestimmter Einzelzüge einer Person durch den ersten Eindruck oder die bereits vorhandene Kenntnis von anderen Eigenschaften, was zu falschen Schlüssen führen kann. Sehr allgemeine Antworten wie etwa „Ich möchte besser sprechen können" sollten hinterfragt werden.)

in der (nur) der Buchführende gesprochen hat. Dieses Schema wurde an der Universität von Iowa entwickelt (Johnson et al., 1963) und als Sprechzeit-Logbuch bezeichnet. Die Benutzer sollen vom Aufwachen am Morgen bis zum Schlafengehen in der Nacht Buch führen. Jede Situation, selbst ein flüchtiges „Hallo", soll aufgezeichnet werden. Bei jeder Notiz soll der Buchführende seine eigene Sprechzeit in Sekunden abschätzen. Zunächst neigen die meisten dazu, zu hoch zu schätzen. In der Iowa-Studie wird berichtet, daß College-Studenten im Schnitt 45 Minuten/Tag tatsächlich sprechen. Ich habe das zusammenfassende Formular überarbeitet (s. Tabellen am Ende dieses Kapitels), wobei kürzere Zeitintervalle geschätzt und nicht gemessen werden und Situationen in Kategorien eingeteilt werden. Die Studenten berichteten, daß die Tätigkeit irritierend, das Abschätzen der Zeit schwierig und das Erinnern ein Problem sei – doch die Ergebnisse sind sehr interessant.

Zusätzlich zur tatsächlichen Sprechzeit liefert die Zusammenfassung Informationen darüber, mit wem die Person in welchen Situationen spricht. Diese Informationen können sehr hilfreich bei der Selbstanalyse eines Stotternden sein, ebenso wie bei der Erstellung einer Hierarchie von Situationen bei Desensibilisierung, Transfer und Aufrechterhaltung. Anhand der Unterlassungen können sie sehr hilfreich bei der Identifizierung von Situationen sein, die vermieden werden oder momentan nicht zum Verhaltensmuster der jeweiligen Person gehören.

Sprechgeschwindigkeit

Der Messung der Sprechgeschwindigkeit kommt sowohl bei flüssigem Sprechen als auch beim Stottern große Bedeutung zu. Wir wissen, daß der Zuhörer dazu neigt, flüssiges Sprechen und Sprechtempo in Zusammenhang zu bringen. Wir wissen außerdem, daß die vorrangige Wirkung vieler sprechflüssigkeitsverstärkender Techniken in der Verlangsamung der Sprechgeschwindigkeit besteht und eine Reihe von Symptommodifikationstechniken ähnliche Wirkung haben. Die Sprechgeschwindigkeit wird gemessen durch Aufzeichnen einer Sprechprobe, Errechnen des TTT-Werts, Zählen der gelesenen Wörter und Dividieren, um einen Wert für die Geschwindigkeit in Wörtern pro Minute (WpM) zu erhalten:

$$\text{WpM} = \frac{\text{Zahl der gesprochenen Wörter x 60}}{\text{TTT in Sekunden}}$$

Beispiel: $$\text{WpM} = \frac{250 \text{ x } 60}{100} = 150$$

Anhand von Forschungen an der Universität von Iowa wird ein Mittelwert für WpM von etwa 176 beim Lesen, 120 bis 130 beim Geschichtenerzählen und 136 bis 147 bei der Besprechung der zukünftigen Berufswahl berichtet (die niedrigere Zahl steht für Männer, die höhere Zahl für Frauen). Johnson et al. (1963) empfehlen drei Schritte bei der Messung der Sprechgeschwindigkeit, bei der aufgezeichnet wird, wenn der Patient

1. drei Minuten lang über einen vergangenen, den gegenwärtigen oder einen zukünftigen Job oder Beruf spricht; lassen Sie ihm Zeit zur Vorbereitung und stellen Sie, wenn nötig, Leitfragen (Aufgabe zum Job);
2. eine 300-Wörter-Passage laut liest. Geben Sie lediglich die Anweisung: „Lesen Sie laut vor, wie Sie immer lesen" (Leseaufgabe);
3. eine Geschichte über Karte Nr. 10 des TAT (Thematischer Apperzeptionstest) erzählt. Jedes der Altersstufe angemessene Bild kann hierfür verwendet werden. Bitten Sie den Patienten, eine Geschichte darüber zu erzählen, was gerade passiert, was der dargestellten Situation vorausging und was in der Zukunft passieren wird. Sorgen Sie für dreiminütiges Sprechen; lassen Sie ihm etwa eine Minute Planungszeit und stellen Sie Fragen, wenn nötig (TAT-Aufgabe).

Sie können auch Ihr eigenes Verfahren für die Geschwindigkeitsprobe ausarbeiten, indem Sie den Patienten drei Minuten lang lesen, einen dreiminütigen Monolog über eigene Interessen halten sowie für drei Minuten eine Geschichte erzählen oder improvisieren lassen. Zählen Sie nur die vollständigen Wörter oder diejenigen Wörter, die als vollständig vorgesehen waren. Ziehen Sie Ihre eigenen Redeanteile von der Zeitnahme ab. (Eine Übung zur Berechnung der Sprechgeschwindigkeit findet sich am Ende dieses Kapitels).

Messungen der Sprechgeschwindigkeit werden durch intervenierende Faktoren, vor allem Pausen, beeinflußt, obwohl auch nicht unterdrückbares Stottern das Sprechtempo signifikant verlangsamen kann (Perkins, 1975). Dies ist insbesondere der Fall bei recht niedrigem Wortsprechleistungsniveau (Martin und Haroldson, 1979), wobei mangelnde Vertrautheit mit dem Thema, Besorgnis über den eigenen Eindruck oder andere Faktoren eine Rolle spielen können. Die WpM-Rate kann irreführend sein, da die Erzeugung von Satzteilen und Sätzen individuell sehr unterschiedlich sein kann. Forschungen haben ergeben, daß die Wahrnehmung des Zuhörers wesentlich besser mit der mittleren Satzgeschwindigkeit als mit der WpM-Rate korreliert (Kelly und Steer, 1949). Allerdings kann es ziemlich mühsam sein, jedes Wort in jedem Satz zu zählen und daraus die Geschwindigkeit für jeden Satz zu errechnen. Glücklicherweise haben Kelly und Steer eine positive Korrelation zwischen WpM-Rate und Satzgeschwindigkeit festgestellt, so daß – zumindest für den klinischen Gebrauch – erstere zweckmäßig ist. Ausserdem ist zu bedenken, ob Wörter die zweckmäßigste Maßeinheit sind. Eine Reihe von Therapeutinnen bevorzugt Silben pro Minute (SpM) als Maß für die Geschwindigkeit, wobei Bildungsstand oder das kulturelle Niveau des Sprechers eine Rolle spielen können. Im Sinne dieser eben erwähnten Vorsichtsmaßnahme schlagen Andrews und Ingham (1971) ein Maß von 1,5 Silben pro Wort vor:

$$\text{SpM} = \frac{\text{Anzahl der gesprochenen Wörter x } 1{,}5^{2)}}{\text{TTT in Sekunden}}$$

Im Zweifelsfall wählen Sie zehn Sätze aus der Spontansprache und zählen die Silben. Die Zahl der Silben dividiert durch die Zahl der Wörter ergibt einen durchschnittlichen Wert für die Silben pro Wort, den Sie benutzen können.

Weitere Aspekte

Rhythmus, Tonfall und Betonung – Elemente der Prosodie – sind ein wichtiger Teil der Sprechflüssigkeit. Wie wir im Abschnitt über die Untersuchung des Stotterns sehen werden, meinen manche, daß Elemente der Prosodie entscheidend sind für die Stellen, an denen Stottern auftritt. Diese Elemente lassen sich nicht ohne weiteres in Formeln oder Kriterien messen. Die Therapeutin sollte jedoch gewonnene Sprechproben analysieren im Hinblick auf

1. gebrochene, übertriebene oder unpassende Rhythmusschemata. Stottern unterbricht den Rhythmus, aber auch flüssig Ausgesprochenes kann atypische Muster aufweisen;
2. reduzierte, übertriebene oder stereotype Tonfallmuster;
3. Betonungen, die unpassend für ein Wort oder eine Silbe sind, oder übertriebene bzw. fehlende Betonung.

Es sollten noch weitere Aspekte der Sprechflüssigkeit betrachtet werden, wie z.B. die Lautstärke und ihre Variabilität sowie Höhe und Variation der Stimmlage. Beide Parameter sind eng verbunden mit Rhythmus, Tonfall und Betonung. Sie ergeben eine Reihe von Anhaltspunkten, die weniger dramatisch, weniger augenfällig sind als tonische oder klonische Stotterspasmen. Sprechflüssigkeit ist jedoch das Funda-

---

2) A.d.R.
Der Faktor 1,5 erscheint im Englischen zu hoch gegriffen, trifft aber im Deutschen wie Andreas Starke am Märchen „Der Froschkönig oder der eiserne Heinrich" ermittelt hat, exakt zu.

ment, auf dem die Therapie aufbauen muß. Wenn wir ein Symptom modifizieren, mit welchem Ziel modifizieren wir es? Wenn wir die Sprechflüssigkeit verstärken, was genau versuchen wir denn zu verstärken? Weder die bloße Symptommodifizierung noch das Unterdrücken von Unflüssigkeiten – sind erstrebenswerte Therapieziele. Sprechflüssigkeit setzt sich zusammen aus Sprechtempo, Rhythmus, Tonfall, Betonung und zahlreichen anderen Faktoren. Eine Untersuchung sollte eine Beschreibung und Einschätzung der Fähigkeit zum flüssigen Sprechen umfassen und sich nicht nur auf die Momente der Unflüssigkeit konzentrieren.

Untersuchung des Stotterns

Identifikation

Die Identifizierung des Stotterns als Sprechunflüssigkeit scheint leicht zu sein. Selbst Laien können sicher zwischen gestotterter und normaler Unflüssigkeit unterscheiden. Die Beschreibung der Unflüssigkeit und die Bewertung ihrer Schwere ist jedoch weitaus komplizierter. Van Riper (1937) untersuchte 50 Stotternde und fand heraus, daß tonische (kontinuierliche Muskelspannung) und klonische Verkrampfungen (intermittierende Muskelspannung) die einzigen Übereinstimmungen waren. Bar (1940) verglich 500 Stottermomente und identifizierte 25 verschiedene Phänomene, von denen 9 in 25% der Zeit oder öfter auftraten. Stotternde weisen Gemeinsamkeiten in den Symptomen auf, zeigen jedoch Variationen innerhalb dieses Bereichs. Diese Variabilität sollte ein Warnsignal für uns sein, bei der Untersuchung des Stotterns genau zu unterscheiden und Stottern nicht als eine funktionelle Einheit anzusehen (Sakata und Adams, 1972). Die Frage nach der Einheitlichkeit des Stotterns kann wohl teilweise darauf zurückgeführt werden, daß die Grundlage unserer Informationen über Stotterphänomene von Universitätskliniken stammt, wo der Schweregrad oft niedrig ist. Soderberg (1962b) begutachtete den Testpersonenbestand von vier Studien und fand, daß ihr Schweregrad typischerweise „leicht" war, Sheehan (1974) berichtete, daß eine Auswahl von 20 Stotternden im Durchschnitt weniger als zwei Sekunden Verkrampfungsdauer aufwiesen. Von dieser Grundlage ausgehend anzunehmen, daß ein erhöhter Schweregrad einfach nur ein „Mehr von demselben" sei, ist falsch (Yairi, 1972). Stotternde mit hochgradiger Sprechunflüssigkeit zeigten weniger Verbesserungen und Satzteilwiederholungen, mehr Wortteilwiederholungen (höchst signifikant), Wiederholungen von ganzen Wörtern, arhythmische Lautbildung und angespannte Pausen. McClelland und Cooper (1978) wiesen darauf hin, daß männliche Stotternde komplexere Stottermuster aufweisen als weibliche.

Unterschiede zwischen Sprechunflüssigkeiten beim Lesen und bei einer spontanen Unterhaltung wurden auf klassische Weise von Johnson (1961a) belegt. Diese Daten wurden von Young (1980) aufs neue untersucht, und er berichtete, daß die Unterschiede hauptsächlich auf einer Verringerung der Wortwiederholungen und Interjektionen beim Lesen beruhten, und daß sich der Unterschied weiter verringerte, je höher der Schweregrad des Stotterns war. Dennoch fanden Prins und Lohr (1972), daß Lesen und selbstformuliertes Sprechen einen der sechs kombinierten Faktoren darstellen, die bei der Untersuchung des Stotterns von Bedeutung sind. Wohl (1970) schlug vor, Stottern in fünf Kategorien einzuteilen (Festination[3], Stimmblockaden, Artikulationsblockaden, ataxisches und psychiatrisches Stottern). Diese Beobachtungen rechtfertigen, was von Hood (1974b) hervorgehoben wurde, daß nämlich das, was wir einen Stotternden tun sehen, ein dynamischer Moment

3) Unfreiwillig hohe Sprechgeschwindigkeit, die typischerweise im Laufe der Sprachproduktion zunimmt.

ist, der teilweise aus vorhergehendem Verhalten resultiert. Hinzufügen ließe sich noch, daß dieser Moment auch durch die Erwartung der späteren Folgen beeinflußt wird.

Stottern läßt sich unterteilen in die mit der Erzeugung von Sprache verbundenen Muskelverkrampfungen und die mit den Bemühungen des Sprechers verbundenen Verhaltensmuster, diese Verkrampfungen zu überwinden, zu kontrollieren oder zu vermeiden. Die Muskelverkrampfungen sind im wesentlichen tonisch (wobei der Spannungszustand kontinuierlich ist) oder klonisch (wobei der Spannungszustand regelmäßig oder unregelmäßig unterbrochen ist). Brestovici (1976) fügte dem noch klono-tonische und tono-klonische Verkrampfungen hinzu, wobei beide Arten sich vermischen und eine davon vorherrscht. Klonische Verkrampfungen werden bei Wiederholungen beobachtet – dem am häufigsten festgestellten Stotterverhalten. Wiederholungen können auftreten bei Satzteilen, Wörtern oder Wortgruppen, Silben oder Silbengruppen, Phonemen oder Artikulationsgesten vor der Phonem-Bildung. Bei der Untersuchung von 20 Stotternden beobachtete Sheehan (1974), daß 83% der Wiederholungen bei Phonemen und Silben und nur 5% bei Satzteilen auftraten. Wiederholungen können schnell oder langsam sein, selten oder häufig, leicht oder mühelos, aufeinanderfolgend oder in stoßweisen Häufungen und können mit anderen Sprechunflüssigkeiten (Interjektionen, Änderung der Lautstärke oder des Tonfalls etc.) und körperlichen Verhaltensweisen einhergehen. Das Gegenteil vom klonischen ist der tonische Spasmus, auch Block genannt.

Die Nomenklatur bzw. das semantische Problem macht die Beschreibung komplizierter. Manche Therapeutinnen verwenden das Wort „Block" für jede Sprechunflüssigkeit, andere wiederum verwenden es zur Bezeichnung eines völligen Stillstands beim Sprechversuch. Ich verwende es im Sinne des letzteren und das Wort Spasmus bzw. Verkrampfung für das körperliche Auftreten von Stottern. Aus rein neuromotorischen Gründen mag dies zwar kritisiert werden, doch werden die anderen Begriffe dadurch abgegrenzt. Unter Block verstehe ich einen tonischen Spasmus, bei dem die Stimmlippen und/oder die artikulatorischen Strukturen den Luftaustritt blockieren, so daß der Sprecher vorübergehend verstummt (es kann auch eine Thoraxfixierung sein). Wie bei wiederholten Verkrampfungen können Blocks in ihrer Schwere, Dauer, körperlichen Anstrengung und den damit verbundenen Verhaltensweisen unterschiedlich sein. Wie eben erwähnt, treten Blocks in den Momenten artikulatorischer Konstriktion auf – an den Lippen, den lingualalveolären, lingualvelären und glottalen Bereichen. Ein richtiger Block ist stimmlos, kann aber ab und zu durch Vokalbildung und/oder Artikulationsmomente unterbrochen sein (klonotonisch).

Die Prolongierung ist eine tonische Form des Spasmus, doch ist die Konstriktion der Öffnungspunkte im Stimmtrakt nicht vollständig, so daß Laute oder Luft herausgelangen. Der Sprecher kann jedoch nicht zur nächsten Stimmlippeneinstellung oder Stimmtraktveränderung übergehen, so daß es an einem bestimmten Punkt der Spracherzeugung zu einer Fixierung kommt, ohne daß ein Abbruch oder Übergang stattfindet. Manche Therapeutinnen sind der Ansicht, daß Prolongierungen vokalorientiert sind und bei Vokalen oder bei der Bemühung, den nächsten Vokal zu erreichen, auftreten, doch darüber läßt sich streiten. Prolongierungen können – wie auch bei anderen Arten der Verkrampfung – hinsichtlich Anspannung, Anstrengung, Fortdauer und den damit verbundenen Verhaltensweisen unterschiedlich sein. Sheehan (1974) stellte bei seiner Auswahl von Stotternden fest, daß die Prolongierungen im Durchschnitt etwas weniger als 1 Sekunde dauerten. Nach meiner eigenen Erfahrung sind Prolongierungen bei den meisten Stotternden von kürzerer Dauer als Blocks oder Wiederholungen. Allerdings habe ich bei etlichen Stotternden auch Prolongierungen von 15 bis 20 Sekunden beobachtet. Die Spracherzeugung wird dann oft abgebrochen und dann erneut versucht.

Wiederholung, Prolongierung und Spasmen stellen die physische Seite des Stotterns dar. In all den Jahren habe ich vier Stotternde gesehen, die keine offensichtliche Symptomatik und keinerlei wahrnehmbare Anspannung zeigten. Sie saßen für einige oder viele Sekunden still da und sagten dann das Wort auf normale Art und Weise (schilderten aber all die klassischen Ängste, Vermeidungen usw.). Typischerweise findet man jedoch Grauzonen, wobei die Arten der Verkrampfung verschmelzen und/oder sich mischen. Mit „verschmelzen" meine ich, daß der Stotternde beispielsweise Wiederholungen zeigt, bei denen prolongierte Spracherzeugung beteiligt ist. Mit „mischen" meine ich, daß der Stotternde voneinander verschiedene Verhaltensweisen bei ein und derselben Äußerung zeigt:
verschmolzen: „waaaaa-waaaa-waaaa-waaaas?"
gemischt: „waaaa-w-w-was?"

Mischen und Verschmelzen können natürlich auch zusammen in einem gesprochenen Abschnitt vorliegen. Als Faustregel gilt, daß ein höherer Schweregrad zu einem variableren und komplexeren Verkrampfungsmuster führt.

Assoziierte Verhaltensweisen

Assoziierte Verhaltensweisen komplizieren das Grundstottern, tragen zur Wahrnehmung des Schweregrads bei und liefern Hinweise zur Haltung und Einstellung des Stotternden in bezug auf das Sprechen. Man kann assoziierte Verhaltensweisen in offene und verdeckte Muster unterteilen, wobei der eine Typus versucht, sein Stottern zu verstecken oder zu vermeiden, und der andere, es zu bekämpfen und zu überwinden. Ich teile die Verhaltensweisen in drei Kategorien ein:

1. **Anstrengungsverhalten** umfaßt die körperlichen Verhaltensweisen, die ein fester Bestandteil des Stotterns sind. Sie treten, wenn überhaupt, nur während der Verkrampfung auf und sind dann entweder ein Ausdruck überschießender neuromuskulärer Anstrengung und/oder eine gewohnheitsmäßige Bemühung, die Verkrampfung zu überwinden und eine Äußerung zu vollenden.
2. Bei **Vermeidungsverhalten** steht eine spezielle Verkrampfung im Mittelpunkt, bei der versucht wird, möglicherweise auftretendes Stottern bei einer bestimmten Äußerung zu beseitigen. Es ist im allgemeinen gewohnheitsmäßig und Ausdruck eines wachsenden Bewußtseins um das Stottern und der Furcht davor.
3. Bei **Antizipationsverhalten** steht keine spezielle Verkrampfung im Mittelpunkt, doch wird versucht, die Wahrscheinlichkeit, daß es zu irgendeiner Form von Stottern bei irgendeiner Äußerung kommt, auszuschalten oder zu verringern. Es kann gewohnheitsmäßig sein oder nicht, nur für das Sprechverhalten spezifisch sein oder allgemein für das gesamte Einstellungsmuster der Person gelten.

Die Verkrampfungstypen und die damit verbundenen Verhaltensweisen sollen im Kapitel über die Selbstanalyse nochmals diskutiert werden. Für die Untersuchung sollten sie jedoch hier etwas näher ausgeführt werden.

Anstrengungsverhalten ist definitionsgemäß ein untrennbarer Bestandteil des Stotterns. Je proximaler es ist, desto enger die Verbindung. Anstrengungen der Lippen, des Kiefers und der Zunge sind maximal proximal, während Aktionen wie etwa Beinbeugen und Faustballen distal sind. Kopfhaltungen, Gesichtsgrimassen, Augenbewegungen oder -fixierung und Beteiligung von Nacken und Schultern liegen dazwischen. Dies sind offene Muster, die zeigen, daß der Sprecher nicht aufgibt. Manche wirken grotesk oder lächerlich. Ich habe einen Stotternden gesehen, der seine Lippen 70–80mal ohne Unterlaß verzog, eine Stotternde, die ihre Zunge soweit herausstreckte, bis sie (buchstäblich) ihr Kinn berühren konnte, und einen anderen, der so schnell mit den Augen blinzelte, daß er nichts mehr sehen konnte. In vielen Fällen sind Anstrengungsreaktionen ein Ventil. Es handelt sich um nach und nach angewöhntes Vermeidungs- oder Antizipationsverhalten, das nicht mehr wie beabsichtigt funktioniert. Das seine Zunge herausstrekkende Mädchen (12 Jahre) begann so, daß sie sich kurz vor gefürchteten Äußerungen die Lippen leckte. Eine Zeitlang schien das zu helfen, und sie machte es ständig. Später mußte sie die Leckbewegung steigern, um den gewünschten Effekt zu erzielen. Als ich sie zu Gesicht bekam, hatte diese Aktion keine Wirkung mehr und war unfreiwillig geworden. Das gleiche kann auch für andere Anstrengungen und Verhaltensweisen zutreffen. Zu den Anstrengungen können auch eingeworfene Laute, Wörter oder Änderungen der Tonhöhe oder Lautstärke gehören. Es können auch angewöhnte Vermeidungsversuche sein oder Erscheinungen mit Ventilfunktion. Besonders frustrierend ist es für die Therapeutin, wenn Methoden aus früheren, fehlgeschlagenen Therapien in das Anstrengungsmuster aufgenommen worden sind. Dadurch verschlimmert sich das Stottern, und die Glaubwürdigkeit und spürbare Wirksamkeit folgender Therapien wird untergraben.

Vermeidungsverhalten wird definiert als Aufgeregtheit aufgrund antizipierten Stotterns bei einer bestimmten Äußerung. Es kann jeden Körperteil oder jeden Aspekt des Sprechablaufs betreffen: Atmung, Phonation, Artikulation. Folgende Kategorien sind möglich:

a) Aufschub
b) Starter
c) Neubeginn
d) Überwindungsverhalten
e) Ersetzung
f) Umschreibung
g) Weglassen

a) Als **Aufschub** bezeichnet man alles, was den Sprechbeginn verzögert. Dies kann in Form eines stummen Zögerns geschehen, vielleicht als Denkpause getarnt, oder in Form von eingeworfenen Lauten, Wörtern oder Sätzen, wie etwa 'äh', 'ähm', 'aber', 'was', 'nun' etc.. Der Aufschub ist zeitlich getrennt vom Anfang des gefürchteten Worts und soll dazu dienen, Entspannung und Kontrolle vor dem Aussprechen eintreten zu lassen. Aufschübe können sehr ausgeklügelt und logisch, aber auch sehr plump sein.

b) **Starter** nennt man alles, was zur Einleitung der gefürchteten Sprechaktion in der Hoffnung angewandt wird, Stottern zu vermeiden. Nahezu alles, was als Aufschub angewandt wird, kann auch als Starter verwendet werden. Doch können Aufschub und Starter auch gemischt auftreten:

Aufschub: Mein Name ist äh … äh … äh … Richard.

Starter: Mein Name ist … ähRichard.

Gemischt: Mein Name ist äh … äh … ähRichard.

Starter können aber auch Körperbewegungen wie etwa Kopfzucken, Kieferbewegungen oder Beinstöße sein. Einige Male habe ich sehr ausgeklügelt eingesetzte Gesten gesehen, die zeitlich genau mit der Einleitung des Worts zusammenfielen. Wie vorstehend erwähnt, können Starter zur Gewohnheit werden und dann in den unfreiwilligen Teil des Stotterkrampfs integriert sein.

c) Beim **Neubeginn** werden Aufschub und Starter kombiniert. Das Bemühen, ein bestimmtes Wort auszusprechen, wird aufgegeben (normalerweise ist Stottern bereits aufgetreten), und ein erneuter Anlauf wird unternommen. Der Neubeginn kann einfach darin bestehen, daß das Wort noch einmal von vorne begonnen wird, oder der Satzteil wird erneut gesagt.

„Mein Name ist Ri ... [Stottern und Pause] ... Richard."

„Mein Name ist Ri ... [Stottern und Neubeginn] ... mein Name ist ... "

„Mein Name ist Ri ... äh [Aufschub] ... ich heiße [Ersetzung] ...ähRichard [Starter]."

d) Die Formen des **Überwindungsverhaltens** sind nur schwer von Anstrengungserscheinungen zu unterscheiden und sind oft ein fester Bestandteil des Spasmus geworden. Es handelt sich nicht um Neubeginn, sondern sie werden dem gerade ablaufenden Spasmus in dem Bemühen, ihn zu überwinden, beigefügt. Wiederum können Gliederzucken, -beugen oder -strecken, eingeworfene Laute, starke Ausatmung, passende oder unpassende Gesten, Änderungen der Tonhöhe oder Lautstärke usw. dazu gehören. Wenn sie erfolgreich sind, brechen sie den geschlossenen Zyklus neuromuskulärer Fixierung und Oszillation auf und ermöglichen es dem Sprecher, fortzufahren. Ich habe einen Stotternden kennengelernt, der Starter- und Überwindungsverhaltensgesten so erfolgreich einsetzte, daß niemand merkte, daß er stotterte. Erst als wir ihn überredeten, seine oberen Gliedmaßen still zu halten, stotterte er sehr stark. In einer Studie mit 50 Stotternden berichtete Van Riper (1937), daß 84–97% zugaben, Aufschübe, Starter und Überwindungsverhalten anzuwenden, und bis zu 85% berichteten, daß sie sich daran gewöhnt hatten.

e) **Ersetzung** bezieht sich auf den Austausch eines gefürchteten Wortes durch ein Synonym, z.B. „groß" anstelle von „riesig". Einige Stotternde haben berichtet, daß sie Spitznamen benutzten, um gefürchtete Eigennamen zu ersetzen. Das Erlernen eines großen Synonymwortschatzes ist durchaus möglich, wenn auch schwierig. Von den mehr als 600 000 Wörtern in der englischen Sprache werden weniger als 0,5% für mehr als 85% aller Äußerungen verwendet. Manche Stotternde ersetzen extrem und bleiben unentdeckt, bis sie sich selbst zu erkennen geben. Doch es gibt natürlich Wörter, die sich einfach nicht ersetzen lassen.

f) **Umschreibungen** können allein oder als Unterstützung für andere Vermeidungsstrategien verwendet werden. In ihrer einfachsten Form ist die Umschreibung die Ersetzung eines gefürchteten Wortes durch eine Wendung (oder Wendungen), die den gleichen Inhalt oder dieselbe Handlung vermittelt. Es kann auch mehr als nur ein Wort ersetzt werden:

   Direkt: „Mein Büro ist im Media Park".

   Umschreibung: „Mein Büro ist im Gebäude gegenüber der Bücherei in der Hauptstraße."

   Direkt: „Ich hätte gerne eine Flasche Schauma Shampoo."

   Umschreibung: „Ich hätte gerne eine Flasche Shampoo; das Shampoo in der roten Flasche mit der blauen Aufschrift."

g) Auch **Weglassen** kann eine Form von Vermeidung sein. Dabei meine ich nicht Mutismus oder Sprechvermeidung (s.u.), sondern das bewußte Weglassen (normalerweise) eines Wortes. Das kann so aussehen, daß die Botschaft nicht darunter leidet und der Zusammenhang sich trotzdem für den Zuhörer erschließt. Es kann auch in dem Stil „Es liegt mir auf der Zunge ..." vorgebracht werden, wobei dann der Zuhörer das Wort einfügt und den Satz vervollständigt. Es kommt nicht zu Ersetzungen oder Umschreibungen, nur zu einer Pause im laufenden Sprechen.

Die verschiedenen Vermeidungsstrategien können in einer Fülle von Kombinationen, Häufigkeiten und Intensitäten auftreten. Es ist notwendig, den Stotternden in einer Vielzahl von Situationen eine Zeitlang zu beobachten, um sich ein klares Bild von seinen individuellen Vermeidungsstrategien machen zu können. Sie haben wahrscheinlich bereits gemerkt, daß viele dieser Verhaltensweisen auch bei Nichtstotternden nichts Ungewöhnliches sind. Vielleicht verwenden Sie selbst viele davon. Die Frage ist daher unausweichlich, in welchen Fällen anzunehmen ist, daß die assoziierten Verhaltensweisen eines Stotternden mit dem Stottern zu tun haben und in welchen Fällen es sich um normale Verhaltensweisen handelt, mit denen wir alle leben. Meistens ist es kein Problem, dies festzustellen. Es wird einfacher, wenn Sie die Person besser kennenlernen. Ansonsten sollten Sie einfach davon ausgehen, daß jedes derartige Verhalten einen Bezug zum Stottern hat.

Zum Antizipationsverhalten gehören Handlungen oder Einstellungen, die die Wahrscheinlichkeit verringern sollen, daß Stottern überhaupt auftritt. Man unterscheidet zwei Kategorien, nämlich Sprechverhalten und soziales Verhalten. **Sprechverhalten** kann alle Aspekte der akustischen Parameter oder Prosodie-Elemente umfassen: höher oder tiefer, lauter oder leiser, schneller oder langsamer sprechen. Dabei können Bemühungen zur Kontrolle oder Stereotypisierung des Rhythmus, Wechsel oder Auslassung der Betonung, häufiges Atemholen, körperliche Ablenkungsmanöver oder tickartige Verhaltensweisen auftreten. Auch rhythmische, zeitgebende Bewegungen sind möglich. Diese werden willentlich ausgeführt und unterliegen der bewußten Kontrolle, auch wenn sie mehr oder weniger automatisiert werden. Der Blickkontakt kann ausbleiben oder fixiert sein. Gelegentlich werden die Methoden zur Symptommodifikation oder Verstärkung des flüssigen Sprechens aus früheren Therapien mißbraucht. Die **sozialen Verhaltensweisen** können von Aggression bis zur gleichbleibenden Freundlichkeit (eine andere Form der Aggression) und bis zu übertrieben unterwürfigem, beschwichtigendem Verhalten reichen. Der Stotternde kann Erwartungen verringern, indem er Situationen vermeidet oder stumm bleibt, wenn man von ihm erwartet, zu sprechen, oder ihn dazu ermutigt. „Solange ich nicht spreche, kann ich auch nicht stottern" ist ein absolut sicheres Verhalten.

Schweregradbestimmung

Die Bestimmung des Schweregrads beruht auf mehreren wahrnehmbaren oder meßbaren Faktoren. Zur Feststellung des Schweregrads wird zumeist die Häufigkeit – wie oft Stottern auftritt – herangezogen, die recht gut mit dem Urteil des Zuhörers übereinstimmt (Dalton und Hardcastle, 1977). Prins (1972) berichtete über fünf Faktoren, die für den Schweregrad signifikant sind: Dauer des Stotterns, Häufigkeit des Stotterns, langsames oder mühsames Sprechen, Zittern der Lippen und die Anzahl der verschiedenen am Stottern beteiligten Körperteile. Lewis und Sherman (1951) beschrieben die erste allgemein akzeptierte Skala zur Messung des Schweregrads, und ein Jahr später berichtete Sherman über die Zuverlässigkeit in der Anwendung (Sherman, 1952).

Berry und Silverman (1972) schlugen vor, die Kategorien „sehr leicht" und „leicht" herauszunehmen, um eine 7-Punkte-Skala zu schaffen, die in ihrem Aufbau stärker intervallbezogen war. Van Riper (1982) kritisierte die Skala wegen der Gruppierung der Variablen und der enthaltenen Annahme, daß die Variablen in hohem Maße korrelieren. Er überarbeitete die Skala und ersetzte sie durch die Gliederung in Abb. 2.1. Van Riper schlug vor, diese Skala bei Anfangsuntersuchungen zu verwenden, sie dann während der Therapie in regelmäßigen Abständen zu wiederholen und die Ergebnisse graphisch darzustellen, um zu bestimmen, wo und wieviel Fortschritt in welchen Bereichen stattfand.

Abb. 2.1 Profil des Schweregrads des Stotterns

Schweregrad	Stottern [%]	Spannung/ Anstrengung	Dauer des Spasmus [s]	Aufschieben/ Vermeidung [%]
1	< 1	Keine	< 1	Keine
2	1– 2	Selten	ca. 0,5	< 5
3	3– 5	Leicht	ca. 1	5–10
4	6– 8	Schwer	ca. 2	11–20
5	9–12	Sehr schwer	ca. 3	21–31
6	13–25	Übergreifend auf Augen, Gliedmaßen	ca. 4	31–70
7	25+	Übergreifend auf den Rumpf	5+	70+

Aus C. Van Riper, The Nature of Stuttering, 1982, S. 201.

Nach der Lewis-Sherman-Skala ist das Stuttering Severity Instrument (SSI)[4] von Riley (Riley, 1972) eine der beliebtesten Skalen. Sie beruht auf drei Parametern: Häufigkeit der Wiederho-

4) SSI; dt. Schweregradbestimmung des Stotterns

lung und Prolongierung von Lauten und Silben, geschätzte Dauer der längsten Verkrampfungen und Schweregrad des wahrnehmbaren assoziierten Anstrengungsverhaltens. Die Bereiche Aufschieben/Vermeidung und Anspannung/Anstrengung von Van Riper werden dabei weggelassen oder nur teilweise behandelt, und auch einige der Punkte von Lewis-Sherman werden übergangen. Das SSI ist so angelegt, daß es nahezu bei jeder Altersgruppe angewandt werden kann. Es zeigt weitgehende Übereinstimmung mit dem Lewis-Sherman-System, und ist sehr verläßlich. Ich lehre es Studenten in den Anfangssemestern, finde es jedoch für ausgebildete Therapeutinnen zu begrenzt, es sei denn, als vorbereitender Schritt bei der Beurteilung. Es ist im Handel erhältlich und leistet gute Dienste bei der schnellen Messung des Schweregrads.

(A.d.R.: Leider ist bisher keine der angegebenen Skalen ins Deutsche übertragen worden, noch gibt es etwas Vergleichbares.)

Bei der Beurteilung des Schweregrades von Stottern ist es unbedingt erforderlich, verschiedene Situationen und Komplexitätsstufen zu beurteilen. Es reicht nicht aus, den Stotternden einfach laut lesen zu lassen oder Sprechproben im Lauf einer Befragung zu nehmen. Eine sehr umfassende Abfolge von Untersuchungssituationen wurde von Shames (1976) vorgestellt. Er schlug vor, folgendes zu beobachten und auf Kassette aufzuzeichnen:

1. Verändern Sie die Zuhörerzahl von einer auf zwei, dann auf drei usw. bis auf sieben Personen. Nehmen Sie sich bei jeder Zuhörerzahl wenigstens fünf Minuten.
2. Lassen Sie sich vom Patienten die Namen von drei Leuten geben, bei denen er am meisten stottert, und von drei Leuten, bei denen das Stottern am geringsten ist. Setzen Sie sich mit diesen Leuten in Verbindung und arrangieren Sie kurze Sitzungen mit dem Stotternden.
3. Lassen Sie den Patienten die drei leichtesten und drei schwierigsten Sprechsituationen identifizieren. Richten Sie es ein, daß sich der Patient diesen Situationen stellt.
4. Sorgen Sie für verschiedenartige Unterbrechungen, während Sie und der Patient miteinander sprechen.
5. Verändern Sie die Länge der Sprechaktionen des Patienten anhand von fünf Ja/Nein-Fragen, fünf Antworten aus zwei Wörtern, zunehmender Länge der Satzvervollständigung, einer üblichen Befragung und einer freien Unterhaltung, wobei Sie die Länge der Sprechaktion auf Stottern überprüfen.
6. Variieren Sie die Gesprächsthemen nach Vertrautheit, Empfindlichkeit etc..
7. Bitten Sie den Patienten, verschiedene Situationen – glückliche, traurige, ärgerliche, entspannte, besorgniserregende oder angstvolle – zu beschreiben und nochmals herbeizuführen.
8. Beobachten Sie reale, kurze Interaktionen mit Familienmitgliedern, Freunden, Fremden usw.. Wenden Sie Maßnahmen verbaler Interaktion an.
9. Verändern Sie den linguistischen Aufbau – Fragen beantworten, einen Weg beschreiben, komplexe Inhalte erklären, Meinungen rechtfertigen, die Therapeutin korrigieren, zustimmen, widersprechen etc..
10. Verändern Sie den Zeitdruck, indem Sie vorschreiben, wieviel Zeit für die Antwort zur Verfügung steht.

Leider haben nur wenige Therapeutinnen ausreichend Zeit oder Mittel, ein derart ehrgeiziges Programm in Betracht zu ziehen. Dies ist keine Kritik, sondern einfach ein Erkennen der Sachzwänge, mit denen viele Therapeutinnen konfrontiert sind. Es bleibt zu hoffen, daß Therapeutinnen irgendwann über die Beschränkungen des SSI und die drei Iowa-Situationen (Beruf, Lesen und TAT-Aufgaben) hinausgehen können.

Die meisten Skalen bestehen überwiegend aus beschreibenden Darstellungen des Stotterns. Der Ansatz von Johnson et al. (1963) erfaßt 26 Kategorien von Stotterverhalten, und stellt ein

Stichprobenverfahren zur Bewertung und Beschreibung bereit. Ich habe diese Idee aufgegriffen und eine Tabelle entwickelt, die sich bei einer Reihe von Situationen verwenden läßt, in denen der Stotternde gesehen und gehört werden kann. Diese Situationen sollten als Gedächtnisstütze und zum späteren Vergleich aufgezeichnet werden. Die Werte auf der Bewertungsskala sind:

0 Das Verhalten trat nicht auf.

1 Das Verhalten trat nur selten auf (bis zu 10% aller Spasmen).

2 Das Verhalten trat periodisch auf (bis zu 50% aller Spasmen).

3 Das Verhalten trat häufig auf (mehr als 50% aller Spasmen).

Diese Prozentzahlen sind Richtwerte. Im allgemeinen zählt man die bei einer Situation aufgezeichnete Anzahl der Stotterkrämpfe und trägt die Häufigkeit der aufgeführten Verhaltensweisen ein (s. Tab. 2-1). Weitere Verhaltensweisen können in die freigelassenen Stellen eingetragen werden. Bei der Selbstanalyse könnten Sie im voraus verschiedene Arten von Situationen festlegen, dem Patienten das Formblatt geben und ihn selbst die Häufigkeit der verschiedenen Verhaltensweisen abschätzen lassen. Sie können dann die Schätzungen des Patienten mit Ihren eigenen Beobachtungen vergleichen.

Hood (1974b) stellte eine sehr gründliche beschreibende Bewertung vor, bei der verbale Leistung, Stotterhäufigkeit und Stottertypus gemessen werden. Mit Hilfe dieser Informationen lassen sich 10 verschiedene Quotienten berechnen, etwa SpM, Unterbrechungen der Sprechflüssigkeit pro Silbe, Vermeidungs-/Fluchtverhalten pro Unterbrechungstypus usw.. Gemessen wird beim Lesen, beim spontanen Sprechen und bei einer Bildbeschreibung. Die sich ergebenden Meßwerte und Quotienten liefern 15 Datenpunkte pro Sprechmodus bzw. 45 insgesamt. Man sollte den Zeitaufwand und die erforderlichen Fähigkeiten nicht unterschätzen, aber es lohnt sich.

Wie Sie sehen, ist die Untersuchung des Stotterns recht komplex. Es gibt genügend Forschungsstudien, genügend Tests und Fragebögen sowie eine ausreichende Zahl verschiedener Ansätze für die Untersuchung, so daß man diesem Thema ein ganzes Buch widmen könnte. Das beste für Sie ist, wenn Sie sich aus den vorhergehenden und folgenden Abschnitten und aus Ihren eigenen Erfahrungen das herausgreifen, was für Sie geeignet ist.

Tab. 2-1

MESSUNG	SITUATIONEN
Anzahl Stotterereignisse	
1. Teilwortwiederholungen	
2. Wiederholungen ganzer Wörter	
3. Sonstige Wiederholungen	
4. Prolongierungen	
5. Blocks (Stillstand)	
6. Stummes Aufschubverhalten	
7. Hörbares Aufschubverhalten	
8. Starter	
9. Neuversuche	
10. Überwindungsverhalten	
11. Wort nicht vollständig	
12. Starkes Ausatmen vor Äußerung	
13. Luftverschwendung beim Sprechen	
14. Paradoxe Atmung	
15. Inspiratorisches Sprechen	
16. Lippenverzerrungen	
17. Verdrehung der Zunge	
18. Verdrehung von Mund/Kiefer	
19. Aufblähen/Rümpfen der Nase	
20. Verlust des Blickkontakts	
21. Kopfbewegungen	
22. Rumpfbewegungen	
23. Bewegungen von Arm/Hand/Fingern	
24. Bewegungen von Beinen/Füßen	
25. Thoraxfixierung	
26. Verspannung im Nacken	
27. Eingestreute Laute	
28.	
29.	
30.	

Zur Zeit werden bestimmte Datenmessungen recht gerne herangezogen, um Basisdaten für die Überprüfung von Vortherapie, Fortschritt und Aufrechterhaltung bereitzustellen. Einige wurden bereits erwähnt, doch es ist vielleicht ganz nützlich, sie noch einmal zu wiederholen:

1. Wörter pro Minute (WpM) = sinnvolle gesprochene Wörter dividiert durch die Gesamtsprechzeit in Sekunden, multipliziert mit 60.
2. Silben pro Minute (SpM) = sinnvolle gesprochene Wörter multipliziert mit 1,5[5)], dividiert durch die Gesamtsprechzeit in Sekunden, multipliziert mit 60.
3. Gestotterte Wörter pro Minute (SWpM) = Zahl der gestotterten Wörter dividiert durch die Gesamtsprechzeit in Sekunden, multipliziert mit 60.
4. Gestotterte Silben pro Minute (SSpM) = Zahl der Silben, bei denen Stottern auftrat, dividiert durch die Gesamtsprechzeit in Sekunden, multipliziert mit 60.
5. Prozentanteil gestotterter Wörter (% SW) = Gesamtzahl der gestotterten Wörter dividiert durch die Gesamtzahl der gesprochenen Wörter. Dann multipliziert man das Ergebnis mit 100 und erhält die Prozentzahl.
6. Prozentanteil gestotterter Silben (%SS) = Gesamtzahl der gestotterten Silben (mitgezählt), dividiert durch die Gesamtzahl der gesprochenen Silben (siehe Punkt 2). Dann multipliziert man das Ergebnis mit 100 und erhält die Prozentzahl.

Adaptation und Konsistenz

Adaptation

Adaptation ist ein Begriff aus der Lerntheorie, der besagt, daß bei wiederholter Stimulierung eines nicht verstärkten Verhaltens die Häufigkeit des Auftretens immer weiter zurückgeht, theoretisch bis auf null (Löschung). Dies wurde im Labor oftmals demonstriert. Johnson et al. (1963) behaupteten, daß Johnson und Knott (1937) als erste über Adaptation beim Stottern berichteten und es benannten. Ihre Versuchspersonen lasen die gleiche Passage zwischen zwei- und 123mal. Heute wird im Normalfall fünfmal hintereinander gelesen, wobei kurze Pausen zwischen jedem Durchgang gemacht werden. Shulman (1955) berichtete über eine Reihe von Faktoren im Zusammenhang mit Adaptation:

1. Die Adaptation wurde nicht verhindert, wenn bei jedem Durchgang mehr Zuhörer anwesend waren; sie war jedoch stärker und schneller, wenn die Zahl der Zuhörer konstant blieb. Siegel (1964) erhöhte und verringerte die Zahl der Zuhörer.
2. Die Abstände zwischen aufeinanderfolgendem Lesen der gleichen Passage von bis zu 24 Stunden hatten keinen signifikanten Einfluß auf die Adaptation, doch war die Adaptation stärker, wenn die Abstände höchstens fünfzehn Minuten betrugen.
3. Die Länge der zu lesenden Passage (bis zu 500 Wörter) hatte keinen signifikanten Einfluß auf die Adaptation, obgleich der Prozentsatz bei längeren Passagen höher war.
4. Die Adaptation korrelierte beim ersten Lesen negativ mit der Stotterhäufigkeit, d.h., je höher der Prozentanteil Stottern beim ersten Lesen war, desto stärker war die Adaptation bei den folgenden Lesedurchgängen.

Bevor nun weitere Informationen über die Adaptation folgen, erläutere ich zunächst die Verfahren zu ihrer Messung:

1. Geben Sie dem Patienten einen (vorzugsweise) standardisierten Lesetext und weisen Sie ihn an, den Text leise durchzulesen, um damit vertraut zu werden.
2. Lassen Sie den Patienten den Text laut lesen („... so wie Sie es immer tun ...“), wobei Sie den gleichen Text mitlesen. Schreiben Sie bei jedem Stotterereignis die Zahl 1 über das jeweilige Wort. Behandeln Sie jedes Auftreten von Stottern als Einzelereignis, auch wenn Neuversuche, unnatürliches Ausdrucksverhalten und andere komplexe Verhaltensweisen vorliegen. Versehen Sie ausgelassene Wörter mit einem Kreis und schreiben Sie eingeworfene Wörter hinein.
3. Reagieren Sie auf Stottern nicht mit Kritik. Danken Sie dem Stotternden nach dem ersten Lesen (nicht loben) und weisen Sie ihn an, den Text ein zweites Mal laut zu lesen. Verfolgen Sie dies in Ihrem Text und markieren Sie jedes gestotterte Wort mit einer 2. Wiederholen Sie dies bei den Durchgängen 3, 4 und 5.

Nehmen Sie die einzelnen Durchgänge unbedingt auf. Manche Therapeutinnen markieren

5) Siehe obigen Hinweis (S. 38): Manche Therapeutinnen ziehen das Zählen von Silben einer Schätzung vor.

alle Unflüssigkeiten, während andere sich nur diejenigen notieren, die sie als Stottern identifizieren. Sobald Sie etwas Erfahrung haben, werden Sie feststellen, daß Sie Ihren Text mit persönlichen Abkürzungen bezüglich Art und Schwere des Stotterns und mit Hinweisen auf die damit verbundenen Verhaltensweisen markieren können. Stoppen Sie die Gesamtlesedauer bei jedem Durchgang (sofort oder vom Band) und verwenden Sie diese Daten für die WpM- oder SpM-Werte (die Lesegeschwindigkeit nimmt bei aufeinanderfolgenden Durchgängen typischerweise zu).

Tab. 2-2

Messung	Durchgang Nr. D_1	D_2	D_3	D_4	D_5
1. Anzahl der gelesenen Wörter					
2. Lesezeit in Sekunden					
3. Anzahl der gestotterten Wörter					
4. Wörter pro Minute/Silben pro Minute					
5. Prozentsatz gestotterter Wörter					
6. Adaptation in % zwischen D_1 und jedem folgenden Durchgang					
7. Wörter, die bei D_1 und auch bei den jeweiligen D_n gestottert wurden					
8. Konsistenz in % zwischen D_1 und jedem folgenden Durchgang					

Tragen Sie nach fünf Durchgängen die Bemerkungen für jeden Durchgang in die ersten drei Reihen der Tabelle 2-2 ein. Ziehen Sie von der Gesamtzahl der gelesenen Wörter alle weggelassenen Wörter ab und zählen Sie alle eingeworfenen ganzen Wörter dazu, die nicht zum Text gehören. Lassen Sie wiederholte Wörter oder Neuversuche bei Ihrer Zählung weg. Wenn Sie wollen, können Sie nun WpM oder SpM berechnen (Reihe 4), wobei Sie die vorstehend angegebene Formel verwenden. Als nächstes berechnen Sie den Prozentanteil gestotterter Wörter (%SW) mit Hilfe der oben angegebenen Formel; wir werden diese Zahl für jeden der fünf Durchgänge später bei der Untersuchung der Konsistenz brauchen. Die Adaptation in Prozent (Reihe 6) zwischen zwei beliebigen Durchgängen läßt sich mit Hilfe folgender Formel berechnen:

$$\frac{\text{Gestotterte Wörter bei Durchgang n} - \text{gestotterte Wörter bei Durchgang n-1}}{\text{Gestotterte Wörter bei Durchgang n}} \times 100\ [\%]$$

Multiplizieren Sie das Ergebnis mit 100 und fügen Sie das Prozentzeichen an. Stottert der Patient 30mal bei D_1 und 20mal bei D_2, so ergibt sich:

$$\frac{30-20}{30} \times 100\ [\%] = \frac{10}{30} \times 100\ [\%] = 0{,}33 \times 100\ [\%] = 33\%$$

Stottert der Patient 18-, 9- bzw. 7mal bei den Durchgängen 3, 4 und 5, so ergibt die Berechnung von

$$\frac{30-18}{30}, \quad \frac{30-9}{30} \quad \text{und} \quad \frac{30-7}{30}$$

jeweils multipliziert mit 100, prozentuale Adaptationen von 40%, 70% bzw. 77%. Einfach ausgedrückt zeigt der Stotternde von D_1 nach D_5 eine 77%ige Verringerung des Stotterns (Adaptation). Beachten Sie, daß es sich um Adaptationen im Vergleich zum ersten Durchgang D_1 handelt. Für die Adaptation von D_4 nach D_5 ergäbe sich:

$$\frac{9-7}{9} \times 100\ [\%] = 22\%$$

Möglicherweise möchten Sie alle Adaptationskombinationen untersuchen (bei fünf Durchgängen sind zehn möglich), doch die meisten Analysen verlaufen wie eben dargestellt.

Für alles, was Sie zählen wollen, können Sie die Adaptation berechnen – Gesamtzeit, WpM- oder SpM-Raten (normalerweise negative Adaptation), Beurteilung des Schweregrads, besondere Verkrampfungsarten usw.. Zur Adaptation ist viel Forschung betrieben worden. Sie wurde auf vielerlei Weisen gemessen – im Vergleich zum spontanen Sprechen (Newman, 1954) bei aufeinanderfolgenden Leseproben verschiedener Vorlagen, bei längerem Lesen etc. Bruce und Adams (1978) ließen eine Gruppe fünfmal laut lesen und eine zweite Gruppe laut bei D_1 und D_5, jedoch im Flüsterton bei D_2, D_3 und D_4.

Die geringste prozentuale Adaptation beim Flüsterlesen war größer als die höchste prozentuale Adaptation beim Nur-laut-Lesen, d.h., es gab weitaus weniger Stottern beim flüsternden Lesen. Allerdings fiel die Flüstergruppe beim lauten Lesen von D_5 auf eine Stotterhäufigkeit zurück, die höher war als bei D_2, D_3, D_4 oder D_5 der nur laut lesenden Gruppe. Bei anderen Studien wurde auf zahlreiche Variablen eingegangen. Soderberg (1969a) verglich die Adaptation zwischen Stotternden und besseren bzw. schlechteren Normalsprechern. Sie lasen hintereinander die gleichen Texte, und sie lasen auch hintereinander Texte, die bei jedem Lesen verändert wurden. Bei allen drei Gruppen war die Adaptation gegenüber dem veränderten Material unbedeutend. Bei der Wiederholung des gleichen Texts verringerten sich bei den Stotternden und den schlechteren Sprechern alle Fehlerarten, während die besseren Sprecher eine negative Zeitadaptation zeigten, aber keine bestimmte Adaptation gegenüber ihren eigenen Fehlern.

Adaptationsmessungen, die nur mit D_1 verglichen wurden, wurden kritisiert (Quarrington, 1959), weil bei dieser Methode die anfängliche Stotterhäufigkeit oft hoch ist. F.H. Silverman (1970) stellte fest, daß die Adaptation bei Stotternden zwar größer ist als bei Nichtstotternden, der Unterschied aber auf den hohen D_1-Wert und nicht auf eine höhere Adaptationsgeschwindigkeit an sich zurückzuführen ist. Tate et al. (1961) überprüften vier Methoden zur Messung der Adaptation und fanden bei allen etliche Mängel. Die am wenigsten zufriedenstellende war die einfache Prozentmethode. Trotzdem wird genau diese noch immer am häufigsten für klinische Zwecke angewandt.

Was fängt man nun mit den Adaptationswerten an? Johnson et al. (1963) gaben sehr vorsichtig zu bedenken, daß negative Adaptation (mehr Stottern bei aufeinanderfolgendem Lesen) auf eine sehr verletzliche Person mit ausgeprägten Ängsten und Sorgen hinweisen könnte. Das könnte auch bei minimaler Adaptation zutreffen, oder aber der Stotternde hat sich vorher „angepaßt". In all den Jahren wurde mir gesagt, daß negative Adaptation auf einen furchtsamen und unbeständigen Stotternden hindeutet, keine Adaptation auf einen resistenten Typus oder vielleicht einen Polterer, und eine sehr hohe Adaptationsgeschwindigkeit auf einen Stotternden, der unter Therapiedruck „Zuflucht in flüssigem Sprechen sucht". Eigenartigerweise habe ich Stotternde gesehen, auf die jede dieser Interpretationen zutrifft. Ich habe allerdings auch Stotternde gesehen, auf die keine dieser Aussagen paßt. Lanyon (1965) konnte keine brauchbare Korrelation zwischen Adaptation (gewichteter Prozentanteil) und Verbesserung in der Therapie finden. Auch Prins (1970) konnte die Adaptation nicht als Vorhersagefaktor benutzen.

Dennoch können die Adaptationsergebnisse hilfreich sein. Der Häufigkeitsgrad läßt auf die Reaktion eines Stotternden bei möglichen Streßsituationen schließen, und eine sich anschließende Verringerung deutet auf die Flexibilität seiner Reaktionen hin. Durch das Lesen erhält man außerdem Gelegenheit, zyklische Stottermuster, Veränderungen im Schweregrad, phonetische Veränderungen bei den gleichen Krampfarten und persönliche Reaktionen des Patienten zu beobachten. Shames (1953) schlug vor, das Lesen in der Symptommodifikationstherapie anzuwenden und bezog sich dabei möglicherweise auf Bloodsteins (1975b) Hypothese, daß der Adaptationseffekt trainierbar sei und auf der Speicherung bestimmter motorischer Muster im Kurzzeitgedächtnis beruhe. Schließlich wurden die Adaptation und ihr vermutetes Äquivalent – die Extinktion (Rückbildung erlernten Verhaltens) im Labor – von vielen Leuten als Beleg für die Auffassung verstanden, daß Stottern ein erlerntes Verhalten ist und Adaptation daher ein

„Verlernen" sei. In einer ausgezeichneten Übersicht widersprach Wingate (1976) dieser Auffassung und stellte fest, daß die Ergebnisse der Adaptationsforschung nicht mit den Grundsätzen der Lerntheorie in Einklang stehen.

Konsistenz

Die Konsistenz des Stotterns beschäftigt Therapeuten seit Generationen. Man bezeichnet damit das Ausmaß, in dem bei Wiederholungen immer wieder die gleichen Wörter gestottert werden. Allgemeiner kann man damit auch Übereinstimmungen erfassen: Hat der Stotternde z.B. häufiger Schwierigkeiten bei bestimmten Wörtern, bestimmten Lauten oder bestimmten Satzstellen? Die Messung des ersten Konsistenztypus erfolgt wie beschrieben mit Hilfe der fünf aufeinanderfolgenden Durchgänge . Johnson und Knott (1937) beobachteten Konsistenzeffekte von 65–75%. Viele andere wiederholten diese Studie. Hendel und Bloodstein (1973) fanden eine mittlere Konsistenz von 48%, wobei der Bereich 24% bis 78% umfaßte. Sie berichteten aber auch, daß verschiedene Stotternde, die einen identischen Text lasen, einen Kongruenzfaktor von nur 18% aufwiesen. Kongruenz bedeutet, daß verschiedene Stotternde bei denselben Wörtern stottern. Hamre und Wingate (1973) simulierten eine Sprechaufgabe und fanden ein Kongruenzmaß von nur 36%. Es gibt also einen Konsistenzfaktor, der bei manchen Stotternden sehr hoch sein kann, doch gibt es bezüglich des Mittelwerts nur wenig Übereinstimmung. Die klassische Methode zur Messung der Konsistenz ist die gleiche wie zur Messung der Adaptation. Da Sie die gestotterten Wörter mit Nummern markiert haben, um anzuzeigen, bei welchem Durchgang sie auftraten, können Sie nun zu Tab. 2-2 auf Seite 48 zurückgehen und die Daten dort in Reihe 7 eintragen. Bei D_2 zählen Sie die Wörter, die auch bei D_1 gestottert wurden, und tragen diese Zahl bei D_2 ein. Dann zählen Sie die Wörter, die sowohl bei D_3 als auch bei D_1 gestottert wurden, und tragen diese Zahl bei D_3 ein. Wiederholen Sie diesen Schritt für D_4 und D_5. Um die Stotterkonsistenz im Vergleich zu D_1 zu erhalten[6], lautet die Formel:

$$\frac{\text{sowohl bei } D_2 \text{ als auch bei } D_1 \text{ gestotterte Wörter}}{\text{Gesamtzahl der bei } D_1 \text{ gestotterten Wörter}} \times 100\%$$

Wiederholen Sie das nun bei D_3, D_4 und D_5, um die Konsistenzwerte für diese Lesungen zu erhalten.

Johnson et al. (1963) wiesen darauf hin, daß der Wert der Konsistenzmessung als Näherung erhalten wird, wenn man die prozentuale Konsistenz für den nachfolgenden Durchgang durch %SW des ersten Durchgangs dividiert. Wenn z.B. die Konsistenz von D_1 nach D_5 40% ist und %SW bei D_1 20% beträgt, so ergibt sich: 40/20 = 2. Die Autoren waren der Ansicht, daß jeder Wert über 1 wiederholtes Stottern repräsentiert, was bei zunehmendem Wert nicht auf Zufall zurückzuführen ist. Leider wird die Stabilität dieses Werts durch den Schweregrad (Häufigkeit) des Stotterns beim ersten Lesen beeinflußt:

Messung	Stotternder A	Stotternder B
Konsistenz (%) aus D_2	35%	35%
%SW aus D_1	40%	10%
Konsistenz/%SW	0,88	3,5

Wie Sie sehen, haben hier zwei Stotternde mit identischer prozentualer Konsistenz zwei deutlich verschiedene Wertergebnisse, wobei einer klar über dem Zufallswert liegt und der andere, stärker stotternde, in den Bereich eines zufälligen Konsistenzeffekts fällt. Das ist bedauerlich, da die Forschung zeigt, daß der Schweregrad des Stotterns positiv mit den Konsistenz-

6) Sie können verschiedene Vergleiche anstellen, z.B. D_2 mit D_3 oder D_3 mit D_5, aber die Forschung (Rosso und Adams, 1969) deutet daraufhin, daß Stottern bei D_1 sich mit höherer Wahrscheinlichkeit bei den nachfolgenden Durchgängen wiederholt.

werten korreliert (Hamre und Wingate, 1973). Die einfache Prozentmethode wurde als instabil bei der Bewertung der Konsistenz kritisiert (Cullinan, 1963). Bei Lesungen über einen Zeitraum von drei Tagen betrug die einfache prozentuale Korrelation nur 0,62, wobei die Standardabweichung sehr hoch war. Drei weitere Methoden wurden angewandt, mit Korrelationen im Bereich von 0,92 bis 0,96 und einer Standardabweichung, die 80–90% kleiner war als bei der einfachen Prozentmethode. Leider sind diese Methoden in der Anwendung wesentlich komplizierter, so daß die einfache Prozentmethode nach wie vor allgemein angewandt wird.

Mit der Konsistenz ist auch die Überlegung verbunden, was grundsätzlich zur Konsistenz beiträgt. Darauf wird später noch ausführlich eingegangen; es erfordert jedoch an dieser Stelle einen kurzen Kommentar. Die sogenannten Loci des Stotterns wurden bereits in der Zeit von Brown (1938) oder früher intensiv untersucht. Er stellte fest, daß bei den ersten drei Wörtern eines Satzes oder Absatzes (in abnehmender Reihenfolge) mehr Stottern auftrat und wies auf die Bedeutung von betonten Silben beim Stottern hin. Er berichtete auch von einer grammatischen Rangordnung bei der Konsistenz und daß der Informationswert von Wörtern das Stottern beeinflußt. Trotter (1956) fand heraus, daß Stottern mit der Position des Wortes im Satz, mit der Wortlänge (mehr als fünf Buchstaben) und den Anfangskonsonanten korreliert. In vielen Studien fand man eine Korrelation von Wortlänge mit Stottern (F.H. Silverman, 1972; Danziger und Halpern, 1973), und längere Sätze schienen Stottern ebenfalls zu verstärken (Tornick und Bloodstein, 1976). Es gibt jedoch auch Untersuchungen, wonach der Informationswert eines Wortes und nicht dessen Länge ausschlaggebend für das Auftreten von Stottern ist (Soderberg, 1967, 1971; Kaasin und Bjerkan, 1982); Peterson (1969) war jedoch anderer Meinung und Lanyon (1968) berichtete, daß spontanes Sprechen – im Gegensatz zum Lesen – die höchste Korrelation zwischen Stottern und Wörtern mit geringem Informationsgehalt zeigt. Forscher haben herausgefunden, daß der Schweregrad die Loci beeinflußt (Ronson, 1976), daß sich durch Entfernen vorher gestotterter Wörter das Stottern verringert, daß das Umstellen der Satzstruktur noch wirksamer ist (Brutten und Gray, 1961), daß Stottern in Beziehung zum Phonemtyp steht (Trotter, 1956) oder nicht (Soderberg, 1968a), daß Stottern von der Erwartung beeinflußt wird (Knott et al., 1937), daß das Wissen darüber, welches Wort als nächstes kommt, Stottern reduziert (Schlesinger et al., 1965) usw.. Wingate (1979b) glaubte, daß die linguistische Bedeutung der wesentliche Faktor bezüglich der grammatischen Einteilung und der Satzstelle beim Stottern sei. Er war der Ansicht, daß wir uns stärker darauf konzentrieren und Prosodie und Betonung vernachlässigen sollten (1979a).

Mag sein, daß die obige Diskussion über die Loci und die Konsistenz Sie verwirrt hat. Der Großteil der Forschung auf diesen verwandten Gebieten kann nicht auf alle Stotternde übertragen werden, da Faktoren wie Alter, Schweregrad, Art des Sprechens, Umwelt, Variablen des Experimentators usw. die Ergebnisse beeinflussen und die Anwendbarkeit einschränken. Für klinische Zwecke können wir jedoch die folgenden Beobachtungen anbieten:

1. Stotternde zeigen eine mehr oder minder stark ausgeprägte Konsistenz in ihrem Stottern, wobei die Konsistenz im allgemeinen mit der Schwere des Stotterns zunimmt.

2. Die Konsistenz des Stotterns betrifft einen Faktorenkomplex, zu dem Wortposition, -länge, -vertrautheit, grammatische Einteilung, Übergangswert, Informationsgehalt, Anfangsphonem, Stottererwartung, Sprechart, Schwierigkeit der Materie, linguistische Betonung, Prosodie u.a. gehören.

Verwenden Sie bei der Beurteilung diese Arbeitsvariablen als Anhaltspunkte zur Konsistenzmessung und achten Sie auf die verschiedenen Faktoren. Ich rate Ihnen dringend davon ab, feste Regeln zur Definition der Konsistenz aufzustellen, nach denen Sie dann jeden Stotternden messen.

Vorhersagen

Vorhersagen sind hilfreich für die Therapie. Bei Stotternden, die hohe Konsistenzwerte aufweisen, ist eine Vorhersage des Stotterns möglich. Man kann sich darüber streiten, ob die Vorhersage die Erwartung erklärt oder umgekehrt. Es soll hier die Feststellung genügen, daß es der Therapeutin durch eine höhere Konsistenz möglich wird, die Therapie nach Bedarf zu planen und Faktoren, die Stottern begünstigen, hervorzuheben oder zu vermeiden. Wie bereits erwähnt, lassen sich Konsistenzmessungen auch an Spasmustypus, -form, -rate usw. sowie bei solchen Situationen anstellen, die immer zu Stottern und den damit verbundenen Verhaltensweisen führen. Shames und Egolf (1976, S. 50) wiesen darauf hin, daß die Konsistenz der Loci „... vielleicht der einzige Faktor ist, der zwischen Stotternden und Nichtstotternden differenziert."

Einstellung und Anpassung

Über die Untersuchung von Einstellung und Anpassung wurde häufig debattiert. Wir erlebten diese Phasen bereits bei der Theorie der schweren Neurosen, und es gibt sie noch immer. Bender (1939) konstatierte unumwunden, daß Stottern eng mit nicht angepaßter Persönlichkeit verbunden sei. Andere Therapeuten bestehen darauf, daß die stotternde Bevölkerung eine ähnliche Verteilung der Anpassungsmuster aufweist wie die nichtstotternde Bevölkerung, während manche Therapeuten Theorien einfach übernehmen. Ich will an dieser Stelle nicht auf Ursache und Anpassung eingehen, sondern den Patienten zum Zeitpunkt der Untersuchung betrachten. Dieser Aspekt wurde bei vielen Studien untersucht. Duncan (1949) berichtete, daß Stotternde ein unbefriedigendes Familienleben und schlechte Beziehungen zu den Eltern haben. Walnut (1954) empfand sie als leicht paranoid und depressiv, aber nicht als grundsätzlich verschieden von Nichtstotternden, außer bei ihren Reaktionen auf Sprechen und Sprechsituationen. In den meisten Studien werden tendenziell ähnliche Wege wie die eben zitierten beschritten – bei manchen werden Unterschiede gefunden und bei anderen eine einigermaßen normale Verteilung. Woods (1977) gibt eine Zusammenstellung der Stottererklischees aus verschiedenen Studien. Erwartungsgemäß sind Stotterer demnach ruhig, zurückhaltend, zögerlich, auf der Hut, vermeidend, introvertiert, passiv und trauen sich wenig zu. Auch werden sie als ängstlich, angespannt, nervös, furchtsam, unfreundlicher und sensibler angesehen. Interessanterweise stellte Woods fest, daß Stotternde und Nichtstotternde beim Pseudostottern (vorgetäuschtes Stottern) viele der eben erwähnten Gefühle erleben.

Die Bedeutung von Einstellung und Anpassung ist umstritten, und zwar zum einen wegen der widersprüchlichen Forschung und zum andern, weil bei der Verbesserung der Sprechflüssigkeit emotionale Belange angeblich ausgeschaltet werden (Ryan, 1979). Es gibt ausgiebige Untersuchungen zu den Themen Angst, Besorgnis, Frustration, Feindseligkeit, Schuldgefühle und zu anderen Einstellungs- und Anpassungsfaktoren (Van Riper, 1982). Dazwischen gibt es Raum und die Notwendigkeit, die Einstellung des Stotternden zum Sprechen und zu Sprechsituationen zu betrachten. Frühe Bemühungen, die Einstellung zu beurteilen, waren recht unterschiedlich hinsichtlich ihrer Verläßlichkeit. Ammons und Johnson (1944) veröffentlichten eine Einstellungsskala, die zwar Verläßlichkeitsschwankungen aufwies, aber dennoch über viele Jahre ein Standardtest war. Diese Skala gab 45 Aussagen vor, denen die Testperson entweder zustimmte oder nicht. Aussagen wie etwa „Stotternde sollten keine Lehrer werden" oder „die Leute sollten Mitgefühl mit Stotternden haben" wurden gemäß der Zustimmungsskala bewertet. Die Skala ist in manchen Bereichen zwar zeitlich und sozial etwas altmodisch, kann aber dennoch einige Informationen bei der Untersuchung liefern. Allerdings ist der Halo-Effekt[7)] sehr stark, und man sollte die Patienten zur Objektivität ermahnen, wenn sie mit der Skala arbeiten. Sie kann auch bei Nichtstotternden verwendet werden.

Eine ähnliche Methode zur Messung der Einstellung ist die Selbsteinschätzung der Reaktionen auf Sprechsituationen durch den Stotternden (Shumak, 1955). Auf dieser Skala sind 40 Situationen im Zusammenhang mit Sprechen zusammengestellt. Jede Situation wird viermal bewertet: Grad des Vermeidens durch den Stotternden, Einstellung zur Situation, Quantität des Stotterns in jeder Situation und die Stotterhäufigkeit in der jeweiligen Situation. Shumak arbeitete mit 95 erwachsenen Stotternden und fand mäßige positive Korrelationen von Stotterhäufigkeit und Situationsvermeidung sowie Stotterhäufigkeit und Einstellung gegenüber Situationen. Sie erzielte eine bessere Korrelation (0,84) von Einstellung und Vermeidung. Nachstehend eine überarbeitete Fassung der Anweisungen und die Originalskala (siehe Tabelle 2-3):

Wählen Sie für jede der 40 Situationen in jeder Spalte die am ehesten auf Sie zutreffende Aussage. Sollte es eine Situation geben, in die Sie noch nicht gekommen sind, so versuchen Sie bitte, sich eine ähnliche Situation vorzustellen, und antworten Sie nach bestem Wissen, informieren Sie aber den Untersuchenden. Beantworten Sie alle 40 Punkte in einer Spalte; falten Sie dann ein Stück Papier, um Ihre Antworten zu verdecken und beantworten Sie die nächste Spalte. Verdecken Sie nach jeder Spalte Ihre vorherigen Antworten, bis Sie alle vier Spalten beantwortet haben. Die vier Spalten sind:

Vermeidung

1. Ich versuche niemals, diese Situation zu meiden, und habe auch nicht den Wunsch, sie zu meiden.
2. Ich versuche nicht, diese Situation zu meiden, würde es aber manchmal gerne tun.
3. Ich versuche meistens, diese Situation nicht zu meiden, aber manchmal versuche ich es doch, sie zu meiden.
4. Ich versuche häufiger, die Situation zu meiden als sie nicht zu meiden.
5. Ich meide die Situation regelmäßig, wenn es eben geht.

Reaktion

1. Ich spreche wirklich gern in dieser Situation.
2. Ich möchte in dieser Situation lieber sprechen als nicht sprechen.
3. Es ist schwer zu sagen, ob ich in dieser Situation lieber sprechen oder nicht sprechen möchte.
4. Ich möchte in dieser Situation lieber nicht sprechen.
5. Ich habe eine starke Abneigung dagegen, in dieser Situation zu sprechen.

Stottern

1. Ich stottere überhaupt nicht (oder nur ganz selten) in dieser Situation.
2. Ich stottere leicht in dieser Situation.
3. Ich stottere durchschnittlich schwer in dieser Situation.
4. Ich stottere mehr als durchschnittlich in dieser Situation.
5. Ich stottere schwer in dieser Situation.

Häufigkeit

1. In diese Situation komme ich gewöhnlich sehr oft – im Durchschnitt zwei - oder dreimal täglich und mehr.
2. Ich gerate in diese Situation mindestens einmal am Tag mit wenigen Ausnahmen, und gelegentlich zweimal.
3. Ich komme in diese Situation durchschnittlich drei- bis fünfmal wöchentlich.

7) siehe Fußnote S. 36

Tab. 2-3 Selbsteinschätzung des Stotternden (Shumak, 1955).

Situationen	Bewertungen			
	Vermeidung	Reaktion	Stottern	Häufigkeit
1. Eine Bestellung in einem Restaurant aufgeben				
2. Sich jemandem persönlich vorstellen				
3. Telefonisch nach dem Preis einer Fahrkarte fragen				
4. Ein Flugticket oder eine Bahn- oder Busfahrkarte kaufen				
5. Einem Lehrer bzw. einem Vorgesetzten kurze Antworten geben (10 Worte oder weniger)				
6. Telefonisch ein Taxi bestellen				
7. Eine Person einer anderen vorstellen				
8. Etwas von einem Warenhausverkäufer kaufen				
9. Unterhaltung mit einem guten Freund				
10. Mit einem Lehrer nach der Stunde (mit einem Vorgesetzten in seinem Büro) sprechen				
11. Mit jemandem, den ich kenne, ein Telefongespräch führen				
12. Gespräch mit dem Vater				
13. Als Mann eine sympathische Frau (als Frau einen sympathischen Mann) um eine erste Verabredung bitten				
14. Vor bekannten Zuhörern ein oder zwei Minuten reden				
15. Meinen Namen am Telefon angeben				
16. Gespräch mit meiner Mutter				
17. Eine Sekretärin um einen Termin beim Chef bitten				
18. In ein Haus gehen und nach jemandem fragen				
19. Eine Rede vor einem unbekannten Publikum halten				
20. An einer Vereinssitzung (Ausschuß, Club, usw.) teilnehmen				
21. Dem Lehrer im Unterricht (dem Vorgesetzten in seinem Büro) Fragen stellen				
22. Zu einem vorübergehenden Freund „Hallo" sagen				
23. Sich nach einem Job erkundigen				
24. Einer unbekannten Person eine mündliche Nachricht überbringen				
25. In einem Kreis, in dem ein Fremder ist, eine lustige Geschichte erzählen				
26. Gesellschaftsspiele, bei denen man sprechen muß				
27. Freunden laut vorlesen				
28. An einer Diskussionsrunde teilnehmen				
29. Sich beim Essen mit jemand Fremden unterhalten				
30. Mit dem Friseur oder Angestellten im Schönheitssalon sprechen				
31. Telefonisch einen Termin vereinbaren oder ein Treffen mit jemandem arrangieren				
32. Antworten, wenn ich plötzlich angesprochen werde				
33. In der Leihbücherei oder beim Buchhändler nach einem Buch fragen				
34. Beim Warten auf den Bus oder Unterrichtsbeginn mit jemandem sprechen, den ich nicht so gut kenne				
35. Während eines Spiels auf dem Spielplatz mit anderen Spielern sprechen				
36. Sich von einer Gastgeberin oder einem Gastgeber nach einem Fest verabschieden				
37. Unterhaltung mit einem Freund beim Gehen auf der Straße				
38. Briefmarken beim Postamt kaufen				
39. Einem Fremden den Weg zeigen oder Informationen geben				
40. Sich von einem Mädchen (oder Jungen) nach einem Rendezvous verabschieden				
Addieren Sie jede Spalte und dividieren Sie durch die Zahl der gegebenen Antworten, um den Durchschnittswert zu erhalten.				

Shumak fand eine Reihe von Antwortschemata, die wie folgt zusammengefaßt werden:

Interpretation der Ergebnisse:

Art der Reaktion	Mittelwert	Standard-abweichung	[25. Perzentil]	[50. Perzentil]	[75. Perzentil]	Wertebereich
Vermeidung	2,31	0,66	1,82	2,20	2,80	1,02-4,00
Reaktion	2,57	0,62	2,10	2,56	2,80	1,41-3,97
Stottern	2,54	0,60	2,08	2,53	2,98	1,20-3,02
Häufigkeit	3,80	0,45	3,48	3,88	4,11	2,30-4,72

4. Ich gerate in diese Situation einmal wöchentlich, abgesehen von wenigen Ausnahmen, und gelegentlich zweimal.
5. Ich gerate selten in diese Situation, gewiß nicht häufiger als einmal wöchentlich.

Das Beobachten der einzelnen Situationen und der Reaktionen des Patienten kann sehr hilfreich sein (wir werden im Kapitel über Selbstanalyse noch einmal darauf zurückkommen). Sie können auch Situationen hinzufügen, die speziell auf das Alter, Geschlecht, den Beruf, sozialen Status, die Hobbys etc. des Patienten zugeschnitten sind. Dies schließt Vergleiche mit Standards aus, kann aber sehr nützliche Informationen liefern.

Lanyon (1967) entwickelte eine Papier-und-Bleistift-Meßmethode für Stotterverhalten und Einstellungen und fand eine klare Trennung zwischen Stotternden und Nichtstotternden. Brutten (1973) präsentierte eine Checkliste für Sprechsituationen und stellte fest, daß es wichtig ist, Stotternde auszusieben, die bedeutende Ängste haben, die nicht mit Sprache oder dem Akt des Sprechens in Zusammenhang stehen. F.H. Silverman (1980) erstellte ein Formular zur Beurteilung des Therapieerfolgs, das für diagnostische Zwecke umgearbeitet werden kann. Er machte den berechtigten Einwand, daß Dinge, die der Therapeutin wichtig sind, nicht unbedingt auch dem Patienten wichtig sein müssen.

Erickson (1969) berichtete über einen Fragebogen, der sogenannten S-Skala, mit der die Einstellung der Patienten zur Kommunikation bewertet wird. Insgesamt werden 39 Aussagen vom Patienten entweder als „richtig“ oder „falsch“ eingestuft. Bei den Antworten ergaben sich große Abweichungen, doch zeigten Gruppen von Stotternden einen Durchschnittswert von 25,65 und Nichtstotternde einen von 13,24, wobei 95% der Stotternden über dem Mittelwert der Nichtstotternden lagen. Ich habe das komplette Formular bei 29 jungen Studenten in einem Seminar über Stottern angewandt und erhielt auf der Grundlage einer Skala von 4 bis 24 ein Durchschnittsergebnis von 14,6 und einen Mittelwert von 13. Andrews und Cutler (1974) nahmen 15 Punkte, die sich nicht für Wiederholungstests eigneten, aus der S-Skala heraus und erhielten so eine Skala mit 24 Punkten, die stichhaltiger und verläßlicher ist. Die noch verbliebenen Punkte und die bewertbaren Antworten (*) sind in Tab. 2-4 zusammengestellt.

Tab. 2-4

Beantworten Sie die folgenden Aussagen entweder durch Einkreisen von „R“, wenn die Aussage für Sie im großen und ganzen richtig ist, oder durch Einkreisen von „F“, wenn die Aussage für Sie im großen und ganzen falsch ist. Wenn eine Situation nicht vertraut oder selten ist, so beurteilen Sie sie auf der Grundlage „Wenn sie mir vertraut wäre...“

1	R	F*	Ich denke, daß ich meistens einen positiven Eindruck mache, wenn ich spreche.
2	R	F*	Ich kann mit fast jedem problemlos sprechen.
3	R	F*	Ich finde gar nichts dabei, mein Publikum anzusehen, wenn ich zu einer Gruppe spreche.
4	R*	F	Es ist schwierig, mit einer Person zu reden, die mein Lehrer oder mein Vorgesetzter ist.
5	R*	F	Schon der Gedanke, in der Öffentlichkeit einen Vortrag zu halten, macht mir Angst.

6	R*	F	Für mich sind manche Wörter schwieriger auszusprechen als andere.
7	R	F*	Kurz nachdem ich zu sprechen angefangen habe, denke ich überhaupt nicht mehr an mich.
8	R	F*	Ich finde leicht Kontakt zu anderen.
9	R*	F	Die Leute scheinen sich manchmal unwohl zu fühlen, wenn ich mit ihnen spreche.
10	R*	F	Ich mag es nicht, jemanden vorzustellen.
11	R	F*	Ich stelle oft Fragen in Diskussionsgruppen.
12	R	F*	Es fällt mir leicht, beim Sprechen die Kontrolle über meine Stimme zu behalten.
13	R	F*	Es macht mir nichts aus, vor einer Gruppe zu sprechen.
14	R*	F	Ich spreche nicht gut genug, um die Arbeit auszuführen, die ich am liebsten tun würde.
15	R	F*	Meine Sprechstimme ist ziemlich angenehm und leicht zu verstehen.
16	R*	F	Manchmal ist es mir peinlich, wie ich spreche.
17	R	F*	Den meisten Sprechsituationen begegne ich mit vollkommenem Selbstvertrauen.
18	R*	F	Es gibt nur wenig Leute, mit denen ich problemlos sprechen kann.
19	R	F*	Ich spreche besser als ich schreibe.
20	R*	F	Ich bin oft nervös, wenn ich spreche.
21	R*	F	Ich finde es oft schwierig zu sprechen, wenn ich neue Leute kennenlerne.
22	R	F*	Ich bin recht zuversichtlich in bezug auf mein Sprechvermögen.
23	R*	F	Ich wünschte, ich könnte die Dinge genauso klar sagen wie andere Leute auch.
24	R*	F	Obwohl ich die richtige Antwort wußte, habe ich sie oft nicht gegeben, weil ich Angst hatte, zu sprechen.

Guitar und Bass (1978) bedienten sich der modifizierten Erickson-Skala (S24) und fanden eine signifikante Beziehung (ein S24-Resultat von 9 oder darunter) zwischen den Ergebnissen von Stotternden auf der Skala und ihrem langfristigen Ansprechen auf eine Therapie. Diese Studie wurde heftig kritisiert (Ingham, 1979), doch Guitars Antwort (1979) stützte seine ursprünglichen Befunde. E.M. Silverman (1980) benutzte die modifizierte Form der S-Skala bei stotternden Frauen und fand bei ihnen einen Durchschnitt von etwa 66% (ca. 16), während nichtstotternde Frauen einen Durchschnitt von etwa 24% (ca. 6) und männliche Stotternde einen Durchschnitt von etwa 78% (ca. 19) aufwiesen. In einer neueren Studie (Ulliana und Ingham, 1984) wurden Fragen über den prognostischen Wert von S24 aufgeworfen, da S24 die allgemeine Einstellung zum Sprechen betrifft. Diese Zweifel ändern jedoch nichts an der Nützlichkeit dieses Tests bei der Beurteilung von Stottern und dem Therapiefortschritt.

Was die Einstellung gegenüber Sprechen, Sprechsituationen und Selbsteinschätzung als Sprecher angeht, scheint es mehr als gerechtfertigt, Stotternde zu untersuchen. Ich würde eine Untersuchung der Einstellung zum Stottern speziell als Bewertung der Reaktionen auf Sprechsituationen vorschlagen, ähnlich der Shumak- oder der S-Skala o.ä.. Sie sollten ein grundlegendes Wissen über die Einstellungen, Gefühle und Durchsetzungsverhaltensweisen des Patienten als kommunizierende Person haben.

Weitere Faktoren bei der Untersuchung

Es gibt keine Grenzen, was Sie bei der Untersuchung alles berücksichtigen sollten. Strother und Kriegman (1944) wiesen z.B. auf rhythmokinetische [8] Unterschiede zwischen Stotternden und Nichtstotternden hin. Wingate (1967, 1971b) berichtete, daß Stotternde bei phonetischer Manipulation und Übersetzungsaufgaben schlechter abschnitten. Die Reaktionszeit beim Tönen und Flüstern von Vokalen war bei Stotternden verlängert (Venkatagiri, 1981), und Zimmerman (1980b) empfahl eine eingehende Untersuchung der Koartikulation. Studien über die auditive Verarbeitung ergaben, daß Stotternde signifikant länger brauchten, um auf auditive Stimuli zu antworten (McFarlane und Prins, 1978), daß Stotternde niedrigere Werte zentraler Hörfunktionen hatten (Wynne und Boehmler, 1982), und daß Stotternde bei der Verarbeitung von Gehörtem im Rahmen des Illinois-Tests für psycholinguistische Fähigkeiten (ITPA) schlechter abschnit-

8) Die Fähigkeit, Füße, Finger, Lippen, Zunge, und andere Körperteile so zu bewegen, daß stimulierte oder gestaltete Rhythmenmuster imitiert werden.

ten (Riley, 1980). Liebetrau und Daly (1981) unterteilten Stotternde in organische und funktionelle Gruppen; die organische Gruppe schnitt bei der Verarbeitung von Gehörtem und bei den Wahrnehmungsfähigkeiten schlechter ab. Kommentiert wurde u.a. von Shearer (1966) die Bedeutung der Kontraktion des M. stapedius beim Stottern, und Brutten und Janssen (1979) berichteten, daß Stotternde stärkere Augenfixierung und häufigere vorwärts- und rückwärtsgerichtete Augenbewegungen beim Lesen zeigten. In zwei Berichten (1966, 1970) faßte Neaves die Faktoren über 150 Stotternde in Altersgruppen von 8–12 Jahren und 13–17 Jahren und deren Therapieerfolge zusammen. Erfolg wurde definiert als 0–4% gestotterte Wörter (4% SW oder weniger), und Mißerfolg als 5% oder mehr gestotterte Wörter. Die folgenden Faktoren wurden untersucht:

1. **Alter** – überraschenderweise gab es einen höheren Anteil an Erfolgen in der Gruppe der 13–17jährigen (60%) als in der Gruppe der 8–12jährigen (44%).
2. **Motorische Fähigkeiten** – 58% der Erfolgsgruppe waren normal; nur 22% der Mißerfolgsgruppe waren normal.
3. **Laterale Dominanz** – 61% der Erfolgsgruppe zeigten klare laterale Dominanz, gegenüber nur 43% in der Mißerfolgsgruppe.
4. **Intelligenz** – die Erfolgsgruppe lag sowohl bei verbalen als auch Leistungsskalenmessungen signifikant (0,01) höher.
5. **Anpassung** – die Erfolgreichen in der Gruppe der 8-12jährigen waren oft energisch und eigenverantwortlich im Vergleich zur Mißerfolgsgruppe; die Erfolgreichen aus der älteren Gruppe waren in der Regel ausdrucksstark, selbständig und entspannt, während diejenigen aus der Mißerfolgsgruppe eher depressiv, sensibel für Bedrohungen und zurückgezogen, reizbar und angespannt waren.
6. **Sprachentwicklung** – die Mißerfolgsgruppe zeigte signifikant (0,01) mehr Anomalien in der Sprachentwicklung.
7. **Alter zu Beginn des Auftretens** – die Erfolgsgruppe verzeichnete signifikant (0,01) häufiger einen späteren Beginn des Auftretens als die Mißerfolgsgruppe.
8. **Familiengeschichte** – die Mißerfolgsgruppe hatte ein signifikant (0,01) höheres Auftreten von Stottern in ihrer Familiengeschichte.
9. **Soziale Schicht** – je höher die soziale Schicht, desto besser die Aussicht auf Erfolg (Höhe von 0,05).

10.–13. **Geburtsablauf, traumatische Erlebnisse, Zahl der Familienmitglieder** und **Position in der Rangordnung** sowie Auftreten von schwereren Krankheiten hatten keinen Einfluß auf das Ergebnis der Therapie.

Wenn ein Stotternder bei nur einem der dreizehn Punkte ein negatives Ergebnis aufwies, lag die Möglichkeit zum Erfolg in der Therapie bei 80%. Die Wahrscheinlichkeit fiel auf 50%, wenn zwei Faktoren negativ waren, auf 10% bei drei negativen Faktoren und auf nur 5%, wenn vier Faktoren negativ waren.

Heute wird die Atmung von vielen Therapeutinnen häufiger als früher im Rahmen der Untersuchung untersucht. Manche geben ihr beim diagnostischen Ablauf den Vorrang und empfehlen die Verwendung von Instrumenten wie z.B. eines Pneumotachographen, um die Atem- und Zwerchfellbewegungen auf Papier auszudrucken (Brankel, 1961). Die Atmung soll an dieser Stelle nicht weiter erörtert werden, sie wird später im Kapitel über Atemfluß-Methoden behandelt. Im allgemeinen werden Sie sowohl das vegetative Atmen (ruhig, ohne Sprechen) als auch das tiefe Atmen zum Sprechen und für normale Aktivitäten begutachten wollen. Zu Einzelheiten und Verfahren siehe Kapitel 10.

Die Anamnese ist eine grundlegende Informationsquelle bei der Untersuchung, die dem Patienten oft schon im voraus zugesandt wird, damit er sie vorab zurücksenden oder zum ersten Termin mitbringen kann. Es gibt verschiedene Möglichkeiten, wie ausführlich Sie die Anamnese erheben. Neben der normalen Vorgeschichte über Geburt und Entwicklung, Gesundheit, Ausbildung usw. werden Sie zusätzliche Informationen über das Stottern erhalten. Die folgenden Punkte können zu individuellen Fragen verfeinert werden oder als Anleitung für eine Befragung in Berichtform dienen:

1. **Stottern in der Familie** – in der unmittelbaren Verwandtschaft und in mehreren früheren Generationen. Versuchen Sie, Beschreibungen, Reaktionen und Behandlungsinformationen zu erhalten. Porfert und Rosenfield (1978) fanden in allen Stotterkategorien positive Familiengeschichten, aber Kidd et al. (1980) fanden keine Beziehung zwischen dem Schweregrad des Stotterns und der Familiengeschichte.
2. **Beginn des Stotterns** – das Alter, in dem es zuerst bemerkt wurde, Ereignisse oder Umstände zu jener Zeit, wie und von wem es bemerkt wurde, anfängliche Merkmale, Reaktionen der Zuhörer und des Patienten.
3. **Anfangsphase des Stotterns** – gründliche Beschreibung der frühen Entwicklungsstadien, Schwankungen, Remissionen, Bewußtsein und Reaktionen des Patienten im Laufe dieser Zeit, Reaktionen der Umgebung, damit zusammenhängende Ereignisse.
4. **Weitere Entwicklung des Stotterns** – kontinuierliche Entwicklung des Stotterns, Veränderung von Symptomen, Bewußtsein und Verhalten, Reaktionen der Umgebung, Therapieversuche (laienhaft oder professionell), Schwankungen oder Remissionen.
5. **Das derzeitige Stottern** – komplette Beschreibung des aktuellen Stotterns im Detail, um
   a) körperliche Merkmale der Krämpfe hinsichtlich Typus, Form und Schwere,
   b) assoziierte Verhaltensweisen oder unnatürliche Ausdrucksverhaltensweisen in all ihren Variationen,
   c) Selbsteinschätzung und soziales Verhalten im Hinblick auf Stottern und Sprechen **zu beschreiben.**
6. **Einstellung** – betrachtet der Patient sich als hilfloses Opfer oder als Kämpfer? Was sind die Motive des Patienten für eine Therapie? Benutzt der Patient das Stottern als Stütze oder Alibi? Ist das Stottermuster offen oder verdeckt? Wie ist die allgemeine Einstellung zum Sprechen? Wie ist der Grad der sozialen Anpassung?
7. **Informationsstand** – was weiß der Patient über Stottern allgemein und über Stottertherapie im besonderen?
8. **Ziele** – sorgfältiges Ausloten der Ziele des Patienten. Beziehen Sie den Wissensstand mit ein. Prüfen Sie auf mangelnde Objektivität. Wie würde flüssiges Sprechen das Verhalten des Patienten verändern? Wieviel Zeit und Mühe werden für die Therapie als notwendig erachtet? Möchte der Patient die Therapietätigkeit passiv aufnehmen, aktiv daran teilnehmen oder ein kritischer Bewerter sein?

Diese Punkte können ggf. noch erweitert werden. Sie sind hilfreich als Ausgangspunkt, um die Vorgeschichte in Grundzügen der Beurteilung des Stotterns hinzuzufügen.

Lateralität

Die Lateralität wurde einst als sehr wichtig erachtet, nämlich als Verbindung zur lateralen Dominanz der Gehirnhemisphären. Bryngelson und Rutherford (1937) berichteten über einen hohen Anteil an Beidhändigkeit unter Stotternden sowie eine große Zahl von solchen mit erzwungenem Wechsel von Links- auf Rechtshändigkeit. Records et al. (1977) gaben jedoch an, daß Stotternde hinsichtlich ihrer peripheren lateralen Dominanz nicht signifikant abweichen. Van Riper (1982) widmete sich noch einmal der Frage der lateralen Dominanz und kam zu dem allgemeinen Schluß, daß sie nur von minimaler diagnostischer Bedeutung sei. Er ging auf eine Reihe von Studien ein, in denen darauf hingewiesen wurde, daß bei Stotternden – oder zumindest einigen – eine Verschiebung in der zentralen (zerebralen) Lateralität vorliegt. Er befaßte sich auch mit 16 dichotomen Hörstudien (bei denen zwei verschiedene Hörreize gleichzeitig jeweils einem Ohr dargeboten werden) und fand Bestätigung für die Annahme, daß es Unterschiede zwischen Stotternden oder Untergruppen von Stotternden und Nichtstotternden gibt. Es gibt zahlreiche Tests zur Lateralität. Allgemein würde ich sagen, daß eine normale diagnostische Beobachtung der gesamten motorischen Koordination und Lateralität darüber bestimmen sollte, ob ausgiebigere Tests nötig sind oder nicht.

Stottern und Poltern

Die Differenzierung zwischen Stottern und Poltern kann eine Diagnose komplizieren. Oberflächlich gesehen scheinen beide recht ähnlich, doch zeigt der Polterer im allgemeinen ein breiteres Spektrum an Defiziten bei Sprechen und Sprache. Perkins (1978) und andere bezeichneten Poltern als ein Symptom eines zentralen Sprachungleichgewichts. Darley (1964) beschrieb den Polterer als jemanden, der mit unregelmäßiger Sprechgeschwindigkeit spricht, dabei Konsonanten übergeht oder ausläßt und Silbenelisionen aufweist. Es gibt gelegentlich Wiederholungen und Verbesserungen, Versprecher und Selbstunterbrechungen. Beim Lesen neigen Polterer dazu, die Satzzeichen zu ignorieren, da sie in Hast lesen, die Phrasierung vernachlässigen, Silben und Wörter auslassen oder einfügen, Wörter umstellen und an unpassenden Stellen atmen. Im folgenden ein allgemeiner Vergleich:

1. Ein Stotternder ist sich im allgemeinen jedes unflüssigen Moments bewußt, während der Polterer ohne jegliches Bewußtsein dahinhastet.
2. Wenn sich ein Stotternder auf sein Sprechen konzentriert, wird es meistens unflüssiger, während sich die Sprechflüssigkeit beim Polterer durch Selbstbeobachtung typischerweise verbessert.
3. Im Vergleich zum Lesen oder vorgeschriebenen Sprechen sind Stotternde beim spontanen Sprechen meist besser, Polterer im allgemeinen schlechter.
4. Stotternde sind gewöhnlich unflüssiger in Gegenwart Fremder, während Polterer in solchen Situationen flüssiger sind.
5. Im Gegensatz zu Polterern sind kurze Verbalisierungen für Stotternde schwieriger zu kontrollieren.
6. Strukturierte Neuversuche werden beim Stottern gewöhnlich nicht besser, beim Poltern schon.

Diese Liste ist allgemein und nicht vollständig. Es gibt auch stotternde Polterer (oder umgekehrt), was die Beurteilung noch komplizierter macht.

Eine Untersuchung des peripheren Sprechmechanismus ist Teil einer jeden umfassenden Beurteilung und sollte auch bei Stottern erfolgen. Prüfen Sie im Rahmen dessen die taktilen und kinästhetischen Empfindungen:

1. Nehmen Sie einen sterilen Spatel oder Baumwolltupfer und bitten Sie den Patienten, die Augen zu schließen. Berühren Sie verschiedene Teile der Lippen, Zunge und des Gaumens (ohne jedoch einen Würgereflex hervorzurufen) und bitten Sie den Patienten, anzugeben, ob die Berührung rechts/links/Mitte bzw. vorne/hinten/Mitte erfolgt ist.
2. Bitten Sie den Patienten, mit geschlossenen Augen den Kiefer, die Zunge und die Lippen in bestimmte Positionen zu bringen. Beobachten Sie, wie genau dies geschieht. Wiederholen Sie die Anweisungen, während der Patient sich im Spiegel beobachtet und dabei Ihre Anweisungen ausführt.

Sie werden vielleicht auch Diadochokinese und Rhythmokinese ausprobieren wollen. Bei der ersteren schlagen Johnson et al. (1963) vor, mit schneller Sprechproduktion von [tʌ] zu arbeiten, wobei die untere Durchschnittsgeschwindigkeit weniger als drei Produktionen/Sekunde und die obere Durchschnittsgeschwindigkeit mehr als 5,5 Produktionen/Sekunde beträgt[9)]. Rhythmokinese ist sehr subjektiv, und Sie werden nur grundlegende Fähigkeiten feststellen. Stellen Sie

9) Verwenden Sie einen Rekorder mit mindestens zwei Laufgeschwindigkeiten. nehmen Sie mit der höheren Geschwindigkeit auf und spielen Sie mit der niedrigeren Geschwindigkeit ab, wobei Sie mitzählen. Denken Sie daran, die Zeitspanne der veränderten Geschwindigkeit anzupassen.

sicher, daß Sie nicht lediglich das Hörgedächtnis messen. Auf der Grundlage meiner klinischen Erfahrung würde ich die folgenden Rhythmen mit [pλ], [tλ] und [kλ] vorschlagen. Beachten Sie bitte die Betonungszeichen:

1. pλ - pλ- pλpλpλ
2. pλ'pλ - pλ'pλ - pλpλpλ
3. pλ'pλpλ - pλpλ - pλpλ'
4. pλ - pλpλpλ' - pλpλ'

Anhand dieser Beispiele können Sie ihre eigenen Muster entwickeln. Vielleicht möchten Sie die Silben auf verschiedene Weise kombinieren und mit dem alten Lieblingsmuster krönen: [pλtλkλ].

Lebensläufe

In der Stottertherapie haben Lebensläufe ihre Vor- und Nachteile. Wenn Sie eine Sprechflüssigkeitstherapie vorhaben, werden Sie möglicherweise nicht darauf zurückgreifen, während Sie sie für Beratungs- und Symptommodifikation häufig benötigen werden. Ich fand sie aus verschiedenen Gründen recht hilfreich: wegen der Informationen, die man dabei erhält, wegen des Umfangs an Einsicht und Wissen, den der Stotternde zeigt, wegen der vom Patienten an den Tag gelegten Einstellung und Motivation hinsichtlich dessen, was erreicht wird, und als erster Schritt bei der Selbstanalyse. Ich werde das Thema Lebenslauf im Kapitel über die Selbstanalyse behandeln, im folgenden aber vorab die Grundzüge darstellen.

Anweisung:
Beantworten Sie die folgenden Fragen so gut Sie können, und sagen Sie soviel Sie wollen. Nehmen Sie für jeden Bereich ein eigenes Blatt, auch wenn Ihre Antwort nur kurz ist; wir können dann später eventuell noch etwas hinzufügen. Wie Sie wissen, sind Ihre Antworten vertraulich und werden nur so verwendet, wie wir die Untersuchungsinformationen besprochen haben.

1. Fassen Sie zusammen, was Ihnen über den Beginn des Stotterns noch im Gedächtnis ist. Wann, wo und wie; wie war es? Wie haben Sie sich gefühlt? Was haben Sie getan? Wie haben andere reagiert?
2. Wie hat sich Ihr Stottern danach entwickelt? Welche Veränderungen sind wann eingetreten? Wie hat sich Ihre Einstellung zum Sprechen verändert? Welche Hilfe haben Sie erhalten, und wie haben andere Leute auf Sie reagiert?
3. Beschreiben Sie Ihr jetziges Sprechen; seien Sie so genau und informativ wie möglich. Welchen Einfluß hat das Sprechen auf das, was Sie tun oder nicht tun?
4. Angenommen, Sie würden nicht stottern – welche Pläne oder Ziele würden sich für Sie ändern?
5. Welche Leute hatten den größten Einfluß – sowohl positiv als auch negativ – auf Ihr Sprechen?
6. Beschreiben Sie drei Ereignisse, die Sie aufgrund Ihres Sprechens als die schwierigsten oder peinlichsten empfanden.
7. Beschreiben Sie, was Sie in der Therapie zu erreichen hoffen, was Sie von der Therapie erwarten, und wie lange es Ihrer Ansicht nach dauern wird, bis Sie Ihre Therapieziele erreichen.

Diese Aufstellung kann eingeschränkt oder erweitert werden. Manchmal habe ich nur die ersten drei Punkte genommen und dann im Laufe der Therapie weitere Fragen gestellt.

Psychologische Beratung

Die psychologische Beratung des Stotternden ist ein wichtiger Teil der Untersuchung und der darauf folgenden Therapie. Sie sollten dem Patienten Informationen und Empfehlungen vermitteln; dies steigert Ihre Glaubwürdigkeit und reduziert seine Unsicherheit. Sprechen Sie über die relative Schwere des Stotterns, das Verhalten in bestimmten Sprechsituationen sowie die Einstellungen des Patienten. Empfehlen Sie den von Ihnen ausgewählten Therapieansatz und versichern Sie sich der Zustimmung des Patienten zum Therapieprozeß. Ermutigen Sie ihn, nachzufragen, und nehmen Sie sich genug Zeit, so daß der Patient merkt, daß Ihnen Fragen willkommen sind. Bitten Sie den Patienten in Abständen das, was Sie gesagt haben, zusammenzufassen oder zu interpretieren; Mißverständnisse oder falsche Auslegungen sind nicht ungewöhnlich, und Sie möchten sichergehen, daß der Patient versteht, was Sie gesagt haben. Welchen Therapieplan Sie auch gewählt haben, machen Sie dem Patienten keine falschen Hoffnungen über den Zeitrahmen. Wenn ein zweijähriges Programm zur Aufrechterhaltung ein Teil des Programmes ist, müssen Sie sicherstellen daß dies am Anfang der Therapie erklärt wird und nicht erst später. Je nach geplanter Therapieart ziehe ich es vor, den Patienten mit einer Hausaufgabe zu entlassen, wie z.B. einer skizzierten Skala, einem Lebenslauf, einer vorläufigen hierarchischen Liste von gefürchteten Situationen oder anderen Aufgaben. Schließlich sollten so alltägliche Aspekte wie die Planung der Sitzungen, der Räumlichkeiten, der Bezahlung (das betrifft die USA, A.d.R.), der Parkmöglichkeiten usw. angesprochen werden.

Übungsaufgaben (für Studentinnen)

Die Übungsaufgaben zu diesem Kapitel lassen sich nur schwer strukturieren, da ich Ihnen weder Stotternde noch Tonband- oder Videoaufnahmen liefern noch Sie zu diesem Zeitpunkt bitten kann, Stottern vorzutäuschen. Für eine Reihe von Überprüfungen brauchen Sie außerdem echte Stotternde, wenn sie überhaupt einen Sinn haben sollen. Manche der oben erwähnten Prüfverfahren sind nur angedeutet und nicht ausführlich beschrieben und somit für Übungsaufgaben ungeeignet. Möglicherweise verlangt Ihr Dozent besondere Prüfverfahren oder fügt welche hinzu, die er für empfehlenswert hält. Die einzelnen Aufgaben können in jeder beliebigen Abfolge durchgeführt werden, wobei nach Bedarf ausgelassen, hinzugefügt und die Anforderung an die Dokumentation geändert werden kann. Wie schon in Kapitel 1 angedeutet würde ich vorschlagen, daß Sie sich für einige der Aufgaben einen Partner suchen. Bei manchen Aufgaben schlage ich vor, daß Sie sich auf Tonbandaufnahmen das Stottern anhören, auf Videoaufnahmen das Stottern anschauen oder daß Sie einen echten Stotternden beobachten. Welche dieser Hilfsmittel für Sie zugänglich sind, wird sich aus Ihrer persönlichen Situation ergeben.

1. Schreiben oder tippen Sie die folgende Tabelle auf ein Stück Papier. Füllen Sie die Daten aus den folgenden Aufgaben ein:

Sprechunflüssigkeiten	Situationen			
	1	2	3	4
Einwürfe				
Wiederholungen von Satzteilen oder Wörtern				
Wiederholungen von Silben oder Lauten				
Unangebrachte Pausen				
Fehlartikulationen oder -aussprachen				
Auslassungen				
Prolongationen				

a) Wählen Sie ein Radio- oder Fernsehprogramm, in welchem der Sprecher sich nicht an ein Drehbuch, einen Teleprompter oder auswendig Gelerntes hält. Sammeln Sie drei Minuten Sprechzeit von jedem Sprecher, zählen Sie jede Sprechunflüssigkeit und markieren Sie diese auf der jeweiligen Zeile in der ersten Spalte (markieren Sie Ihre Spalten). Ignorieren Sie bei dieser und anderen Aufgaben Verhaltensweisen, die beabsichtigt erscheinen, z.B. eine lange Gedankenpause oder eine bewußte Wiederholung zur Betonung eines Punktes. Alle anderen Vorkommnisse betrachten Sie im Zweifelsfall als eine Sprechunflüssigkeit.

b) Wiederholen Sie diese Aufgabe mit einer anderen Person und einem anderen Programm. Markieren Sie die zweite Spalte und tragen Sie Ihre Ergebnisse darin ein.

c) Benutzen Sie ein Buch, ein Magazin oder eine Zeitung und lassen Sie Ihren Partner drei Minuten lang daraus vorlesen. Wenn möglich, nehmen Sie dies auf Band auf. Markieren Sie jede Sprechunflüssigkeit in der dritten Spalte. Spielen Sie die Aufnahme ab und überprüfen Sie Ihre Bewertung.

d) Rufen Sie einen Freund an und nehmen Sie Ihren Teil der Unterhaltung auf Band auf. Sprechen Sie solange, bis Sie glauben, mindestens fünf Minuten Sprechzeit angesammelt zu haben. Spielen Sie das Band später ab und überspringen Sie dabei ungefähr die erste Minute. Dann hören Sie den nächsten drei Minuten zu und markieren jede Sprechunflüssigkeit in der vierten Spalte.

2. Hören Sie drei öffentlichen Rednern (Lehrer, Prediger, usw.) zu, während Sie zu einer Gruppe von Zuhörern sprechen. Zählen Sie bei jedem die Gesamtzahl der Sprechunflüssigkeiten (nicht sortiert) während der ersten drei Minuten. Schreiben Sie über jeden Redner einen kurzen Absatz – beschreiben Sie die Situation, berichten Sie über die Anzahl der Sprechunflüssigkeit, und beschreiben Sie das vorherrschende Muster.

3. Bewerten Sie einen ganzen Tag lang jeden spontanen Sprecher, den Sie lange genug hören (mindestens eine Minute lang), nach einem der folgenden Kriterien:

   a) ungewöhnlich flüssig – keine wahrnehmbaren Sprechunflüssigkeiten

   b) flüssig – seltene, leichte Sprechunflüssigkeiten

   c) durchschnittliche Sprechflüssigkeit – gelegentlich leichte oder gemäßigte Sprechunflüssigkeiten

   d) unflüssig – häufige Sprechunflüssigkeiten

   e) sehr unflüssig – häufig auffällige und ablenkende Sprechunflüssigkeiten.

   Wie viele Personen fallen in jede Kategorie?

   Worin unterscheiden sie sich?

4. Greifen Sie auf die unterschiedlichen Kategorien der Sprechunflüssigkeit aus Aufgabe 1 zurück und sammeln Sie 20 Sprecher (spontanes Sprechen), die lang genug sprechen, um deren vorherrschendes unflüssiges Verhalten identifizieren können. Berichten Sie über das Geschlecht und das geschätzte Alter jeder Person, die Situation und die am meisten vorherrschenden Arten der Sprechunflüssigkeit.

5. Bereiten Sie auf einem separaten Stück Papier oder einer Karteikarte den folgenden Fragebogen vor:

Zusammenfassung der Sprechzeit

Situation	Anzahl der beteiligten Personen	Zeit, die Sie in der jeweiligen Situation gesprochen haben [Sek]
Freundschaftliche Begrüßung		
Freundschaftl. Unterhaltung		
Telefonanruf – unter Freunden		
Telefonanruf – geschäftlich		
Im Seminarraum – unter Mitstudenten		
Im Seminarraum – eine Unterrichtssituation		
Geschäftlich		
Während einer Mahlzeit		
Beruflich – freundschaftlicher Umgang mit anderen		
Beruflich – beruflicher Umgang mit anderen		
Andere:		

Vom Aufstehen bis zum Schlafengehen schätzen und zählen Sie Ihre Sprechzeit (in Sekunden) in jeder Situation:

a) Alle freundschaftlichen Begrüßungen zählen als drei Sekunden.

b) Tragen Sie das Berichtsformular stets bei sich. Tragen Sie möglichst stündlich die Anzahl der getroffenen Personen und die Sprechzeit für die vorherige Stunde ein.

c) Nehmen Sie mehrere Telefongespräche auf Band auf. Schätzen Sie Ihre Sprechzeit wie vorher ein. Hören Sie sich die Aufnahme an, um dadurch die Genauigkeit Ihrer Schätzung zu überprüfen. Nehmen Sie nur Ihre Seite der Konversation auf.

d) Zählen Sie die Situationen und die Sprechzeiten zusammen und werten Sie die Ergebnisse aus. Geben Sie an, ob dies für Sie ein typischer Tag war. Was haben Sie dabei herausgefunden?

6. Benutzen Sie einen Kassettenrekorder sowie einen Textabschnitt aus einer beliebigen Quelle.

   a) Lesen Sie den Abschnitt vor und nehmen Sie sich selbst auf Band auf. Stellen Sie sicher, daß die Aufnahme mindestens eine Minute dauert. Berechnen Sie unter Anwendung der in diesem Kapitel aufgeführten Methode Ihre WpM-Rate. Multiplizieren Sie die Gesamtzahl der Worte mit 1,5 und berechnen Sie Ihre SpM-Rate. Zählen Sie nun die tatsächliche Anzahl der Silben, teilen Sie diese durch die Zahl der

Worte, und kontrollieren Sie, wie nahe Sie dem Wert von 1,5 kommen.

b) Sprechen Sie frei genauso lange, wie Sie in Übung 6a gelesen haben, und nehmen Sie sich dabei auf. Reden Sie über ein beliebiges Thema wie z.B. ein Buch oder einen Spielfilm. Beim Abspielen (vergewissern Sie sich zu diesem Zeitpunkt, daß die Zeiten für beide Aufnahmen von 6a und 6b identisch sind) zählen Sie die gesprochenen Worte und berechnen Sie den WpM-Wert. Wie unterscheidet sich dieser vom WpM-Wert beim Vorlesen?

7. Hören Sie mindestens eine Minute lang der Aufnahme eines vorlesenden oder sprechenden Stotternden zu. Übertragen Sie die folgenden Informationskategorien auf ein separates Stück Papier und tragen Sie die benötigten Informationen ein:
   a) Gesamtsprechzeit (in Sekunden):
   b) Gesamtzahl der gesprochenen Wörter:
   c) WpM-Rate:
   d) SpM-Wert:
   e) Anzahl der gestotterten Wörter:
   f) gestotterte Wörter/Minute:
   g) % der gestotterten Wörter:

8. Hören Sie die bei Übung 7 verwendete Aufnahme erneut ab. Kopieren Sie die folgenden Kategorien auf ein separates Stück Papier und tragen Sie die jeweils gefragte Information ein:

   Wiederholungen: … Dehnungen: …
   Spasmen: … Verzögerungen: … Starter: …
   Neuversuche: … Auslöser: …
   durchschnittliche Spasmendauer: … Sekunden

9. Beobachten Sie einen Stotternden entweder live oder in einer Videoaufnahme, bis Sie ungefähr drei Minuten Sprechzeit angesammelt haben. Übertragen Sie das in Tab. 2-1 aufgelistete Stotterverhalten auf ein separates Stück Papier, und markieren Sie jedes Auftreten. Fügen Sie dabei Verhaltensweisen, die noch nicht auf der Liste sind, hinzu. Beantworten Sie außerdem die folgenden Fragen:
   a) Wie lange dauerten im Durchschnitt die Spasmen?
   b) Was war der WpM-Wert?
   c) Unter Verwendung der Schweregrade auf S. 46, welchen Schweregrad würden Sie hier anwenden?

10. Wählen Sie einen beliebigen Abschnitt von 300–500 Wörtern aus und lassen Sie diesen von Ihrem Partner fünfmal hintereinander vorlesen. Kopieren Sie den Textabschnitt, und lassen Sie nach jedem Wort einige Leerzeichen sowie ungefähr 1,5 cm unter jeder Zeile. Markieren Sie, während Ihr Partner liest, jede Sprechunflüssigkeit mit 1, 2, 3, 4 oder 5, je nachdem, bei welchem Lesedurchgang sie auftrat. Wenn Sie das Pech haben, einen sehr flüssigen Partner gewählt zu haben, lassen Sie ihn absichtlich Fehler (Einwürfe, Wiederholungen, Dehnungen, unangebrachte Pausen, Auslassungen, Fehlartikulationen, Aussprache- sowie andere Fehler) einbauen. Spielen Sie die Aufnahmen zur Analyse ab. Kopieren Sie die folgenden Kategorien auf ein separates Stück Papier und tragen Sie die jeweils benötigte Information ein:

Adaptation und Konsistenz

Kategorie	Lesedurchgang 1	2	3	4	5
Gesamtzahl der gesprochenen Wörter					
Gesamtsprechzeit [Sekunden]					
Anzahl der Sprechunflüssigkeiten[10)]					
Wörter pro Min.					
% der unflüssigen Wörter					
zeitliche Adaptation[11)]					
Adaptation der Sprechunflüssigkeiten[12)]					
Sprechunflüssigkeiten bei Durchgang 1, die auch bei Durchgang 2 (3, 4, 5) auftraten					
Konsistenz (%) zwischen Durchgang 1 und jedem folgenden Durchgang[13)]					

10) Einwürfe, Wiederholungen, Dehnungen, unangebrachte Pausen, Auslassungen, Fehlartikulationen, Aussprache- sowie andere Fehler.

11) Zeit (Sek) Durchgang 1 minus Zeit (Sek) Durchgang 2, geteilt durch Zeit (Sek) Durchgang 1, multipliziert mit 100. Wiederholen Sie dies für die Durchgänge 3, 4 und 5.

12) Sprechunflüssigkeiten Durchgang 1 minus Sprechunflüssigkeiten Durchgang 2, geteilt durch die Sprechunflüssigkeiten Durchgang 1, multipliziert mit 100. Wiederholen Sie dies für die Durchgänge 3, 4 und 5.

13) Sprechunflüssigkeiten für die Durchgänge 3, 4 und 5.

11. Kopieren Sie die folgende Tabelle auf ein separates Stück Papier. Numerieren Sie die Zeilen von 1 bis 40, und benutzen Sie den Selbsteinschätzungsabschnitt von Seite 54 (kopieren Sie nicht alle der 40 Punkte). Benutzen Sie die Bewertungsskala von Seite 55 und füllen Sie die Tabelle aus. Bitte beachten Sie, daß die Spalte „Stottern" durch die Spalte „Sprechflüssigkeit" ersetzt wird; Ersatzkriterien für diese Spalte sind:

    1) Ich bin sehr flüssig in dieser Situation.
    2) Ich bin normalerweise flüssig, aber es kann zu einigen Sprechunflüssigkeiten kommen.
    3) Dies ist ungefähr mein durchschnittliches Sprechflüssigkeitsniveau.
    4) In dieser Situation bin ich weniger flüssig als gewöhnlich.
    5) In dieser Situation werde ich wahrscheinlich sehr unflüssig sein. Vergleichen Sie Ihre Ergebnisse mit denen Ihres Partners.

Situation	Vermeidung	Reaktion	Sprechflüssigkeit	Häufigkeit
1				
2				
usw.				
40				

12. Numerieren Sie auf einem separaten Stück Papier Zeilen von 1 bis 24. Nehmen Sie die überarbeitete S-Skala von Seite 55 und bewerten Sie entsprechend den Anweisungen. Wie haben Sie im Vergleich zu den Normen abgeschnitten? Vergleichen Sie Ihre Werte mit denen von anderen aus Ihrem Ausbildungskurs.

13. Benutzen Sie eine Stoppuhr oder eine Uhr mit Sekundenzeiger sowie einen Kassettenrekorder. Sie und Ihr Partner produzieren abwechselnd fünf Sekunden dauernde Serien von [pλ], [tλ] und [kλ]. Gehen Sie dabei so schnell wie möglich vor, und nehmen Sie jede Produktion auf (falls möglich, spielen Sie das Band mit einer langsameren Geschwindigkeit ab). Teilen Sie jede Produktionseinheit durch 5, um einen Durchschnittswert pro Sekunde zu erhalten. Wie war Ihr Wert? Was ergibt der Vergleich mit dem Wert Ihres Partners?

14. Schreiben Sie einen kurzen Lebenslauf und dekken Sie dabei die folgenden Bereiche ab:

    a) Ihre Sprachentwicklung als Kind – wann haben Sie zu sprechen begonnen? Wie ging es weiter? Hatten Sie irgendwelche Probleme?
    b) Welches waren die schwersten und welches die leichtesten Schulfächer für Sie? Warum?
    c) Wie kamen Sie auf den Beruf Sprachtherapeutin? Warum wollen Sie Therapeutin werden?
    d) Welche Personen haben Ihr Leben am stärksten sowohl positiv als auch negativ beeinflußt?
    e) Was sind Ihre beruflichen und persönlichen Ziele? Vergleichen Sie Ihren Lebenslauf mit dem Ihres Partners. Stellen Sie ihm Fragen, um Aussagen klar zu stellen oder weitere Informationen zu erhalten. Was haben Sie über die Anwendung von Lebensläufen gelernt?

Kapitel 3 – Selbstanalyse

Hintergründe

Die Analyse des Stotterns und Sprechverhaltens durch den Patienten selbst hat eine lange Tradition. Bei Durchsicht der Literatur finden sich zahlreiche Verweise (Berry und Eisenson, 1945; Bryngelson et al. 1944; Chapman, 1959), die die Selbstanalyseverfahren in den Vordergrund stellen. Viele betrachten die Beherrschung dieser Technik als Standard und als unerläßlich für den Stotternden, um sein eigenes Stottern hinsichtlich der unterschiedlichen Symptome analysieren und die mit dem Sprechen und Stottern verbundenen Empfindungen erkennen und verstehen zu können (Van Riper, 1958). In einer direkt an die Stotternden gerichteten Botschaft sprach sich Johnson (1961b) für ein intensives Selbststudium des Stotterns durch immer wieder bewußt wiederholtes Stottern aus, um so jeden Aspekt des Stotterns genau zu untersuchen. In einigen Fällen war es möglich, durch Verhaltenstherapie den Einsatz von Analyseverfahren in der Therapie (im Anschluß an die diagnostische Beurteilung) zu verringern oder sogar ganz darauf zu verzichten. Einige Vertreter der behavioristischen Methode vertraten allerdings die Auffassung, daß die Konzentration auf die abnormen Verhaltensmuster (vgl. Kap. 1) bestenfalls wirkungslos sei, im schlimmsten Fall aber eine Verstärkung des pathologischen Verhaltens bewirke. Viele Therapeutinnen sind jedoch der Meinung, diese Sichtweise stehe theoretisch auf unsicheren Füßen. Cooper (1971a) beschrieb ein Therapieverfahren, bei dem die Verhaltenskontrolle mit der traditionellen Stottertherapie verknüpft wurde und die Bereiche Identifikation, Untersuchung und Konfrontation im Vordergrund standen. Ryan (1978), der für seinen behavioristischen Standpunkt bekannt ist, beschrieb ein Verfahren, bei dem zuerst das Zählen und Beschreiben der Spasmen gelehrt wurde, bevor zu einer Kombination aus Symptommodifikation und Verstärkung der Sprechflüssigkeit übergegangen wurde. Ladoucer et al. (1982) berichteten wiederum, daß systematisches Wahrnehmungstraining keinerlei Einfluß auf das Ergebnis eines auf zwei 90minütigen Atemtechnik-Sitzungen basierenden Therapieprogrammes (Azrin und Nunn, 1974) hatte. Demgegenüber ließ Ingham (1982) Stotternde die Überwachung des Stotterns und der Sprechgeschwindigkeit mittels selbst kontrollierter, kontingenter Aufrechterhaltungsprozesse üben. Es wurden sowohl offene als auch verdeckte Überprüfungssysteme eingesetzt, und die Ergebnisse rechtfertigten nach Ingham unbedingt die Anwendung selbst derart eingeschränkter Selbstanalyseverfahren.

Grundprinzipien

Die Grundprinzipien der Selbstanalyse gehen über die zuvor beschriebene, äußerst beschränkte und im Labor übliche Sammlung von Daten hinaus. Zählen und Klassifizieren sind in der Selbstanalyse zwar wichtig, stehen aber nicht an erster Stelle. Es gibt viele weitere eindeutige Merkmale des Stotterns, die der Analyse bedürfen. So hob Naylor (1953) hervor, daß die hör- und sichtbaren Zeichen des Stotterns die „inneren Störungen" verbergen, durch die die Beurteilung des Stotternden einzigartig wird. Aus diesen Gründen wird im folgenden versucht, eine Definition oder Zielfestsetzung der Stotterselbstanalyse zu geben:

Die Selbstanalyse umfaßt das bewußte Begreifen jedes Stotterereignisses im Moment seines Entstehens. Dazu gehören: das Erkennen des Typs, der Schwere und der körperlichen Lokalisierung des Stotterns; die Beschreibung der Anstrengung, des Overflows und der damit verbundenen Verhaltensmuster; das Verstehen der Einstellung gegenüber Sprechen im allgemeinen und dem Stottern im besonderen und die Wahrnehmung der Reaktionen der Umgebung auf das Stottern. Darüber hinaus beinhaltet Selbstanalyse in unterschiedlichem Maße die Analyse der Merkmale des flüssigen Sprechens des Stotternden und anderer Sprecher. Über diese Elemente der Selbstanalyse sollte der Stotternde Kenntnisse besitzen und sie in allen Situationen anwenden können.

Für manche mag die einfache Tatsache, einen bedeutsamen Aspekt ihres eigenen Verhaltens zu verstehen, bereits eine ausreichende Begründung sein. Ich glaube jedoch nicht, daß das Wissen über sich selbst ein ausreichendes Therapieziel ist. Wissen ist nur dann in höchstem Maße wertvoll, wenn es das Verändern bestehender bzw. das Entwickeln neuer Verhaltensweisen ermöglicht. Das kommt sowohl der Therapeutin als auch dem Patienten zugute. Mögliche Ergebnisse sind:

1. Erweiterung oder Korrektur diagnostischer Informationen.
2. Hilfestellung bei der Auswahl der überwiegend zum Einsatz kommenden Therapieverfahren.
3. Vorschläge für die Anpassung der einzelnen Schritte der Therapiemodelle in bezug auf Abfolge, Inhalt und zeitlichen Ablauf.
4. Hilfe bei der Anwendung und Interpretation von speziellen Techniken.
5. Bewußte Wahrnehmung des Stotterverhaltens und der damit verbundenen Faktoren durch den Stotternden.
6. Frühzeitige Desensibilisierung gegenüber Stottern.
7. Bessere Wahrnehmung der eigenen Sprechflüssigkeit sowie der Sprechunflüssigkeit anderer.
8. Schrittweise Entwicklung von selbststrukturierter Überwachung, Bewertung, Planung und Durchführung.
9. Ermöglichung von Übungen für Transfer und Aufrechterhaltung.

Obwohl die Selbstanalyse, wie oben bereits erwähnt, ihre tieferen Wurzeln in der symptomatischen Psychotherapie hat, soll sie hier nicht als eine Vorstufe zu einer Symptommodifizierungstherapie verstanden werden. Bei einem Programm zur VAR-Sprechgeschwindigkeitskontrolle, zum regulierten Atemfluß, zur Entspannung oder zu anderen in diesem Buch beschriebenen Techniken würde ich wegen der oben bereits angeführten Gründe ein gründliches Selbstanalyseprogramm vorschlagen. Viele Therapeutinnen wenden ein solches Programm gar nicht oder nur sehr selektiv bei stotternden Kindern zwischen acht und zehn Jahren oder jünger an. Wenn man die verschiedenen, ineinander übergehenden Phasen der Entstehung des Stotterns berücksichtigt (z.B. Bloodstein, 1975a, beschrieben in Kap. 2), würde ich jenen zustimmen, die die Selbstanalyse einschränken oder sogar ganz vermeiden. Bei Stotternden, die älter als zehn Jahre sind, kommt es jedoch meist zu einer nicht beabsichtigten Symptommodifikation oder Symptomunterdrückung, wenn man die Selbstanalyse nicht gründlich betreibt. Beides leistet dem Stotternden nur schlechte Dienste.

Bereiche der Analyse

Die Bereiche, in denen eine Analyse erforderlich ist, sind mehr oder weniger mit der obigen Definition abgedeckt und werden in den folgenden Abschnitten behandelt. Selbstverständlich werden die jeweiligen Patienten ihre Schwerpunkte individuell setzen. Diese Unterschiede ergeben sich aus den bereits vorhandenen Therapiekenntnissen, Therapieerfahrung, Eigenwahrnehmung, Einstellung und Toleranz sowie Einstellung zur Therapie. Die Ziele sind:

1. Bewußtes Wahrnehmen des Stotterns bei jedem Auftreten.
2. Identifikation der verschiedenen Block-Typen, ihrer Lokalisierung und Schwere.
3. Beschreibung der Spannungsebenen, der Anstrengung und der Übersprung-Phänomene (overflow-phenomena).
4. Beschreibung der Sekundärsymptomatik.
5. Bewußte Wahrnehmung des Stotter-Erwartungs-Verhaltens (antiexpectancy behaviors).
6. Bewertung der mit Stottern und Sprechen assoziierten Einstellungen und Ängste.
7. Bewertung der flüssigen Sprache des Patienten und anderer Personen.
8. Wahrnehmung der Einstellungen und Reaktionen von Zuhörern während des Stotterns.

Jeder dieser Punkte beinhaltet eine Fülle von Informationen und Fähigkeiten. Jeder kann in mehrere Unterpunkte aufgeteilt werden. Unterpunkte, die für einen Patienten besonders wichtig sind, können dann einen Schwerpunkt bei der Analyse bilden.

Planung

Wie oben bereits erwähnt, können die benötigte Zeit, die Abfolge und die Verteilung der Schwerpunkte variieren. Der eine Patient muß vielleicht aufgrund starker Ängste und falscher Annahmen über die Zuhörer und die Umgebung mit Punkt 8 der Hierarchie beginnen. Manche Therapeutinnen ziehen es vor, Punkt 7 an den Anfang zu stellen, um dem Patienten zu beweisen, daß er meistens „fließend" spricht. Einigen Patienten muß man erst beweisen, daß sie flüssiger sprechen können, bevor sie zur Arbeit an der Selbstanalyse motiviert werden können. Manchmal werden die mehr an Sprechproduktion und -leistung orientierten Aspekte der ersten vier Punkte als eine aufeinanderfolgende Einheit absolviert, während die übrigen Punkte nach und nach während der Arbeit an den Symptomen oder der Sprechflüssigkeit angegangen werden. Es ist wahrscheinlich am sinnvollsten, sich einfach für einen Bereich zu entscheiden und mit diesem zu beginnen. Im weiteren Verlauf kann man sich dann bei der Planung und zeitlichen Aufeinanderfolge der übrigen Punkte von den Reaktionen des Patienten leiten lassen.

Der Aufbau dieses Kapitels folgt den angeführten 8 Punkten. In einigen Abschnitten werden damit zusammenhängende Überlegungen, wie z.B. der Einsatz von Aufgaben, eingefügt. Da es nicht sehr hilfreich ist, einfach zu sagen: „Lassen Sie den Patienten laut vorlesen und zählen Sie die Anzahl der Blocks", werde ich versuchen, jeden Analyseabschnitt systematisch anzuordnen. Dazu wird der Bereich beschrieben, alle relevanten Informationen werden angeführt und besondere Überlegungen erwähnt. Außerdem werden eine Reihe von Übungen mit zunehmendem Schwierigkeitsgrad vorgeschlagen. Ich möchte betonen, daß diese Übungen selbstverständlich nur Beispiele darstellen und keinesfalls die einzige Möglichkeit oder gar eine starre Abfolge sind. Viele Faktoren, wie z.B. die Berufstätigkeit des Patienten, Patiententyp, Therapieumgebung und persönliche Erwägungen können die Gegebenheiten oder Bedürfnisse verändern. Seien Sie flexibel und einfallsreich. Am Schluß dieses Kapitels finden Sie einige allgemeine Übungen für die Therapeutin sowie verschiedene Übungen für den Patienten.

Das Klischee des Stotterers

Die allgemein verbreiteten Klischees über Stotterer sind ein Faktor in der Therapie. Über Jahre hieß es, daß Stotterer sich nicht von anderen Menschen unterscheiden, mit der Ausnahme, daß sie stotterten. Trotzdem scheinen viele Therapeutinnen, wie oben bereits erwähnt, Angst vor Stotternden zu haben. Wingate (1971a) kommentierte dies dahingehend, daß Stottern ein rätselhaftes oder geheimnisvolles Phänomen sei, wobei viele von uns wirklich meinen, es sei ein psychologisches Problem, die Therapiemethoden seien von zweifelhafter Wirksamkeit und die Bezeichnung an sich sei angstbesetzt, so daß wir lieber auf euphemistische Umschreibungen wie „Sprechunflüssigkeit" oder „Stotterschwierigkeiten" zurückgreifen statt das Wort selbst zu benutzen. Zwei ausgezeichnete Artikel über Stigma und Stereotyp des Stotterns stammen aus Australien (Woods, 1976, 1977).[1)] Der erste Artikel berichtet über die Ansichten von Lehrern, Schulärzten, Studenten, erwachsenen Stotternden sowie Eltern stotternder und nicht stotternden Kindern. Alle hatten eine ausgeprägte Klischeevorstellung von Stotternden, sogar die Stotternden selbst. Es war das Klischee einer unterwürfigen, angespannten, unsicheren Person, die sich davor fürchtete, mit anderen Leuten zu sprechen. In der zweiten Studie führte Woods eine Faktorenanalyse durch, um einige Dimensionen des Klischees zu bestimmen. Die Hauptdimension war expansiv-restriktiv (bipolare Eigenschaften), die zu den Stereotypen wie ruhig, zurückhaltend, zurückgezogen, zögerlich, schutzsuchend, vermeidend, introvertiert, passiv und selbstabwertend führte. Sehr verwandt mit dieser Primärdimension war die der Kombination „Gelassenheit-Angst" mit Stereotypen wie besorgt, angespannt, nervös und ängstlich. Woods beobachtete jedoch bei einigen Menschen die Neigung, Stotternde als warmherzige und rücksichtsvolle Personen zu empfinden, wenn man sie erst einmal persönlich kennengelernt hatte. Turnbaugh et al. (1981) stützten diese Auffassung und stellten fest, daß Zuhörer anfangs eine negative Vorstellung bezüglich des Stotterns haben, was sich jedoch nach dem ersten Kontakt ändert. Therapeutinnen müssen sich dieser Klischees und Vorurteile bewußt sein, um damit in den Therapien umgehen zu können. Die negative Einstellung überträgt sich unabhängig vom Grad ihrer Erfahrung auf die Therapeutinnen, die dann diese negativen Persönlichkeitszüge auf Personen mit leichtem, mittlerem oder schwerem Stottern projizieren (Turnbaugh et al. 1979).

Kurz gesagt: Der typische Stotterer ist eine mythische Figur. Die Allgemeinheit glaubt das, wir glauben das, und sogar Stotternde selbst glauben es. Da wir die Allgemeinheit nicht ohne weiteres ändern können, müssen wir uns selbst ändern und auch dem Patienten die Möglichkeit zur Veränderung geben.

Die Therapeutin in der Selbstanalyse

Eigenschaften der Therapeutin

Eventuelle Ängste der Therapeutin wirken sich negativ auf die Therapie aus (Gregory 1968).

Der Patient will eine typische Therapeutin. In einer Studie mit 162 Patienten verschiedener Altersgruppen und verschiedenen Kommunikationsstörungen (Haynes und Oratio, 1978) wurde festgestellt, daß Eigenschaften wie Direktheit, Unmittelbarkeit (keine Zeit vergeuden), Fachwissen, Empathie-Echtheit, und Genauigkeit sehr erwünscht wurden, wobei das Fachwissen am wichtigsten war. Mit anderen Worten, alle Patienten wollen eine sehr kompetente, effiziente, auf ihre Bedürfnisse eingehende, fürsorgliche Therapeutin. Die häufige Besorgnis der Therapeutinnen bezüglich Alter, Geschlecht, ethnischer Herkunft sowie anderer demographischer Faktoren waren den Patienten weniger wichtig. Hood (1973) betonte die Bedeutung der Beziehung und Akzeptanz des Patienten sowie die Fähigkeit, die Welt des Patienten durch dessen Augen zu sehen. Volz et al. (1978) unter-

---

1)A. d. R.:
Im Deutschen gibt es zu diesem Thema eine Untersuchung von Jürgen Benecken: Wenn die Grazie mißlingt – Stottern und stotternde Menschen im Spiegel der Medien. Köln: Bundesvereinigung Stotterer-Selbsthilfe e. V. 1996

suchten angehende Therapeutinnen, die 16 Stunden Ausbildung in „Betreuungstechniken" erhielten, bevor sie ihre ersten Therapien durchführten. Eine anschließende Bewertung der Therapiesitzungen ergab jedoch, daß nur wenige verbale Antworten der Therapeutin beim Aufbau der Patient-Therapeut-Beziehung hilfreich waren.

Das Gefühl von Kompetenz oder Selbst-Effizienz sind wichtige Eigenschaften für jede Therapeutin. Eine der besten Möglichkeiten, Angst abzubauen, ist die therapeutische Arbeit mit Stotternden. Rudolf et al. (1983) benutzten eine Bewertungsskala zur Selbst-Effizienz, und zwar sowohl bei Therapeutinnen vor Beginn ihrer Arbeit mit Stotternden als auch bei Therapeutinnen, die nicht mit Stotternden arbeiteten. Ein folgender, erneuter Test zeigte einen signifikanten Anstieg in der Selbst-Effizienz bei den Therapeutinnen, die in der Zwischenzeit mit Stotternden gearbeitet hatten, während die andere Gruppe keine signifikanten Veränderungen aufwies. Interessanterweise gab es jedoch vergleichsweise wenig Übereinstimmung zwischen dem Grad der Angst, den die angehenden Therapeutinnen vor dem Stottern hatten, und den Bewertungen der Supervisoren über ihre Arbeit.

Das Verhältnis von Therapeutin und Patient ist also für beide Seiten wichtig. Der Patient benötigt keinen Apparat oder Computer, der seine Reaktionen analysiert, sondern der menschliche Kontakt ist von Bedeutung. Cooper und Thompson (1971) stellten fest, daß die Selbstbeobachtung des Patienten durch Tonband- und Videoaufzeichnungen die Wahrnehmung des Stotterns nicht zu verbessern schien, es sei denn, die Therapeutin gab Anweisungen, auf was zu achten sei und kommentierte die Beobachtungen. Sowohl die therapeutische Beziehung als auch die Therapie ist von Patient zu Patient unterschiedlich. Eine Studie der Symptommodifizierungstherapie ergab, daß die Erregung des Patienten in der Analysephase am geringsten war, danach folgte die Anfangsphase, der introspektive Test, und bei der Modifikation war die Erregung am stärksten (Cooper und Cooper, 1969). Kurz gesagt, die Patienten hatten das positivste Gefühl hinsichtlich der Therapeutin, wenn sie am eigentlichen Problem arbeiteten. Dieses Ergebnis unterstreicht die Bedeutung der Beziehung während der Phase der Selbstanalyse.

Andere für die Therapie relevante Eigenschaften gelten allgemein bei der Behandlung von Kommunikationsstörungen. Ich möchte einige davon hervorheben:

1. **Wissen** – Der Stotternde fragt sich mehr als andere Patienten, ob die Therapeutin auch genug über das Störungsbild weiß. Einige werden versuchen, das herauszufinden. Es ist unmöglich, alles über ein Störungsbild zu wissen, doch lassen sich jederzeit die Quellen des 1. Kapitels zu Hilfe nehmen.
2. **Blickkontakt** – Es gehört zur psychokulturellen Natur des Menschen, bei Verlegenheit, Schmerz oder starken Gefühlsregungen den Blick abzuwenden. In der Therapie sollte der Blickkontakt zum Patienten beim Stottern aufrechterhalten werden. Die dabei gewonnenen Erkenntnisse sind nützlich, außerdem sollte der Stotternde nicht das Gefühl haben, daß Sie ihm visuell ausweichen. Manchmal habe ich mit Patienten ein Straf-System ausgehandelt, wenn wir uns gegenseitig dabei erwischten, beim Stottern wegzuschauen.
3. **Empathie** – Die Fähigkeit, die Gefühle des anderen zu verstehen, ohne diese selbst zu erleben: Dazu gehört das Pseudostottern der Therapeutin, doch eigentlich bezieht es sich auf alle Gefühle eines Patienten...
4. **Aufzeichnen der Daten** – Ablauf und Ergebnisse jeder Therapieeinheit sollten in einem Therapieprotokoll festgehalten werden. Ich halte nicht viel von Therapeutinnen, die bei jeder Äußerung Wörter pro Minute, gestotterte Wörter pro Minute und Prozente gestotterter Wörter zählen und/oder sonst wenig machen. Einerseits ist die damit verbundene Zählerei lächerlich und steht im Widerspruch zu den Therapiezielen. Andererseits sind

solche Informationen nur von begrenztem Wert. Zahlen sind nützlich und sollten regelmässig erfaßt werden, doch Angaben über Einstellung, Kooperation, Gefühle, verbalen Inhalt, Blickkontakt, Veränderung des Schweregrads des Stotterns usw. sind ebenso wichtig. Schreiben Sie Ihre Beurteilungen nicht im Stile von: „Er war diesmal besser ... schlechter ... gleichbleibend". Erfassen Sie Daten und nutzen Sie diese, aber übertreiben Sie es nicht.

5. **Konsistenz** – Helfen Sie dem Stotternden zu Beginn durch Konsistenz. Die Sitzungen sollten an den gleichen Tagen, zu den gleichen Zeiten und in den gleichen Räumen stattfinden. Führen Sie keine Beobachter oder Assistenten ein, es sei denn, es gehört zum Therapieprogramm. Plötzliche Erweiterungen oder Änderungen im Therapieablauf sollten so gering wie möglich gehalten werden. Der Patient will sich Sicherfühlen, und Konsistenz ist dabei eine große Hilfe. Ich glaube, einer der elementaren Fehler in vielen Ausbildungsprogrammen ist die verbreitete Praxis, Therapeutinnen im Turnus arbeiten zu lassen, damit sie mehr Erfahrungen sammeln können. Einige Fachleute sind da anderer Ansicht und spielen die Bedeutung der Therapeutin herunter. Ryan (1978) sprach davon, sieben verschiedene Therapeutinnen eingesetzt zu haben, ohne daß die Leistung des Patienten darunter gelitten habe. Ryans Kritik ist dann berechtigt, wenn man die Funktion der Therapeutin darauf beschränkt, die Maschine einzuschalten, das Zählwerk zu drücken, die Stoppuhr einzustellen und jeweils nach den vorgegebenen Kriterien „falsch" oder „richtig" zu sagen. Bei einem solchen mechanischen Vorgehen ist es tatsächlich ohne großen Belang, wer es tut, es kommt nur darauf an, daß es gleichbleibend ist.

6. **Schrittweises Vorgehen** – Jedes Therapieprogramm, egal wie subjektiv oder empirisch es angelegt ist, kann in einzelne Lernschritte unterteilt werden, wobei jedem Schritt meßbare Leistungen zugeteilt werden können. Jedes noch so mechanistische Therapieprogramm kann durch interne Beziehungen und persönliche Zuwendung bereichert werden. So wie jeder Ansatz für jeden Patienten variiert werden kann, so können auch vollkommen verschiedene Ansätze angewandt werden. Es gibt nicht den einen Ansatz, der den Bedürfnissen aller Stotternden gerecht wird. Bleiben Sie flexibel, anpassungsfähig und bereit für Veränderungen, und bewahren Sie sich ihre Neugier gegenüber neuen Methoden.

Motivation

Einer der Punkte, die der Therapeutin Sorge bereiten, ist die Motivation des Patienten. Jemand, der von Eltern, Lehrern, Arbeitgebern oder vom Lebenspartner mehr oder weniger in die Therapie gezwungen wurde, wird mit Sicherheit Motivationsprobleme haben. Sie werden lernen müssen, mit der daraus resultierenden negativen Einstellung oder der Apathie umzugehen. Die Motivation spielt jedoch auch bei dem Patienten eine Rolle, der aus freien Stücken gekommen ist. Allzuoft wird Eigeninitiative mit Eigenmotivation gleichgesetzt. Einige Patienten machen eine Therapie, um sich den Beweis zu erbringen, daß sie hilflose Opfer sind und daß die Therapie fehlschlagen wird (was ihr eigenes Versagen rechtfertigt). Andere Patienten sind zwar motiviert, benötigen jedoch besondere Unterstützung und Hilfestellung, um mit den mit der Therapie zusammenhängenden Ängsten fertig zu werden. Die meisten Patienten benötigen in den monotonen Phasen der Flüssigkeits- oder Symptomtherapie besondere Unterstützung. Im Laufe der Therapie ergeben sich häufig neue Motivationsprobleme, wenn der Stotternde z.B. die Verantwortung für seine Handlungen übernimmt oder in der Transferphase neue Ängste entwickelt. Bei manchen Patienten kommt es im fortgeschrittenen Stadium der Therapie zu Motivationsproblemen, wenn ihnen bewußt wird, daß sie ihr Hilfsmittel, ihr Alibi, ihre treffliche Ausrede für Fehlleistungen oder Versagen verlieren. Letztendlich hängt es von der Motivation ab, ob das Stottern beibehalten wird oder nicht. Die Motivation bestimmt den Ausgang der Therapie, und die Therapeutin sollte sich damit schon beim allerersten Treffen, also der Selbstanalyse, und dann in jeder weiteren Sitzung befassen.

Einsatz von (Haus-)Aufgaben

Die meisten Therapeutinnen geben, wie auch Lehrer, Hausaufgaben auf. Wir alle kennen Patienten, die während der Therapiesitzung einwandfrei sprechen, und dann plötzlich in ihr altes Sprechmuster zurückfallen, sobald sie den Raum verlassen haben. Die Gewöhnung an bestimmte Reaktionen, das Automatisieren von motorischen Verhaltensmustern, die Verfeinerung von Fähigkeiten sowie die Variierung der Reaktionen verlangen Übung. Alle diese Punkte müssen ebenfalls in der Stottertherapie berücksichtigt werden, unabhängig davon, wieviel Kontrolle man ausübt. Hausaufgaben haben folgende Funktionen:

1. Die Toleranz und die Desensibilisierung gegenüber dem Stottern, der Symptomkontrolle bzw. der benutzten Technik zur Erhöhung der Sprechflüssigkeit nehmen zu. Der Patient hat ein Erfolgserlebnis, auch wenn er sich weiterhin unter der Kontrolle der Therapeutin befindet.
2. Die Fähigkeit des Patienten zur selbständigen Lebensführung und Selbstorganisation muß entwickelt werden. Einige Übungen sind zwar für den Gebrauch in der Therapiesitzung konzipiert, wobei eine Therapeutin als Zuhörer anwesend ist, viele sind jedoch auch als Hausaufgaben für Stotternde entwickelt worden. Diese lassen beim Patienten allmählich ein Verantwortungsgefühl für seine Handlungen entstehen und verringern das Gefühl der Abhängigkeit vom „Behandeltwerden" durch die Therapeutin. Dies ist besonders wichtig bei Therapiearten, die auf die Herbeiführung von Sprechflüssigkeit abzielen.
3. Der Patient wird ermutigt, Selbstkontrolle und Selbstevaluierung auszuüben und daraus Konsequenzen zu ziehen, so daß er lernt, für sich selbst verantwortlich zu werden. Von besonderer Bedeutung ist hierbei die Loslösung aus der Abhängigkeit von der Therapeutin. Einige aktuelle Programme fördern diese Abhängigkeit durch Planung häufiger Nachsorgesitzungen oder das Einreichen von Tonbandaufnahmen (oder telefonischen „Hotlines"). Dies ist zu verurteilen, wenn es als Ersatz für das adäquate Vermitteln von Fähigkeiten zur Selbsttherapie eingesetzt wird. Natürlich sollten Therapeutinnen über Nachsorgemaßnahmen verfügen, und der Patient sollte im Notfall den Mut haben, um Hilfe zu bitten. Übertriebene Behütungsprogramme verhindern das Heranreifen normaler Verhaltensmuster.
4. Die Therapie muß Verhaltensmuster ändern oder zumindest die Gelegenheit zur Veränderung bieten. Viele Stotternde haben sich an einen bestimmten Rahmen von Sprechverhaltensweisen und -reaktionen für verschiedene Sprechsituationen gewöhnt. Durch Übungen können sie lernen, alte Annäherungs-Vermeidungs-Muster zu verändern und neue, bisher unterdrückte Verhaltensmuster einzuüben.
5. Die Therapeutin muß dem Patienten Möglichkeiten geben, das Planen von Veränderungen zu üben. Viele Patienten haben das Gefühl, daß ein wesentlicher Teil des Problems darin liegt, daß sie nicht wissen, was zu tun ist bzw. wie sie vorgehen sollen. Übungen, die richtiges Planen, stufenweises Vorgehen, Alternativmöglichkeiten usw. vermitteln, machen aus dem Patienten eine Art Hilfstherapeut, der besser darauf vorbereitet ist, mit der Vielzahl an Problemen umzugehen, die ihn nach der Entlassung aus der Therapie erwarten.
6. Das Umfeld des Stotternden wird einbezogen. Dies ist besonders bei jungen Stotternden wichtig, gilt jedoch für jede Altersgruppe. Die Übungen können Eltern, Lebenspartner, Nachbarn, Kollegen und Arbeitgeber einbeziehen. Sie können dazu führen, daß sich die Einstellung der Umgebung verbessert und es zu einem besseren Verständnis für die Schwierigkeiten des Patienten und einer indirekten Beteiligung an dessen Leistung kommt. Außerdem gewöhnt sich die Umgebung so von Anfang an an die Veränderungen, die mit dem Stotternden passieren, was zu einer besseren Akzeptanz führt.

Es kommt sehr auf die Qualität der Übungen an. Daher sollten Übungen, die sehr frustrierend oder mit sehr viel Arbeit verbunden sind, vermieden werden. Wie bereits gesagt: Die meisten von uns geben Hausaufgaben, doch die wenigsten besprechen sie ausreichend. Allzuoft erteilt die Therapeutin dem Patienten routinemässig Aufgaben, ohne sie sorgfältig vorbereitet und geplant zu haben. Van Riper sprach sich ebenfalls vehement für Hausaufgaben aus. 1958 veröffentlichte er eine umfangreiche Übersicht von Aufgaben für die verschiedenen Aspekte eines Symptommodifizierungsprogramms. Wenn wir diese betrachten, läßt sich feststellen, daß die Entwicklung guter Aufgaben zeitintensiv ist und viele Aspekte berücksichtigt werden müssen. Mir wurde das klar, als ich zum ersten Mal für einen Patienten fünf Übungen pro Tag über einen Zeitraum von 16 Wochen – d.h. insgesamt 400 Aufgaben für eine einzige Person – zusammenstellen mußte. Später erarbeitete ich innerhalb von zwei Jahren zehn wöchentliche Aufgaben für 25 Stotternde, die sie in einem Zeitraum von 14 Wochen erledigen mußten. Das heißt nicht, daß ich mir jede Woche 250 neue Aufgaben ausgedacht hätte. Viele waren Abwandlungen desselben Themas. Ich mußte jedoch jeden Patienten individuell betrachten und konnte nicht einfach jeder Person die gleichen Aufgaben geben. Van Riper (1978) empfahl, die Aufgaben so zu strukturieren, daß objektive Berichte darüber verfaßt werden können, daß sie anspruchsvoll genug sind, um hilfreich zu sein, daß Erfolg möglich, aber nicht garantiert ist und daß die Zustimmung oder Belohnung durch die Therapeutin einbezogen wird. Wenn man diese Prinzipien als Grundlage nimmt, lassen sich eine Reihe von Kriterien festhalten, die eine gute Aufgabe im allgemeinen erfüllen sollte:

1. Die Aufgabe muß für die Therapie von Relevanz sein, und diese Relevanz sollte dem Patienten erklärt werden. Man mag zwar vielleicht nicht alle Gründe offenlegen, warum eine bestimmte Aufgabe ausgewählt wurde, der Patient sollte jedoch das Gefühl haben, daß die Aufgabe wichtig ist, ob er sie nun mag oder nicht.
2. Bereits vorhandene oder in der Therapie erworbene Fähigkeiten müssen zum Einsatz kommen, und zwar vorzugsweise unter der Aufsicht der Therapeutin. Da es sich um eine Übung handelt, sollte nichts Neues hinzugefügt werden.
3. Die Aufgabe muß lösbar sein, wobei ein Scheitern als Möglichkeit auch vorgesehen sein sollte, jedoch mit einer geringen Wahrscheinlichkeit. Ein gewisser Grad an Streß ist erforderlich, um Langeweile zu vermeiden und die Erfolgserwartungen zu erhöhen. Sie sollten nur selten eine Aufgabe stellen, die eine hohe Wahrscheinlichkeit des Scheiterns in sich birgt. Wenn Sie es doch tun, oder wenn Sie über die Möglichkeit eines Scheiterns besorgt sind, sollte die Aufgabe Vorschläge dazu enthalten, was im Falle des Scheiterns zu tun ist.
4. Der Patient muß die Möglichkeit haben, bis zu einem gewissen Grad den Schwierigkeitsgrad selbst zu bestimmen. Ich persönlich ziehe es vor, mehr Aufgaben vorzubereiten, als der Patient bearbeiten muß, um ihn dann auswählen zu lassen. Innerhalb jeder Aufgabe sollte es mindestens drei Schwierigkeitsgrade zur Auswahl geben (vgl. Kapitelende für Beispiele).
5. Innerhalb der Übungen sollten verschiedene Ebenen für Kontrolle, Messung, Bewertung usw. vorgesehen sein. Die Einübung von Fähigkeiten ist nicht ausreichend, wenn der Patient kein Urteilsvermögen erlernt.
6. Der Patient muß einen Bericht über seine Hausaufgaben schreiben. Er sollte über jede ausgeführte Aufgabe berichten, und die Therapeutin sollte mit dem Patienten darüber reden. Wenn das Projekt wichtig genug ist, um ausgeführt, mit einem Bericht versehen und diskutiert zu werden, wird der Patient sich normalerweise mehr anstrengen.
7. Die Erledigung der Aufgaben muß für die Therapeutin nachprüfbar sein. Eine absolute Wiederholbarkeit ist vielleicht nicht möglich, und Sie werden nicht die Zeit haben, jede Lösung zu überprüfen, doch sollte der Patient das Gefühl haben, daß jede Aufgabe für eine Anschlußkontrolle wiederholt werden kann.
8. Die Einstellung, Motivation, Ängste etc. des Patienten müssen berücksichtigt werden. Dies hat einen engen Bezug zum 4. Kriterium, geht aber darüber hinaus und hängt mit der Individualität der Patienten zusammen. Allgemein gehaltene Aufgaben haben keinen therapeutischen Nutzen.
9. Es sollte möglich sein, daß der Patient seine eigene Einschätzung der Aufgabe erklären kann. Dies sollte

einen Einfluß auf die Auswahl zukünftiger Aufgaben haben und die Eigenverantwortlichkeit fördern.

10. Eine Belohnung und/oder Zustimmung durch die Therapeutin muß enthalten sein.

Schwierigkeiten

Sicherlich wird es im Zusammenhang mit den Aufgaben zu Problemen kommen. Meistens handelt es sich um die Zeit, die man zur Planung der Aufgabe benötigt, den Versuch, ständig originell zu sein oder wie man die Aufgaben am besten in die Therapie einpassen kann. Manche Patienten sind zu bequem oder zu desinteressiert, was auf ein Problem im Bereich Motivation hindeutet. Andere sabotieren Aufgaben oder lügen. Die meisten Patienten tun dies hin und wieder. Wenn Sie ein Überprüfungssystem haben, werden Sie relativ schnell herausfinden, wer zu den regelmäßigen Übeltätern gehört. Für gewöhnlich ist der Patient aus einem oder mehreren der folgenden Gründe unehrlich: Gleichgültigkeit, Angst oder mangelnder Respekt. Über Gleichgültigkeit haben wir bereits gesprochen. Angst hängt eventuell damit zusammen, daß Sie zu viel verlangen oder von dem augenscheinlichen Selbstvertrauen des Patienten in der Sitzung in die Irre geleitet wurden. In beiden Fällen werden Sie Therapiezeit aufwenden müssen, um diese Einstellungsprobleme zu behandeln. Einige wenige Patienten sabotieren oder lügen, weil sie keinen Respekt oder kein Vertrauen zur Therapeutin haben. Dies habe ich häufig beobachtet, wenn Patienten von Dritten zur Teilnahme an einer Therapie gezwungen wurden oder man die Therapeutinnen während der Therapie häufig auswechselte, damit möglichst viele Therapieerfahrungen sammeln können.

Gelegentlich wird ein Patient eine Aufgabe oder eine Reihe von Aufgaben ablehnen. Finden Sie heraus, warum der Stotternde so handelt, und, falls möglich, erklären Sie ihm die Aufgabe oder ermutigen Sie ihn, damit er die Aufgabe durchführt. Wenn dies nicht gelingt oder wenn Sie die Argumente des Patienten als berechtigt ansehen, überarbeiten Sie die Aufgabe und lernen Sie daraus. Sie sollten bereit sein, die Aufgabe auch selbst durchzuführen, während der Patient Sie dabei beobachtet. Sie können die Rollen auch vertauschen und den Patienten auffordern, eine Aufgabe zu entwickeln, die für ihn akzeptabel ist und zum gleichen Ziel führt. Helfen Sie ihm dabei, diese Aufgabe auf der Grundlage der oben angeführten Kriterien zu bewerten. Sie werden beide daraus lernen. Manchmal wird keine dieser Reaktionen fruchten und der Patient verweigert weiterhin die Auseinandersetzung mit der Aufgabe. Manche Patienten haben mir gesagt: „Ich bezahle viel Geld, damit Sie mein Stottern heilen. Nun tun Sie auch was" oder „Ich muß zwar herkommen, aber damit hat es sich auch". Die Reaktion darauf kann unterschiedlich ausfallen. Auf der Grundlage meiner persönlichen Erfahrung und Einstellung frage ich mich zunächst, ob ich die Aufgabe an den gegebenen Umständen orientiert oder ob ich den Fehler begangen habe, etwas rein mechanisch zu planen. Wenn letzteres der Fall ist und ich keinen besonderen Wert in der Aufgabe sehen kann, sollte ich versuchen, mein Gesicht so weit wie möglich zu wahren, die Therapieabfolge neu strukturieren und dann fortfahren. Wenn ich jedoch nach sorgfältigem Überlegen immer noch vom Wert der Aufgaben für den Patienten überzeugt bin, werde ich aus den beiden folgenden Alternativen eine auswählen:

1. Ich werde den Patienten über meine Entscheidung in Kenntnis setzen, ihm die genauen Gründe darlegen und beim Wechsel zu einer neuen Therapeutin behilflich sein.
2. Ich werde den Patienten über meine Entscheidung in Kenntnis setzen, ihm als Beginn eines neuen Programms zur Klärung seine Einstellung darlegen, warum ich so entschieden habe, und schließlich durch Aushandeln einer tolerierbaren Streßsequenz stufenweise seine Einstellung verändern.

Analyse des Stotterspasmus

Aufbau von Eigenwahrnehmung

Die Grundlage für jede Art von Stottertherapie ist, sich seines Stotterns bewußt zu werden. Der Stotternde sollte auf Stottermomente mit bewußter Wahrnehmung und nicht mit Rückzug reagieren. Manche der Spasmen dauern vielleicht nur sehr kurz und werden deshalb während des Sprechens kaum wahrgenommen. Darüber hinaus kann der Stotternde sich Verhaltensweisen angewöhnt haben, die die Wahrnehmung für Stottern verringern. Stotternde unterscheiden sich im Hinblick auf die Angemessenheit ihrer Selbstkontrollmechanismen ebenso voneinander wie Nichtstotternde.

Einige Sprecher sind mehr nach außen hin orientiert und achten wenig auf die eigenen Sprechcharakteristika, andere Sprecher sind mehr nach innen orientiert und haben eine sehr präzise Wahrnehmung beinahe aller Einzelheiten ihres Sprechens. Wir wollen von der Wahrnehmung so schnell wie möglich zur komplexeren Kontrolle und Evaluierung übergehen. Alle weiterentwickelten Fähigkeiten beruhen auf diesem ersten Niveau der Wahrnehmung, deshalb sollte man erst dann fortfahren, wenn alle Leistungskriterien vollständig erfüllt sind. In den folgenden Abschnitten werden Beispiele von Übungen mit zunehmendem Schwierigkeitsgrad aufgeführt, die zur Entwicklung der Eigenwahrnehmung für Stotternde dienen.

Registrieren von Stottern

Der Stotternde wird gebeten, laut vorzulesen und für kurze Zeit spontan zu sprechen. Je nach Stotterhäufigkeit kann das zwischen 15 Sekunden und ein paar Minuten dauern. Nach jeder Unterbrechung wird der Patient gefragt, wie häufig er gestottert hat. Normalerweise werden Sie dem Patienten nicht gestatten, während eines Spasmus innezuhalten und zu berichten. Dies geschieht erst zu einem späteren Zeitpunkt. Ihr Ziel ist es, daß der Patient die Erfahrung vollständiger – und nicht unterbrochener – Sprechunflüssigkeit macht. Wenn die Antwort ziemlich genau ist, läßt die Therapeutin sich dies in weiteren Übungen bestätigen und geht dann zur nächsten Phase über. Genauigkeit ist definiert als 100% der schweren, 90% der mittelschweren und 75% der leichten Spasmen. Kommt es nur zu wenigen Spasmen, sollte man den Patienten fragen, bei welchen Wörtern er gestottert hat.

Prüfen Sie diese Kontrollfähigkeit, indem Sie einen oder zwei Zuhörer hinzuziehen, während die Aufgabe erneut durchgeführt wird. Lassen Sie den Stotternden mehrere Anrufe tätigen, und gehen Sie dann zu zwei oder drei leichteren Aufgaben über, während der Patient Kontrollübungen für das Stottern ausführt. Bei den Anrufen und anderen Aufgaben sollten Sie zunächst als Beispiel dienen, indem Sie Spasmen vortäuschen und darüber berichten. Bitten Sie den Patienten, zunächst zu sagen, was er bei Ihnen beobachtet hat. Bestätigen Sie anschließend seine Beobachtungen oder korrigieren Sie sie. Geben Sie dem Stotternden eine Reihe von Selbsttrainingsaufgaben, wie zum Beispiel das Zählen von Stotterereignissen in jeder Sprechsituation (oder jeder leichten Sprechsituation) an einem ganzen Tag.

Wahrnehmen der Art des Stotterns

Wenn Sie überzeugt sind, daß der Patient Fortschritte gemacht hat und eine bessere Wahrnehmung bezüglich seines Stotterns bekommen hat, können Sie zu schwierigeren Übungen übergehen. Anstatt nur einfach auf das Vorhandensein eines Spasmus zu reagieren, muß der Patient dessen Art bestimmen (Wiederholung, Dehnung, Block). Beginnen Sie wie auf der ersten Stufe mit kurzen Zeiteinheiten und geringen Anforderungen. Wenn mehrere Spasmen kurz hintereinander auftreten, unterbrechen Sie und bitten Sie um einen Bericht, denn Zweck der Übung ist es nicht, das kumulative Gedächtnis zu trainieren, sondern die Wahrnehmung des laufenden Sprechens in den Vordergrund zu stellen. Dafür könnte man z.B. Lesetexte verteilen oder Fragen stellen und das Gespräch zur Analyse aufnehmen. Halten Sie das Band nach zwei oder drei Spasmen an und fragen Sie:

- Wie oft haben Sie gestottert?
- Bei welchen Wörtern haben Sie gestottert?
- Welche Art von Spasmen haben Sie erlebt?

Nachdem der Patient die Fragen beantwortet hat, spielen Sie ihm das Band vor und überprüfen Sie die Angaben. Dieses Abspielen ist auch eine milde Form der Desensibilisierung. Jedesmal, wenn Sie Aufnahmen irgendeiner Art verwenden oder wenn Sie Spasmen simulieren, versuchen Sie, die Reaktionen des Patienten auf sein eigenes Stottern oder auf das Stottern anderer zu beobachten. In dem Maße, wie der Patient sich in seiner Fähigkeit der Berichterstattung verbessert, verstärken Sie den Streß und die Komplexität der Aufgaben und bemühen Sie sich um eine kontinuierliche Verbesserung in der Objektivität und Genauigkeit. Ziehen Sie andere Prüfer hinzu, benutzen Sie das Telefon, gehen Sie gemeinsam auf die Straße und erteilen Sie Selbsttrainingsaufgaben.

Lokalisierung

Die Lokalisierung des Spasmus ist der nächste Schritt. Gehen Sie nach der einfachen Wahrnehmung und der Wahrnehmung des Spasmustyps jetzt dazu über, den Spasmus zu lokalisieren. Viele Stotternde erleben nur, daß „alles irgendwie zugeschnürt“ ist und sich das Wort nicht hervorbringen läßt. An dieser Stelle hilft es üblicherweise, wenn Sie Informationen darüber geben können, wo sich die Spannungspunkte wahrscheinlich befinden. Erklären Sie dem Patienten in angemessenen Worten, was labiale, linguale, velare, glottale und thorakale Spannungsbereiche sind. Wenn Sie überzeugt sind, daß ein grundlegendes Verständnis der wesentlichen Elemente vorliegt, dann informieren Sie ihn über den Zusammenhang von Stottern und Lokalisierung:

Manchmal werden Spasmen von anderen Verhaltensweisen so sehr überdeckt, daß wir vergessen, wo das eigentliche Problem liegt. Wir werden später auf diese Verhaltensweisen zurückkommen, doch im Moment wollen wir herausfinden, wo genau das Stottern eigentlich stattfindet. Manchmal ist es nur ein einzelner Spannungsbereich, es können aber auch mehrere sein. Fast immer aber wird es einen dominanten Bereich geben, und diesen versuchen wir nun zu lokalisieren.

Jetzt besteht eine günstige Gelegenheit, einfache Pseudospasmen für den Patienten zu simulieren, um damit die verschiedenen Spannungsbereiche zu veranschaulichen. Bitten Sie ihn, Sie genau zu beobachten, berühren Sie Ihre Kehle bei vorgetäuschter Glottalspannung, und versuchen Sie, einige der Simulationen pantomimisch darzustellen, um an die dahinter liegenden Gefühle zu gelangen (weitere Desensibilisierung).

Bitten Sie den Patienten, die Sprechunflüssigkeit normaler Sprecher zu beurteilen. Dies scheint gewöhnlich besser zu funktionieren, wenn der Patient vorher etwas Übung in grundlegender Selbsteinschätzung hatte und dadurch seine Kontrollfähigkeiten geschärft wurden. Benutzen Sie gegebenenfalls Material aus dem 2. Kapitel, um Aufgaben zu entwickeln. Wenn es im Radio einen Moderator gibt, der eine besonders gute Sprechflüssigkeit besitzt, dann nehmen Sie ihn auf und bringen Sie das Band für Übungszwecke in eine Therapiesitzung mit. Sie können auch „normale Sprechunflüssigkeit“ simulieren, die der Patient dann erkennen muß. Erteilen Sie Aufgaben, die der Patient aus der Therapie mitnimmt und über die er anschließend Berichte anfertigen muß. Derartige Bewertungen der Sprechflüssigkeit sind eine gute Übung zur Selbstanalyse. Sie helfen, den Patienten dazu zu bringen, die Zuhörer tatsächlich anzuschauen und ihnen wirklich zuzuhören, statt vorgefertigte Meinungen über sie zu haben, und sie dienen der Desensibilisierung. Gewöhnlich geht von ihnen eine positive Motivation aus, sobald dem Patienten bewußt wird, daß auch sogenanntes flüssiges Sprechen häufig Sprechunflüssigkeiten enthält.

Wenn der Patient einverstanden ist, lassen Sie ihn vorlesen, Fragen beantworten oder andere einfache Aufgaben ausführen. Nach jedem Spasmus soll er anhalten und Ihnen über den Spasmustyp, die Lokalisation und die Schwere berichten. Bitten Sie ihn immer wieder, den Spasmus nachzuahmen, ohne jedoch zu versuchen, das Wort auszusprechen. Lassen Sie den Patienten wiederholt in den bezeichneten Bereichen Spannung erzeugen, um vertrauter mit den taktil-kinästhetischen Anzeichen der Anspannung zu sein. Simulieren Sie die Spasmen, die der Patient nachahmt, nehmen Sie sie auf Band auf, spielen Sie die Aufnahme vor usw.. Nehmen Sie wie zuvor weitere Zuhörer hinzu und arbeiten Sie weitere Situationen mit höherem Streß- und Komplikationsgrad durch.

Als weitere Übung zur Spasmus-Lokalisierung soll der Patient versuchen, direkt nach dem Stottern innezuhalten. Das gestotterte Wort sollte allerdings zu Ende gesprochen sein. Diese Technik kann auch für andere Methoden nützlich sein, denn sie fördert die Selbstdisziplin und verhindert die Kontingenz-Verstärkungen des Stotterspasmus. Möglicherweise müssen Sie am Anfang den Streß und die Komplexität wieder etwas zurücknehmen, um Erfolg zu haben. Sie werden feststellen, sofern Sie dies nicht bereits getan haben, daß es bei der Eigenwahrnehmung große Unterschiede gibt. Manche Menschen sind keine guten Beobachter, egal ob sie stottern oder nicht. Dann gibt es welche, die zwar gut beobachten, aber Schwierigkeiten haben, ihren vorwärtsgerichteten Redefluß zu unterbrechen. Für sie wäre es eine gute Übung, sie vorlesen und dabei ein Signal betätigen zu lassen (Lichtschalter, Ton, Antippen, Klingel), auf das der Stotternde nach Beendigung des gerade ausgesprochenen Wortes anhalten muß. Vorlesen ist ein guter Ausgangspunkt, denn Sie können (zunächst) vorausschauend die Wörter auswählen, nach denen ein Anhalten leichter ist. Gehen Sie dann zu Monologen und Dialogen über, erhöhen Sie den Streßfaktor und stellen Sie Selbsttrainingsaufgaben. Falls notwendig, können Sie ein zweites, eindeutigeres Signal wählen, wenn der Patient das andere übersieht. Die Kriterien für ein Anhalten nach dem Spasmus sind wiederum 100% nach schweren, 90% nach mittelschweren und 75% nach leichten Spasmen im Therapieraum. Außerhalb des Therapieraums sollten Sie die Einhaltung der Kriterien großzügig handhaben und innerhalb der Kriterien flexibel sein, wenn Sie mit einem Signal arbeiten.

Wie lange die Wahrnehmungs-, Spasmustyp- und Lokalisierungsphasen dauern, ist unterschiedlich. Ich hatte Patienten, die alle drei Schritte in der Therapie innerhalb einer 60-minütigen Sitzung meisterten. Übungen außerhalb des Therapieraums wurden entwickelt, als wir zu anderen Aufgaben in der Therapie übergingen. Andererseits kann es sein, daß Stotternde mit leichter Symptomatik oder ängstlich wirkende Stotternde ein Dutzend Sitzungen benötigen, nur um grundlegende Fähigkeiten zu erwerben. Etwas, das mit größter Sicherheit auftreten wird, ist ein Anpassungseffekt an die Situation. Wenn der Patient Sie besser kennen und respektieren lernt, sich an die Therapiesituation gewöhnt und andere Erwartungsängste abgebaut hat, wird er in der Regel beginnen, immer weniger zu stottern. Das Stottern kann sich sogar so weit reduzieren, daß es in den beschriebenen Übungen nicht mehr auftritt und man diese Übungen für die Verbesserung der Eigenwahrnehmung daher nicht mehr nutzen kann. Dann wird es darum gehen,

Gesprächsthemen vorzuschlagen, die erneut verstärkt Stottern hervorrufen, nach und nach zusätzliche Zuhörer einzusetzen und die Übungen nicht mehr nur im Therapieraum durchzuführen, sondern auch außerhalb.

Anstrengung und Übersprung

Die Begriffe Anstrengung und Übersprung beziehen sich auf das, was der Stotternde als integralen Teil des Stotterspasmus tut und was nicht davon losgelöst werden kann. Das Mädchen, das seine Zunge herausstreckte (Kap. 2), ist ein Beispiel dafür. Der Verlust des Blickkontaktes, Kopfrucken oder -neigen, Anspannen der Beine und vieles mehr kann Teil der Anstrengungs- und Übersprung-Phänomene des Stotterns sein. Der erste Schritt in dieser Phase der Selbstanalyse besteht darin, daß der Stotternde alle Verhaltensmuster beschreibt. Forschen Sie nach und stellen Sie Suggestivfragen, aber geben Sie dem Patienten keine Antworten vor. Finden Sie heraus, wie gut die Eigenwahrnehmung des Patienten ist und ob er bereit ist, über dieses Thema zu sprechen.

In diesem Stadium ist eine Videokamera eine große Hilfe. Wenn Sie keine besitzen, können Sie statt dessen auch einen Spiegel verwenden. Geben Sie dem Stotternden eine Liste von Wörtern oder Sätzen, die er hintereinander sagen soll, während er direkt in den Spiegel schaut. Der Blickkontakt mit sich selbst muß dabei während des Sprechens in jeder Situation vollständig gewährleistet sein. Der Spiegel sollte so groß sein, daß der Patient sich ganz darin sehen kann. Ich persönlich plaziere den Stotternden ca. $1\frac{1}{2}$ m vom Spiegel entfernt. Er soll auf die Liste schauen, sich das jeweilige Wort oder den jeweiligen Satz merken, aufschauen, um sich selbst im Spiegel zu sehen, wiederholen, was er vom Papier abgelesen hat und dann auf meine Fragen antworten. Ich stelle dem Patienten alle möglichen Fragen über ein beliebiges Thema oder aber über Stottern. Als Teil des Wahrnehmungs- und Toleranzprogramms bitte ich ihn eventuell, das vorher besprochene Verhalten zu demonstrieren, ohne dabei zu sprechen. Eventuell wiederhole ich auch die Stimuli und täusche bei jedem Wort ein bestimmtes Verhalten vor. Das verbessert die Wahrnehmung, fördert die Desensibilisierung und ist eine Vorübung für das Pseudostottern. Nach dem Vorlesen soll der Patient Ihre Fragen beantworten oder einen Monolog halten. Achten Sie darauf, daß der Stotternde immer guten Blickkontakt mit sich selbst hält, und unterbrechen Sie ihn jedesmal, wenn er ihn abbricht. Setzen Sie sich so, daß Sie zwar nicht im Spiegel erscheinen, aber dennoch alles deutlich sehen können. Bewerten Sie Verhaltensmuster nach zwei Aspekten: nach der Offensichtlichkeit und der Nähe zum Sprechablauf. Legen Sie Leistungskriterien fest, die erfüllt werden müssen, bevor der Patient zur nächsten Phase übergehen kann.
Z.B.:

Sehr offensichtliches/distales Verhalten	100%
Mittelschweres offensichtliches/distales oder sehr offensichtliches/proximales Verhalten	80%
Schwaches/distales, mittelschweres/proximales Verhalten	50%

Wenn der Patient in diesem Frühstadium schlecht abschneidet, können Sie Konditionierungsmaßnahmen einführen, indem ein Zeichen oder die Feststellung „Falsch“ für jeden Fehler oder eine Strafe für eine bestimmte Anzahl von Fehlreaktionen benutzt wird.

Während der Stotternde weiterhin in den Spiegel schaut, soll er sich darauf konzentrieren, das Anstrengungs- und Übersprungsverhalten bewußt wahrzunehmen. Bitten Sie ihn, seine Empfindungen zu beschreiben, und setzen Sie diese in Beziehung zu den sichtbaren und/oder hörbaren Hinweisen. Stellen Sie dann Ihren Stuhl neben oder etwas hinter den des Patienten, und bitten Sie ihn, über den Spiegel mit Ihnen zu sprechen (wobei Sie ebenfalls über den Spiegel mit ihm sprechen). Greifen Sie zunächst auf einfacheres Material zurück. Der Stotternde sollte nun einen guten Blickkontakt zu Ihnen halten. Während Sie sprechen, wechseln Sie zwischen Phasen, in denen der Patient bei jedem Stottern einen 100%igen Blickkontakt mit Ihnen haben muß, und Phasen, in denen er Blickkontakt mit sich selber halten soll. Kontrollieren Sie die Genauigkeit und die Eigenwahrnehmung des Stotternden in beiden Phasen. Wenn beide ungefähr übereinstimmen, soll sich der Stotternde vom Spiegel abwenden und direkt mit Ihnen sprechen. Wie schon vorher, bitten Sie ihn bei jedem Stottern um einen besonders guten Blickkontakt. Fragen Sie den Patienten regelmäßig danach, was Sie getan haben (lächeln, ein Augenlid senken, Stirnrunzeln), während er gestottert hat, um seine Wahrnehmung zu verbessern.

Sie müßten jetzt eine ziemlich vollständige Übersicht von Verhaltensweisen haben. Darüber hinaus ist der Patient in der Lage, fast alle offensichtlichen Verhaltensweisen wahrzunehmen (und vielleicht hat er auch damit begonnen, einige davon spontan zu unterdrücken). Anfangs sollten es Übungen sein, die der Patient alleine ausführen soll, z.B. Vorlesen oder Reden vor einem Spiegel. Greifen Sie in den Therapiesitzungen auf die Arbeit mit dem Spiegel zurück, während der Patient telefoniert. Zunächst können Kollegen von Ihnen oder Sie selbst, wenn Sie sich in einem anderen Raum befinden, angerufen werden. Mit fortschreitendem Erfolg können Sie echte Anrufe aus unterschiedlichen Anlässen folgen lassen. Ziehen Sie, wie bereits beschrieben, andere Zuhörer hinzu und lassen Sie den Patienten innehalten und analysieren, während diese Zuhörer anwesend sind. Gehen Sie dann zu leichten Aufgaben außerhalb der Therapie über. Geben Sie dem Patienten Aufgaben, die er außerhalb der Therapie durchführen soll. Die Situationen sollten nicht lange dauern, so daß der Patient jede anschließend bewerten kann. Der Schwierigkeitsgrad sollte unter dem der Aufgaben im Therapieraum liegen, aber beziehen Sie bei den externen Aufgaben auch das Telefonieren und Situationen des realen Lebens mit ein. Ihr Gesamtziel ist es, den Patienten zu befähigen, sich des Anstrengungs- und Übersprungsverhaltens bewußt zu werden und es mit einer Trefferquote von 40–90% zu beschreiben, je nach Länge und Offensichtlichkeit. Wie bereits erwähnt, hat der Stotternde wahrscheinlich schon einige der Verhaltensweisen eliminiert oder reduziert und den Blickkontakt deutlich verbessert. Aufgrund der verschiedenen Übungen sollte er nun weniger sensibel auf Stottern reagieren, weniger tatsächliche Sprechsituationen vermeiden und ein besseres Selbstbild aufweisen.

Analyse von begleitenden Verhaltensweisen

Die verschiedenen Erscheinungsformen der begleitenden Verhaltensweisen wurden weiter oben definiert und diskutiert (vgl. Kap. 2). Dazu gehören Aufschub, Starter, Neuversuche, Substituierung usw.. Einige Therapeutinnen ziehen es vor, diese Phase der Selbstanalyse zwischen dem einfachen Spasmenzählen und der Analyse des Anstrengungs- und Übersprungsverhaltens einzuschieben. Sie verweisen darauf, daß diese Verhaltensweisen oft leichter zu erkennen sind als das integriertere Anstrengungs- und Übersprung-Verhalten. Außerdem handelt es sich um ein eher ganzheitliches Überwachungskonzept, da es neben den gestotterten Wörtern auch viele flüssig gesprochene einbezieht. Häufig benutzt die Therapeutin die Analyse als Gelegenheit zu frühzeitigen Veränderungen beim Sprechen, so daß die offensichtlicheren Verhaltensmuster eliminiert oder doch zumindest reduziert werden. Dies kann ein sehr positiver Motivationsfaktor sein und kann sozusagen einen Teil des Gestrüpps beseitigen helfen, das das eigentliche Stottern verdeckt.

Die Vorteile einer Analyse dieser Verhaltensweisen sind klar. Die meisten von ihnen sind oder waren bewußte Bemühungen, das Auftreten des Stotterns zu vermeiden oder dem Spasmus nach seinem Auftreten zu entkommen. Diese Sekundärentwicklungen resultieren meist aus Furcht, Angst und Schuldgefühlen im Zusammenhang mit Stottern und der Umwelt. Daher ist Selbstanalyse ein Akt der geistigen Hygiene für den Stotternden, besonders wenn er sich bewußt wird, wie häufig viele dieser Verhaltensweisen (in den verschiedensten Ausprägungen) auch in der nicht stotternden Bevölkerung auftreten. Dazu kommt, daß viele dieser Verhaltensweisen offensichtlich sind, so daß sie kontrolliert oder eliminiert werden können. Dies gibt dem Stotternden frühzeitig das Gefühl, daß er hinsichtlich des Sprechens „wirklich etwas tut".

Grundlagen

Zu Beginn der Selbstanalyse von begleitenden Verhaltensmustern bedarf es einiger Anweisungen durch die Therapeutin. Der Patient muß über die verschiedenen Verhaltensweisen, die möglich sind, informiert werden. Dazu kann man auf das Verzeichnis am Ende des 1. Kapitels oder auf Beschreibungen in diesem Buch zurückgreifen. Dies kann z.B. schriftlich geschehen, wobei nach jeder Rubrik Platz sein sollte, damit der Patient seine eigenen Verhaltensweisen notieren kann. Bitten Sie ihn, diese Seiten im Anschluß an die Erarbeitung und Diskussion in der Therapie mit nach Hause zu nehmen und die folgenden Fragen für jedes Verhalten zu beantworten:

- Haben Sie das schon einmal getan?
- Tun Sie das jetzt?
- Wenn ja, beschreiben Sie es und bewerten Sie die Wirksamkeit.
- Bis zu welchem Grad haben Sie Kontrolle darüber?

Eine andere Möglichkeit wäre, die Kontrollliste des Stotterverhaltens aus dem 2. Kapitel zu verwenden. Wenn der Stotternde die Liste ausgefüllt hat (einschließlich der Anstrengungs- und Übersprung-Verhaltensweisen), gehen Sie jeden Punkt mit ihm durch:

- Wann haben Sie mit diesem Verhalten begonnen?
- Warum haben Sie damit begonnen, und unter welchen Umständen?
- Hat es sich in der Zwischenzeit verändert, und wenn ja, wie?
- Kann es im Moment variieren, und wovon hängt das ab?
- Wie effektiv ist es, und was würde passieren, wenn Sie es nicht mehr täten?
- Wie sehr sind Sie sich dessen bewußt, wenn Sie es tun?
- Haben Sie dabei irgendwelche Reaktionen der Zuhörer bemerkt?

Eine weitere Möglichkeit wäre, die intellektuelle Wahrnehmung der begleitenden Verhaltensweisen anhand des tatsächlichen Sprechens zu überprüfen. Sie sind mit dem Sprechverhalten des Patienten aufgrund der vorangegangenen Übungen zur Verbesserung der Eigenwahrnehmung bereits vertraut, aber der Patient ist es vielleicht noch nicht. Gehen Sie mit dem Patienten im Anschluß an die oben beschriebene Übung schrittweise die bereits mehrfach beschriebene Aufzählung der Sprechaktivitäten durch. Wechseln Sie zwischen dem Zählen bzw. Beschreiben eines jeden Verhaltens oder einer Gruppe von Verhaltensmustern und dem Zählen und Identifizieren aller auftretenden Verhaltensweisen hin und her. Stellen Sie einen Bezug her zu den Arten und der Schwere der Spasmen, der Wortfolge, den Anfangsphonemen sowie anderen relevanten Faktoren. Notieren Sie sorgfältig, welches Verhalten am leichtesten zu erkennen ist. Dies wird bei der Verstärkung des flüssigen Sprechens oder der Symptomtherapie von Nutzen sein. Klassifizieren Sie die Verhaltensformen im stillen als überwiegend verdeckt (um Stottern zu verbergen) oder offen (um es zu bekämpfen), wie im 2. Kapitel ausgeführt. Diese Kategorisierung gibt Ihnen Einsichten für die Therapieart, den Transfer und die Prognose der Aufrechterhaltung. Stellen Sie sicher, daß Sie alle Verhaltensweisen selbst ausführen können und variieren Sie sie, wenn Sie mit dem Patienten zusammenarbeiten. Lassen Sie den Stotternden sobald wie möglich Telefonanrufe tätigen, in Situationen außerhalb der Therapie arbeiten und geben Sie ihm Aufgaben für zu Hause mit.

Normalerweise sind Verhaltensweisen wie Verzögerungen, Starter und Neuversuche für Sie leicht zu entdecken, ebenso wie Strategien zur zeitlichen Regulierung. Starthilfen können Sie meistens leichter erkennen als der Stotternde, da sie in die Stotterspasmen integriert sind. Substituierung oder Umschreibungen lassen sich je nach Patient entweder sehr leicht oder überhaupt nicht erkennen. Unter Umständen müssen Sie viel Mühe aufwenden, um ein Gefühl für die Sprechweise des Patienten zu entwickeln, bevor Sie Substituierungen oder Umschreibungen „spüren". Beauftragen Sie den Patienten, auf Pausen, Einwürfe und Vermeidungsverhalten in Ihrem Sprechverhalten zu achten. Lassen Sie ihn auf ähnliches Verhalten bei anderen Sprechern außerhalb der Therapie achten. Es kann vorkommen, daß der Patient fragt, wann man von „Stottern" redet und wann es sich um normale Sprechunflüssigkeiten handelt. Ich würde vorschlagen, daß Sie darüber sprechen und im Hinblick auf frühe Therapieziele übereinkommen, mißtrauisch zu sein und solche Verhaltensweisen zunächst einmal als mögliche Stotterphänomene zu klassifizieren.

Die Kriterien für die Selbstanalyse von begleitenden Verhaltensweisen sollten von der Nachweisbarkeit und der Frequenz des jeweiligen Verhaltenstyps abhängen. Die Skala kann von 99% bis hinunter zu 40% reichen. Dort, wo bestimmte Verhaltensmuster nicht so effizient sind, wie Sie es sich wünschen, müssen Sie vielleicht kontingente Verstärkungsprozesse einsetzen. Achten Sie darauf, wie Streß oder die Sprechleistungsstufe begleitende Verhaltenweisen und deren Wahrnehmung beeinflussen.

Reduzierung und Eliminierung

Die Reduzierung und Eliminierung von begleitenden Verhaltensweisen sind nicht im eigentlichen Sinn Teil eines Kapitels über die Analyse. In diesem Stadium der Therapie ist jedoch so häufig von Kontrolle die Rede, daß man das Thema zumindest erwähnen sollte. Der Analyseprozeß ist für den Patienten meist von großem Nutzen. Es ist ermutigend, wenn der Patient erkennt, daß er sein Stottern kontrollieren und seine Sprechunflüssigkeiten reduzieren kann. Es ist meist leicht, ein offenes Aufschubverhalten aufzugreifen und an seiner Eliminierung zu arbeiten, während Sie mit der Analyse fortfahren. Ich fragte einmal einen meiner Patienten, der immer den Satz „So ein Mist" einschob, warum er nicht einfach damit aufhört. Er dachte einen Moment nach, stimmte mir zu, und tat es nie wieder. Das ist jedoch nicht der Normalfall. Falls Sie Pseudostottern anwenden (4. Kap.), können Sie damit anfangen, daß Sie den Patienten begleitende Verhaltensweisen, die Sie eliminieren wollen, absichtlich produzieren lassen. Dieses Vortäuschen erhöht die Wahrnehmung der Verhaltensweisen, ermöglicht das Verstehen der motorischen Abläufe und trägt zur Desensibilisierung bei. Das Verhalten wird weniger „automatisch", wodurch seine Eliminierung wesentlich erleichtert wird.

Analyse der Einstellung und des situationsbezogenen Verhaltens

Identifikation der Variablen

Die Identifizierung der Variablen zum Thema Einstellung betrifft das Stotter-Erwartungs-Verhalten (siehe Kap. 2). Die Einstellung und ihre emotionalen Korrelate bestimmen größtenteils diese Verhaltensmuster. Es ist wichtig, sich ein klares Bild von den Gefühlen des Patienten zu machen und nicht blind mit Modifizierung oder Symptomunterdrückung anzufangen. Erfolgreiches Vermeiden, um Symptome zu verbergen oder zu überwinden, ist nicht unbedingt ein zuverlässiges Indiz für eine Reduzierung negativer Empfindungen (Naylor, 1953), ob das Sprechen nun akzeptabel ist oder nicht. Therapeutinnen, die mit Stotternden arbeiten, neigen dazu, ihre Bewertung und Fortschritte rund um das Stottern anzusiedeln. Für den Stotternden jedoch gehen seine Probleme üblicherweise über die eigentlichen Sprechschwierigkeiten hinaus (F.H. Silverman, 1980). Grundsätzlich müssen wir die Problematik vom Standpunkt des Patienten aus betrachten, um die Welt durch die Augen des Patienten und nicht durch die der Therapeutin zu sehen (Hood, 1973). Eine Therapie, die nur darauf abzielt, Symptome zu bekämpfen oder Sprechflüssigkeit herbeizuführen, wird den Bedürfnissen des Patienten nicht gerecht. Der Stotternde hat manchmal 30 oder 40 Jahre unter der Prämisse gelebt, ein Stotternder zu sein. Eine simple Rekonstruktion der Sprechproduktion wird diese Gefühle nicht ändern. Dies gilt auch für viele andere Bereiche der Verhaltensänderung. Falck (1969) spricht von einer generellen Notwendigkeit, die Einstellungen der Stotternden zu verändern, weil sie dazu neigen, wie Stotternde zu denken, selbst wenn sie nicht sprechen. In vielen Patienten ist das Stottern derart verankert, daß sie selbst dann stottern, wenn sie alleine sind und vorlesen oder mit sich selbst sprechen (Šváb u.a., 1972). Das allgemeine Bild von Stotternden stützt nicht die These einer ernsthaften Verhaltensstörung. Wenn ich jedoch Stotternde betrachte, die über das frühe Entwicklungsstadium hinaus sind, gehe ich von den folgenden Annahmen aus:

1. Alle Stotternden weisen in bezug auf ihre Einstellungen und auf ihr generelles Sprechverhalten Unzulänglichkeiten auf. Es ist möglich, daß diese Unzulänglichkeiten innerhalb einer auf das Sprechen bezogenen Therapie berücksichtigt werden können und daß die Therapie anspricht. Es kann aber auch anders sein.
2. Die meisten Stotternden haben Probleme mit ihrer Einstellung und ihrem Sprechverhalten. Dies sollte in sprechorientierten Aktivitäten und/oder einem separaten Bestandteil der Therapie zum Ausdruck kommen.
3. Einige wenige Stotternde haben Probleme mit ihrer Einstellung und Störungen des Sprechverhaltens, die eine Überweisung zur psychologischen Beratung nötig machen.
4. Nur wenige Stotternde weisen ernstliche Einstellungs- und Verhaltensprobleme auf, die anscheinend nicht mit dem Sprechen im Zusammenhang stehen und Abhilfe aus anderer Quelle benötigen.

Es gibt verschiedene Methoden, die Einstellung eines Patienten zu beurteilen, wobei auch die Kompetenz der Therapeutin und die Offenheit des Patienten eine Rolle spielen. Alle Therapeutinnen unterscheiden sich bezüglich ihres psychologischen Wissensstandes und ihrer Therapieerfahrung. Einige Patienten widersetzen sich dem Eindringen in ihr innerstes Selbst und möchten nur an den Symptomen oder der Sprechflüssigkeit arbeiten, während andere erleichtert und dankbar über die Gelegenheit sind, ihre Einstellungen und Ängste zu besprechen. Deshalb muß Ihr Ansatz den Fähigkeiten und dem Typ des Stotternden angepaßt sein. Verdeckt stotternde Patienten werden nicht viel Zeit mit diesem Abschnitt zubringen; Sie werden während der Therapie hart arbeiten müssen, um Informationen zu erhalten und Veränderungen zu bewirken. Offen stotternde Patienten werden länger an diesem Abschnitt arbeiten und besser auf direkte Therapieansätze reagieren.

Ein erster Schritt in der Analyse kann häufig die Arbeit mit dem Lebenslauf sein (2. Kap.). Wenn er bereits vorliegt, kann er erneut hervorgeholt und besprochen, um einige Abschnitte erweitert oder aber für den Erstgebrauch strukturiert werden. Es handelt sich hierbei nicht um eine tiefgründige Untersuchung, sondern darum, den Patienten als eine Person mit einer persönlichen Geschichte kennenzulernen. Für die Patienten ist es ein erster Schritt, etwas über sich selbst zu offenbaren und schriftlichen Aussagen über sich selbst auf den Grund zu gehen. Unabhängig davon gibt es zusätzliche schriftliche Aufgaben. Man kann den Patienten z.B. bitten, die folgenden Fragen schriftlich zu beantworten:

1. Beschreiben Sie Ihre persönlichen Gefühle
   a) unmittelbar vor dem Zeitpunkt, wo Sie sich sicher sind, daß Sie gleich stottern werden,
   b) während Sie tatsächlich stottern,
   c) unmittelbar nach dem Stottern und ein paar Sekunden danach.
2. Was halten Sie von Ihrem Sprechen, wenn Sie nicht stottern? Vergleichen Sie es mit dem Ihrer Freunde in bezug auf Geschwindigkeit, Lautstärke, Tonlage, Stimmqualität und andere Eigenschaften.
3. Wie hat sich seit der Zeit, als Sie sich zum erstenmal des Stotterns bewußt wurden, Ihre Einstellung dazu und zum Sprechen im allgemeinen verändert?
4. Wie reagieren andere auf Ihr Stottern? Sie können die Antwort in Abschnitte für Familie, Freunde, Partner, Fremde und andere besondere Personen unterteilen.
5. Wie hätten Sie es gerne, daß Leute auf Ihr Stottern reagieren?
6. Welche Aktivitäten oder Ziele werden für Sie durch das Stottern schwierig oder unmöglich?
7. Haben Sie durch das Stottern Vorteile?

Sie können, je nach Patient, andere Fragen hinzufügen. Zusätzlich zum Lebenslauf können in diesem frühen Stadium auch andere schriftliche Tests benutzt werden, wie z.B. Erickson S-Skala, oder der Iowa-Test zur Einstellung zum Stottern (siehe 2. Kap.). Sie können den Patienten nur eine oder beide der Skalen ausfüllen lassen und dann die Skala mit einem andersfarbigen Stift wiederholen, indem Sie den Patienten bitten, sie so auszufüllen, wie „Sie denken, daß ein typischer Stotterer sie ausfüllen würde". Das Ergebnis kann sehr interessant sein. Manchmal habe ich Patienten Skalen für Eltern, Partner, enge Freunde, und Fremde ausfüllen lassen, um zu sehen, welche Einstellungen der Stotternde in seiner Umwelt wahrnimmt oder auf sie projiziert. Eine andere Möglichkeit ist, den Stotternden eine Skala auf der Basis „Wenn ich nicht stottern würde ..." ausfüllen zu lassen. Hierbei sollte wieder der Halo-Effekt[2)] beachtet werden.

Situationshierarchien

Situationshierarchien werden auch in anderen Kapiteln verwendet, daher beschränken wir uns darauf, sie hier nur kurz anzusprechen. Bei der Beurteilung der Einstellung mußte der Stotternde auf eine Reihe von „Was wäre wenn" Fragen antworten. Jetzt gilt es, sich auf reale Situationen zu konzentrieren und sie hinsichtlich ihrer Wirkung auf die Einstellung und das Verhalten zu beurteilen. Am leichtesten ist es, dabei mit der Checkliste zur Selbsteinschätzung von Reaktionen auf Sprechsituationen aus dem 2. Kapitel anzufangen, in der für eine Reihe von Situationen vier verschiedene Evaluierungen gemacht werden (Menge des Stotterns, emotionale Reaktion, Vermeidungsmuster, Häufigkeit des Auftretens). Ich habe es zur Beurteilung der Einstellung als sehr nützlich empfunden, wenn der Patient diese Liste nochmals durchgeht und Situationen hinzufügt, die er zwar durchlebt hat, welche aber nicht auf der Liste stehen, und diese dann beurteilt. Gleichzeitig können Situationen, die der Patient nie erlebt hat (z.B. akademische Situationen für einen Nichtakademiker), gestrichen werden. Das ergibt eine Liste mit den wesentlichen Reaktionen auf bestimmte Situationen. Geben Sie die Liste dem Patienten mit nach Hause, damit er eine Hierarchie erstellen kann. Hierbei steht die 1 für die leichteste und die höchste Zahl für die schwierigste oder am meisten gefürchtete Situation. Gehen Sie die Liste

---

2) siehe Fußnote S. 36

mit dem Patienten durch, vergleichen Sie sie mit früheren Reaktionen und gleichen Sie Diskrepanzen aus. Überprüfen Sie die Situationen, und helfen Sie dem Stotternden, nach gemeinsamen Faktoren Ausschau zu halten, z.B.:

- Anzahl der beteiligten Personen.
- Vertrautheit mit den anderen Personen und/oder der Situation.
- Vorhersehbarkeit der Äußerung.
- Emotionalität der Situation oder des Themas.
- Bedeutung für das eigene Ego, einen guten (oder schlechten) Eindruck zu machen.
- Spezifische Erfahrungen in der Vergangenheit mit ähnlichen Situationen.

Vielleicht finden Sie ungewöhnliche Faktoren, wie z.B. der Umfang des benötigten Blickkontaktes oder das Alter der Zuhörer. Diese Hierarchie ist extrem nützlich für die Planung von Übungen für die Therapie und zu Hause, die Vorgehensweise in der Desensibilisierung, die Messung von Fortschritten sowie Maßnahmen für Transfer und Aufrechterhaltung. Eine weitere Tabelle zur Einschätzung und Berichterstattung (Gottlober, 1953) sieht eine 10-Punkte-Bewertungsskala vor, wobei 1 am besten, 5 durchschnittlich und 10 am schlechtesten bedeutet. Die Tabelle beinhaltet eine Liste von Faktoren (Anzahl der Stottermomente, emotionale Reaktionen, Bereitschaft zum Sprechen, Spannungsniveau, Reaktionen der Zuhörer usw.) mit einer Spalte für jede erlebte Sprechsituation. Der Stotternde benutzt die Tabelle in den auftretenden Situationen und trägt die verschiedenen Bewertungen jeweils ein. Die Tabelle kann während der gesamten Therapie benutzt werden, indem verschiedene Bewertungsdimensionen hinzugefügt oder herausgenommen werden.

Stotter-Erwartungs-Verhalten

Einstellung und Reaktionen auf Situationen können als Anhaltspunkte für Stotter-Erwartungs-Verhalten dienen. Aus Erfahrung kann ich sagen: Je ungünstiger die Einstellung und Reaktionen eines Patienten sind, desto wahrscheinlicher wird es zu einem Verhaltensmuster kommen, um befürchtetes Stottern zu verhindern. Schamgefühle oder andere negative Gefühle beziehen sich primär auf die Anwesenheit anderer Menschen (Modigliani, 1971). Die tatsächlichen Reaktionen der Zuhörer haben meist nur wenig mit den Reaktionen des Stotternden zu tun. McDonald und Rick (1954) interviewten 50 Verkäufer, die gerade einen Stotternden bedient hatten. Nur einer äußerte ablehnende Gefühle, zwei waren amüsiert oder ungeduldig, und 40 bis 50 nannten Gefühle wie Neugier, Mitgefühl oder Mitleid. Wenn Studentinnen in meinen Seminaren Pseudostottern lernen, erzählen sie häufig, daß die Zuhörer übertrieben hilfsbereit oder mitfühlend waren. Eine Studentin drückte das so aus: „Wenn die bemerken, daß ich ein Problem habe, behandeln sie mich plötzlich so, als sei ich geistig zurückgeblieben!" Es ist daher nicht weiter überraschend, daß Stotternde versuchen, Sprechsituationen oder das Sprechen selbst durch Stotter-Erwartungs-Verhalten zu kontrollieren.

Wie bereits im 2. Kapitel dargestellt, wird Stotter-Erwartungs-Verhalten in zwei Kategorien unterteilt:

1) Verhalten, das direkt mit Sprechen verbunden ist (leise oder laute Stimme, veränderte Tonlage, langsames oder schnelles Sprechen, stereotype Modulation, Rhythmus, Inflektionsmuster, synchronisierte Körperbewegungen, Veränderung in der Haltung oder den Bewegungen, anormale Atmung während des Sprechens).
2) Verhalten, das allgemein mit sozialem Verhalten verbunden ist (Mutismus, Humor, Sarkasmus, Aggression, Unterwürfigkeit, Schmeichelei, Ausfragen).

Wie oben bereits dargelegt, sind dies Verhaltensmuster, die mehr oder weniger mit allen Sprechbemühungen verbunden sind, nicht nur mit Stottern. Zu Beginn der Selbstanalyse kann es für den Patienten schwierig sein, sich diese Verhaltensweisen bewußt zu machen oder sie sich einzugestehen. Dann sollte die Therapeutin die grundlegenden Verhaltensmuster herausarbeiten, wobei er sich auf das Sprechen und die damit verbundenen Verhaltensmuster konzentrieren muß. Sollte es noch weitere Probleme geben, kann es sinnvoll sein, die Schwerpunkte der Therapie neu zu überdenken und den Patienten ggf. in eine psychologische Beratung zu verweisen. Das wird jedoch höchst selten erforderlich sein, denn in der Regel sind Stotternde auch nicht neurotischer als ihre Therapeutin. Es kann vorkommen, daß man einen Patienten nicht mag oder daß sein Verhalten nicht sehr hilfreich für die Therapie ist, doch muß das die Therapie nicht beeinträchtigen.

Erklären und veranschaulichen Sie dem Patienten sein Stotter-Erwartungs-Verhalten. Bitten Sie ihn, es zu beobachten, aufzuschreiben und zu analysieren (genau wie beim Vermeidungsverhalten). Besprechen Sie die Ergebnisse. Schauen Sie sich mit dem Patienten die hierarchische Liste der Situationen an. Stellen Sie dabei fest, ob das Stotter-Erwartungs-Verhalten dabei zunimmt, abnimmt oder sich in der Hierarchie verschiebt. Andere Aufgaben sind z.B.:

1. Bitten Sie den Patienten, sein Verhalten genau zu beobachten und darüber zu berichten.
2. Bitten Sie den Patienten, zu beobachten, ob diese Verhaltensweisen bei Nichtstotternden auftreten.
3. Lassen Sie den Patienten einige dieser Verhaltensweisen bei Aufgaben sowohl innerhalb als auch außerhalb der Therapie ganz bewußt einsetzen. Dies führt häufig zu einem drastischen Rückgang der Stottersymptome. Besprechen Sie dies mit dem Patienten, und betonen Sie, wie die dauerhafte Anwendung zur Gewöhnung und somit zur Verschlechterung des Sprechens führen würde.
4. Welcher Art das Verhalten des Patienten auch sein mag, lassen Sie ihn in der Therapie oder in anderen Situationen genau das Gegenteil davon tun und beobachten Sie das Ergebnis.

Am Ende dieses Therapieabschnittes sollte der Patient eine gute Wahrnehmung seiner Einstellungen, Reaktionen und seines Stotter-Erwartungs-Verhaltens in bezug auf Sprechen und verschiedene Sprechsituationen haben.

Zusammenfassung

Bedeutung der Selbstanalyse

Die Bedeutung der Selbstanalyse für Stotternde ist in diesem Kapitel mehrfach betont worden. Die Argumente einiger weniger, die meinten, daß die Kontrolle oder Eliminierung der Stottersymptome die Selbstanalyse überflüssig machten, wurden in Frage gestellt. Selbstanalyse ist ein logischer erster Schritt bei jeder Art von Therapie und wird das Erlernen und die Umsetzung vieler Techniken erleichtern. Wenn man bedenkt, daß das Ziel einer jeden Therapie der Transfer und die Beibehaltung der Leistung ist, erhalten Eigenwahrnehmung und Verständnis eine besondere Bedeutung. Selbst die üblichen Übungen in der Therapie erhalten durch die Selbstanalyse ihre Ausrichtung und Struktur. Wenn man nur die Symptome eines Patienten feststellt und von dort aus direkt zur Therapie übergeht, ohne dabei die Selbstanalyse zu berücksichtigen, ignoriert man die Einzigartigkeit der stotternden Person.

Fähigkeiten der Therapeutin

Auch die Fähigkeiten, die die Therapeutin haben sollte, wurden ausführlich besprochen. Ebenso wurde betont, daß sich die Therapeutin mit den typischen Eigenschaften des Verhaltens des Stotternden vertraut machen muß. Gleichzeitig müssen Therapeutinnen sich vollständig ihres eigenen Sprechverhaltens bewußt sein. Die Mühe, die Sie darauf verwenden, zahlt sich aus.

Diese Informationen sind für die Therapeutin wertvoll und werden ihr Zeit ersparen, denn die Patienten werden das Sprechen der Therapeutin beurteilen, wenn sie bei sich selbst Korrekturen vornehmen sollen. Die therapeutischen Fähigkeiten und das Wissen der Therapeutin sind für den Patienten zwar sehr wichtig, aber die zwischenmenschlichen Gefühle wie Wärme, Aufrichtigkeit, Mitgefühl und Fürsorge sind genau so wichtig. Dies gilt besonders für den Prozeß der Eigenwahrnehmung, wo der Patient sich sicher fühlen muß, wenn er Vertrauliches über sich selbst preisgeben soll.

Kontinuierlichkeit der Analyse

Die Kontinuierlichkeit der Selbstanalyse versteht sich von selbst. Obwohl sie eigentlich die erste Phase der Therapie darstellt, mischen viele Therapeutinnen sie mit anderen Therapieverfahren, so daß die Analyse als Teil einer jeden Sitzung weitergeht. Abgesehen davon wird eine Analyse, die am Beginn der Therapie durchgeführt wurde, während der Therapie erneut durchgeführt werden müssen, um Fortschritte zu messen, unvorhergesehene Probleme aufzudecken und für eine individuelle Anwendung der Therapiemethoden zu sorgen. Der Patient muß lernen, die Selbstanalyse als ein kontinuierliches Werkzeug zu benutzen und sie zu einem wichtigen Teil seines Selbstmanagements zu machen. Ein Transfer der Fähigkeiten in den Alltag sowie die dauerhafte Generalisierung der in der Therapie erworbenen Fähigkeiten hängen wesentlich von den Fähigkeiten und der Motivation ab, die aus der Selbstanalyse stammen.

Mögliche Probleme

Es kann aus verschiedenen Gründen während der Selbstanalyse zu Problemen kommen. Einige wenige Patienten lehnen die Selbstanalyse ab, weil sie sich vor der Therapeutin nicht bloßstellen oder sich selbst keiner objektiven Betrachtung unterziehen wollen. Die Prognose ist in diesen Fällen oft zweifelhaft. In seltenen Fällen wird eine Selbstanalyse ernsthafte Verhaltensprobleme aufzeigen, die eine Überweisung zu einem speziellen Berater nötig machen. Die Probleme der meisten Patienten bestehen aus unterschiedlichen Formen von Apathie, fröhlicher Unwissenheit, Mißverständnissen, Lügen und Zerstörungslust. Ein besonderes Problem stellen die Therapeutinnen dar, die stereotype Vorstellungen von Stotterern haben und alle Patienten in dieses Schema zwängen wollen. Schwierig wird es auch dann, wenn Therapeutinnen ihre Kriterien und Einstellungen auf die Patienten projizieren. Auch in der Selbsttherapie sind diese Probleme nicht unlösbar, und eine gereifte Therapeutin wird wissen, wie sie damit umzugehen hat.

Übungen für die Therapeutin

Ich werde an dieser Stelle mehr Übungen vorschlagen, als in einem Kurs mit knappem Zeitplan durchgeführt werden können. Sie als Dozent können je nach Bedarf einige Punkte auswählen oder andere hinzufügen. Manche Aufgaben werden am besten zusammen mit einem Partner ausgeführt. Im Laufe der Ausbildung ist es nützlich, alle Aufgaben mindestens einmal durchzuspielen, es sei denn, Sie besitzen das jeweilige Wissen oder die jeweiligen Fähigkeiten bereits.

1. Checkliste für Stereotypen: Diese muß zweimal ausgefüllt werden. Numerieren Sie auf einem Blatt Papier 20 Zeilen durchgehend von 1 bis 20 durch, und zwar mit zwei Spalten pro Zeile (Spalte A und Spalte B). Die Bewertung geht von 1–3, wobei 1 = leicht, 2 = mittelschwer und 3 = sehr schwer bedeutet. Jedesmal, wenn Sie die Liste durchgehen, wählen Sie aus Spalte A bzw. B das Adjektiv, das die Person am besten beschreibt. Dann markieren Sie in der A und B Spalte mit einer 1, 2 oder 3, wie stark diese Eigenschaft ist. Tun Sie das bei sich selbst, und wiederholen Sie es dann bei einer Person, die Sie gut kennen (welche aber anonym bleibt).

	A	B
1	dominant	unterwürfig
2	aufgeschlossen	zurückgezogen
3	laut	leise
4	zuversichtlich	ängstlich
5	vertrauensvoll	mißtrauisch
6	freundlich	unfreundlich
7	unabhängig	abhängig
8	ehrlich	hinterhältig
9	offen	verschlossen
10	feindselig	freundlich
11	aggressiv	friedfertig
12	gesprächig	schweigsam
13	glücklich	traurig
14	angespannt	entspannt
15	aktiv	zögerlich
16	leichtgläubig	skeptisch
17	mutig	feige
18	nachdenklich	oberflächlich
19	gesellig	ungesellig
20	selbstsicher	unsicher

Eine interessante Aufgabenstellung ist es, alle eine bekannte Persönlichkeit des öffentlichen Lebens einschätzen zu lassen und dann die Ergebnisse zu vergleichen.

2. Führen Sie die folgenden Blickkontakt-Übungen durch, und geben Sie hinterher einen kurzen Bericht über jede Situation und die Ergebnisse:

   a) Beobachten Sie mindestens zehn verschiedene Personen, während Sie mit anderen sprechen. Bewerten Sie bei jedem, wie angemessen der Blickkontakt in jedem Gespräch ist.

   b) Beobachten Sie in derselben Situation den Blickkontakt der Zuhörer. Gab es Unterschiede? Welche?

   c) Versuchen Sie, in drei Situationen als Zuhörer einen besonders guten, freundlichen Blickkontakt zu halten. Seien Sie ein vorbildlicher Zuhörer. Finden Sie dann in jeder Situation einen akzeptablen Vorwand, um abrupt wegzuschauen. Was passierte, als Sie guten Blickkontakt hielten? Was passierte, als Sie abrupt wegschauten?

3. Benutzen Sie einen Spiegel, so daß Sie sich, wie in diesem Kapitel beschrieben, selbst sehen können. Ihr Partner soll Sie außerhalb Ihres Blickfeldes beobachten. Unterhalten Sie sich fünf Minuten lang mit ihm, aber beobachten Sie Ihr eigenes Spiegelbild dabei ungefähr alle 30 Sekunden. Halten Sie dann inne und beschreiben Sie jeweils Ihren Gesichtsausdruck, Ihre Haltung, Ihre artikulatorischen Bewegungen usw. und vergleichen Sie dies mit den Beobachtungen Ihres Übungspartners.

4. Wählen Sie einige Aspekte des für Sie typischen Sprechverhaltens aus (z.B. Einwürfe oder Wiederholungen) und

   a) Versuchen Sie, sich einen ganzen Tag lang zu beobachten und zu zählen, wie oft das entsprechende Verhalten auftritt. Wie groß ist die Gesamtzahl? Wie oft haben Sie vergessen, zu zählen?

   b) Erzählen Sie Ihrem Partner, welches Verhalten Sie ausgewählt haben. Wählen Sie nun fünf verschiedene Gelegenheiten für eine Konversation, während derer Sie beide prüfen, ob dieses Verhalten auftritt. Vergleichen Sie nachher und besprechen Sie die Ergebnisse.

5. Setzen Sie sich mit Ihrem Partner hin und analysieren Sie Eigenheiten in Ihrem Verhalten; und zwar sowohl Verhalten im Zusammenhang mit Sprechen als auch Verhalten, das sich nicht auf Sprechen bezieht (einschließlich Stirnrunzeln, Bewegungen der Augenbrauen, Verziehen oder Beißen der Lippen usw). Wenn Sie eine vollständige Liste Ihres Verhaltens zusammen haben, gehen Sie diese mit Ihrer Familie und/oder Freunden inbezug auf eventuelle Änderungen durch. Was kam dabei heraus, und hat Sie irgend etwas dabei überrascht?

6. Nehmen Sie die Liste der Eigenarten Ihres Übungspartners, besprechen und entscheiden Sie, welches Verhalten oder welche Verhaltensabläufe reduziert oder eliminiert werden sollen. Entwerfen Sie ohne Hilfe anderer fünf Übungen, die Kontrolle, Beschreibung und Evaluierung abdecken. Untersuchen Sie die Beispielaufgaben in diesem Kapitel, um eine Idee für Alternativen zu erhalten. Geben Sie Ihrem Partner die Übungen zum Überprüfen. Wie hat sie/er reagiert? Ändern Sie gegebenenfalls die Übungen.

7. Nehmen Sie die fünf Aufgaben, die Ihr Übungspartner für Sie entworfen hat (nachdem Sie sie kritisch geprüft haben), und führen Sie drei, vier oder alle fünf aus. Berichten Sie über die Ergebnisse.

8. Füllen Sie die Erickson S-Skala für jemanden, den Sie gut kennen, aus (benutzen Sie die Anweisungen der Übungen vom Ende des 2. Kapitels). Dann lassen Sie denjenigen die Skala selbst ausfüllen. Vergleichen Sie Ihre Beurteilung mit der der anderen Person.

9. Es folgt eine Liste mit Sprechsituationen. Lesen Sie sie durch und streichen Sie alle, die selten oder nie auf Sie zutreffen. Fügen Sie Situationen hinzu, in die Sie kommen, die aber nicht auf der Liste sind. Bewerten Sie sie auf einer Skala zwischen 1 und der höchsten Zahl, wobei 1 für die leichteste Situation steht. Ob eine Situation mit 1, 2 oder 3 bewertet wird, ist hier nicht wichtig, wohl aber ob sie mit 1, 10 oder 25 bewertet wird.

Nummer	Situation
	Einen Telefonanruf entgegennehmen Einen Freund anrufen
	Jemanden wegen einer Dienstleistung oder einer Auskunft anrufen
	Einen geschäftlichen Anruf tätigen
	Eine Telefonumfrage durchführen
	Freunde im Vorübergehen grüßen
	Mit Freunden sprechen
	Freunde gegenseitig vorstellen
	Fremde einander vorstellen
	Mit Fremden sprechen
	Zu einer kleinen Gruppe sprechen
	Eine Diskussion leiten
	Vor der Klasse sprechen
	Zu einer großen Gruppe sprechen
	Fragen im Unterricht stellen
	Ein Vorstellungsgespräch führen
	Sich mit jemandem verabreden
	usw.

Übungsaufgaben für den Patienten

Da dieses Kapitel bereits eine Anzahl von Aufgaben für den Patienten enthält, sind die Beispiele in diesem Abschnitt von der Anzahl her reduziert. Sie werden hier hauptsächlich deshalb vorgestellt, um die Vielfältigkeit und die möglichen Alternativen aufzuzeigen.

1. Benutzen Sie einen Kassettenrekorder, wenn Sie zu Hause alleine sprechen. Hören Sie sich das Band an und tragen Sie jedes Stotterverhalten in eine Checkliste ein. Entscheiden Sie sich für:
   a) zwei fünfminütige Abschnitte
   b) vier fünfminütige Abschnitte
   c) sechs fünfminütige Abschnitte.

2. Wiederholen Sie die erste Aufgabe, aber erledigen Sie kurze Telefonanrufe für Dienstleistungen oder Auskünfte anstelle von Lesen. Entscheiden Sie sich für:
   a) drei Anrufe
   b) fünf Anrufe oder
   c) sieben Anrufe.

3. Rufen Sie dreimal bei Freunden an und beobachten Sie sich dabei selbst im Spiegel. Entscheiden Sie sich während der Telefonate für eine der folgenden Möglichkeiten:
   a) Halten Sie sehr guten Blickkontakt bei jedem Stottern.
   b) Halten Sie sehr guten Blickkontakt bei jedem Stottern, und beschreiben Sie, was Sie tun.
   c) Halten Sie sehr guten Blickkontakt und machen Sie immer dann einen zusätzlichen Anruf, wenn Sie den Blickkontakt verloren haben.

4. Zählen Sie an fünf aufeinanderfolgenden Tagen die Stottermomente, um ein „Zeitlinienbild" Ihres Sprechens zu erhalten. Entscheiden Sie sich für:
   a) eine typische Situation morgens, nachmittags und abends
   b) alle Sprechsituationen, die mehr als nur kurze Kontakte sind
   c) alle Äußerungen während des Tages.

5. Halten Sie Ausschau nach dem .... Verhalten, wie in der Therapie besprochen. Notieren Sie das Wort bei jedem Auftreten, die Situation und Ihre Empfindungen. Schreiben Sie dies so schnell wie möglich auf. Entscheiden Sie sich für:
   a) eine Situation pro Tag für fünf Tage, wobei jede mehrere Minuten dauert
   b) drei Situationen pro Tag für fünf Tage
   c) fünf Situationen pro Tag für fünf Tage.

6. In der Therapie haben Sie „nun" benutzt, um Sprechbemühungen vor einem Wort zu verzögern, bei dem Sie Angst hatten, zu stottern. Wählen

Sie eine der drei folgenden Möglichkeiten für die nächsten drei Tage:

a) Versuchen Sie zu zählen, wie oft Sie täglich „nun“ sagen.

b) Sagen Sie jeden Tag absichtlich 20 Mal „nun“ vor Worten, bei denen Sie normalerweise nicht stottern.

c) Jedesmal, wenn Sie unfreiwillig „nun“ benutzen, sagen Sie es absichtlich vor dem nächsten Wort.

Kapitel 4 – Pseudostottern

Definition

Bevor wir uns mit Hintergrund und Einsatzmöglichkeiten von Pseudostottern befassen, müssen wir den Begriff zunächst definieren. Das ist notwendig, weil es hier ein beträchtliches Maß an Verwirrung und Überschneidungen gibt. Verschiedene Therapeutinnen benutzen zwar denselben Begriff, meinen aber nicht dasselbe, wenn sie von Pseudostottern sprechen. Die Begriffe, die verschiedenen Kategorien angehören, aber leicht miteinander verwechselt werden, sind folgende:

- Absichtliches Stottern (des Stotternden)
- Negative Praxis (des Stotternden)
- Pseudostottern oder Vortäuschung (des Stotternden) als Mittel für die Analyse und Desensibilisierung oder
  zur Symptomreduzierung und -modifizierung oder
  als Bestandteil verschiedener Therapieansätze
- Pseudostottern oder Vortäuschung (durch die Therapeutin)

Diese Begriffe werden auf den folgenden Seiten näher erläutert.

Der Begriff „absichtliches Stottern" beschreibt einen verwirrenden Bereich in der Terminologie, weil er unfreiwillige Spasmen und pseudogestotterte Spasmen zusammenfaßt. Whitten (1938) betrachtete absichtliches Stottern als ein Stottern, welches offen und ohne Substituierung auftritt, und empfahl, es täglich 50 bis 100 Mal zu praktizieren. Heltman (1943) war ähnlicher Meinung und hielt es für wichtig, daß Stotternde ihr Stottern nicht vermeiden, sondern vielmehr „das Vermeiden vermeiden". Bryngelson et al. (1944) sagten, daß absichtliches Stottern die Bereitschaft sei, offen zu stottern; sie wiesen Stotternde an, ihr Stottern nicht zu verdecken, sondern es an die Öffentlichkeit zu tragen und „ein Stotterbad" zu nehmen. Dadurch sollten sie in der Lage sein, ihr Stottern besser zu studieren und eine objektivere Haltung dazu zu entwickeln. Also ist die eine Sichtweise die, absichtliches Stottern als Ermutigung des Stotternden zu werten, oft und in verschiedenen Situationen zu stottern. Gefürchteten Situationen sollte man sich wiederholt aussetzen. Manche Therapeutinnen meinen jedoch, daß Pseudostottern ein integraler Bestandteil des absichtlichen Stotterns sei. Van Riper (1958) erwähnte in seinem geschichtlichen Überblick über Experimente in der Therapie, daß er im Therapiejahr 1936 Stotternde ganz bewußt jedes Wort vor dem sie Angst hatten, wiederholen ließ. Der vorgetäuschte Spasmus sollte echt wirken, nicht wie die leichten wiederholten Stolperer, die später von den Therapeuten in Iowa verwendet wurden.

1971 erörterte Van Riper absichtliches Stottern im Rahmen seines Programms der symptomorientierten Psychotherapie, wobei er den Vorgang als offenes, nicht vermeidendes Stottern ansah. Sheehan (Speech Foundation[1)]) argumentierte, daß absichtliches Stottern wertvoll sei, weil Stottern an sich dem Stotternden ja keinen Schaden zufüge und daß die flüssigen Anteile den Stotternden bisher auch nicht weitergebracht hätten. Die Entwicklung des absichtlichen Stotterns wird Bryngelson (1935) zugeschrieben (Van Riper, 1971), der symptomorientierte The-

1) Heute Stuttering Foundation of America

rapie mit Psychotherapie kombinierte. Für Freund (1966) war dies einer der originellsten Beiträge eines Amerikaners zur Stottertherapie. Ursprünglich hieß absichtliches Stottern, ohne Zwang in jeder Situation offen zu stottern. Dabei galt es, jeglichem Impuls zum Schweigen oder zur Benutzung von Vermeidungstricks zu widerstehen. Allerdings verwechselte man „echtes absichtliches" Stottern mit „vorgetäuschtem absichtlichem" Stottern. Viele Therapeutinnen sagen „absichtlich" und meinen vorgetäuschtes Stottern oder Pseudostottern, während sie „unabsichtliches" Stottern als echtes Stottern bezeichnen. „Absichtliches Stottern" kann jedoch sowohl eines von beiden als auch beides bedeuten. Bryngelson (1935) mischte vorgetäuschtes mit absichtlichem (echtem) Stottern, während Emerick (1963) eine andere Form des Pseudostotterns vorschlug, und zwar auf den Schlußlauten der betreffenden Worte. In ihrer Publikation über Selbsttherapie für Stotterer[2] (Nr.12) definiert die Speech Foundation of America[1] absichtliches Stottern als

„... eine Art Sprechen, bei der der Stotterer absichtlich ein bestimmtes Stottermuster imitiert ... Dieser Sprechstil kann als Ersatz für das übliche Stotterverhalten dienen."

Die Anleitung zur Selbsttherapie enthält ein Glossar, liefert aber keine Definition für die Begriffe „Vortäuschung" oder „Pseudostottern". Man kann also davon ausgehen, daß die Absicht besteht, alles unter dem Oberbegriff „absichtliches Stottern" zusammenzufassen. Einige Therapeutinnen möchten, daß der Stotternde nach außen geht und ohne Vermeidungen stottert. Andere Therapeutinnen befürworten zwar auch den situativen Ansatz in der Therapie, fügen den echten Spasmen aber noch vorgetäuschte hinzu. Wieder andere Therapeutinnen unterscheiden echte Spasmen von vorgetäuschten und benutzen „absichtlich" für vorgetäuschte und „unabsichtlich" für echte Spasmen.

Ähnlich verwirrend ist die Verwendung des Begriffs „negative Praxis". Er wurde von Dunlap (1942) geprägt, der der Meinung war, daß ein Fehlverhalten, wenn es bewußt geübt und wiederholt wird, geändert werden kann und somit die Wahrscheinlichkeit seines zukünftigen Auftretens abnimmt. Bryngelson benutzte angeblich Dunlaps Konzepte bei der Entwicklung einer Therapie, um die bewußte Kontrolle der Stotterspasmen zu erreichen, und Johnson benutzte sie, um „Vermeidung zu vermeiden" und nicht, um Symptomkontrolle zu erreichen (Bloodstein, 1969). Negative Praxis heißt nicht einfach, aus freien Stücken zu stottern oder Spasmen allgemein vorzutäuschen. Es ist eine bewußte Anstrengung des Stotternden, entweder eine spezifische Begebenheit, die dem Stottern vorausging, oder ein typisches Sprechunflüssigkeits-Muster zu reproduzieren. Dies kann ein unfreiwilliger Spasmus sein, ein kontrolliertes Vortäuschen eines echten Spasmus, ein zum echten Spasmus gewordenes Vortäuschen oder ein echter Spasmus, der bewußt fortgeführt wird, bis er zum vorgetäuschten Spasmus wird. Bei der negativen Praxis handelt es sich um einen frühen Therapieansatz. Fishman (1937) arbeitete mit fünf Stotternden nach dem Prinzip der negativen Praxis. Von ihnen hatten zwei signifikante Fehlschläge und die anderen drei Erfolge. Bei den Fehlschlägen kam es zu tonischen Blocks, während die anderen drei Wiederholungsmuster aufwiesen. Viele Jahre später wurde negative Praxis von Alford und Ingham (1969) zusammen mit Verstärkung durch Token als Teil eines silbenweisen Sprechflüssigkeits-Programms angewendet. Das bedeutet, die negative Praxis wird auch heute noch angewandt.

Nach Bloodstein und Shogan (1972) handelt es sich dann um vorgetäuschtes oder Pseudo-

2) Malcolm Fraser: Selbsttherapie für Stotterer, 2. Aufl., Bundesvereinigung Stotterer-Selbsthilfe e.V. 1998, Köln

stottern, wenn es zu einer Imitation eines natürlichen Stotterspasmus kommt, die sich in den verschiedenen Aspekten persönlichen Empfindens und subjektiver Erfahrung unterscheidet. Sie differenzieren dies vom „erzwungenen Stottern", das sie als unkontrollierten Spasmus definieren, der durch absichtlich erhöhten Druck auf die Artikulatoren ausgelöst wird. Bei der Vortäuschung kann es sich um eine Kopie eines bekannten Spasmus handeln, es ist aber auch eine beliebige andere Struktur denkbar. Der wesentliche Unterschied ist, daß der Zeitpunkt des Auftretens, die Dauer, der Schlußpunkt und die Unflüssigkeitsmerkmale vom Sprecher kontrolliert werden. Wie wir später sehen werden, heißt Kontrolle nicht unbedingt, daß der Sprecher während der pseudogestotterten Äußerung keine Ängste oder andere Gefühlsreaktionen erfährt (Woods, 1976).

Im Rückblick auf die dargestellte Diskussion und die vielleicht entstandene Verwirrung biete ich folgende Begriffsdefinitionen an, die ich nicht nur in diesem Kapitel einhalten werde:

Absichtliches Stottern: die Bereitschaft des Stotternden, offen zu stottern, ohne Sprechanlässe, bestimmte Personen oder spezifische Situationen zu vermeiden. Verdecktes Verhalten wird in unterschiedlichem Maße abgebaut, so daß das Stottern der eigentlichen Spasmusanstrengung so nahe wie möglich kommt.

Negative Praxis: eine echte oder vorgetäuschte Wiederholung eines spezifischen Stotterspasmus oder eines generellen Sprechunflüssigkeitsmusters durch den Stotternden. Wenn Veränderungen im eigentlichen Stotterverhalten auftreten, zeigen diese sich auch in der negativen Praxis.

Pseudostottern (Vortäuschung): das absichtliche Produzieren offensichtlicher Sprechunflüssigkeiten, die dem Stottern ähneln, durch einen beliebigen Sprecher. Dabei können alle Parameter eingeschlossen, variiert oder ausgeschlossen werden, und alle Aspekte sind stets unter Kontrolle.

Für den Rest dieses Kapitels werde ich mich weniger mit dem absichtlichen Stottern und der negativen Praxis, sondern mit Pseudostottern bzw. Vortäuschung befassen.

Die Meinungen über den Einsatz des Pseudostotterns gehen auseinander. Viele, aber nicht alle Anhänger der Ansätze zur Verstärkung der Sprechflüssigkeit lehnen Pseudostottern entweder als unnötig oder als eine Verstärkung von Fehlverhalten ab. Andere haben es in vielfältiger Weise angewendet. Freund (1966) hielt es für außerordentlich wertvoll. Eine Publikation (Nr. 9)[3)] der Stuttering Foundation of America zitiert eine Reihe von Therapeuten, die sich dafür aussprechen. Eisenson (1975) hielt Pseudostottern für wirksam, und zwar sowohl als Symptomtherapie als auch als Psychotherapie. Barbara (1965) und Starkweather (1980) sprachen sich ebenfalls für den Einsatz von Pseudostottern in der Therapie aus. Mir ist es jedoch wichtig, daß auch die Therapeutin, und nicht nur der Patient, Pseudostottern lernt.

Grundlage

Es gibt viele Gründe, warum auch die Therapeutin Pseudostottern beherrschen sollte. Mulder (1961) nannte es scheinheilig, wenn man von seinen Patienten etwas verlangt, was man selbst nicht zu tun bereit ist. Freund (1966) hielt es für wichtig, daß die Therapeutin den Stotternden bei einer Reihe von Sprechsituationen mit zunehmendem Schwierigkeitsgrad begleitet und die potentiellen Möglichkeiten von Pseudostottern demonstriert. Dies fand sich auch in einer Publikation (Nr. 5) der Stuttering Foundation of America über die Ausbildung von Therapeutinnen wieder, die es als selbstverständlich voraussetzt, daß die angehenden Therapeutinnen lernen, Stottern zu imitieren. Später bemerkte Maxwell

3) Stephen B. Hood (Hrsg.): An einen Stotterer. Köln: Bundesvereinigung Stotterer-Selbsthilfe e.V., 6. Aufl. 1993

(1982), daß es für die Therapeutin häufig sogar notwendig sei, vorgetäuschtes Stottern für die Analyse und andere Therapiezwecke vorzuführen.

Jede Therapeutin sollte ungeachtet ihrer therapeutischen Ausrichtung in der Lage sein, selbst zu stottern. Im ersten Kapitel zitierte ich Sheehan (1970) über die Unwilligkeit der Therapeutinnen, das zu tun, worum sie den Patienten bitten und was eigentlich beide tun sollten. Van Riper (1973) empfiehlt, die Therapeutin solle die Spasmen des Stotternden im Gespräch mit einer dritten Person imitieren, während der Stotternde zuschaut. Er schlägt außerdem vor, daß die Therapeutin eine große Auswahl von Wiederholungen, Dehnungen von unterschiedlicher Länge sowie verschiedene Arten von Vermeidungs- und Auslösemechanismen demonstrieren soll. Bei der Erörterung von Therapiemethoden für stotternde Kinder empfahlen Luper und Mulder (1964) ebenfalls das Produzieren von Stotterverhalten durch die Therapeutenin. Auch Van Riper (1974c.) rät abermals zum Stottern durch die Therapeutin:

Sie sollten insbesondere in den frühen Hierarchiestufen etwas Pseudostottern einsetzen und ihm zeigen, daß Sie es ziemlich entspannt tun können... So führen Sie dem Patienten eine entspannte und sachliche Haltung vor. Wenn Sie damit Schwierigkeiten haben, nun ja, dann legen Sie sich besser ein dickeres Fell zu, wenn Sie dem Stotternden helfen wollen.

Chapman (1959) meinte, daß ein angemessener Fähigkeitsgrad dann erreicht ist, wenn man einen bestimmten Stotternden so gut imitieren kann, daß Bekannte ihn wiedererkennen.

Die Vorstellung, daß die Therapeutin Pseudostottern lernen sollte, scheint weitgehend akzeptiert zu sein. Studentinnen meinen gelegentlich, es sei eine Art Zugangsschikane, die sich „Experten" ausgedacht haben, die selber stotterten und dies zu etwas Besonderem machen wollten. Ich muß zugeben, daß es mir in der Lernphase ähnlich ergangen ist. Allerdings kam ich nach und nach zu dem Schluß, daß der Therapieerfolg von Therapeutinnen, die selbst nicht stottern konnten oder wollten, deutlich geringer war. Dies war unabhängig davon, ob die eingesetzte Therapie der Verstärkung der Sprechflüssigkeit, der Symptomkontrolle oder nur der Kommunikationsanpassung diente. Pseudostottern als therapeutische Fähigkeit scheint aus den folgenden Gründen angezeigt:

1. Die Therapeutin lernt auf sinnvolle Weise die korrekte Definition der Fachtermini. Wörter wie *Wiederholung, Dehnung* und *Neuversuch* werden so verstanden und nicht nur auswendig gelernt.
2. Die Therapeutin bekommt ein besseres Verständnis für die Wechselwirkungen zwischen den respiratorisch-phonetisch-artikulatorischen Aspekten des unflüssigen Sprechprozesses und dem Übergreifen von Sekundärsymptomen auf andere Körperteile.
3. Die Therapeutin versteht die Entwicklungsaspekte des Stotterns besser, weil sie die einzelnen Schweregrade selbst erfahren hat. Sie kann erkennen, wie eine einfache Wiederholung oder kurze Dehnung im Laufe der Zeit zu einer heftigen Anstrengung eskalieren kann.
4. Die Funktion von Sekundärsymptomen und die konditionierenden Faktoren werden klarer.
5. Die Therapeutin lernt durch Pseudostottern nicht nur ihre eigenen Sprechunflüssigkeits-Muster besser zu beurteilen, sondern auch die ihrer Patienten.
6. Bei der Übertragung der Therapieinhalte in den Alltag erlebt die Therapeutin (in unterschiedlichem Maße) Frustration, Furcht und viele andere Gefühle des wirklich Stotternden. Dies führt zu einem besseren Verständnis gegenüber der Einstellung und dem generellen Sprechverhalten des Stotternden.
7. Die Therapeutin ist in der Lage, dem Stotternden zu demonstrieren, daß sie nicht nur versteht, was der Patient macht oder fühlt, sondern daß sie diese Erfahrung auch wiederholen kann, damit der Patient die Situation ebenfalls beobachten und

analysieren kann oder als Hilfe bei der Desensibilisierung und zu Übungszwecken erfährt.

8. Die Therapeutin kann dem Patienten „von Stotterndem zu Stotterndem" Techniken zeigen, Problemen vorbeugen, die Ängste des Patienten ausdrücken und eher helfen, Lösungen zu finden.
9. Diese Fähigkeit wird der Therapeutin mehr Selbstvertrauen geben, die Therapieplanung erleichtern und präzisere Beurteilungen ermöglichen.
10. Wer als Patient der Therapie oder der Therapeutin eher ablehnend gegenüber gestanden hat, wird diese Haltung möglicherweise aufgeben. Es kann die Beziehung in der Therapie entlasten, wenn die Therapeutin Pseudostottern beherrscht.

Es ist nicht einfach, Stottern zu lernen, und erst recht nicht, gut zu stottern. Von Studentinnen in meinen Seminaren kommen regelmäßig Rückmeldungen, die diese Feststellung bestätigen:

„Sehr schwierig, schmerzlich und ermüdend; alle Achtung vor den Stotternden."

„Mehr als alle anderen Übungen hat mir diese klargemacht, was Therapie bedeutet und was es heißt, Stotternde zu bitten, etwas Bestimmtes zu tun. Ich kann die Vermeidung viel besser verstehen."

„Ich habe auch gelernt, weshalb Stotternde Dinge aufschieben, denn ich habe diese Übung vermieden wie die Pest."

„Ich denke, als Therapeutinnen vergessen wir oft, was wir von unseren Patienten eigentlich verlangen ..."

„Ich war erstaunt, was alles mit Stottern zusammenhängt ..."

„Ich kam mir ‚blöd' vor, ‚albern', oder einfach ‚verschüchtert' ... frage mich nun, was Stotternde wirklich fühlen, und erst recht, wie sie mit diesen Gefühlen umgehen."

Bei diesen Übungen gab es bei mir unter Hunderten nur eine Studentin, die es nicht erlernen konnte. Die Angemessenheit oder Bedeutung hat danach niemand mehr in Frage gestellt.

Grundlagen des Pseudostotterns für Therapeutinnen

Wenn Sie anfangen, Pseudostottern zu lernen, müssen Sie zwischen Sprechunflüssigkeit und der Imitation des Stotterns unterscheiden. Das Ziel des Pseudostotterns ist es, so zu sprechen, daß der Zuhörer Sie für einen Stotternden hält, auch wenn sie Therapeutin oder selbst Stotternde ist. Es genügt nicht, ein paar Wörter zu wiederholen und dabei mit den Augen zu blinzeln. Am besten ist es, echte Stotternde zu beobachten, sich Filme oder Videos von ihnen anzusehen oder auch nur Tonbänder anzuhören. Versuchen Sie, eine Reihe verschiedener Stotternder zu beobachten und achten Sie auf die Variationen, die die grundlegenden Gemeinsamkeiten der Wiederholungen, Dehnungen und Blockaden überlagern. Wenn Sie im Pseudostottern unterrichtet werden, verfolgen Sie aufmerksam, wie andere ihre Anstrengungen bei der Sprechunflüssigkeit variieren, und nutzen Sie die Gelegenheit, von ihnen zu lernen. Sie sollten sich nicht auf eine bestimmte Art und Weise festlegen, denn es ist wichtig, daß Sie immer wieder anders und aus unterschiedlichen Gründen stottern können. Dabei bleibt es nicht aus, daß Sie ein zu Ihnen passendes Muster entwickeln werden, doch Sie sollten darauf nicht beschränkt sein.

Verschiedene Spasmustypen

Eine Übersicht über die verschiedenen Spasmustypen ist der erste Schritt beim Erlernen von Pseudostottern. Wie bereits erwähnt, gibt es drei Grundformen: Wiederholungen, Dehnungen und Stockungen oder Blockaden.

a) **Wiederholungen** – oder **klonische Spasmen** – wurden von Wingate (1976) in „elementare Wiederholungen" unterteilt, d.h. Wiederholungen von einer Silbe oder weniger. Wiederholungen, die sich über mehr als eine

Silbe erstrecken, können oft nicht als Stottern eingestuft werden, auch wenn manchmal gerade Silbenketten, ganze Wörter oder gar Wortkombinationen gestottert werden. Allerdings scheint der Kern der Stotterwiederholungen in den von Wingate definierten elementaren Wiederholungen zu liegen. Gregory (1968) schlug Stolpern, meist auf der ersten Silbe vor, um einen Wiederholungsspasmus vorzutäuschen. Bryngelson (1935) riet ebenfalls dazu, den ersten Laut oder die erste Silbe eines Wortes mehrfach deutlich zu wiederholen. Darüber hinaus schlug er vor, die Anzahl der Wiederholungen von Mal zu Mal zu variieren, um so ein festgelegtes Muster zu vermeiden, welches die Vortäuschung unecht wirken läßt. Plosive lassen sich am leichtesten in der Silbenform vortäuschen, d.h. /pλ/-/ pλ/, und nicht /p/-/p/, aber Sie können beides versuchen. Frikative und durative Konsonanten eignen sich gut sowohl zur Phonem- als auch zur Silbenwiederholung. Vokale können leicht wiederholt werden. Es ist wichtig, daran zu denken, daß viele Stotternde nicht in einem eingeübten, stolprigen Rhythmus wiederholen, sondern in ihren Wiederholungen ruckartig sind. Stotterwiederholungen werden für gewöhnlich mit Anspannung und Mühe hervorgebracht; sie kommen nicht mühelos über die Lippen.

b) **Dehnungen** sind Verlängerungen eines Lautes über das ihm angemessene Maß hinaus (Wingate, 1976). Diese Dehnung ist normalerweise hörbar, kann aber auch unhörbar sein. Es ist manchmal schwierig, bei Patienten eine Dehnung von einer Blockade zu unterscheiden. Dehnungen treten am wahrscheinlichsten bei dem tragenden Vokal von Konsonanten-Vokal-Paaren, bei Einzelvokalen oder bei frikativen oder durativen Konsonanten auf. Das Vortäuschen einer Dehnung ist normalerweise einfach, da es nur die Verlängerung einer (meist) stimmhaften Äußerung erfordert. Die bloße Verlängerung eines Lautes ist jedoch für das Vortäuschen von Stottern nicht ausreichend. Die Dehnung ist das vergebliche Bemühen des Stotternden, zum nächsten Laut oder zur nächsten Silbe überzugehen. Daher muß in der Dehnung angestrengtes Bemühen und Anspannung liegen. Häufig zeigt der Stotternde ein Ansteigen der Lautstärke oder der Tonhöhe, wenn er versucht, die Äußerung zu beenden. Dieses fortlaufende Bemühen verbraucht Luft, daher sind „ausgedehnte Dehnungen" eher selten. Eine Dehnung von drei bis fünf Sekunden ist wohl das längste, womit Sie rechnen können.

c) **Stopps, Stockungen, tonische Spasmen** oder **Blockaden** sind der dritte Aspekt der Sprechunflüssigkeit. Während Wiederholungen offenbar bei Plosiven vorherrschen, scheinen Blockaden häufiger bei durativen Phonemen aufzutreten. Dies ist u.U. bei manchen Stotternden genau umgekehrt (Van Riper, 1982). Bei einer Blockade ist der Stotternde in der phonatorischen oder artikulatorischen Stellung zur Produktion eines Phonems erstarrt oder gefangen und kann nicht fortfahren. Die Blockade tritt üblicherweise beim Ansatz des Phonems auf. Sie kann völlig lautlos sein oder Vokalisierungsbemühungen beinhalten, um auszubrechen und fortzufahren. Möglicherweise wird versucht, neu anzusetzen, um voranzukommen; der Block kann also eine Wiederholungsqualität besitzen, doch handelt es sich hier nicht um eine typisch zyklische Wiederholung. In solch einem Fall wiederholt der Stotternde meist die dem Blockadepunkt vorausgegangene Silbe bzw. den Laut und bleibt jedesmal wieder an der gleichen Stelle hängen. Viele unerfahrene Therapeutinnen erkennen nicht, daß tonische Blokkaden häufig im Bereich der Stimmlippen auftreten oder dort ihren Ursprung haben und nicht allein an der Zunge, den Lippen oder dem Kiefer. Daher sollten Sie beim Üben von Pseudostottern sicher sein, daß eine gewisse Anzahl vorgetäuschter Stopps im Bereich der Stimmlippen auftritt. Spannen Sie dafür die Halsmuskulatur an und spüren Sie den Druck und die Anspannung in Kehlkopf und Ansatzrohr. Eine Aufhebung der Blockade und ein Fortfahren im Wort oder zum nächsten Wort läßt sich meist nicht durch eine simple Lockerung des tonischen Zustandes erreichen. Der Stotternde hört sich an, als würde das Phonem gerade gewaltsam hervorgepreßt oder ausgestoßen. Bei manchen Stotternden werden Sie das genaue Gegenteil finden, indem diese einfach den Kampf einstellen und aufgeben. Gesichtsmuskulatur, Miene und Augen sollten die übergroße Spannung beim Versuch zeigen, aus der tonischen Blockade auszubrechen. Bedenken Sie diese Aspekte, wenn Sie die Übungen am Ende dieses Kapitels durcharbeiten.

Anstrengungsreaktionen

Nach den verschiedenen Spasmustypen sollte eine Übersicht über die Anstrengungsreaktionen folgen. Stotterspasmen sind weder gleichbleibend noch isoliert. Auch wenn der erwachsene Stotternde sich irgendwann auf ein bestimmtes Muster festlegt, so können doch immer Veränderungen auftreten. Während der aktiveren Phasen der Stotterentwicklung findet nicht selten ein Kommen und Gehen alter und neuer Phänomene statt. Wenn ein anderes Verhalten in den Spasmus integriert wird, kann dieser an Schwere zunehmen, so daß ein Vorschieben der Zunge in einem frühen Stadium sich zu einem gedehnten, grotesken Herausstrecken der Zunge entwickelt, welches das Sprechbemühen begleitet. Anstrengungsreaktionen neigen dazu, zunächst zusammen mit Strukturen des eigentlichen Sprechmechanismus aufzutreten. Möglicherweise entwickeln sich abnorme Muster im Atemverhalten, mit hastigem, nach Luft ringendem Einatmen, übertriebenem Ausatmen oder Atem vorschieben vor einer Äußerung, einer Thorax- und Schultergürtel-Fixierung usw. Es kann auch zu Anzeichen von Anstrengung im Vokaltrakt, normalerweise in Gestalt eines krampfhaften Schließens der Stimmlippen, kommen. Es entsteht u.U. ein Konflikt zwischen Atmung und Stimmlippenschluß, so daß eine phonatorische Schließung und hoher Ausatmungsdruck in unerwünschtem Maße zusammentreffen. Die Mundartikulatoren sind anfällig dafür, von den Anstrengungsauswirkungen berührt zu werden, weshalb Zunge und/oder Kiefer und Lippen mit abnormer Spannung bewegt oder in eine Stellung gebracht werden, die für die Produktion des Lautes ungeeignet ist. Grundsätzlich ist jede fixierte Stellung bei der Artikulation unerwünscht (vgl. Kapitel 9 über vorbereitende Einstellungen), da die Sprechproduktion ein dynamischer Prozeß und keine Aneinanderreihung statischer Zustände ist. Spannung und Anstrengung spiegeln sich auch in den Muskeln des Gesichtsausdrucks wider, bedingt durch ihre Rolle in Lippen und Unterkiefer für die Artikulation. Die Lippen ziehen sich zusammen, werden verzogen, verzerrt oder fangen an zu zittern. Die äußeren Muskeln der Nase können diese erweitern, verengen oder rümpfen, und die Stirn legt sich in Falten. Der Stotternde hält typischerweise schlechten Blickkontakt. Ob dies nun besonders auf die Muskelanstrengung zurückzuführen oder eine Verhaltensreaktion ist, soll hier nicht interessieren. Manche Stotternde entwickeln ein Verhaltensmuster, um befürchtetes Stottern zu verhindern, indem sie ihre Zuhörer nur selten anschauen (das machen auch nicht Stotternde), während andere den Blickkontakt nur dann abbrechen, wenn sie stottern. Einige kneifen tatsächlich die Augen zusammen, blinzeln schnell oder verdrehen die Augen, so daß ihre Pupillen verschwinden und es aussieht, als fielen sie gleich in Ohnmacht. Es wird Ihnen vermutlich nicht schwerfallen, beim Pseudostottern schlechten Blickkontakt zu halten, doch wird es schwierig sein, einen schweren Spasmus vorzutäuschen und guten Blickkontakt zu bewahren, um die Reaktionen der Zuhörer sehen, beschreiben und bewerten zu können.

Anstrengungsreaktionen treten oft auch zusammen mit abnormen Stellungen und Bewegungen von Kopf und Hals auf. Der Stotternde wirft z.B. seinen Kopf nach hinten, läßt ihn nach vorne unten fallen oder hält ihn schräg. Es kann zu einer Art klonischer Bewegung kommen: Der Kopf bewegt sich entweder rhythmisch synchron mit der gestotterten Äußerung oder im Takt mit den Bemühungen, eine Blockade aufzubrechen. Auch lassen sich manchmal abnorme Körperhaltungen beobachten. Diese können dezent sein, wie z.B. ein Straffen oder Hängenlassen der Schultern, oder übertrieben, wie ein Zusammenziehen oder Überstrecken des Körpers, das Vorbeugen des Oberkörpers oder auffällige Bewegungen der Gliedmaßen. Auch das Anspannen und Ausstrecken der Beine, Fußbewegungen, Schnippen oder Spreizen der Finger, Ballen der Faust, Beugen der Arme und andere Bewegungen sowie Kombinationen einzelner Bewegungen sind möglich.

Es ist auch möglich, daß Veränderungen in der phonatorischen und artikulatorischen Funktion mit den gerade behandelten Phänomenen zusammen auftreten. Wahrscheinlich weiß niemand genau, ob diese Abnormitäten nur Ausdruck und Ventil der fortgesetzten Anstrengung sind oder ob sie im Versuch geschehen, den Stotterspasmus „loszulassen“, und daher in eine andere Kategorie gehören. Einige der im Vorabschnitt beschriebenen Handlungen lassen beide Möglichkeiten zu, d.h. eine Armbewegung kann aus Anstrengung geschehen oder aber bewußt eingesetzt werden in dem Versuch, die artikulatorische Bewegung auszulösen und sich so aus dem Spasmus zu befreien. Ich konzentriere mich zunächst auf Übersprung-Phänomene und werde später auf die Spasmenbefreiung zurückkommen. Stimmliche Veränderungen während der Stotterspasmen betreffen gewöhnlich die Tonhöhe und/oder die Lautstärke des Tones. Diese Veränderungen können entweder ein Muster aufweisen oder nur während des Spasmus auftreten. Artikulatorische Veränderungen kommen seltener vor und resultieren eher aus der Änderung eines oder mehrerer Unterscheidungsmerkmale eines Phonems, hervorgerufen durch Muskelspannung oder Abweichungen in der Stellung der Artikulatoren. Es sind u.U. lautliche Äußerungen zu hören, die nicht in den Kontext passen, doch haben diese häufiger mit Spasmusbefreiungsversuchen zu tun als mit übermäßiger Anspannung.

Wie Sie sehen, ist Stottern ein kompliziertes Gefüge von Verhaltensweisen. Es dauert Jahre, bis der Stotternde alle erworben hat, und die Verhaltensweisen verzahnen sich derart, daß sie nur sehr schwer zu entwirren sind. Das macht es um so schwerer, das Pseudostottern zu lernen: Allein um überzeugend zu stottern, muß die Therapeutin eine Vielzahl von Dingen gleichzeitig tun, während sie meist darüber hinaus versucht, ein anderes Ziel zu verfolgen, wie z.B. den Stotternden zu beobachten oder eine Technik zu demonstrieren.

Sekundärsymptome

Bei den meisten Stotternden treten auch Sekundärsymptome auf. Der Begriff deckt viele der eben beschriebenen Anstrengungsverhalten ab und wurde 1913 von Bluemel (1957) geprägt, um zwischen frühen und weiter fortgeschrittenen Formen des Stotterns zu unterscheiden, wobei Bluemel die frühen Stadien als primär bezeichnete. Den Begriff sekundär benutzte er, um die Anstrengungsphänomene des fortgeschrittenen Stotterns zu kennzeichnen, doch wird er häufig auf Sprechverhaltensweisen angewandt, die eigentlich Stottern vermeiden sollen. Wingate (1976, S. 48) definierte sekundäres Stottern als „... erlernte Verhaltensweisen, die anfangs nicht auffallen und die das Bemühen des Stotternden widerspiegeln, flüssig zu sprechen". Er widersprach der Vorstellung, ihr Erscheinen sei notwendigerweise sekundärer Natur oder es handle sich um erlernte und konditionierte Handlungsweisen. Er bezeichnete sie als Begleiterscheinungen und übertrug diesen Begriff auf die soeben beschriebenen Anstrengungsbereiche. Van Riper (1982) benutzte sowohl sekundär als auch begleitend; er glaubte, die Verhaltensweisen seien im Moment sekundäre, erlernte und angewöhnte Handlungsweisen als Reaktion auf die Angst vor dem Stottern.

Wie bereits erwähnt, habe ich die Gruppe des Anstrengungsverhaltens in zwei allgemeine Kategorien unterteilt, und ich gehe davon aus, daß die „Sekundärsymptome" der eigentlichen Stotteranstrengung untergeordnet sind. Das erste Problem besteht im grundlegenden Kern der Sprechunflüssigkeit und der damit verbundenen physischen Anstrengung, selbst wenn sich diese Anstrengung erst später innerhalb des Syndroms entwickelt hat. Dieser Anstrengung untergeordnet oder mit ihr zusammen auftretend sind die vom Stotternden entwickelten Verhaltensweisen, auf die wir uns im folgenden konzentrieren wollen. Diese Verhaltensweisen, die helfen sollen, das Stottern besser in den Griff zu bekommen, werden in der Therapieplanung gern separat behandelt, und ich behandle sie bei der Betrachtung des Pseudostotterns ebenfalls separat. Die begleitenden Verhaltensweisen stellen u.U. einen weniger bedeutenden Teil des Syndroms dar, der hauptsächlich durch Anstrengungsbemühungen bestimmt ist; oder aber die Spasmusanstrengung ist relativ leicht, mit einer weiten Überlagerung durch begleitende oder sekundäre Verhaltensweisen, die offenbar weit ausgeprägter sind, als der Spasmus es bedingen würde.

Das Kapitel 3 über die Selbstanalyse hat uns eine ausführliche Beschreibung der begleitenden Verhaltensweisen geliefert. Diese wurden in zwei Kategorien eingeteilt: Vermeidungsverhalten und Stotter-Erwartungs-Verhalten. Die Begriffe sind austauschbar. Ich benutze Vermeidung jedoch, um Verhaltensweisen zu erfassen, die sich auf bestimmte Worte, Phoneme oder Silben beziehen. Als Stotter-Erwartungs-Verhalten bezeichne ich jene Verhaltensweisen, die allgemein darauf abzielen, insgesamt die Wahrscheinlichkeit zu verringern, daß Stottern in einer gesprochenen Wortfolge auftritt. Anstatt die Definitionen und Beschreibungen des vorausgegangenen Kapitels zu wiederholen, werde ich hier die Kategorien auflisten und Ihnen empfehlen, notwendige Erklärungen ggf. in Kapitel 2 und 3 nachzulesen.

- Verzögerung
- Starter
- Neuversuch
- Auslassung
- Auslösung, Timing
- Substituierung
- Weitschweifigkeit, Revision
- Auslöser-Haltungen [4]

Zum Stotter-Erwartungs-Verhalten gehören:

- Situative Sprechvermeidung
- Situationsvermeidung
- Veränderungen in den Sprechparametern (Stimmlage, Geschwindigkeit, Lautstärke, Klangfarbe usw.)
- Veränderungen anderer Elemente (Rhythmus, Modulation und Betonung)
- Verhaltensbedingte Persönlichkeitsmuster

4) Verwandt mit Startern, und erwähnt von Van Riper (1982) als ein Hinzufügen einer artikulatorischen Haltung oder einer Phonemproduktion vor der eigentlichen Sprechproduktion

Mögliche Probleme

Eine Zusammenfassung und Kommentierung der potentiellen Probleme beim Erlernen von Stottern ist hier angebracht. Die vorangegangenen Absätze haben betont, vielleicht sogar überbetont, daß Stottern eine komplexe Handlung ist. Der Kern des Stotterspasmus ist das Bemühen, ein Phonem, eine Silbe oder Worteinheit von sich zu geben und statt dessen in Wiederholungen, Dehnungen und Blockaden gefangen zu sein. Diese Verstrickung kann sehr unterschiedlich sein, von Sprechunflüssigkeiten, die u.U. selbst dem fachkundigen Beobachter entgehen, bis zu Schweregraden, die negative Aufmerksamkeit erregen. Beim Erlernen von Pseudostottern müssen Sie in der Lage sein, alle drei Spasmustypen zu produzieren; vom leichten über gemäßigte bis zu sehr schweren Stadien sowie Mischformen. Bemühungen, sich aus dem Stotterspasmus freizukämpfen, enden gewöhnlich in Anstrengungsreaktionen, die durch eine übermäßige Anspannung der Skelettmuskulatur bedingt sind. Dies gilt für Teile des Sprechmechanismus ebenso wie für Gesicht, Augen, Kopf, Hals, Gliedmaßen und Körperhaltungen. Die Therapeutin sollte in der Lage sein, Brustkorbfixierung, vorzeitige Ausatmung, Verlust des Blickkontaktes und andere vorher beschriebene Haltungen und Bewegungen vorzutäuschen. Vermeidungsverhaltensweisen beziehen sich auf das Stottern und haben zum Ziel, einen bestimmten Stottermoment zu vermeiden, während Anti-Erwartungsverhalten sich auf das Verhalten bezieht und zum Ziel hat, die Wahrscheinlichkeit, daß es überhaupt zum Stottern kommt, zu reduzieren. Sie sollten jede dieser Vermeidungspraktiken üben, und zwar sowohl einzeln als auch kombiniert. Außerdem sollten Sie genügend Praxis im Anti-Erwartungsverhalten bekommen haben, um zu verstehen, wie es funktioniert und wieviel Arbeit in seiner Aufrechterhaltung steckt.

In diesem Kapitel habe ich mehrfach darauf hingewiesen, daß Pseudostottern nicht einfach zu lernen ist und Angst erzeugen kann. Ich möchte dabei nicht übertreiben. Das Erlernen und Anwenden vieler Techniken in der Sprechpathologie ist komplex und kann Ängste hervorrufen, wenn sie in der Therapie eingesetzt werden müssen. Die jeweils erste Therapiesitzung mit den unterschiedlichsten Programmen, die erste Anstellung oder eine schwierige Prüfung, das alles kann Angst machen – aber Sie werden damit fertig. Woods (1976) berichtete von seinen Erfahrungen mit Studentinnen, als sie anfingen, Pseudostottern zu lernen. Seine Studentinnen hatten überwiegend berichtet, daß sie dabei Angst und Widerwillen empfanden und während und nach der Übung den Drang verspürten, den Zuhörern zu sagen, daß sie in Wirklichkeit keine Stotternden seien. Er meinte, dies hänge zusammen mit dem klischeehaften Stigma des Stotterns und dem Wunsch der Studentinnen, die Zuhörer nicht glauben zu lassen, sie gehörten in dieses Klischee. Einige Studentinnen erzählten mir, sie „begännen zu stottern" – aber unfreiwillig. Hier haben wir eine Kombination mehrerer Faktoren: ein größeres Bewußtsein für normale Sprechunflüssigkeiten, die praktischen Auswirkungen dessen, was gerade versucht wurde, und die teilweise Entautomatisierung sowohl der Produktions- als auch der Kontrollstrukturen. Es ist mir noch nie passiert (noch habe ich jemals davon gehört), daß eine meiner Studentinnen aufgrund von Pseudostottern zum Stotternden geworden wäre.

Wenn ich mit Studentinnen Pseudostottern übe, berichten regelmäßig einige von ihnen mit Besorgnis, der vorgetäuschte Spasmus sei „echt" geworden. Dies ist nicht nur möglich, sondern wahrscheinlich. Jeder Sprecher hat Augenblicke unkontrollierter Sprechunflüssigkeit, die kurzzeitig Eigendynamik entwickeln. Bei all diesen Berichten haben Untersuchungen ergeben, daß die Vorkommnisse durchweg das Ergebnis eines der beiden folgenden Faktoren waren:

1. Eine Studentin traf auf eine wirklichkeitsnahe Übungssituation, geriet in Panik und landete in einem klassischen Konflikt der Annäherungsvermeidung, vor dem sie nicht davonlaufen konnte. Es ist das Erstarren und Oszillieren im Verhalten, was auch der Stotternde erlebt, aber es ist kein Stottern.
2. Eine Studentin täuschte vor, zu stottern, aber das Pseudostottern verselbständigte sich derart, daß es plötzlich schwierig war, abzubrechen und die Äußerung zu beenden. Dies passiert gewöhnlich bei Wiederholungen und betrifft nur die Artikulatoren. Ursache ist die Spannung in der motorischen Rückmeldungsschleife und nicht das Stottern. Mir selbst passiert das im Unterricht mehrmals pro Quartal.

Wenn Sie ernsthaft an den Übungen arbeiten, werden Sie wahrscheinlich einige unangenehme Situationen erleben. Einige Jahre, nachdem ich das Pseudostottern gelernt hatte, reagierte ein Angestellter in einem Bürobedarfsgeschäft negativ. Ich geriet in Panik und verbrachte die nächsten drei Jahre damit, einen Stoß gelben Papiers aufzubrauchen, das ich eigentlich gar nicht hatte kaufen wollen.

Das letzte Problem ist sozusagen das Gegenstück zu den Ängsten, Befürchtungen und anderen gerade angesprochenen Dingen, doch hat es seinen Ursprung meist in derselben Furcht und Verlegenheit. Dieses Problem ist die Therapeutin, die eine unglaubwürdige Vortäuschung produziert. Eine „vorgetäuschte Vortäuschung", eine Vortäuschung also, die unecht wirkt, ist schlimmer, als überhaupt nicht vorzutäuschen. Ich meine damit nicht, daß Sie frei von Mißgeschicken sein müssen, denn die passieren uns allen dann und wann. Die Patienten werden das verstehen und akzeptieren. Treten unechte Vortäuschungen jedoch in regelmäßigen Mustern auf, so kann das Ihrer Glaubwürdigkeit als Therapeutin schaden; es sei denn, Sie werden mit der Zeit besser. Ich habe Therapeutinnen supervidiert, die ihren Patienten geradeheraus sagten: „Ich bin dabei, Pseudostottern zu lernen – wollen Sie mir helfen?", und das hat die Therapie erleichtert. Nicht selten bitte ich Stotternde, mir ihr persönliches Stottermuster beizubringen. Falls Ihr Endergebnis eine schlechte Imitation der Wirklichkeit ist, dann strengen Sie sich mehr an. Dieses Kapitel zielt nicht darauf ab, ein Endergebnis zu produzieren; es soll eine Starthilfe sein und Sie ermutigen, weitere Fortschritte zu machen.

Die Grundlagen des Pseudostotterns für Patienten

Allgemeine Überlegungen

Die allgemeinen Überlegungen beim Pseudostottern durch den Stotternden überschneiden sich teilweise mit dem vorangegangenen Abschnitt über die Selbstanalyse. In der Therapie gibt es eine Reihe von Situationen, in denen der Stotternde Stottern vortäuschen kann. Einige davon wurden bereits bei der Abhandlung über freiwilliges Stottern und negative Praxis angesprochen. Pseudostottern läßt sich auch in den Anfangsstadien der Therapie einsetzen, wenn an der Analyse der Spasmen und Desensibilisierung gearbeitet wird oder verschiedene Techniken zur Kontrolle des Stotterns geübt werden. Für den Patienten ist es viel leichter, eine bestimmte Technik am Beispiel von Pseudostottern auszuprobieren, als sie gleich erfolgreich bei echten Blockaden einzusetzen. Die praktischen Übungen sollten mit vorgetäuschten, leichten Spasmen anfangen und sich dann zu komplexeren steigern, was anschließend den Übergang zu echten Spasmen erleichtert. Wenn in der Therapie an der Symptomkontrolle gearbeitet wird, ist Pseudostottern der natürliche Ansatz zur Umwandlung unfreiwilliger Spasmen in kontrollierte Sprechunflüssigkeiten, die als eine von vielen Formen der Sprechproduktion akzeptiert werden können. Pseudostottern ist auch nützlich, wenn sich der Stotternde an Sie und an die Therapiesituation anpaßt. Im Zuge der Anpassung geht das echte Stottern typischerweise zurück, manchmal verschwindet es fast völlig (in der Therapie). Die Therapeutin sieht sich dann dem Problem gegenüber, den Patienten nur in der Therapiesituation „geheilt" zu haben. In diesem Fall kann Pseudostottern dazu dienen, daß in der Therapiesituation weiterhin Stotterereignisse für Evaluierungs- und Übungszwecke zur Verfügung stehen. Bei Therapien zur Verstärkung der Sprechflüssigkeit ist Pseudostottern weniger hilfreich, besonders wenn der Patient in ein Autoreaktionsprofil für Eventualitäten gebracht wurde und nur darauf trainiert ist, den einen erlernten Sprechunflüssigkeitssteuermodus zu beobachten. Nach meiner Erfahrung ist Pseudostottern aber recht nützlich in Sprechflüssigkeitsprogrammen für die Analyse, zur Untersuchung des Zuhörerverhaltens, Desensibilisierung, Entspannung, bei einer eventuellen Bestrafung usw..

Einen überaus wichtigen Punkt sollte man nicht vergessen: Viele Stotternde wissen nicht, wie sie stottern. Genau wie die Therapeutin müssen sie lernen, Stottern auf verschiedene Arten vorzutäuschen. Sonst könnte es passieren, daß eine Therapeutin, die alles über Stottern weiß (außer wie man es produziert), auf einen Patienten trifft, der ein Experte im Produzieren ist, aber nicht versteht, was alles mit hineinspielt. Van Riper trat dafür ein, daß man sich dem Stottern mittels Pseudostottern stellt, indem man es offen und objektiv eingesteht und zeigt (Speech Foundation of America; Nr. 9). In derselben Ausgabe sagte Emery: „Je mehr du stotterst, desto weniger hältst du zurück, und je weniger du zurückhältst, desto weniger stotterst du."(S. 12).

Vorgehen

Die einzelnen Schritte beim Pseudostottern unterscheiden sich je nach Anwendung, zeitlichem Ablauf, der zugehörigen Therapieform sowie anderen Variablen. Die Meinungen der Therapeutinnen bezüglich Pseudostottern gehen weit auseinander. Einige von ihnen sind bereits erwähnt worden. 1942 hielt Van Riper (1958) fest, daß aus Pseudostottern, das den echten Spasmus exakt kopiert, oft echtes Stottern wird. Dies hielt er anfangs für unklug, sagte dann aber, daß es gut sei, um Toleranz und Modifikationen zu üben, und daß man „leichter" damit arbeiten könne als mit völlig unfreiwilligen Spasmen. Er hielt Pseudostottern außerdem für eine gute Psychotherapie, da es die Stottervermeidung in ein Annäherungsverhalten umwandele. Eine zum Teil abweichende Meinung wurde in der Veröffentlichung der Speech Foundation of America (Nr. 12) über Selbsttherapie vertreten, in der es hieß, der Stotterer möge zunächst das eigene Muster vermeiden, die Sprachproduktion „leicht und locker" (ohne Spannung oder hohe Geschwindigkeit) halten und sich darauf konzentrieren, kurze Wiederholungen und Dehnungen vorzutäuschen. Man stimmte jedoch mit Van Riper darin überein, daß Pseudostottern ein offenes Zugeben des Stotterns sei und das Selbstvertrauen stärke. Außerdem sei es eine gute Möglichkeit, die Reaktionen anderer auf Stottern herauszufinden. Gottlober (1953) war gegenteiliger Meinung und empfahl, daß Pseudostottern mit dem Kopieren des echten Stottermusters beginnen sollte, um sich dann zu etwas Akzeptablerem zu entwickeln. Folglich haben wir eine Situation, in der sich eine Reihe von Therapeutinnen über den Nutzen des Pseudostotterns einig sind, nicht aber darüber, wie es angewendet werden soll. Daher stellen die nachfolgend empfohlenen Schritte lediglich einen Versuch dar, es gibt jedoch eine Vielzahl von Faktoren, die möglicherweise eine teilweise oder vollständige Überarbeitung erforderlich machen. Die ersten vier Schritte bedingen einen bestimmten Therapieansatz, das bedeutet, ein abweichender Therapieplan kann einen oder mehrere der Folgeschritte wesentlich verändern. Im allgemeinen sollte die Reihenfolge so sein, daß der Stotternde damit beginnt, seine eigenen Sekundärverhaltensweisen und deren Vortäuschung zu erlernen, dann zu Kernspasmen und zu nicht oder weniger häufig auftretenden Spasmentypen kommt, dann zu spezifischen Anstrengungsverhaltensweisen übergeht und schließlich Verhaltensmuster vortäuscht, um erwartetes Stottern zu verhindern, falls das unbedingt erforderlich ist.

Wenn Pseudostottern bereits am Anfang der Therapie eingesetzt werden soll, müssen gewisse Voraussetzungen erfüllt sein. Beginnen Sie nicht einfach damit, den Stotternden zu bitten, Spasmen vorzutäuschen. Höchstwahrscheinlich kann er das gar nicht, weil er keine Informationen über sein eigenes Sprechmuster besitzt. Sie können davon ausgehen, daß der Patient das Vorhaben nicht begrüßen wird. Hier sind einige vorbereitende Schritte, die Sie unternehmen könnten:

1. Schließen Sie die Einleitungsschritte wie Vorstellung, Akklimatisierung, erstes Kennenlernen, Lebenslauf oder andere Anfangsmaßnahmen ab.
2. Führen Sie alle Tests, Bewertungen, Fragebogen-Interviews usw. durch. Stecken Sie Ziele: Erklären Sie den allgemeinen Therapieplan. Fragen Sie nach Vorerfahrungen mit Pseudostottern.
3. Beginnen Sie die Phase der Selbstanalyse (s. Kap. 2 und 3) mit Beobachtungsaufgaben außerhalb der Therapie. Bei der Analyse einzelner Stotterstadien praktiziert die Therapeutin Pseudostottern, um dem Stotternden zu demonstrieren, was dieser macht oder nicht macht. Dadurch wird der Patient mit dem Konzept von Pseudostottern und seinen Möglichkeiten vertraut gemacht. Bis zu diesem Punkt haben Sie bereits umfangreiche Informationen über Ihren Patienten gesammelt, kennen und verstehen sein allgemeines Sprechmuster ebenso wie sein Stotterverhalten und einiges mehr. Typischerweise (aufgrund der Anpassung und Entwicklung des Selbstvertrauens) ist das Stottern in der Therapie wesentlich reduziert und u.U. gibt es auch bereits Fortschritte außerhalb der Therapie. Intensives Analysieren führt meist dazu, daß der Patient weniger empfindlich auf sein Stottern reagiert. Sie als Therapeutin haben ihm durch den wiederholten Einsatz von Pseudostottern ein Beispiel gegeben, und Sie sollten jetzt bereit sein, den Patienten zur aktiven Teilnahme an der Methode zu führen.
4. Beginnen Sie mit der nachahmenden Vortäuschung von Sekundärverhaltensweisen wie Verzögerungen und Startern, sobald der Patient die Erscheinungsweisen und Wechselbeziehungen seines Stotterns versteht. Beginnen Sie mit Verhaltensweisen, die zeitlich vom Spasmus abgetrennt sind (z.B. Verzögerungen) und/oder Körperregionen einbeziehen, die sich nicht in unmittelbarer Nähe von Mund und Hals befinden. Arbeiten Sie beispielsweise am schlechten Blickkontakt des Patienten, weil er den Kopf zur Seite dreht, am „nun gut"-Verzögerungstrick und am Auslösertrick des Gestikulierens mit der rechten Hand. Wenden Sie diese auf stotterfreie Worte an, bis der Patient sich ihrer bewußt ist und sie gut imitieren kann (beginnen Sie eventuell damit, einige dieser unwillkürlichen Verhaltensweisen zurückzudrängen, sobald diese vorgetäuscht werden können).
5. Gehen Sie zu sekundären Verhaltensweisen über, die zeitlich näher am Kernspasmus liegen und/oder in einem engeren Verhältnis zum Sprechmechanismus stehen. Es ist davon auszugehen, daß einige Verhaltensweisen in diesem Stadium Schwierigkeiten bereiten werden, daher sollten Sie flexibel sein. Versuche des Zurückdrängens dürften jetzt scheitern, können aber später Erfolg haben.
6. Zu diesem Zeitpunkt ist die Therapie wahrscheinlich bereits bei der Desensibilisierung oder dem Umgang mit flüssigem Sprechen angelangt, und die Vortäuschung sollte sich auf die Duplikation von Kernspasmen und damit verbundenen Verhaltensweisen innerhalb der Therapie konzentrieren. Anfangs kann es passieren, daß aus Pseudostottern echtes Stottern wird; betonen Sie in diesem Fall die Analyse und die Desensibilisierung. Täuschen Sie Stottern auf unterschiedliche Art und Weise vor. Wenn das Stottern des Patienten typischerweise durch unregelmäßige Wiederholungsausbrüche mit nach unten gesenktem Kopf gekennzeichnet ist, könnten Sie ihn auffordern,

a. exakt dasselbe Muster vorzutäuschen,

b. dasselbe Muster vorzutäuschen, aber langsame, rhythmische Wiederholungen zu verwenden,

c. dasselbe Muster vorzutäuschen, aber die Stellung der Artikulatoren dabei zu verändern,

d. dasselbe oder ein beliebiges Muster mit einer veränderten Kopfhaltung vorzutäuschen,

e. Wiederholungen durch vorgetäuschte Dehnungen zu ersetzen,

f. die Schwere der Vortäuschungen zu variieren – oder

g. das gewohnte Muster vorzutäuschen, jedoch den Spasmus dadurch zu beenden, daß man ihn in ein anderes Sprechunflüssigkeitsmuster umwandelt.

7. Der Patient soll zu Hause Pseudostottern an Wörtern üben, bei denen er normalerweise nicht stottern würde. Trainieren Sie auch das Zurückdrängen einfacher Vermeidungen bei echten Stotterereignissen. Sorgen Sie dafür, daß die Übungen an Schwierigkeit zunehmen.

8. Konzentrieren Sie sich auf Flexibilität. Stellen Sie ein weites Spektrum leichter Unflüssigkeiten vor, und lassen Sie den Patienten damit experimentieren.

Bitten Sie den Stotternden nicht, irgendeine Form von Pseudostottern zu produzieren, die Sie selbst nicht beherrschen bzw. nicht in jeder Situation demonstrieren möchten.

Erarbeitung

Auch hier sind die einzelnen Schritte wieder unterschiedlich. Die Vorgehensweise bei der Vermittlung von Pseudostottern ist von vielen Faktoren abhängig. Einige Patienten begreifen es schnell, andere brauchen länger. Die folgenden Punkte können hilfreich sein:

1. Lassen Sie den Stotternden andere Stotternde beobachten, Video- oder Filmaufnahmen ansehen oder Tonbänder anhören. Versuchen Sie, Beispiele zu imitieren.
2. Arbeiten Sie viel vor dem Spiegel, damit der Patient Effekte beobachten und den Blickkontakt sowie die Kontrolle verbessern kann.
3. Führen Sie selbst verschiedene Stotterspasmen vor, die der Patient dann nachahmen soll.
4. Spielen Sie dem Patienten Tonaufnahmen von Stotternden vor, die er dann imitieren soll.
5. Lassen Sie den Patienten Ihre Bemühungen, sein Stotterverhalten nachzuahmen, bewerten. Bitten Sie ihn, Sie zu korrigieren und es Ihnen zu zeigen.
6. Lassen Sie den Patienten „neue" Stottermuster erfinden, die Sie dann gleichzeitig lernen.
7. Üben Sie Pseudostottern außerhalb des Therapieraums. Beginnen Sie mit Wortlisten, und arbeiten Sie sich dann zu Situationen vor.
8. Setzen Sie Übungen außerhalb des Therapieraums ein, die Sie beide gemeinsam durchführen. Halten Sie sich an die Rangfolge: Die Therapeutin fängt an!
9. Laden Sie andere Therapeutinnen oder Zuschauer ein, bei den Sitzungen dabei zu sein und zu beobachten.
10. Wenn Sie mit einer Gruppe Stotternder arbeiten, weisen Sie jedem Stotternden die Aufgabe zu, die Stottermuster anderer Teilnehmer nachzuahmen. Ziel ist es, so gut zu werden, daß andere den nachgeahmten Stotternden wiedererkennen.

Verschiedene Situationen, Altersgruppen, Therapiepläne und andere Ressourcen werden viel Abwechslung in Ihre Therapiemethoden zum Thema Pseudostottern bringen. Einige von Ihnen werden sich vielleicht auf Pseudostottern als eine wesentliche Methode der Annäherungs-Vermeidungstherapie konzentrieren. Andere werden es eher beim Erlernen anderer Techniken einsetzen. Wieder andere werden Pseudostottern als Unterrichtsmittel verwenden, nicht aber für die Therapie. Pseudostottern kann allen Therapiemethoden angepaßt werden.

Aufgrund der vielen verschiedenen Einsatzmöglichkeiten ist es schwierig, Kriterien für die Leistung der Stotternden festzulegen. Generell würde ich vorschlagen, über einen mittleren Wertebereich vorzugehen, und zwar folgendermaßen:

1. Im Therapieraum: Produktion aller Aspekte des üblichen Stottermusters, ohne Verlust der Kontrolle; kontrollierte Produktion unterschiedlicher, nicht charakteristischer Muster; kontrollierte Produktion der üblichen Muster, wobei diese auf verschiedene Art abgewandelt werden.
2. Außerhalb des Therapieraums: kontrolliertes Kopieren zeitlich versetzter und/oder distaler Verhaltensweisen der üblichen Muster; Produktion unterschiedlicher, nicht charakteristischer Muster in vielfältigen Situationen mit rund 90%iger Kontrolle; Kopieren der üblichen Stottermuster mit im Durchschnitt 75%iger Kontrolle.

Andere Kriterien lassen sich hinzufügen. Die Prozentwerte können dem jeweiligen Stotternden entsprechend abgeändert werden. Wie bereits erwähnt, kann es gelegentlich dazu kommen, daß aus Pseudostottern echtes Stottern wird. Viele Therapiemethoden betrachten dies als durchaus üblich und nicht als unerwünscht, da dadurch andere Techniken vermittelt werden, wie mit diesem Problem umgegangen werden kann.

Mögliche Probleme

Es wurde bereits erwähnt, welchen Wert und Nutzen das Pseudostottern für den Patienten hat. Lernen, Toleranz, Fähigkeit zur Selbstanalyse und Beobachtung, Desensibilisierung, Übungsresultate und Motivation sind einige der erörterten Faktoren. Für nahezu jedes Therapiestadium sind praktische Möglichkeiten vorgeschlagen worden, und auch Problemstellungen wurden erwähnt. Fast alle Stotternden lehnen Pseudostottern ab, teilweise wegen der oben erwähnten Stigmatisierung des Stottererklischees (Woods, 1976). Die Patienten wollen nicht noch unflüssiger werden. Czuchna (Speech Foundation of America) war der Meinung, daß verdeckt stotternde Patienten sich stärker dagegen wehren werden, während offen stotternde Patienten Pseudostottern eher akzeptieren. Nach meinen Erfahrungen reagieren Patienten mit leichtem Stottern ablehnend und die Toleranz nimmt mit steigendem Schweregrad zu. Starkweather (1980) meinte, daß der Widerstand nicht so groß sei, wenn man sich dem Thema Pseudostottern allmählich über Identifikation und Untersuchung nähert. Shames (1953) benutzte die absichtliche Anpassung, um so möglichst das „Infektionsrisiko" zu minimieren, daß aus Pseudostottern echte Spasmen werden. Es gibt zwei Möglichkeiten, wie man auf die Ablehnung gegenüber Pseudostottern reagieren kann:

1. Stellen Sie Pseudostottern nicht vor, indem Sie Eigenschaften und praktische Möglichkeiten besprechen, sondern führen Sie den Patienten langsam an das Konzept heran. Lassen Sie ihn in jeder Sitzung zunächst einen, dann einen anderen Aspekt des Stotterns imitieren, wobei Sie sich auf die Sprechunflüssigkeit konzentrieren, nicht auf das Pseudostottern. Die Arbeit in den Bereichen Analyse und Desensibilisierung kann im Therapieraum auf diese Art und Weise durchgeführt werden. Gleichzeitig sollten Sie mit Ihrem Pseudostottern immer einen Schritt vor der Leistung des Patienten sein, so daß sich die Angst in Grenzen hält. Der Rückgang des Stotterns durch Adaptation macht es leichter, den Patienten zum Pseudostottern aufzufordern. Außerhalb der Therapie sollte mit den am wenigsten traumatischen, einfachsten Aspekten begonnen und dann allmählich gesteigert werden. Pseudostottern dient als Mittel zum Zweck, nicht als eine bestimmte Technik.
2. Wenn Sie Pseudostottern in der Therapie einsetzen wollen, erklären Sie dem Patienten kurz, was Sie mit ihm vorhaben, und geben Sie ihm Informationsmaterial (siehe am Ende des 1. Kap.) zum Thema Pseudostottern. Besprechen Sie die praktischen Möglichkeiten, Vorteile und möglichen Probleme. Bitten Sie den Patienten, ehrlich zu sagen, was er darüber denkt. Gelegentlich wird ein Patient seine Mitarbeit einschränken und z.B. Pseudostottern nicht außerhalb des Therapieraums einsetzen wollen. Diese Weigerungen resultieren aus der Patient-Therapeuten-Beziehung und können entweder direkt oder Stück für Stück angegangen werden. Normalerweise ist es am besten, wenn Sie erneut Ihren Standpunkt darlegen, die Grenzen des Patienten zeitweilig akzeptieren

– solange dies nicht Ihren Therapieplan zu Fall bringt – und ihm klarmachen, daß Sie versuchen werden, ihn im Laufe der Therapie umzustimmen.

Übungen für Therapeutinnen

Pseudostottern zu lernen muß nicht verwirrend sein. Mulder (1961) lieferte eine Reihe von Vorschlägen, einschließlich der Anwendung von verzögerter auditiver Rückmeldung. Er empfahl außerdem eine Hierarchie von Situationen, um zu vermeiden, daß jemand aus Furcht oder aufgrund der Komplexität abgeschreckt wird. Die folgenden Übungen fangen zunächst einfach an und konzentrieren sich auf die mechanischen oder motorischen Muster, in denen sich die Spasmustypen unterscheiden, und werden dann immer schwieriger. Sie können einige Punkte auslassen oder eigene Variationen hinzufügen. Die Reihenfolge der Übungen orientiert sich an der Schwere des Spasmus und der Komplexität, wobei weniger auf situative Steigerungen geachtet wird. Wenn Sie in punkto Pseudostottern kompetenter geworden sind, können Sie bestimmte Situationsfaktoren stärker herausstellen, ganz nach Ihren eigenen Bedürfnissen und Möglichkeiten.

1. Benutzen Sie einen Spiegel und einen Kassettenrekorder. Nehmen Sie eine Liste mit 50 beliebigen Wörtern und eine Liste mit mindestens 25 Sätzen beliebiger Herkunft. Beobachten Sie beim lauten Vorlesen Ihr Gesicht im Spiegel. Nehmen Sie die Übung auf Kassette auf.
   a. Lesen Sie die Wortliste laut vor. Täuschen Sie beim ersten Wort eine Wiederholung, beim zweiten Wort eine Dehnung und beim dritten Wort eine Blockade vor. Wiederholen Sie diese Reihenfolge bei den nächsten drei Wörtern. Nehmen Sie etwa 10 Durchläufe auf (ca. 30 Worte), so daß Sie von jedem Spasmustyp 10 Muster erhalten. Führen Sie alle Vortäuschungen „weich" aus, mit zwei oder drei Wiederholungen, Dehnungen von einer bis zwei Sekunden und Blockaden von einer bis zwei Sekunden. Sie sollten die Anspannung in Ihren Sprechmuskeln spüren, in Ihren Gesichtsmuskeln sehen und beim Abspielen der Kassette hören. Versuchen Sie keine schweren Spasmen, Sekundärsymptome usw. Falls Ihre Versuche nicht angemessen klingen oder aussehen, wiederholen Sie die 10 Durchläufe.
   b. Wiederholen Sie die Übung und versuchen Sie, die von Ihnen kritisierten Punkte zu verbessern.
2. Unterstreichen Sie in jedem Satz drei Wörter, und lesen Sie fünf Sätze vor. Schauen Sie in den Spiegel und nehmen Sie die Übung auf Kassette auf. Achten Sie darauf, daß die Sprechunflüssigkeiten weich bleiben.
   a. Wiederholen Sie in jedem Satz das erste unterstrichene Wort, dehnen Sie das zweite und blockieren Sie beim dritten Wort.
   b. Lesen Sie dieselben fünf Sätze nochmals laut vor, aber dehnen Sie nun das erste unterstrichene Wort, blockieren Sie bei dem zweiten, und wiederholen Sie das dritte. Beurteilen Sie selbst.
   c. Lesen Sie dieselben fünf Sätze erneut vor, aber blockieren Sie bei dem ersten unterstrichenen Wort, wiederholen Sie das zweite, und dehnen Sie das dritte Wort. Beurteilen Sie selbst.

   Gab es einen Unterschied zwischen den Wörtern und den Sätzen? Wenn ja, beschreiben Sie diesen Unterschied bitte. Welche Veränderungen haben Sie bei unterschiedlichen Spasmustypen bei den gleichen Wörtern festgestellt? Welcher Spasmustyp ist Ihnen am leichtesten gefallen?
3. Setzen Sie sich mit Ihrem Übungspartner so hin, daß er Sie sehen und verstehen kann. Nehmen Sie 15 neue Wörter und lesen Sie die Wortliste wieder laut vor, mit jeweils 5 Wiederholungen, Dehnungen und Blockaden. Lassen Sie Ihren Übungspartner das gleiche machen. Beurteilen Sie sich gegenseitig und vergleichen Sie. Gehen Sie dann zu Sätzen über:
   a. Nehmen Sie fünf neue Sätze und unterstreichen Sie drei Wörter in jedem Satz. Lesen Sie sie Ihrem Übungspartner laut vor, und zwar im selben Turnus wie in 2a, 2b und 2c beschrieben. Lassen Sie Ihren Übungspartner das gleiche tun. Bewerten und vergleichen Sie.

b. Halten Sie beide nacheinander einen Monolog über ein beliebiges Thema. Sprechen Sie, bis Sie von jedem Spasmustyp drei Beispiele vorgetäuscht haben. Bewerten und vergleichen Sie.

Besprechen Sie jetzt mit Ihrem Übungspartner, ob Sie optisch und akustisch wie ein gemäßigter Stotternder wirken, der sich nur leicht anstrengt und keine Sekundärsymptome aufweist. Wenn das nicht der Fall ist, gehen Sie zurück und wiederholen Sie die Übungsschritte. Ihre Unzulänglichkeiten gehen wahrscheinlich auf folgende Ursache(n) zurück:

- Die Übung wird nicht ernst genug genommen, die Stimmung ist zu ausgelassen.
- Die Muskelanspannung ist zu niedrig.
- Es kommt zu einem Gefühl von Lächerlichkeit und Peinlichkeit.
- Die Wiederholungen sind zu leicht, springend und rhythmisch.
- Die Blockaden sind ein Stillstand des Sprechens und kein „Steckenbleiben".
- Sie verspüren Angst oder Beklommenheit beim Vortäuschen vor Ihrem Übungspartner.
- Der Gesichtsausdruck, die Stimmlage usw. sind zu ruhig und entspannt.

Im nächsten Abschnitt geht es darum, daß Sie beim Vortäuschen die Variable der Stotterschwere einführen (in bezug auf Dauer, Anstrengung und Lautstärke). Benutzen Sie genau wie bei den ersten Übungen einen Spiegel, einen Kassettenrekorder und (bei einigen) Ihren Übungspartner.

4. Wählen Sie fünf beliebige Worte aus Ihrer Liste. Schauen Sie in den Spiegel und nehmen Sie die Übung auf Kassette auf, während Sie jedes Wort dreimal hintereinander laut vorlesen.
   a. Wiederholen Sie bei jedem Wort drei bis fünf Mal mit leichten, normalen Wiederholungen.
   b. Wiederholen Sie bei jedem Wort fünf bis acht Mal mit lauterer Stimme und sichtbarer Anspannung.
   c. Schließlich wiederholen Sie bei jedem Wort 10 bis 15 Mal mit unregelmäßigem Rhythmus, gesteigerter Anspannung und hörbarer Anstrengung.
5. Verfahren Sie wie bei Übung 4, nehmen Sie die gleichen Wörter, aber dehnen Sie die Wörter.
   a. Dehnen Sie jedes Wort zwei bis drei Sekunden, erhöhen Sie dabei etwas die Lautstärke.
   b. Dehnen Sie jedes Wort drei bis fünf Sekunden, beenden Sie den Blickkontakt und erhöhen Sie die Lautstärke.
   c. Dehnen Sie jedes Wort fünf bis acht Sekunden, drehen oder senken Sie den Kopf, verengen Sie die Stimmritze und pressen Sie; machen Sie eine Armbewegung und ballen Sie die Faust dabei.
6. Verfahren Sie wie bei Übung 4, nehmen Sie die gleichen Wörter, aber blockieren Sie diesmal.
   a. Blockieren Sie bei jedem Wort zwei bis drei Sekunden und schauen Sie sich dabei im Spiegel an.
   b. Blockieren Sie bei jedem Wort drei bis fünf Sekunden. Schauen Sie sich im Spiegel an und wenden Sie dann den Blick ab. Bewegen Sie jedesmal Ihre Lippen, als ob Sie versuchen, das Wort zu beenden.
   c. Blockieren Sie bei jedem Wort fünf bis zehn Sekunden und schieben Sie dabei den Kopf zur Seite oder nach hinten; bewegen Sie stumm die Lippen und den Unterkiefer und strengen Sie sich an, das Wort herauszubekommen.

Schreiben Sie einen kurzen Bericht über die Punkte 4 bis 6; beschreiben Sie in einem Absatz Ihre Bemühungen, den Verlauf und wie Sie sich dabei fühlten.

Nehmen Sie eine Textpassage mit 300 bis 500 Wörtern und unterstreichen Sie 30 Wörter, mit denen Sätze oder Redewendungen beginnen und/oder die den „Sinn des Satzes" besonders kennzeichnen. Dabei ist es hilfreich, wenn der Zeilenabstand doppelzeilig ist, damit Sie die Codezeichen unter oder über die unterstrichenen Wörter setzen können. Markieren Sie jeweils fünf beliebige Wörter mit jedem der folgenden Codezeichen, so daß Sie schließlich jedes der 30 unterstrichenen Wörter markiert und jeweils fünf Beispiele von jeder dieser assoziierten Verhaltensweisen haben:

V = Verzögerung

W = Weitschweifigkeit

Nb = Neubeginn

Al = Auslöser

St = Starter

Su = Substituierung

7. Lesen Sie den Abschnitt laut vor und nehmen Sie sich dabei auf Band auf. Täuschen Sie bei jedem unterstrichenen Wort einen leichten bis mittelschweren Spasmus beliebigen Typs sowie das Sekundärverhalten vor, das Sie markiert haben. Bei /W/ und /Su/ täuschen Sie keine Spasmen vor. Hören Sie sich die Aufnahme an und beurteilen Sie sie.

8. Wiederholen Sie Übung 7, aber intensivieren Sie Spasmen und Sekundärsymptome (nicht bei /W/ und /Su/, aber ändern Sie diese). Hören Sie sich die Aufnahme an und beurteilen Sie sie.

9. Markieren Sie 30 neue Wörter in Ihrem Abschnitt, oder nehmen Sie einen neuen Abschnitt und markieren Sie wie zuvor 30 Wörter, einschließlich Unterstreichen und Codezeichen für Sekundärsymptome. Lesen Sie die Wörter Ihrem Übungspartner vor, täuschen Sie dabei mittelschwere bis schwere Spasmen sowie Sekundärsymptome vor (vgl. vorherige Anmerkungen zu /W/ und /Su/). Zuvor sollte Ihr Übungspartner einen Bogen Papier mit einer numerierten Aufstellung von 1 bis 30 (siehe Beispiel) vorbereitet haben, in die er das unflüssige Wort jeweils einträgt, den Spasmustyp und die Sekundärsymptome identifiziert und dann die jeweilige Kombination aus Spasmus- und Eigenart bewertet. Nehmen Sie die Übung auf, falls Ihr Übungspartner etwas ausgelassen hat. Beachten Sie: Wenn Sie wirklich gut sind, wird Ihr Übungspartner bei /W/ und /Su/ raten müssen (Deshalb sollte Ihr Übungspartner auch keine Kopie Ihres Abschnittes haben). Bewerten Sie von 1 bis 5 (1=schlecht, 5=sehr gut).

Wort	Sekundärsymptome	Spasmustyp	Bewertung
1			
...			
30			

Wenn Ihr Übungspartner bei seiner Bewertung objektiv und gewissenhaft ist, haben Sie einen guten Beleg für Ihren Fortschritt. Sie sollten einen Bewertungsdurchschnitt von 3 (oder höher) erreichen (Teilen Sie die Summe aller Bewertungen durch die Anzahl der Bewertungen). Keine Bewertung sollte unter 2 liegen, ein Durchschnitt von 3 ist wenig.

Manchen Menschen fällt der Übergang zu weniger strukturierten Situationen schwer. Andere wiederum fühlen sich bei den bisherigen Übungen eingeengt und unnatürlich. Bei den folgenden Übungen ist es wichtig, ernst zu bleiben. Natürlich muß man manchmal lachen, wenn etwas Lustiges passiert, aber vermeiden Sie bei den folgenden Übungen, „ein Stotterer" zu sein oder so zu tun, als ob die zu Ihnen sprechende Person ein Stotternder sei.

10. Sprechen Sie fünf Tage lang einmal pro Tag mit Ihrem Übungspartner, direkt oder am Telefon. Täuschen Sie bei jedem Gespräch drei leichte bis mittelschwere Spasmen vor und fügen Sie dann jeweils ein bis drei sekundäre Verhaltensweisen hinzu. Schreiben Sie danach die Ergebnisse und Ihre eigenen Beurteilungen auf, wofür Sie wie in der vorherigen Übung ein Formular benutzen. Verwenden Sie eine Bewertungsskala von eins bis fünf. Möglicherweise erhalten Sie von Ihrem Übungspartner Rückmeldungen, die Beurteilung sollte aber Ihre eigene sein.

11. Unterhalten Sie sich während dieser fünf Tage mit insgesamt fünf Leuten Ihrer Unterrichtsgruppe (oder auch mit anderen). Täuschen Sie bei jedem Verbalkontakt einen mittelschweren bis schweren Spasmus mit zwei sekundären Verhaltensweisen vor. Schreiben Sie danach so schnell wie möglich die Ergebnisse und Ihre Beurteilungen auf. Beschreiben Sie Ihre Gefühle.

12. Schreiben Sie einen Bericht über sich selbst als angehende Pseudostotternde. Tun Sie dabei so, als

ob Sie als Therapeutin eine Patientenbeurteilung schreiben würden. Das Ziel ist, wie ein echter Stotternder zu klingen und zu wirken, während Sie sich dessen bewußt sind und in der Lage sind, das Geschehen zu bewerten.

Wenn Sie mit diesem Bericht nicht zufrieden sind, wiederholen Sie frühere Übungen, insbesondere Übung 12. Bei den folgenden Übungen ist es wichtig, daß Ihr Übungspartner bei mindestens einem Unterpunkt pro Übung anwesend ist.

13. Suchen Sie sich drei Telefonnummern aus dem Anzeigenteil der Zeitung oder den Gelben Seiten. Wählen Sie Dienstleistungen oder Informationsquellen, die Sie normalerweise benutzen. Schreiben Sie sich zwei Fragen auf, die Sie bei jedem der Anrufe stellen werden. Unterstreichen Sie in jeder Frage ein Wort, bei dem Sie Stottern vortäuschen wollen. Wählen Sie für alle drei Anrufe einen der folgenden Schwierigkeitsgrade:
    a. Vortäuschen einer leichten Wiederholung oder Dehnung bei jedem Anruf.
    b. Vortäuschen eines leichten Spasmus und einer hörbaren sekundären Verhaltensweise bei jedem Anruf.
    c. Vortäuschen eines mittelschweren Spasmus, einer Verzögerung und eines Starters bei jedem Anruf.
    d. Vortäuschen einer Verzögerung, einer schweren Blockade und eines Neubeginns; mit einer Wiederholung am Ende jedes Anrufs.
14. Sprechen Sie drei Leute auf der Straße an und fragen Sie nach dem Weg zu einem Gebäude. Halten Sie genug Blickkontakt, um die Reaktionen der Angesprochenen zu bewerten. Wählen Sie aus:
    a. Vortäuschen einer mittelschweren Wiederholung mit jeweils zwei sekundären Verhaltensweisen.
    b. Vortäuschen eines bei jeder Person wechselnden Spasmus mit variierten sekundären Verhaltensweisen.
    c. Vortäuschen einer schweren Wiederholung mit zwei sekundären Verhaltensweisen bei jeder Person.

Schreiben Sie einen Bericht, in dem Sie die ausgewählten Personen oder Situationen beschreiben und Ihre Gründe für den jeweils gewählten Schwierigkeitsgrad darlegen. Dokumentieren Sie auch den Erfolg Ihrer Bemühungen, die Reaktionen der Zuhörer und Ihre eigenen Gefühle. Vergleichen Sie Ihre eigenen Beurteilungen mit denen Ihres Übungspartners.

Die Übungsreihe ließe sich fortführen, doch das eigentliche Ziel war ja, daß Sie grundlegende Fähigkeiten erwerben und Erfahrung sammeln, diese in realen Situationen umzusetzen. Die weitere Entwicklung hängt von Ihrer Motivation und Ihren Bedürfnissen ab.

Übungsbeispiele für Patienten

Bei den folgenden Übungen handelt es sich um Vorschläge für die praktische Umsetzung von Pseudostottern mit den Patienten. Ich habe versucht, die Übungen nach dem Schwierigkeitsgrad zu sortieren, aber die Probleme und Bedürfnisse der Patienten sind verschieden, und die Therapiepläne machen u.U. ein Neuordnen, Herausnehmen oder Hinzufügen von Punkten erforderlich. Der Form halber (vgl. die Erörterung zum Thema Übungen in Kap. 3) sind einige Möglichkeiten angeführt.

1. Erstellen Sie zwei Listen mit Sekundärsymptomen, die in Ihrem Sprechen aufgetreten sind. Auf der einen Liste sollten Symptome erscheinen, die vor dem Stotterspasmus auftreten oder irgendeinen Teil des Körpers (außer Kopf, Hals oder Gesicht) einbeziehen. Alles andere erscheint auf der zweiten Liste. Beantworten Sie eine Liste mit Fragen, die Ihnen die Therapeutin gegeben hat, und schauen Sie dabei in den Spiegel. Lesen Sie die Frage, schauen Sie dann in den Spiegel und antworten Sie. Wählen Sie für jede Antwort eine der folgenden Möglichkeiten:
    a. Vortäuschen einer Verhaltensweise der ersten Liste pro Antwort.
    b. Vortäuschen von drei Verhaltensweisen der ersten Liste pro Antwort.

c. Vortäuschen von zwei Verhaltensweisen der ersten Liste pro Antwort, bis Sie zweimal die Liste durchlaufen haben.

Erstellen Sie einen Bericht über Ihre Ergebnisse und schildern Sie Ihren Erfolg sowie die Qualität des Blickkontaktes.

2. Erstellen Sie eine Liste mit 50 Wörtern, die Sie laut vorlesen. Täuschen Sie beim Lesen verschiedene Sekundärsymptome vor. Notieren Sie im Anschluß, welche Symptome am leichtesten vorzutäuschen waren, ob einige davon in einen unfreiwilligen Spasmus abglitten, und ob Sie den Eindruck hatten, daß bestimmte Spasmen besser zu bestimmten Worten „paßten" als andere. Wählen Sie aus:
   a. Lesen Sie die Liste, bis jedes Verhalten zweimal vorgetäuscht wurde.
   b. Lesen Sie die Liste, bis jedes Verhalten dreimal vorgetäuscht wurde.
   c. Lesen Sie die Liste, bis bei jeder Produktion zwei Sekundärsymptome vorgetäuscht wurden, bei zweimaligem Durchlaufen der Wortliste.

3. Nehmen Sie einen beliebigen Abschnitt und unterstreichen Sie genügend Wörter, so daß Sie jedes Ihrer Sekundärsymptome zwei Mal produzieren können. Wählen Sie aus:
   a. Benutzen Sie bei jedem unterstrichenen Wort das ausgewählte Verhalten; sprechen Sie das Wort, machen Sie eine Pause und wiederholen Sie es dann, in dem Sie es variieren (lauter, leiser, langsamer, schneller usw.).
   b. Benutzen Sie bei jedem unterstrichenen Wort das gewählte Verhalten; sprechen Sie das Wort und wiederholen Sie es dann, wobei Sie ein „neues" Verhalten benutzen, welches Sie gewöhnlich (nicht) benutzen.

4. Arbeiten Sie bei normalen Unterhaltungen oder Telefongesprächen an Sekundärsymptomen. Wählen Sie aus:
   a. Wählen Sie in drei Situationen ein beliebiges Sekundärverhalten und täuschen Sie es bei drei stotterfreien Wörtern vor.
   b. Verfahren Sie ebenso in sechs Situationen.
   c. Verfahren Sie ebenso in neun Situationen.

5. Führen Sie absichtlich Telefonate mit Fremden, bei denen Sie Sekundärsymptome durch Stottern üben. Wählen Sie aus:
   a. Benutzen Sie bei jedem der drei Anrufe eine Ihrer hörbaren sekundären Verhaltensweisen sowie ein hörbares „neues" Sekundärverhalten.
   b. Verfahren Sie ebenso bei sechs Anrufen.
   c. Verfahren Sie ebenso bei neun Anrufen.

6. Führen Sie bewußt Telefongespräche und üben Sie anhand von Pseudostottern Sekundärsymptome, die Sie eigentlich nicht benutzen. Wählen Sie aus:
   a. Drei Telefonate mit jeweils einmal Pseudostottern pro Anruf.
   b. Drei Telefonate mit jeweils zweimal Pseudostottern pro Anruf.
   c. Drei Telefonate mit jeweils dreimal Pseudostottern pro Anruf.

7. Verwenden Sie einen Kassettenrekorder und eine Wortliste. Entscheiden Sie sich für einen Schwierigkeitsgrad und lesen Sie vor. Bewerten Sie Ihre Versuche. Täuschen Sie auf jedem Wort einen Stotterspasmus vor. Sollte aus dem Pseudostottern echtes Stottern werden, versuchen Sie herauszufinden, warum. Verwenden Sie keine Sekundärsymptome.
   a. Täuschen Sie jedes Ihrer häufigsten Stottermuster bei fünf vorgelesenen Wörtern vor.
   b. Täuschen Sie jedes Ihrer häufigsten Stottermuster bei zehn vorgelesenen Wörtern vor, und wiederholen Sie jene, die Ihnen mißlingen.
   c. Täuschen Sie jedes Ihrer häufigsten Stottermuster bei 20 vorgelesenen Wörtern vor.

8. Täuschen Sie fünf Tage lang Ihre häufigsten Sekundärsymptome bei stotterfreien Wörtern vor. Wählen Sie aus:
   a. Zehn Mal Pseudostottern pro Tag.
   b. Zehn Mal Pseudostottern pro Tag, plus zwei Mal extra für jedes „real" gewordene Pseudostottern.
   c. 20 Mal Pseudostottern pro Tag.

9. Täuschen Sie zwei Tage lang einen leichten Stotterspasmus beliebigen Typs beim ersten Wort eines jeden Sprechkontaktes vor. Wählen Sie:
   a. Mindestens fünf Sprechsituationen.
   b. Mindestens fünf Sprechsituationen, plus zwei, wenn aus dem Pseudostottern echtes Stottern wird.
   c. Tagsüber jede Situation, wie kurz sie auch sei.
10. Führen Sie Telefongespräche und versuchen Sie, es zu echten Stotterereignissen kommen zu lassen. Wenn das nicht klappt, täuschen Sie bei jedem Anruf einen größeren Spasmus vor. Täuschen Sie auf dem nächsten geeigneten Wort, das dem echten oder vorgetäuschten Spasmus folgt, zwei Ihrer üblichen Sekundärsymptome vor. Wählen Sie:
    a. Zwei Telefonate.
    b. Vier Telefonate.
    c. Sechs Telefonate.
11. Führen Sie geplante Telefongespräche. Täuschen Sie bei jedem Telefonat einen (beliebigen) schweren Stotterspasmus mit zwei sekundären Verhaltensweisen vor. Wenn der vorgetäuschte Spasmus „real" wird, führen Sie ein ähnliches Telefonat und täuschen Sie wieder auf dem gleichen Wort vor. Wiederholen Sie dies so lange, bis die Vortäuschung nicht mehr umschlägt. Wählen Sie:
    a. Ein Telefonat.
    b. Zwei Telefonate.
    c. Drei Telefonate.
12. Täuschen Sie bei Unterhaltungen mit Freunden bei den nachfolgenden Sekundärsymptomen vor, zu stottern. Täuschen Sie keine Spasmen vor. Wählen Sie:

Anzahl der vorzutäuschenden sekundären Verhaltensweisen

	Starter	Neuversuche	Substituierungen	Verzögerungen
a.	3	1	3	3
b.	4	3	2	4
c.	6	5	1	7

13. Täuschen Sie bei Unterhaltungen mit Freunden Stottern und sekundäre Verhaltensweisen vor. Entscheiden Sie sich für einen Unterpunkt. Wenn aus dem Pseudostottern „echtes" Stottern wird, machen Sie eine Pause und versuchen Sie dann, das Wort mit einer anderen Vortäuschung zu wiederholen. Wenn auch der zweite Versuch mißlingt, machen Sie weiter, doch denken Sie daran, das später in der Therapie zu besprechen.
    a. Täuschen Sie drei leichte und einen mittelschweren Spasmus mit einfachen sekundären Verhaltensweisen bei drei der Spasmen vor.
    b. Täuschen Sie einen leichten, drei mittelschwere und einen schweren Spasmus vor, mit einfachen sekundären Verhaltensweisen bei vier der Spasmen und einem doppelten bei einem Spasmus.
    c. Täuschen Sie drei mittelschwere und drei schwere Spasmen vor, mit drei einfachen und drei doppelten sekundären Verhaltensweisen.
14. Sprechen Sie Fremde auf der Straße an und fragen Sie nach dem Weg zu Gebäuden oder Institutionen. Täuschen Sie, wie oben beschrieben, Spasmen vor. Alle Spasmen sollten mittelschwer bis schwer sein und von sekundären Verhaltensweisen begleitet werden. Wählen Sie aus:
    a. 5 Vortäuschungen.
    b. 15 Vortäuschungen.
    c. 25 Vortäuschungen.
15. Gehen Sie in Kaufhäuser oder Geschäfte und reden Sie mit den Leuten über Dinge wie Käufe und Dienstleistungen. Produzieren Sie in jedem Gespräch so viele Vortäuschungen, wie Sie zuvor festgelegt haben. Merken Sie sich jede Vortäuschung, die Ihnen entglitten ist und notieren Sie diese anschließend. Wählen Sie:
    a. Drei Situationen mit jeweils drei Vortäuschungen, aber ohne Sekundärsymptome.
    b. Fünf Situationen mit jeweils drei Vortäuschungen, aber ohne Sekundärsymptome.
    c. Fünf Situationen mit jeweils fünf Vortäuschungen und mindestens einem Sekundärsymptom pro Vortäuschung.

Wie Sie sehen können, habe ich viele Variationsmöglichkeiten ausgelassen. Es fehlen außerdem Videoaufnahmen, Beiträge der Therapeutin, die Einbeziehung einer Gruppe Stotternder sowie andere veränderliche Größen. Ich habe versucht, Ihnen eine Vorstellung von der Situationsabstufung bei Pseudostottern zu geben. In anderen Kapiteln werden Sie ebenfalls Aufgaben finden, die Pseudostottern einbeziehen, und diese zu einer Erweiterung der Konzeption beitragen können. Welche Form und Abfolge Sie auch wählen, Sie werden Ihrem Patienten dabei helfen, zu tun, was getan werden muß: „... Ihre Patienten müssen das Unantastbare anpacken, ihr Stottern“ (Van Riper, 1974).

Kapitel 5 – Entspannung und Desensibilisierung

Übersicht

Die Themen Entspannung und Desensibilisierung werden aus zwei Gründen hier in einem Kapitel behandelt. Erstens geht es bei beiden um die physiologischen oder emotionalen Reaktionen auf ein einziges Phänomen: Angst. Zweitens überschneiden sich die meisten Therapieansätze dafür oder werden auch bewußt kombiniert. Beide Gebiete sind seit Jahrzehnten für Psychiater, Psychotherapeuten, Mediziner, Physiotherapeuten, Logopäden und andere helfende Berufe von großem Interesse. Jedem Bereich sowie den jeweiligen Kombinationsmöglichkeiten wurden ganze Bände gewidmet, ganze Therapiesysteme wurden darauf aufgebaut. Dieses Kapitel wird sich notwendigerweise auf einen Überblick der klinischen Anwendungen und Prozeduren beschränken müssen. Ich stelle Ansätze und Anwendungsbereiche vor, der Leser, der sich ein tieferes Wissen in beiden Bereichen aneignen möchte, wird sich an anderer Stelle weiter in die Materie einlesen und darüber hinaus zusätzliche Anleitung und Supervision in der Praxis suchen müssen.

Angst

Generationen von Therapeutinnen haben über Angst und ihre Bedeutung beim Stottern kontrovers diskutiert, und Generationen von Psychologen haben sich mit dem Thema beschäftigt. Wir können sie in bezug auf Kognition, Verhalten, Physiologie und damit zusammenhängende Emotionen betrachten. Die Definition ist aufgrund des Zusammenspiels der eben genannten vier Faktoren und der Beeinflussung durch andere Zustände, wie z.B. Furcht, Ärger, Aufregung, sexuelle Erregung und Freude, komplex. Angst kann sowohl eine Reaktion als auch eine Ursache sein. Aspekte der Angst sind z.B. Phobien, obsessiv-zwanghafte Verhaltensstörungen sowie vage und generalisierte Angstzustände. Verwandte Störungsformen wie somatoforme und dissoziative Störungen tragen zusätzlich zur Verwirrung bei (Sue et al., 1981). Durch die Entwicklung von zwei Konzepten für Angstsyndrome, nämlich Zustands- und Eigenschaftsangst, kann man die Verwirrung in bezug auf Verhalten im allgemeinen und Stottern im besonderen reduzieren. *Zustandsangst* bezieht sich auf die Sorgen, Furcht, Erwartungshaltungen usw. vor und während einer Situation, die gefährlich, bedrohlich, peinlich oder sonst irgendwie negativ für das Wohlbefinden des menschlichen Organismus ist oder so wahrgenommen wird. *Eigenschaftsangst* ist ein kontinuierlicher, funktionaler Zustand, in welchem der menschliche Organismus mehr Bedrohung und Streß wahrnimmt als wahrscheinlich tatsächlich existiert, gegenüber ihrem Auftreten anfälliger ist und stärker auf sie reagiert (Spielberger, 1966, 1970, 1972).

Viele Forscher, Theoretiker und Therapeuten neigen verständlicherweise dazu, Menschen in starr definierte Kategorien zu zwängen. Diese Tendenz schafft deklamatorische Aussagen, die im günstigsten Fall nur Verallgemeinerungen sind. Nabelbeschauende Forschungsstudien werden zur Unterstützung dieses besonderen Ansatzes durchgeführt. Dies geschieht in vielen Bereichen des Stotterns, und das Thema Angst ist dabei keine Ausnahme. Boland (1953) berichtete, daß Stotternde bei der Messung von allgemeiner Angst (*Eigenschaftsangst*) sowie

Sprechsituationsangst (*Zustandsangst*) stärker reagierten als nicht Stotternde, während Andrews (1974a) argumentierte, daß es keinen Beweis einer Beziehung zwischen Angst und Stottern gäbe. Angst beim Stottern wurde durch Handschweiß-Indikatoren gemessen (Brutten, 1963), wobei die Ergebnisse positiv waren; durch Adaptation (Gray und Brutten, 1965), wobei die Ergebnisse negativ waren; durch EMG-Messungen der Anspannung der Kehlkopfmuskulatur bei Stotternden, mit negativem (McLean und Cooper, 1978) und positivem Ergebnis (Gautheron et al., 1972). Es gibt inzwischen viele andere Studien, die in beide Richtungen weisen (Ragsdale, 1976; Sherrard, 1975; Young, 1965). Wie erwartet sind die Ergebnisse konfus. Dies liegt wahrscheinlich an einer Reihe von Faktoren:

1. Die Studie wurde mit einer winzigen Population von Versuchspersonen durchgeführt, die nicht immer ihre eigene demographische Untergruppe repräsentierte, geschweige denn für alle Stotternden repräsentativ war.
2. Das Messen von Angst durch physiologische Kriterien beschreibt Veränderungen, die Angst und/oder Erregungszustände widerspiegeln oder nicht, die keinen Bezug zur Angst haben.
3. Angst wurde durch Kriterien der Verhaltensänderungen gemessen, die nicht immer Angst und/oder Erregungszustände, die keinen Bezug zur Angst haben, widerspiegeln.
4. Es wurden Stimuli (Zuhörerzahl, Elektroschocks, Rollenspiel usw.) eingesetzt, von denen angenommen wurde, daß sie bei allen Personen Angst in gleicher Höhe auslösen.
5. Die Tests und Evaluierungen wurden in einer Umgebung ausgeführt, die der Routine der Testpersonen fremd war, deren Ergebnisse jedoch auf den Alltag übertragen wurden.
6. Es wurde eine statistische Analyse vorgenommen, bei der dem „0.5-Alpha-Niveau" größere Bedeutung als der bloßen „klinischen Signifikanz" zugemessen wurde.

Diesen Faktoren muß außerdem noch die theoretische und experimentelle Voreingenommenheit hinzugefügt werden. Die theoretische Ausrichtung scheint sich in drei Anschauungen zu unterteilen (Gronhovd und Zenner, 1982). Manche Therapeutinnen betrachten Angst als Auslöser und herausragenden Faktor bei der Entstehung und Aufrechterhaltung des Stotterns. Daher sollte jegliche Therapie zunächst auf die Angst ausgerichtet sein und nur zweitrangig auf das Stottern als eine beeinflußbare Reaktion auf die Emotionen. Andere Therapeutinnen betrachten Angst als einen Faktor, der beim Stottern eine wesentliche Rolle spielt und therapieren speziell (aber nicht ausschließlich) die Sprechangst und die damit verbundenen Verhaltensweisen. Die dritte Gruppe der Therapeutinnen ist der Ansicht, daß Angst eine Reaktion auf das Stottern ist und daß die Reduktion oder die Auslöschung der Sprechunflüssigkeit zum Verschwinden der Angst führen wird. Besonders Sheehan (1975) ist ein Vertreter der ersten Gruppe, Van Riper (1973) vertritt die zweite und Ryan (1974) die dritte Ansicht. Für einen exzellenten Überblick über diese Ansichten empfehle ich das Kapitel von Gronhovd und Zenner (1982).

Auf der Basis der widersprüchlichen Forschung, der Logik der Untergruppen sowie der empirischen Vernunft scheint es angebracht, anzunehmen, daß Angst ein signifikanter, aber variabler Faktor beim Stottern ist. Manche Stotternde leiden demnach an Eigenschaftsangst, andere eher an Situationsangst und wieder andere an einer Kombination aus beiden. Die Signifikanz des Angstniveaus variiert von minimal bis zu dem Punkt, an dem die Behandlung der Angst zum Therapieschwerpunkt wird. Ich halte es für ebenso unangebracht anzunehmen, daß alle Patienten Angstreduktions-Therapie benötigen wie anzunehmen, daß irgendeine Symptom- oder Sprechflüssigkeitstherapie es überflüssig macht, das Thema Angst näher zu betrachten.

Ich hoffe, daß Sie beim Überblick über die verschiedenen Therapiemethoden zum Thema Angst unvoreingenommen bleiben.

Anspannung

Anspannung und die damit verbundenen neurologischen Zustände treten gewöhnlich zusammen mit der Angst auf. Das autonome und zentrale Nervensystem arbeiten zusammen, hauptsächlich durch das limbische und retikuläre Netz, um in Zeiten von Streß Veränderungen im Organismus zu produzieren. Atmung, Herzschlag, Blutdruck, Schweiß, Blutzusammensetzung, Muskelspannung und viele andere Faktoren werden durch Erregungszustände verändert. Sherrard (1975) war der Ansicht, daß Angst auch einen negativen Einfluß darauf hat, wie aufmerksam wir unsere eigenen Sprechrückmeldungen verfolgen (auditiv, taktil, kinästhetisch), was dazu führt, daß wir eher „Fehler" korrigieren. Timmons und Boudreau (1972) meinten jedoch, daß Angst als Katalysator bei Störungen der Rückmeldung dienen kann.

Es gilt als sicher, daß in einem Zustand der körperlichen Erregung die retikuläre Unterdrükkung der Gamma-Efferenten des Muskelsystems reduziert ist, was zu einem Anstieg an Alpha-Motoneuronen-Emissionen und somit zu einer Steigerung der Muskelspannung führt. Timing- und Koordinationsmuster des Hirnstamms, Auswirkungen der zerebralen Inhibition und der Muskelspannung sowie Rückmeldungsschlaufen des Rückenmarks für Reflexreaktionen können dabei verändert werden. Man kann darüber streiten, ob all dies positive oder negative Auswirkungen sind. Da der Zustand des zentralen Nervensystems den Zustand des umgebenden Organismus widerspiegelt, führt eine Änderung im Zustand des peripheren Organismus auch zu einer Änderung des Zustandes im zentralen Nervensystem. Haltungen zur Reflexunterdrükkung und andere Physiotherapien beruhen auf diesem Prinzip. Diese Therapien verändern die neuralen Signale an das limbische System, so daß keine Angst-Furcht-Reaktionen hervorgerufen werden, oder falls doch, diese nicht mit dem Zustand des peripheren Organismus vereinbar sind. Es ist also möglich, die subkortikalen Zentren des zentralen und des autonomen Nervensystems anzusprechen und die von dort ausgesandten emotionalen Erregungssignale zu ändern oder zu verringern. Dies kann durch chemische Beruhigungssubstanzen geschehen, indem man lernt, das Furchtpotential von Unwissenheit und Mißverständnis zu entfernen, durch Adaptation mittels wiederholtem oder dauerndem Aussetzen, oder indem eine mit dem physischen Erregungszustand im Wettstreit liegende und damit unvereinbare organische Reaktion entwickelt wird. In diesem Kapitel werden wir uns mit jeweils einem Bereich der folgenden zwei Ansätze befassen:

1) Angstkontrolle durch Entspannung des peripheren Mechanismus und
2) Angstkontrolle durch Desensibilisierung gegenüber den möglichen Auslösern der Angst.

Entspannung

Hintergrund

In der Stottertherapie wurde Entspannung phasenweise eingesetzt. Bei psychologisch orientierten Therapien, die das neurotische Stottern betonten und Therapien zur Verbesserung der Sprechflüssigkeit ablehnten, spielte es eine große Rolle (Boome und Richardson, 1931). Von diesen Therapeuten wurde Entspannung zwar als eine Fähigkeit angesehen, jedoch als eine, die den allgemeinen Gesundheitszustand, akademischen Fortschritt, Spiel und Sport, Selbstvertrauen, geistige Konzentration und physische Koordinierung verbessern konnte (Boome et al., 1939). Nachdem Symptomtherapie und symptomatische Psychotherapie immer beliebter wurden, wurde

Entspannung in entgegengesetzten Bereichen eingesetzt – sowohl von namhaften Psychotherapeuten als auch von Quacksalbern. Sowohl fähige Therapeutinnen, die nach Jacobson arbeiteten (siehe nächsten Abschnitt), als auch Quacksalber, die Suggestion und billige Tricks benutzten, lehrten Entspannung. Ich spreche hierbei von Entspannung als eigentlicher Therapie, aber nicht von den vielen seriösen Therapieprogrammen, die Entspannung mit einbeziehen.

Als sich die Stottertherapien in den 60er Jahren stärker auffächerten, wurde auch Entspannung häufiger eingesetzt. Die Meinungen bezüglich der Effizienz gehen damals wie heute auseinander. Bluemel (1960) sagte, daß es für Entspannung keine wirkliche theoretische Grundlage gäbe, daß aber ausreichend empirische Daten vorlägen, die deren Anwendung empfehlenswert machten. Lennon (1962) präsentierte eine detaillierte Abfolge von Entspannungstherapie mit Stotternden. Bloodstein (1969) vertrat mit vielen anderen die Ansicht, daß Entspannung von den führenden Therapeuten primär als Untermethode und nicht als Therapieschwerpunkt angewendet wird. Das Interesse an Entspannung flackerte sowohl in der Therapie als auch in der Forschung in verwandten Gebieten erneut auf (Slorach, 1971). Dalton und Hardcastle (1977) waren der Ansicht, daß Entspannung an sich nicht sehr effektiv sei, empfahlen jedoch deren Einbeziehung in den Therapieplan. Viele Therapien, die keine „Entspannungsprogramme" waren, benutzten routinemäßig Teile daraus. Eine Art Entspannung wurde zum Bestandteil vieler Programme zur Herbeiführung von Sprechflüssigkeit, wie z.B. Atemfluß (Schwartz, 1976), reguliertes Atmen (Azrin und Nunn, 1974) und Formung der Sprechflüssigkeit (Webster, 1979). Die Fähigkeit, sich ganz oder teilweise zu entspannen, ist ein grundlegender Bestandteil der meisten Therapieansätze (Crystal, 1980).

Es gibt viele Ansätze zum Thema Entspannung. In der modernen Medizin gibt es eine Vielzahl von Medikamenten, die entspannend wirken. Ein Überblick der 1982er Ausgabe des *Physicians' Desk Reference* (entspricht der Roten Liste in Deutschland, Anm. d. Ü.) ergab 91 Produkte, die direkt als beruhigende oder entspannende Mittel identifiziert werden konnten. Ich werde die Literatur zur Anwendung von Medikamenten in der Stotterbehandlung hier nicht aufführen und möchte trotz der Gefahr einer Verallgemeinerung hier nur sagen, daß Medikamente allzuoft nur zu entspannt Stotternden geführt haben, die aber ihre Sprechunflüssigkeiten behielten. In den meisten Fällen wurde Kohlendioxidtherapie verwendet (Kent, 1961). Wolpe (1973) wies darauf hin, daß das Gas ein starker Angstunterdrücker sei, obwohl Fransella (1972) berichtete, es habe keinen signifikanten Effekt auf das eigentliche Stottern. Falck (1969) faßte den Gebrauch der Hypnose bei der Desensibilisierung gegenüber Stottern zusammen, und Wolpe kommentierte den Gebrauch von Yoga und Techniken der transzendentalen Meditation bei Entspannungs- und Desensibilisierungsprogrammen positiv. Bei einigen Therapiemethoden wurden die Patienten aufgefordert, sich auf eine Reduzierung der Anspannung sowohl im Atmungs- als auch im phonatorisch-artikulatorischen System zu konzentrieren. Dies kann sowohl ganzkörperlich als auch konzentriert auf einen spezifischen Bereich, wie z.B. Kiefer oder Zunge, geschehen. Die Progressive Muskelentspannung nach Jacobson (1938) ist eine Ganzkörperentspannung, die nacheinander alle Muskelgruppen des Körpers entspannt. Heutige Stottertherapien benutzen sowohl die Ganzkörper- als auch die teilweise Entspannung in verschiedenen Kombinationen. Je nach Einsatz kann Entspannung folgende Ziele haben:

1. Indirekte Entspannung: Der Patient lernt Atem-, Phonations- oder Artikulationstechniken, die die jeweiligen Muskelgruppen entspannen.

2. Direkte Entspannung der Sprechorgane, so daß anschließend aus einem entspannten Zustand gesprochen werden kann.
3. Direkte Entspannung des gesamten Körpers; der Sprechmechanismus wird nur als ein Teil des Ganzen angesehen.

Voraussetzungen für die Therapeutin

Bevor eine Therapeutin Entspannung in der Therapie einsetzen kann, sollten folgende Punkte geklärt sein. Zusätzlich zu der normalen Vorbereitung könnten verschiedene weitere Wissensbereiche hier von Nutzen sein, z.B. Grundkenntnisse in Anatomie. Genaue Kenntnisse der Muskulatur des Sprechmechanismus und des komplexen Zusammenspiels von Entspannung und Anspannung, von Agonismus und Antagonismus beim Sprechen sind unerläßlich. Auch neurologische Grundkenntnisse der motorischen Funktionen erleichtern das bessere Verständnis von An- und Entspannung. Außerdem wäre es sinnvoll, über die psychologischen Aspekte von Angst, Furcht und anderen Emotionen Bescheid zu wissen. Schließlich sollte jede Therapeutin Entspannung am eigenen Leibe *erfahren.*

Beobachtung und Beurteilung

Es ist manchmal schwierig zu erkennen, wann jemand wirklich entspannt ist. Die genaueste Auskunft erhält man durch Instrumente, die die galvanische Hautreaktion (GHR) messen, oder durch einen Elektromyographen (EMG). Diese Geräte messen großflächig oder eng umschrieben körperliche Anspannung, sie können als Grundlage für die Messung des Fortschritts dienen und als Teil der eigentlichen Entspannungstherapie eingesetzt werden. Sie sind nicht billig, benötigen unterschiedlich viel Zeit für Installation und Wartung sowie Eichung und Instandhaltung. Viele Therapeutinnen müssen ohne sie auskommen und sich auf andere Indikatoren verlassen, um Entspannung zuverlässig deuten zu können. Eine Quelle ist die Aussage des Patienten, falls er zuverlässig ist und gelernt hat, das Entspannungsgefühl richtig zu erkennen. Andere Indikatoren einer allgemeinen Entspannung sind z.B.:

1. **Sprechunflüssigkeitsrate** – sie nimmt normalerweise erheblich ab, wenn der Patient entspannt ist.
2. **Phonetische Leistung** – der Tonfall wird normalerweise tiefer, die Lautstärke nimmt ab, die Vokale können verlängert werden, Glottisschläge werden weniger und die Stimme ist oft mehr verhaucht.
3. **Geschwindigkeit und Prosodie** – das Sprechen wird langsamer, die Betonung und die Häufigkeit der Betonungen nimmt ab, ebenso die Inflektionen und Variationen.
4. **Atmung** – die Atmungsfrequenz nimmt mit zunehmender Entspannung ab. Achten Sie darauf, ob die Frequenz zunimmt und/oder ein Ungleichgewicht zwischen Einatmung und Ausatmung besteht. Wenn der Patient auf dem Rücken liegt, kann sich der vorherrschende Atmungstyp aufgrund der Schwerkraft und der Ruhestellung des Bauchraumes verschieben.
5. **Puls** – bei einem Erwachsenen liegt der normale Puls bei 60–80 Schlägen pro Minute im Ruhezustand und bei 80–100 Schlägen pro Minute bei normaler Aktivität. Es gibt jedoch erhebliche Abweichungen; Sie müssen den normalen Puls Ihres Patienten kennen, wenn Sie ihn als Maßstab anlegen wollen. Man kann den Puls auf konventionelle Weise am Handgelenk oder leichten Druck auf die Halsschlagader (für gewöhnlich ca. 2,5 cm unterhalb und leicht vor dem Kieferwinkel) messen. Benutzen Sie nicht Ihren Daumen oder Zeigefinger, da Sie ansonsten leicht Ihren eigenen Puls messen könnten. Drücken Sie nicht zu fest, da dies den Blutzufluß behindern und dadurch den Puls verändern kann.
6. **Tonus** – erscheint die Person entspannt und bequem? Sind Beine, Arme, Hände, Finger und Kopf in einer entspannten Haltung? Manche Patienten fühlen sich anfänglich in einer entspannten Haltung ungeschützt und verletzlich.
7. **Zittern** – achten Sie auf Fußzucken, kleine Fingerbewegungen, Zittern der Augenlider, Lippenbewegungen usw.. Diese sind für gewöhnlich Anzei-

chen von Spannung, selbst wenn die größeren Muskeln weitgehend entspannt sind. Gelegentlich werden Sie unbeabsichtigte Zitterbewegungen oder Ruhezittern in einem subklinischen, neurologischen Zustand oder bei fortgeschrittenem Alter finden. Dies kann überprüft und in der Therapie berücksichtigt werden oder Sie können bei einem signifikanten Befund eine Überweisung in Betracht ziehen.

Ausrüstung und Umgebung

Besondere Geräte wie GHR oder EMG wurden bereits erwähnt. Andere Geräte können zusätzlich in Betracht gezogen werden. Der Therapieraum sollte ruhig und privat sein, mit einer Lichtquelle, die abgedunkelt oder durch eine schwächere Birne ersetzt werden kann. Für völlige Entspannung benötigen Sie eine Bodenmatte, eine Matratze, eine Liege, einen Entspannungsstuhl oder einen Sockel (z.B. einen gepolsterten Holztisch). Man kann auch in Räumen, die zur Entspannung benutzt werden, eine Wand mit einer Fototapete bekleben, z.B. mit einer Waldszene, einem Strand, einem Sonnenuntergang oder einer anderen angenehmen Umgebung. Sie können auch große Poster, Gemälde oder Dias, die auf eine weiße Wand projiziert werden, verwenden. Andere Therapeutinnen bitten den Patienten einfach, an etwas Angenehmes zu denken. Wenn Sie möchten, können Sie Musik im Hintergrund spielen. Dafür bieten sich z.B. leise Musik, Wald-, Wellen- oder Windgeräusche u.ä. an. Manche Therapeutinnen benutzen keine derartigen Hilfsmittel. Die Therapeutin sollte langsam und entspannt sprechen, wenn sie den Patienten anleitet oder ermutigt. Diese Sprechweise dient gleichzeitig als Vorbild für den Patienten.

Methoden

Allgemeine Entspannung

Diese wird häufig in der Therapie verwendet, um die tägliche Anspannung zu verringern, die der Patient mitbringt oder um die bei manchen Patienten durch die Therapie hervorgerufene Furcht und Spannung zu reduzieren. Der Patient profitiert von der verringerten Anspannung, Therapiesitzungen werden mit einem Gefühl der Sicherheit assoziiert, und die mit der Therapie Hand in Hand gehenden Sprechflüssigkeits- oder Symptomtechniken profitieren von einem entspannteren Ausgangspunkt. Manche Therapeutinnen beginnen jede Sitzung mit einer kurzen Entspannungsübung. Auch während der Therapiestunde können kurze Entspannungen eingeschoben werden, wenn der Patient sich verspannt, weil bestimmte Techniken oder Themen diskutiert werden. Diese allgemeinen Übungen können unterschiedlich durchgeführt werden. Die Therapeutin kann den Patienten wie folgt anleiten:

1. Lehnen Sie sich im Stuhl zurück oder legen Sie sich hin. Betrachten Sie das Bild an der Wand (oder schließen Sie Ihre Augen und stellen Sie sich eine entspannte Szene vor). Atmen Sie mehrmals tief ein und versuchen Sie dann, ruhig ein- und auszuatmen. Hören Sie die Musik (oder die Stimme der Therapeutin) und versuchen Sie, Ihren Kopf von allen Gedanken zu befreien. Lassen Sie den Körper zurücksinken und entspannen Sie sich.
2. Setzen Sie sich in den Stuhl. Sitzen Sie sehr aufrecht und übertreiben Sie die steife und angespannte Haltung. Umfassen Sie die Armlehnen fest mit Ihren Händen und drücken Sie Ihre Füße fest auf den Boden. Kombinieren Sie all diese Anspannungen und halten Sie die Luft nach einem tiefen Einatmen für mindestens fünf Sekunden an. Atmen Sie dann fest auf einmal aus und lassen Sie sich nach vorne fallen. Fühlen Sie den Unterschied.
3. Legen Sie sich auf die Matte (Liege, Plattform usw.). Atmen Sie tief ein und dann sehr langsam wieder aus. Versuchen Sie, beim langsamen Ausatmen in die Mattenoberfläche einzusinken. Wiederholen Sie dies drei Mal und versuchen Sie bei jedem Ausatmen, sich mehr zu entspannen und tiefer in die Matte einzusinken, während Sie gleichzeitig Ihre Augen schließen und an nichts denken.

Es gibt viele Variationen, und für Kinder können die Anleitungen entsprechend abgewandelt werden (Goven und Vette, 1966; Luper und Mulder, 1964). Rustin (1978) beschreibt Entspannungsmethoden, die als Teil eines intensiven Gruppentherapieprogrammes für Heranwachsende benutzt werden können. (Entspannung im Alltag, Ein Trainingsbuch, W. Wendlandt, Weinheim 1992, A. d. R.)

Im Gegensatz zu allgemeinen Entspannungsmethoden gibt es auch Techniken zur Reduzierung der Spannung in bestimmten Muskelgruppen, meist Muskeln des Sprechapparates. Hanna et al., (1975) benutzten eine am Kehlkopf angebrachte EMG-Einheit, um sicherzustellen, daß sich die Kehlkopfmuskulatur entspannt. Das EMG war an einen Tongenerator angeschlossen, so daß jedes Ansteigen der Muskelspannung zu einem höheren Ton führte. Auf diese Weise konnten Stotternde ihre Muskelanspannung über das Gehör kontrollieren. Gordon et al., (1983) kontrollierten die Entspannung ebenfalls mit dem EMG, und Treon und Tamayo (1974) verglichen EMG-Entspannung mit VAR. In dieser Studie fanden sie heraus, daß durch VAR Stottern wesentlich stärker zurückging als durch EMG-Kontrolle und daß eine Kombination dieser beiden Techniken effektiver war als jede von ihnen alleine. Guitar (1975) setzte die Rückmeldung eines analogen EMG ein, um Stotternden zu helfen, ihre Lippen und ihren Kehlkopf zu entspannen. Bei allen drei Versuchspersonen ließ die Spannung nach; eine konzentrierte sich auf die Spannung in den Lippen, eine auf die im Kehlkopf und eine auf beide Bereiche.

Die Bedeutung der Lokalisierung von Spannung (vgl. Kap. 3 zur Selbstanalyse der Spasmen) kann dabei nicht oft genug erwähnt werden. Van Riper (1971, 1973, 1982) war ein starker Verfechter der Theorie, daß lokalisierte Spannung Stotterspasmen auslösen kann. Dies erklärt vielleicht, warum Still und Griggs (1979) einen signifikanten Rückgang des Stotterns bei den ersten 30 Worten nach einem Stotterspasmus feststellten: Die Entspannung nach einem Stotterspasmus erhöht die Sprechflüssigkeit. Gautheron et al., (1973) verstärkten das Konzept der lokalisierten Spannung und berichteten, daß bei Stotternden mehr Zeit zwischen einem Konsonanten und dem folgenden Vokal verstreicht – was zu einem höheren subglottalen Luftdruck und einem Bedürfnis nach harten Glottisschlägen führt, um Phonation auszulösen. Auch Wells unterstützte die Theorie der lokalisierten Spannung (1983), er berichtete, daß Stottern bei Erwachsenen am häufigsten dann auftrat, wenn Primärspannung und Diskoordinierung lingual und laryngeal waren und wenn der Stotternde von stimmloser zu stimmhafter Äußerung wechseln mußte. Im Abschnitt über Methodenbeispiele werden Beispiele für lokalisierte Entspannung vorgestellt.

Progressive Entspannung

Diese mit Jacobson (1938) assoziierte Methode spielt seit Jahren eine Rolle in der Stottertherapie. Der Patient lernt, durch Anspannen und darauffolgendes Entspannen von Muskelgruppen nach und nach seinen ganzen Körper zu entspannen. Obwohl manche Patienten die Methode nicht erfolgreich anwenden können, lernen die meisten, sich nach nur wenigen Minuten völlig zu entspannen (Korchin, 1976). Der Patient spannt und entspannt nacheinander verschiedene Muskelgruppen, von den Füßen aufwärts bis zum Kopf. Die Therapeutin gibt das Signal für An- und Entspannung und instruiert den Patienten, die unterschiedlichen Abstufungen zu fühlen. Sobald der Patient lernt, die sensorischen Signale der mittleren Abstufungen der Muskelspannung zu kontrollieren, übernimmt er die Signalisierung selbst und entwickelt so die Fähigkeit zur Selbstentspannung (Gregory, 1968).

Beispiele

Für die allgemeine Entspannung sind bereits Beispiele gegeben worden. In diesem Abschnitt stelle ich Beispiele der lokalisierten Entspannung und der progressiven Entspannung vor. Die progressive Entspannung ist eine Mischung aus Jacobson (1938), Overstake (1979), und Ansätzen, welche ich selbst in der Therapie angewendet habe. Die Umgebung sollte wie oben sein, und Sie benötigen eine Matte oder Liege, auf der der Patient auf dem Rücken liegen kann.

1. Sprechen Sie mit dem Patienten vor Beginn der Übung über Entspannung. Versuchen Sie herauszufinden, was ihn verspannt macht, wie sich diese Anspannung anfühlt und wie Spannung ihn beeinflußt. Beschreiben Sie die Entspannungsmethode.
2. Legen Sie sich auf die Matte und schließen Sie Ihre Augen. Demonstrieren Sie, wie man sich auf der Matte „einliegt" und atmen Sie langsam, während Sie sich entspannen.
3. Tauschen Sie den Platz mit dem Patienten, lassen Sie ihn wiederholen, was Sie demonstriert haben. Lassen Sie den Patienten nach ungefähr 30 Sekunden die Augen öffnen und stellen Sie ihm Fragen bezüglich Komfort, physische Empfindungen und Peinlichkeit.
4. Wenn der Patient bequem liegt und bis zu einem gewissen Grad entspannt ist, bitten Sie ihn, ein Bein ca. 25–30 cm von der Matte anzuheben und zu halten. Fordern Sie ihn dann auf, das Gewicht und die Anspannung in Hüfte, Schenkel und Bauchmuskulatur zu fühlen. Bitten Sie ihn nach ungefähr zehn Sekunden, sich wieder zu entspannen und das Bein fallen zu lassen (der Patient bewegt das Bein nicht, sondern entspannt einfach die Muskeln, wodurch das Bein wieder zurückfällt). Wiederholen Sie diesen Vorgang mit dem anderen Bein.
5. Bitten Sie den Patienten, das Bein senkrecht nach oben zu strecken, dann das Knie zu beugen und die Fußspitzen anzuziehen (maximale Beugung in allen Gelenken). Der Patient soll diese Position kurz halten, sich dann auf der Matte entspannen und die Übung mit dem anderen Bein wiederholen.

Wiederholen Sie die Schritte 4 und 5 mehrmals. Überprüfen Sie dann die Entspannung, indem Sie ihre Hand erst auf das eine, dann auf das andere Knie legen und es sanft hin und her schütteln, um zu sehen, ob noch irgendwo ein Widerstand besteht. Sie können den Patienten auch bitten, das Bein kurz anzuspannen und Ihren Bewegungen Widerstand entgegenzusetzen, um sich dann bei den letzten Bewegungen zu entspannen. Das gleiche können Sie bei der folgenden Bewegung versuchen: Bitten Sie den Patienten, das Knie leicht zu beugen (mit dem Fuß noch auf der Matte). Fordern Sie ihn dann auf, Widerstand zu leisten, wenn Sie versuchen, sein Knie zu strecken. Bei dieser Übung sollten Sie nicht beide Beine gleichzeitig beugen, da es ansonsten durch die aufgewendete Kraft zu Zerrungen kommen könnte.

6. Der Patient soll „versuchen, mit den Schultern die Ohren zu berühren ... ziehen Sie diese so weit nach unten wie möglich ... beugen Sie Ihre Schultern in einer aufwärtsgerichteten Kurve ... entspannen Sie sich auf der Matte." Diese Bewegung kann zuerst einseitig und dann beidseitig ausgeführt werden.
7. Fordern Sie den Patienten auf, alle drei Bewegungen von Übung 6 zu kombinieren und die Schultern „kreisen zu lassen". Demonstrieren Sie die Übung gegebenenfalls.
8. Fordern Sie den Patienten auf, seinen Kopf anzuheben und mit dem Kinn ca. fünf Sekunden die Brust zu berühren; geben Sie dann das Signal zur Entspannung. Bitten Sie den Patienten, seinen Kopf fest gegen die Matte zu drücken, dies für fünf Sekunden zu halten, und dann auf Ihr Signal hin zu entspannen. Bitten Sie den Patienten schließlich, „die rechte Schulter mit dem Kinn zu berühren ... fühlen Sie das Ziehen und die Spannung auf Ihrer linken Seite ...". Geben Sie nach circa fünf Sekunden das Signal zur Entspannung, und wiederholen Sie die Übung mit dem Kinn zur linken Schulter.

Wiederholen Sie Schritte 6, 7 und 8 mehrfach. Kontrollieren Sie die Entspannung, indem Sie die Schultern des Patienten leicht nach unten drücken, sanft nach oben ziehen und den Kopf leicht hin und her bewegen. Achten Sie auf eventuellen Widerstand und Spannung und teilen Sie dem Patienten Ihre Beobachtungen mit.

9. Fordern Sie den Patienten auf, die Arme mit den Handflächen nach oben seitlich auszustrecken. Bitten Sie ihn dann, den Ellenbogen zu beugen, so daß die Arme angewinkelt sind. Anschließend soll er beide Fäuste ca. fünf Sekunden ballen und die Unterarme Richtung Schulter beugen. Auf ein Signal folgt die Entspannung. Dann lassen Sie den Patienten erneut die Unterarme anwinkeln. Legen Sie Ihre Hand auf die Innenseite des Handgelenks und halten Sie dagegen, wenn der Patient die Arme beugen will. Übertreiben Sie dabei nicht[1]. Legen Sie Ihre Hand dann auf die Außenseite des Handgelenks und leisten Sie beim Strecken der Arme Widerstand. Vergessen Sie nicht das Signal zur Entspannung. Wiederholen Sie die Übung mit dem anderen Arm.

10. Bitten Sie den Patienten erneut, die Unterarme anzuwinkeln, diesmal jedoch mit der Innenseite des Armes medial liegend und die Handgelenke gedreht, so daß die Handflächen nach oben zeigen und die Finger lateral gestreckt sind. Legen Sie jeweils eine Ihrer Hände auf die Handfläche des Patienten und drücken Sie nach unten, während der Patient nach oben drückt. Im Gegensatz zu vorher bitten Sie den Patienten nun, den ganzen Körper anzuspannen. Lassen Sie es aber wiederum nicht zu einem Kräftemessen werden. Signalisieren Sie nach ungefähr fünf Sekunden Entspannung.

Kontrollieren Sie die Entspannung an Armen, Schultern und Beinen. Durch diese Übung soll der Patient die übermäßige Spannung abbauen, die sich während der letzten Übungen aufgebaut hat, sowie auf die kommenden Entspannungsbemühungen vorbereitet werden.

11. Die folgenden Unterpunkte sollten nacheinander ausgeführt werden, wobei jeder Punkt drei bis fünf Sekunden dauern sollte und auf Ihr Signal hin – „Entspannung“ – beendet wird. Anfangs müssen Sie bei jedem Schritt Anweisungen geben, aber gehen Sie dann schnell zu Signalwörtern über und lassen Sie dann selbst diese aus, wenn der Patient die Reihenfolge kennt:

a) Drücken Sie beide Augen zu, als ob Sie in ein helles Licht schauen würden (Signal: „Augen“).

b) Runzeln Sie übertrieben die Stirn, legen Sie die Stirn in Falten und ziehen Sie die Augenbrauen nach unten und nach innen (Signal: „Stirn“).

c) Rümpfen Sie Ihre Nase, als ob Sie niesen müßten. Ziehen Sie dabei die Mundwinkel nach oben und gleichzeitig auswärts (Signal: „Nase“).

d) Grinsen Sie übertrieben mit geschlossenen Lippen, dehnen Sie dabei die Mundwinkel. Ziehen Sie die Mundwinkel dann auf ein Signal nach unten, als ob Sie weinen oder schmollen würden (Signale: „Grinsen“ und „Abwärts“).

e) Spitzen Sie Ihre Lippen, als ob Sie pfeifen wollten (Signal: „Lippen“).

f) Pressen Sie die Backenzähne aufeinander, als ob Sie auf etwas beißen (Signal: „Kiefer“).

g) Drücken Sie bei geschlossenem Mund die ganze Zunge (nicht nur mit der Spitze oder dem Apex) so fest wie möglich gegen den harten Gaumen[2] (Signal: „Zunge“).

Der erste Durchlauf kann leicht mehr als 30 Minuten dauern, und Sie werden vermutlich alle beide mehr ermüdet als entspannt sein. Wenn es jedoch nicht zu Problemen kommt, kann der Patient nach zwei oder drei Durchläufen die ganze Abfolge (ohne Wiederholungen) in weniger als fünf Minuten durchführen.

1) Halten Sie das Niveau bei allen Widerstandsbemühungen gering. Eine zu starke Anstrengung wird auf andere Muskeln übergreifen und die allgemeine Spannung steigern. Erinnern Sie den Patienten während der Übungen immer wieder daran,“die anderen Körperteile entspannt zu lassen“.

2) Dies betrifft den weichen Gaumen aufgrund des M.*glossopalatus*, den Rachenraum aufgrund des M.*pharyngopalatus* und anderer Muskeln. Die Verbindung der Zunge zum Zungenbein geschieht durch die Nackenmuskulatur und eine Annäherung der Stimmlippen aufgrund der inneren und äußeren Kehlkopfmuskeln.

Widerstandsübungen werden dabei ganz offensichtlich ausgelassen. Der Patient kann jedoch bei Übung 10 imaginäre Gewichte heben. Bitte beachten Sie, daß der Sprechmechanismus erst ganz am Schluß behandelt wird. Wenn der Patient ohne Signale durch die ganze Serie gehen kann und gelegentliche Tests ergeben, daß er dabei entspannt ist, gehen Sie mehr auf Feinheiten ein. Lassen Sie den Patienten jede der Übungen dreimal hintereinander in der im Anschluß beschriebenen Weise durchführen. Beim erstenmal sollte er gerade genug Anstrengung und Spannung aufwenden, um die Bewegungen auszuführen. Beim zweitenmal sollte die Spannung den Grad erreichen, den der Patient als normal für sich ansieht. Beim letzten Mal sollte die Übung mit höchster Anspannung gemacht werden. Entspannen Sie wie vorher nach jedem Durchgang. Geben Sie dem Patienten Aufgaben für zu Hause, sobald er die Grundlagen verstanden hat. Eine gute Zeit dafür ist morgens vor dem Aufstehen und vor dem abendlichen Schlafengehen. Auch tagsüber sollte, wenn möglich, geübt werden.

Progressive Entspannung kann, wie bereits angeführt, zu Beginn von Sitzungen, zur Erleichterung von Sprechflüssigkeit und zur Verbesserung von Techniken benutzt werden. Viele Patienten werden in der Lage sein, die Haltungsbewegungen der Übungen in eine weniger auffällige Form zu transferieren, sie im Sitzen oder Stehen anzuwenden und sie in angespannten Situationen einzusetzen. Wie wir im zweiten Teil dieses Kapitels sehen werden, kann Entspannung auch mit Bemühungen zur Desensibilisierung verbunden werden.

Gelegentlich können Probleme bei der allgemeinen Entspannung auftreten. Manche Patienten tragen keine angemessene Kleidung, so daß die Entspannung verschoben oder einzelne Schritte ausgelassen werden müssen. Die meisten Patienten kommen sich zunächst ein bißchen komisch vor, aber das gibt sich meist, wenn die Therapeutin sich professionell verhält. Leute aus unserem Kulturkreis scheinen sich davor zu fürchten, berührt zu werden, oder mißtrauen einer Berührung. Dies kann gelegentlich zum Problem werden, wenn die Berührung zur Kontrolle der Entspannung wiederum Spannung verursacht. Wenn sich dies nicht nach einigen Sitzungen bessert, versuchen Sie, die Entspannung nach Möglichkeit ohne Berührung zu kontrollieren. Annäherungsversuche nach Berührungen sind möglich, aber selten. Solch ein Ereignis ist entweder ein Indiz für das Versagen der Therapeutin, professionell zu handeln oder für einen Patienten mit Problemen, die über die der Sprechunflüssigkeit hinausgehen. Ihre Optionen sind dabei eine angemessene Ermahnung, Terminierung der Sitzung, Hinzuziehen eines „Beobachters", Aufgabe der Entspannungsbemühungen, Konfrontation des Patienten mit dem Problem und anschließende Lösung oder die Überweisung zu einer anderen Therapeutin. Übergehen Sie einen solchen Vorfall niemals. Ein weiteres Problem: Ich mußte die Entspannung mit einem stotternden Teenager aufgeben: Er schlief jedesmal ein.

Spezifische Entspannungsmethoden sind meistens auf den Sprechmechanismus ausgerichtet. Sie zielen entweder auf den gesamten Mechanismus und beziehen den Rest des Körpers bis zu einem gewissen Grad mit ein, oder sie konzentrieren sich nur auf einen Teil. Meistens stellen sie kein vollständiges Therapieprogramm dar, sondern sollen helfen, andere Methoden zu verbessern und zu erleichtern. Der Zeitpunkt der Einführung, Assoziation mit anderen Techniken, Transferziele und andere Faktoren sind zu viele Variablen, als daß wir uns einer angemessenen Beschreibung aller Möglichkeiten auch nur annähern könnten, aber einige Beispiele sollen hier angeführt werden:

1. Die Atem-Kau-Technik kann helfen, die miteinander verbundenen Systeme zu entspannen, indem die Kraft und starke Anspannung beim Kauen Zuständen mit niedriger Spannung gegenübergestellt wird.
2. Die verschiedenen Phasen von Schritt 11 aus der oben beschriebenen progressiven Entspannungssequenz sind für sich selbst genommen für verschiedene Stufen von Entspannung nützlich.
3. Verschiedene, bereits erwähnte Atemübungen wirken sich entspannend auf die zur Phonation und Artikulation benötigten Muskeln aus.
4. Man kann eine Wortliste mit verschiedenen Konsonant-Vokal- und Vokal-Konsonant-Kombinationen verwenden wie z.B. Vater, Ofen, Wasser, Regen, Insel, Klavier, Blume und Drachen. Der Patient sollte die Liste laut und mit großer Anspannung vorlesen und dabei jede Silbe betonen. Dies kann Stottern auslösen: Wenn das der Fall ist, notieren Sie alle Übereinstimmungen bei bestimmten Phonemen oder Silbenkombinationen. Lassen Sie den Patienten diese Liste mehrfach lesen und dann Betonung und Anspannung jedesmal reduzieren. Sprechen Sie dann darüber, wie sich mit zunehmender Entspannung das taktil-kinästhetische Empfinden verändert hat.
5. Lassen Sie den Patienten eine Wortliste vorlesen (Sie können Wörter aus Liste 4 verwenden). Fordern Sie ihn auf, vor jedem Wort seine Artikulatoren maximal anzuspannen, ohne jedoch zu versuchen, zu sprechen. Anschließend soll er sich entspannen und dann das Wort nochmals in einem entspannten Zustand aussprechen.

Desensibilisierung

Hintergrund

Sensibilisierung und Stottern

Diese Technik ist grundlegend bei vielen Theorien und Ansätzen. Wie bereits bei der Entwicklung des Stotterns erwähnt (vgl. Kap. 1), weisen junge Stotternde meist keine Sensibilisierung auf. Wenn das Stottern jedoch andauert und die Konditionierung der sozialen Interaktion und der Selbstbewertung dazukommt, verstärken sich Sensibilisierung (und Stottern) in einem Teufelskreis, bis beide voneinander abhängig geworden sind. Daher wird bei den meisten Symptomtherapien und in vielen Psychotherapien direkt Desensibilisierung eingesetzt. Bei den Therapien zur Verbesserung der Sprechflüssigkeit gibt es diesbezüglich Unterschiede, aber diese beruhen auf der Annahme, daß das Ersetzen der Sprechunflüssigkeit durch Sprechflüssigkeit die Sensibilität (Furcht) in Sprechsituationen reduziert. Der Begriff *Desensibilisierung* beinhaltet das Konzept, daß Stotternde auf normale Sprechunflüssigkeit, gestotterte Sprechunflüssigkeit, Leute, Situationen, bestimmte Wörter und verschiedene andere Reize überempfindlich reagieren. Die Therapeutinnen sind unterschiedlicher Ansicht darüber, auf was ein Stotternder überempfindlich reagiert. Gerstman (1983) war der Meinung, daß Stotternde normalerweise keine furchtgeplagten Neurotiker sind, sondern Probleme in der Kommunikation haben, die zu Angst führen, so wie jeder Mensch in einer stressigen Situation Angst empfinden würde. Je nachdem, wie groß die Angst ist, werden die Beurteilungskapazitäten, die physiologische Anspannung beim Sprechen und die emotionalen Reaktionen auf Streß beeinträchtigt. Alle Therapien, die mit Desensibilisierung arbeiten, versuchen, diese Probleme auf verschiedene Art und Weise zu reduzieren oder zu eliminieren.

Angst und Stottern

Dieses Thema wurde bereits ausführlich in diesem Kapitel besprochen. Man kann davon ausgehen, daß es bei allen Desensibilisierungstherapien um Angst (oder Sensibilität) geht. Lerman und Shames (1965) konnten keinen proportionalen Anstieg des Angstniveaus bei zunehmender Schwierigkeit von strukturierten Situationen feststellen, aber Moore (1954) berichtete, daß „gute" und „schlechte" Themen mit der Stotterhäufigkeit und -variabilität zusammenhingen. Santostefano (1960), der meinte, daß die Forschung die Annahme einer stärkeren Angst bei Stotternden unterstützte, berichtete von einem Rorschach-Experiment, das eine höhere Angst und Feindseligkeit nachwies. Burgraff (1974) verglich symptomorientierte Therapien mit systematischer Desensibilisierung und fand keine signifikanten Unterschiede – was zu der Frage führt, welche Therapie welche Symptome behandelt. Adams und Moore (1972) waren der Meinung, daß ein Rückgang des Stotterns alleine die Angst nicht verschwinden lässt. Sie berichteten, daß das Stottern um 75% zurückging, wenn die Patienten bei Vertäubung vorlasen, während die Angst (gemessen am Handflächenschweiß) nur geringfügig abnahm.

Voraussetzungen für die Therapeutin

Die Therapeutin sollte die psychologischen Grundlagen von Sensibilisierung und Desensibilisierung kennen. Dazu gehört auch das Wissen über Lernprozesse, Konditionierung sowie Dekonditionierung. Die Prinzipien der positiven und negativen Verstärkung, der Adaptation und der Auslöschung sollten ebenfalls beherrscht werden. Sowohl bei der Sensibilisierung als auch bei der Desensibilisierung spielen Generalisierung bzw. Transfer eine große Rolle. Angst, Furcht, Ärger, Schuld sowie Ambivalenzkonflikte wirken sich auf die Desensibilisierung aus und sollten verstanden werden. Diese Konzepte werden meistens in der theoretischen Ausbildung von Sprachtherapeutinnen und Logopädinnen behandelt, gewisse Bereiche bedürfen einer Überarbeitung.

Erfahrung spielt eine große Rolle bei der Desensibilisierung. Es wurde bereits erwähnt, daß Sie Entspannung selbst erleben sollten; ebenso sollten Sie auf jeden Fall die verschiedenen Desensibilisierungsaufgaben üben. Die meisten Patienten genießen Entspannungsaufgaben; bei vielen Desensibilisierungsübungen ist dies jedoch nicht der Fall. Außerdem ist Desensibilisierung aufgrund der vielen externen Faktoren schwieriger zu erlernen. Daher sollten Sie zumindest einige der in diesem Kapitel angeführten Aufgaben selbst ausführen. Es wäre am besten, wenn Sie besonderen Unterricht in Desensibilisierungstechniken erhalten könnten.

Methoden

Symptom- und Situationsdesensibilisierung

Diese Methode ist ein integraler Bestandteil vieler Therapien. Sie konzentriert sich auf einen oder viele Aspekte des Stotterns und versucht, die Sensibilität gegenüber der Sprechunflüssigkeit und der damit verbundenen Ereignisse zu reduzieren. Van Riper wird oft mit dieser primären Desensibilisierung in Verbindung gebracht; er forderte spezifische Konfrontation von untergeordnetem Verhalten, wie z.B. Initiierung des Blickkontaktes bei jedem Stotterspasmus (Van Riper und Gruber, 1957) sowie ausführliche Anweisungen für eine Abfolge von Therapiezielen (Van Riper, 1958):

1. Seien Sie immer wieder eimmal bereit, offen und ohne Verlegenheit zu stottern.
2. Halten Sie guten Blickkontakt.
3. Vermeiden Sie gefürchtete Sprechsituationen oder Wörter nicht länger.
4. Benutzen Sie nicht länger Verzögerungen, Neuversuche und andere Vermeidungstricks.
5. Benutzen Sie negative Praxis und Pseudostottern.
6. Bauen Sie Barrieren gegen Angst und Frustration.
7. Lernen Sie, das Stottern anderer wie auch Ihr eigenes zu tolerieren.
8. Studieren und analysieren Sie Ihr Stottermuster.
9. Reduzieren Sie die Reaktionen auf perzipiertes Strafverhalten der Zuhörer.
10. Reduzieren Sie die Angst und erhöhen Sie die Angstschwelle.

Van Riper blieb ein Anhänger der primären Desensibilisierung und fügte den Techniken noch VAR hinzu. Er schlug vor, VAR ab und zu in Phasen von Sprechflüssigkeit einzufügen und dabei allmählich die Häufigkeit und die Länge der Einfügungen zu erhöhen. Die Therapeutin sollte außerdem VAR kontinuierlich auf dem leichtesten Verzögerungsintervall benutzen und dann allmählich zur störendsten Verzögerungsdauer übergehen oder aber mit einer niedrigen Lautstärke bei einem störenden Verzögerungsintervall beginnen und dann allmählich die Lautstärke erhöhen. Noch 1978 vertrat Van Riper die Ansicht, man müsse Patienten gegenüber Faktoren abhärten, die ihr Stottern zu verstärken schienen. Dabei wurden Vortäuschung oder Demonstration durch die Therapeutin betont.

In der Psychologie empfahl Adler (1966) eine extensive Anwendung von Pseudostottern, ein Aufsuchen von Sprechsituationen und das Vermeiden von Vermeidungen. Er schlug auch eine Hierarchie von Desensibilisierungsaktivitäten vor:

1. Lesen Sie Sätze vor. Schauen Sie nach jedem Satz in den Spiegel und fassen Sie den Satz zusammen.
2. Betrachten Sie sich im Spiegel, während Sie Ihre Gefühle über das Stottern und über den Wert einer objektiven Einstellung in Worte fassen. Schauen Sie sich unverändert im Spiegel einfach einige Minuten lang nur an.
3. Zählen Sie bis hundert oder sagen Sie das Alphabet auf, während Sie sich im Spiegel betrachten. Halten Sie an und beginnen Sie von vorne, sobald der Blickkontakt unterbrochen wird.
4. Beschreiben Sie sich selbst und nehmen Sie die Beschreibung mit einem Kassettenrekorder auf. Hören Sie sich die Aufnahmen an und zählen Sie die Spasmen. Verfahren Sie genauso, wenn Sie bis hundert zählen oder das Alphabet aufsagen.
5. Nehmen Sie sich auf, wie Sie 25mal sagen: „Mein Name ist XYZ und ich stottere".
6. Beschreiben Sie schwierige Situationen und nehmen Sie dies auf Band auf. Nehmen Sie auf, wie andere Ihrer Meinung nach Ihr Sprechen beurteilen.
7. Nehmen Sie auf, wie Sie Absätze vorlesen und dann zusammenfassen, einen Monolog halten usw.. Spielen Sie das Band ab und zählen Sie die Spasmen.
8. Analysieren Sie das Sprechen anderer Stotternder, beginnend mit der Zählung von Spasmen bis hin zu ihrer vollständigen Beschreibung. Beurteilen Sie verschiedene Stotternde und vergleichen Sie deren Muster.
9. Befassen Sie sich mit verschiedenen Stotternden, bis Sie in der Lage sind, deren Spasmenmuster zu imitieren.

Auch wenn viele Therapeutinnen Desensibilisierung als Technik für Stotternde im fortgeschrittenen Stadium betrachten, benutzen manche von ihnen es auch mit Kindern. Luper und Mulder (1964) argumentierten, daß das Kind „ausreichend abgehärtet" sein muß, um mit Unterbrechungen oder unaufmerksamen, ungeduldigen Zuhörern umgehen zu können. Sie schlugen vor, ein grundlegendes Niveau der Sprechflüssigkeit beim Kind zu etablieren, dann den Sprechdruck anzuheben (durch Komplexität der Antworten, Anforderungen, Unterbrechungen, Einstellung der Zuhörer usw.) bis zum Punkt der Unterbrechung, aber nicht weiter, um dann wieder auf das Niveau der grundlegenden Sprechflüssigkeit zurückzufallen. Es sollten höchstens vier dieser zyklischen Anhebungen des Sprechdrucks pro Sitzung durchgeführt werden, mit dem Ziel, die Unterbrechungsschwelle des Kindes stetig anzuheben. Ryan (1971) berichtete von der Anwendung programmierter Desensibilisierungsaktivitäten in hierarchischen Stufen (hauptsächlich Länge und Komplexität der Antworten) parallel zu einer Therapie zur Verbesserung der Sprechflüssigkeit. Eine andere Desensibilisierungstechnik ist die der emotionalen Überflutung, auch Implosionstherapie genannt (Stampfl und Lewis, 1967). Dabei beginnt man mit extrem starken Stimuli, um (in der Therapie) das maximale Angstniveau zu erreichen. Der Patient wird gebeten, diese Erinnerungsübungen zu Hause zu wiederholen. Wenn der Patient sich die Signale, welche die Angstüberflutung hervorgerufen haben, wieder in Erinnerung zurückruft und sie untersucht, soll das Gesetz der Auslöschung einsetzen. Adams (1982a) veröffentlichte einen Bericht über diese Therapie bei Stottern. Wirkliche oder erinnerte Situationen werden benutzt, um in jeder Phase der Therapie eine starke emotionale Reaktion hervorzurufen. Adams betonte, daß es nicht immer zur Auslöschung kommen müsse. Eine signifikante Reduzierung dieser erdrückenden Emotionen sei schon ausreichend, um danach entweder Symptom- oder Sprechflüssigkeitstherapien einzusetzen.

Die Desensibilisierung von primären Verhaltensweisen anstelle sozialer Interaktionen (vgl. unten) kann viele Formen annehmen. Grundsätzlich kann man zwei Ansätze unterscheiden:

1. Desensibilisierung gegenüber Stottern durch wiederholte Konfrontation mit einer Vielzahl von Stotterarten und -situationen.
2. Desensibilisierung gegenüber der Angst vor dem Stottern durch Konfrontation mit einer Reihe von Situationen, die nach dem Niveau der sie auslösenden Angst gestaffelt sind.

Diese zwei Ansätze werden häufig vermischt, gelegentlich aber auch getrennt angewendet. Die reine Form der ersten Version ist das „Stotterbad", bei dem eine Kombination von Beurteilung, Adaptation und Objektivität die Häufigkeit, Schwere und Komplexität der Spasmen reduziert und gleichzeitig die Toleranz und Objektivität erhöht. Der reine Hierarchieansatz zielt mit seinen zunehmend schwierigen Stufen auf eine relative Kontrolle der Symptome, Übung der Sprechflüssigkeit und Transfer des in der Therapie Erlernten ab. Webster (1970) verglich die beiden Ansätze und zog den zweiten Ansatz aufgrund der geringeren Abhängigkeit des Patienten von der Therapeutin zur Kontrolle seiner Aktivitäten vor.

Durch Untersuchung (Kap. 2) und Selbstanalyse (Kap. 3) sollten sich sowohl Therapeutin als auch Patient gründliche Kenntnisse der Sprechmuster des Patienten, der Stottermerkmale, der Wort- oder Situationsfaktoren, der Verhaltensvermeidungen und der Einstellungen angeeignet haben. In beiden Kapiteln wurde häufig auf die desensibilisierenden Effekte der zur Sammlung der gewünschten Informationen notwendigen Aktivitäten hingewiesen. Da das Timing, die Kombination und die Dominanz der Desensibilisierung stark variieren können, werde ich hier kein allgemeingültiges Programm aufstellen. Aufgabenbeispiele werden jedoch am Ende dieses Kapitels angeboten. Allgemein kann man sagen:

1. Sorgen Sie dafür, daß Sie vor der Desensibilisierung ausreichende Informationen über den Patienten und sein Sprechen haben.
2. Erklären, begründen und demonstrieren Sie stets auf dem gleichen Niveau, das Sie vom Patienten erwarten.
3. Seien Sie wachsam gegenüber möglichen Problemen (vgl. dazu Ende des Abschnitts über Desensibilisierung).
4. Geben Sie dem Patienten Gelegenheiten, seine Gefühle auszudrücken sowie Ihnen Rückmeldungen zu geben.
5. Geben Sie so oft wie möglich Einzelaufgaben ausserhalb der Therapie, die vorher bereits unter Ihrer Anleitung ausgeführt wurden.

Systematische Desensibilisierung

Diese Technik wurde bereits beschrieben. Es handelt sich hierbei um den Ansatz, bei dem die Erfahrungen systematisch angeordnet werden (meist hierarchisch). Der Begriff „systematische Desensibilisierung" wird meist mit dem Psychotherapeuten Wolpe (1958) assoziiert, der progressive Entspannung und reziproke Hemmung[3)]

3) Reziproke Hemmung beinhaltet die Kopplung unvereinbarer Reaktionen auf einen Reiz, so daß es zu einer Unterdrückung einer (unerwünschten) Reaktion durch eine zweite (erwünschte) Reaktion kommt.

kombinierte. Diese Technik wird häufig bei Phobien benutzt (Korchin, 1976), aber auch bei Stottern eingesetzt. Die Kombination von physiologisch unvereinbaren Reaktionen (Entspannung) mit einem gefürchteten Stimulus (Stottern oder einer Situation, in der Stottern droht) unterdrückt Stottern oder die damit verbundene Erwartungshaltung. Dies unterdrückt tatsächlich die Emotionen und physischen Spannungen, die zum Stottern führen, jedoch nicht das Stottern an sich (Bloodstein, 1979). Die von Brutten und Shoemaker (1967) beschriebene Abfolge orientiert sich streng an Wolpe:

1. Lehren Sie den Stotternden Entspannungstechniken.
2. Erstellen Sie eine hierarchische Liste von gefürchteten Sprechsituationen.
3. Beginnen Sie mit der leichtesten Situation und lassen Sie den Patienten diese im Detail vorstellen, während er in einem entspannten Zustand verbleibt.
4. Helfen Sie dem Patienten, entspannt zu bleiben.
5. Sobald in dieser Phase eine stabile Entspannung aufrechterhalten werden kann, gehen Sie zur nächsten Situation auf der hierarchischen Liste über.

Ein ähnliches System wurde von Poppen et al., (1977) als Teil eines Therapieprogrammes verwendet, welches rhythmusunterstützende Sprechtechniken und kontrollierte Atmung einschloß. Dabei wurden 33 Sitzungen im Stile Wolpes durchgeführt, gefolgt von einem genauso langen Zeitraum mit freier Konversation. Poppen et al., berichteten, daß die Stotterhäufigkeit bis auf 3% absank und nie über 6% stieg, daß aber der Transfer außerhalb der Therapie nur gering war. Lanyon (1968) ging anders vor: Er widmete drei Sitzungen Entspannungstechniken und ging dann zu der hierarchischen Liste über, womit er gute Ergebnisse erzielte. Gray und England (1972) benutzten die Methode bei 30 Stotternden, die sie nach Zustands- und Eigenschaftsangst in zwei Gruppen einteilten. Sie berichteten von einem Rückgang der Häufigkeit und Schwere der Stotterspasmen und einer Absenkung des Angstniveaus bei beiden Versuchsgruppen. Conture (1982) unterstützte Bemühungen, das Toleranzniveau für diejenigen Faktoren zu beeinflussen, die die Sprechflüssigkeit unterbrechen könnten, anstatt die Sprechunflüssigkeiten zu tolerieren. Er betonte die Unterschiedlichkeit dieser Faktoren (Blickkontakt mit dem Zuhörer, Gruppengröße, Gesichtsausdruck, gewisse Worte oder Themen usw.). Im Gegensatz dazu bevorzugte Starkweather (1980) eine Desensibilisierung gegenüber dem primären Verhalten statt gegenüber den beeinflussenden Faktoren.

Manche Therapeutinnen haben gewisse Einwände gegen die systematische Desensibilisierung in sehr strukturierten Programmen. Die inhärente Irrationalität von Sprechsituationen macht eine systematische Hierarchie unrealistisch, daher mag Entspannung effektiver sein als Desensibilisierung (Muckenhoff, 1976). Azrin et al., (1979) verglichen die Ergebnisse von zwei dreistündigen Sitzungen mit Entspannung und Desensibilisierung (E/D) mit einer ebenso langen Sitzung, die auf kontrollierter Atmung basierte und fanden heraus, daß die letztere das Stottern (bei der Nachuntersuchung) um 97% reduzierte, während das erste Programm eine 10%ige Reduzierung der Sprechunflüssigkeit erbrachte. Die Autoren erachteten die Gleichwertigkeit der Methoden als künstlich und die E/D als ein Placebo. Dies spiegelt sich jedoch nicht in ihrem Artikel wider. Zumindest können wir ziemlich sicher sein, daß die „Nun entspannen Sie sich schon!"-Methode nicht besonders effektiv ist. Boudreau und Jeffrey (1973) fanden, daß E/D nach zehn Sitzungen Wirkung zeigte, und verifizierten dies mit einer Nachuntersuchung nach über 20 Monaten. Sie stellten fest, daß die Stotternden, die anfangs am unflüssigsten waren, die besten Ergebnisse erzielten. Ein Vergleich zwischen E/D und Ellis' Rational-Emotionaler-Therapie

(RET)[4] resultierte in dem Anspruch, daß die letztere effektiver sei in der Behandlung des Stotterns, der Angst und der negativen Einstellungen (Moleski und Tosi, 1976). Berecz (1973) setzte in einem anderen Ansatz zur Desensibilisierung Bestrafung (nicht Entspannung) zur Erinnerung an das Stotterverhalten ein. Nach der Visualisierung von Stotterverhalten verabreichte sich der Patient selbst einen schmerzhaften elektrischen Schock, um dann das erinnerte Verhalten sofort erneut zu inspizieren und es zu verändern, bis es zu einer erfolgreichen, positiven Erinnerung wurde. Mehrere Abwandlungen der Wolpe'schen Therapie beinhalten eine Art Galvanische Hautreaktion (GHR)-Signal-Apparat zur Überprüfung der Entspannung, während der Patient sich an ihm Unangenehmes erinnert und gleichzeitig auf einem Standfahrrad fährt (was mit allgemeiner Verspannung unvereinbar ist), während er sich Videoaufnahmen von tatsächlichen Situationen, an denen er teilgenommen hat, anschaut (Yonovitz et al., 1977).

Eine spezifische Anwendung von E/D-Methoden wurde von Wohl (1966) vorgestellt, der E/D-Methoden innerhalb der Therapie kritisierte, da sie den Patienten lehren, sich zu entspannen, Angst zu modifizieren und geänderte Sprechmuster zu übernehmen, „und dann wird er in sein normales soziales Umfeld geschickt, ohne daß er geübt hat, sein neues Verhalten mit der akuten Sprechangst zu kombinieren". Wohl ging folgendermaßen vor:

1. 20 Sitzungen befassen sich mit Entspannung und der Erinnerung an angenehme Erfahrungen.
2. Zur Einstufung von Situationen nach Angstniveau, Trennung der Sensitivität vom Angstniveau und Aufstellung einer Hierarchie werden Persönlichkeitsevaluierungen vorgenommen.
3. Die Therapeutin rekonstruiert verbal die Szene, wobei er mit der einfachsten Situation beginnt.
4. Der Patient soll sagen, wann er sich unbehaglich fühlt, wobei er meist stottert. Er füllt dann einen Fragebogen über die jeweilige Situation aus. Dies vermeidet „... lange, hypochondrische Litaneien ... ohne Gelegenheit, seinem Bedürfnis nach Sympathiebekundung nachzugeben".

Nach der Etablierung von E/D ging Wohl zu anderen Therapiemethoden über, wobei er ein auf dem Metronom basierendes Verfahren bevorzugte.

Gendelman (1977) schien Wohls Kritik zur Anwendung von E/D übernommen zu haben, denn er übersprang die direkten Sprechtechniken und betonte durch die Therapeutin kontrollierte Situationen in der Außenwelt. In der ersten Phase, der Präkonfrontations-Analyse, wurden besondere Situationen nach Form, Typ und Schwere des Stotterns analysiert, Hand in Hand mit beeinflussenden Faktoren wie z.B. Thema, Situation oder Zuhörer. Die Struktur, wer was sagt, warum etwas gesagt wird und wo (im Sprechen) Stottern auftritt, wurde analysiert. Schließlich wurde der Stotternde durch eine Tiefenanalyse der Gefühle und Gedanken vor, während und nach einem Stottermoment geführt. Diese Analyse wurde wiederholt und geübt, bis der Patient sie sich angeeignet hat. Gendelman war der Auffassung, daß normalerweise zwei Reaktionsmuster auftreten:

1. Ein Antizipieren der Reaktion Zustimmung oder Ablehnung.
2. Ein Antizipieren der Unfähigkeit, die Feindseligkeit gegenüber anderen und die Angst vor den Resultaten zu kontrollieren.

4) RET wurde von Ellis begründet. In dieser Therapie gibt der Therapeut direkte Anweisungen, wie der Patient sich zu verhalten hat und was er zu denken hat, um seine Situation zu verbessern. Irrationales Denken verursacht emotionale Probleme. Wenn man daran arbeitet, logisch zu denken, wird das interne Einstellungssystem verändert, was wiederum die Probleme, die mit dem emotionalen Zustand verbunden werden, eliminiert oder reduziert (Rubin und McNeil, 1981).

Nach ausreichender Übung in signifikanten Situationen konnte der Patient zur Konfrontationsphase übergehen, in der Personen oder Situationen aus seiner Umgebung in einer Angsthierarchie eingestuft wurden. Die Therapeutin begann mit der ersten (und niedrigsten) Angstsituation auf der Liste und arrangierte ein Treffen zwischen dem Stotternden und der gefürchteten Person. Der Patient diskutierte dann mit dieser Person alle damit verbundenen Einstellungen, Beziehungen, Ängste usw., bis diese Probleme gelöst waren und die Einstellung sich verändern konnte. Mit manchen Personen mußte die Konfrontation mehr als einmal geschehen. Einige Patienten stehen dem möglicherweise zunächst ablehnend gegenüber, was Verhandlungen und progressive Alternativen verlangte. Die Therapeutin ging dann zur nächsten Person auf der Liste über. Diese Technik wurde mit 40 Stotternden angewandt. Vier von ihnen konnte nicht geholfen werden, 13 zeigten eine Verbesserung und 23 wurden aus der Therapie entlassen. Bei der Nachuntersuchung (zwischen zwei Monaten und drei Jahren, im Durchschnitt nach sechs Monaten) zeigten neun eine Verbesserung, 13 waren stabil, und fünf zeigten einen „leichten Rückfall" im Sprechen.

Wie Sie sehen können, gibt es viele Formen von Desensibilisierung. Sie kann mit verschiedenen Unterdrückungsreaktionen gepaart werden oder alleine auftreten. Manche Therapien benutzen sie als die einzige Behandlungsmethode, manche, um das Erlernen zu erleichtern, manche zur Erleichterung des Transfers von Fähigkeiten, und andere zur Stabilisierung der Aufrechterhaltung. Es gibt eine Abstufung vom „ins tiefe Wasser werfen" bis zu einer sorgfältig abgestuften Desensibilisierung. Lassen Sie uns nun, während wir diese ausgiebige Variabilität im Bewußtsein haben, einige Probleme im Zusammenhang mit der Desensibilisierung betrachten.

Probleme bei der Desensibilisierung

Probleme bei der Desensibilisierung hängen meist mit Problemen mit der Sensibilität zusammen. Wenn man direkt an der Sensibilität arbeiten möchte, kommt es häufig zum Widerstand, da der Patient „sensibel" reagiert. Geht man das Thema indirekt an, gibt es das Problem des Transfers von der Simulation in die Realität. Es ist nicht schwierig, durch systematisches Vorgehen innerhalb der Therapie eine Desensibilisierung zu erreichen, doch der Transfer ist zweifelhaft. Wenn man Desensibilisierung durch wiederholte Konfrontation, Überfluten usw. anstrebt, funktioniert der Transfer gut, dieses Vorgehen kann aber für den Patienten sehr schwer zu ertragen sein. Ein besonderes Problem bei Techniken innerhalb der Therapie ist das Ausmaß, in dem die vom Stotternden selbst wahrgenommene Desensibilisierung dem tatsächlichen Niveau einer wirklichen Situation nicht standhält. Manche Therapeutinnen benutzen Desensibilisierung als eine Hilfe bei anderen Therapieansätzen und planen oder überprüfen den Transfer dabei nicht so sorgfältig, wie es angebracht wäre. Das führt dazu, daß die erlernten Fähigkeiten bei der Symptomkontrolle oder der Sprechflüssigkeitsproduktion in wirklichen Situationen zusammenbrechen (entweder durch Erosion oder in Form einer Krise), so daß die übergeordnete Fähigkeit verlorengeht, weil eine unterstützende Fähigkeit fehlerhaft war.

Übungen für die Therapeutin

Die folgenden Aufgaben sind so entworfen, daß sie Beispiele für verschiedene Techniken der Entspannung und der Desensibilisierung geben. Manche müssen allein ausgeführt werden, bei anderen benötigen Sie einen Partner. Wie in anderen Kapiteln können Sie oder Ihr Dozent die Liste nach Bedarf erweitern, kürzen oder abändern.

1. Erinnern Sie sich an die Definitionen von Eigenschafts- und Zustandsangst. Wir alle besitzen beide Eigenschaften in unterschiedlichem Ausmaß.
   a) Auf welchem Niveau befindet sich im allgemeinen Ihre Eigenschaftsangst? Berücksichtigen Sie Ihre Haltung, Bewegungen, Schlafmuster, Eigenheiten, Gesundheit usw. bei der Antwort.
   b) Vergleichen Sie dieses Niveau mit dem anderer Familienmitglieder oder dem von Personen, die Sie gut genug kennen, um sie zu beurteilen.
   a) Beurteilen Sie so gut Sie können Ihren Übungspartner, Mitbewohner und verschiedene Freunde.
2. Stufen Sie sich selbst in Zustandsangst ein, indem Sie sich mit Ihren Kollegen vergleichen. Kopieren Sie die folgenden Situationen und füllen Sie Ihre eigenen Einschätzungen auf einer Skala von 1 bis 5 ein, wobei
   1 für „keine Reaktion" steht,
   2 für „sehr entspannt",
   3 für „durchschnittliche Angst",
   4 für „angespannt und ängstlich" und
   5 für „Überreaktion und große Angst".

   Bitten Sie dann jemanden, der Sie gut kennt, Sie einzuschätzen, ohne jedoch Ihre Einstufung vorher gesehen zu haben.

	Beurteilungen	
SITUATIONEN	durch sich selbst	durch andere
In der Klasse Fragen stellen oder beantworten		
Vor einer Gruppe sprechen		
Die Eltern anrufen, um vom Verlust des Portemonnaies zu berichten		
Mit einem Unbekannten sprechen		
Eine mündliche Prüfung ablegen		

3. Bereiten Sie eine Situationshierarchie vor wie in Kapitel 3 beschrieben. Ordnen Sie jeder Situation ein Angstniveau zu, von dem Sie annehmen, daß es Ihrer jeweiligen Situation entspricht. Lassen Sie Ihren Übungspartner die Liste durchgehen und seine Beurteilung neben der Ihrigen eintragen. Vergleichen Sie.
4. Wenn möglich, richten Sie es ein, daß Sie mit Ihrem Übungspartner Zugang zu einem Galvanischen-Hautreaktions-Apparat (GHR) oder Elektromyographen (EMG) haben. Nach Anbringen der Kontakte kalibrieren Sie usw. und vergleichen Sie Ihre Werte mit denen Ihres Übungspartners, während Sie
   a) Ihre Augen schließen, sich entspannen und sich eine sehr friedliche Szene vorstellen und dann Ihre Gedanken auf eine kürzlich erlebte, persönliche Erfahrung lenken,
   b) einige Minuten lang mit Ihrem Übungspartner über einige aktuelle Themen oder gegenseitige Interessen sprechen,
   c) laut vorlesen,
   d) unter Anwendung von VAR laut vorlesen,
   e) Ärger, Traurigkeit und Freude beim Gespräch mit Ihrem Übungspartner vortäuschen.

   Wie unterscheiden sich die Werte und wie lassen sie sich vergleichen?
5. Nehmen Sie einen Absatz mit 300–500 Wörtern und lesen Sie ihn laut vor, während Sie sich auf Band aufnehmen. Stellen Sie dann den Rekorder ab. Führen Sie eine der drei Beispielübungen zur Entspannung auf den Seiten 116 durch oder entwerfen Sie Ihre eigene. Versuchen Sie, den Entspannungsgrad zu halten, und nehmen Sie dieselbe Passage ein zweites Mal auf. Vergleichen Sie Gesamtsprechzeit, WPM, Sprechunflüssigkeiten, Lautstärke, Tonfall, Betonung und andere Variablen.
6. Arbeiten Sie mit Ihrem Übungspartner das komplette progressive Entspannungsprogramm auf den Seiten 118/120 durch. Wenn Sie die „Therapeutin" sind, benutzen Sie alle „Signale", Anweisungen, Fragen und Kommentare, die in einer wirklichen Situation angemessen wären. Wenn Sie ausreichend gut abgeschnitten haben, wiederholen Sie das Ganze, während Ihr Übungspartner Sie beobachtet. Wie haben Sie reagiert? Gab es irgendwelche Probleme? Wie sehr haben Sie sich entspannt? Notiz: Übungssituationen sind oft sehr steif, peinlich oder amüsant; versuchen Sie, dies zu überwinden und so zu tun, als sei es eine wirkliche Situation.

7. Üben Sie eine Woche lang einmal pro Tag für sich alleine die komplette progressive Entspannungssequenz – zur Schlafenszeit, nach dem Aufstehen oder zu irgendeinem anderen Zeitpunkt. Was waren die Ergebnisse, die Auswirkungen und die Probleme?

8. Führen Sie mit Ihrem Übungspartner die Entspannungsübung 4 auf Seite 118 durch. Berichten Sie von Ihren eigenen Reaktionen und Veränderungen in der Sprechproduktion und von denen Ihres Übungspartners.

9. Nehmen Sie Eigenheiten oder Verhaltensweisen, die bei Ihnen auftreten (Räuspern, durchs Haar streichen, Lippen befeuchten, Nägelkauen), und verdoppeln Sie diese einen ganzen Tag lang. Informieren Sie Ihren Partner, Mitbewohner und Freunde über das Verhalten und bitten Sie diese, Sie auf irgendwelche Auslassungen hinzuweisen. Dies ist keine Desensibilisierung an sich, wird Ihnen aber helfen, einen Einblick in die Schwierigkeiten bei der Eigenkontrolle zu erhalten.

10. Überprüfen Sie die Angst- und Furchthierarchie, die Sie weiter oben entwickelt haben, mit Ihrem Übungspartner. Ziehen Sie Zeit, Gelegenheit und andere Faktoren in Betracht und wählen Sie einige Situationen aus der mittleren Stufe der Hierarchie. Dann gehen Sie fünfmal in diese Situationen, so eng aufeinanderfolgend wie möglich. Lassen Sie Ihren Übungspartner beobachten oder in der Nähe bleiben, um ihm dann unmittelbar Bericht zu erstatten. Schreiben Sie eine Zusammenfassung Ihrer Erfahrungen und fügen Sie die Beurteilungen Ihres Übungspartners hinzu.

11. Wiederholen Sie Übung 10, aber wählen Sie einen anderen Situationstyp. Führen Sie zuerst eine progressive Entspannungsübung durch. Stellen Sie sich dann die antizipierte Situation vor, lassen Sie sie von Ihrem Übungspartner beschreiben, und lassen Sie sie neu entstehen, während Sie Ihre Entspannung kontrollieren. Arbeiten Sie so lange mit Ihrem Partner daran, bis Sie entspannt bleiben können, während Sie sich jeden Aspekt der Situation ins Gedächtnis rufen. Dies kann mehrere Sitzungen dauern. Gehen Sie in die wirkliche Situation, während Sie versuchen, den Entspannungszustand wiederherzustellen und beizubehalten. Berichten Sie über die Ergebnisse.

12. Benutzen Sie möglichst einen VAR-Apparat, während Sie laut reden oder vorlesen. Gehen Sie wie folgt vor:

    a) Machen Sie eine allgemeine oder progressive Entspannungsübung.

    b) Bereiten Sie einen VAR-Apparat vor, der von Ihrem Übungspartner bedient wird. Wenn nötig, entspannen Sie sich erneut.

    c) Lesen Sie vor oder sprechen Sie in einem entspannten Zustand. Ihr Übungspartner sollte den VAR auf die höchste Unterbrechungs- und Verzögerungsstufe und geringste Lautstärke einstellen. Während Sie sprechen oder vorlesen, erhöht er langsam die Lautstärke bis zu dem Punkt, an dem es zu Unterbrechungen kommt.

    d) Bleiben Sie auf diesem Lautstärkeniveau, sprechen Sie weiter und arbeiten Sie an Ihrer Entspannung, bis Sie wieder fließend sprechen.

    e) Erhöhen Sie erneut die Lautstärke bis zu dem Punkt, an dem Ihr Sprechen unterbrochen wird.

Übungen für den Patienten

Diese Aufgaben sind nicht hierarchisch angeordnet. Sie sind so entworfen, daß sie die unterschiedlichen Methoden und die verschiedenen Entspannungs- und/oder Desensibilisierungsniveaus testen. Bitten Sie den Patienten um folgendes:

1. Führen Sie über einen Zeitraum von fünf Tagen jeden Morgen und Nachmittag die eingeübten allgemeinen Entspannungsübungen durch. Schreiben Sie jeden Tag eine kurze Zusammenfassung, in der Sie Ihr Sprechen direkt nach jeder Übung sowie einige Zeit danach beschreiben.

2. Üben Sie zehn Tage lang jeden Abend progressive Entspannung. Führen Sie die Übungen während der ersten fünf Tage im Liegen aus, während der nächsten drei Tage im Sitzen. In den letzten bei-

den Tagen bleiben Sie dabei stehen. Berichten Sie über Ihre Fortschritte.

3. Rufen Sie Fremde wegen Dienstleistungen oder Informationen an. Führen Sie vor jedem Anruf schnell eine progressive Entspannungssequenz durch und versuchen Sie, sich während des Anrufs entspannt zu fühlen. Wählen Sie aus:

   a) drei Telefonanrufe,

   b) fünf Telefonanrufe,

   c) sieben Telefonanrufe.

4. Nehmen Sie freiwillig an mehreren ausgedehnten Sprechsituationen teil. In den Phasen, in denen Sie nicht sprechen, üben Sie die in der Therapie gelernten Entspannungsaufgaben. Beurteilen Sie die Auswirkungen auf Ihr Sprechen.

5. Nehmen Sie die beigefügte Liste mit 25 Wörtern und lesen Sie sie laut vor, wie Sie es normalerweise tun würden. Lesen Sie die Liste ein zweites Mal mit einem Maximum an Anstrengung und Spannung bei jedem Wort. Lesen Sie sie ein drittes Mal vor und versuchen Sie dabei, Brust, Kehlkopf und Mund wie vorher geübt zu entspannen. Welche Ergebnisse konnten Sie in bezug auf das Stottern und die Leichtigkeit der Produktion verzeichnen?

6. Stellen Sie telefonisch Fragen oder bitten Sie um Dienstleistungen. Schreiben Sie vorher auf, was Sie sagen wollen (Sie können altes Material immer wieder verwenden). Üben Sie vor jedem Anruf, die Botschaft auf entspannte Weise zu äußern. Berichten Sie über die Ergebnisse.

7. Nehmen Sie die beigefügte Liste mit 25 Wörtern. Unterstreichen Sie bei jedem Wort das Phonem oder die Silbe, bei dem/der Sie wahrscheinlich Probleme haben würden, wenn Sie stottern würden. Jetzt lesen Sie die Liste laut auf die folgende Weise vor:

   a) Lesen Sie jedes Wort so vor, wie Sie es normalerweise tun.

   b) Formen Sie die unterstrichenen Phoneme oder Silben mit großem Druck und Spannung, ohne zu versuchen zu sprechen.

   c) Lösen Sie die Anspannung.

   d) Sprechen Sie das Wort sofort, wenn Sie sich entspannt haben. Wenn Sie dabei stottern oder nicht entspannt sind, wiederholen Sie den jeweiligen Zyklus.

8. Entspannen Sie sich während der nächsten zwei Tage ungefähr alle 30 Minuten durch die lokalisierten Aufgaben, die wir geübt haben. Die benötigte Zeit ist nur eine ungefähre Angabe und von den Umständen abhängig. Wie vollständig Sie die Aufgaben ausführen, hängt ebenfalls von den Umständen ab, aber führen Sie mindestens die offensichtlichen Teile aus, beurteilen Sie Ihren Anspannungsgrad und versuchen Sie, sich entspannt zu fühlen. Welche Auswirkungen hat dies auf Ihr Sprechen und Ihre allgemeinen Aktivitäten?

9. Bringen Sie einem Familienmitglied, Partner oder Freund progressive Entspannung bei. Demonstrieren, kontrollieren, beurteilen Sie und tun Sie alle Dinge, die ich in der Therapie ausgeführt habe. Berichten Sie über die Ergebnisse Ihres Unterrichts.

10. In der Therapie haben Sie geschätzt, daß Sie im Durchschnitt xxx mal am Tag stottern. Sorgen Sie in den nächsten drei Tagen für mehr Sprechsituationen und sprechen Sie häufiger, bis Sie eine der drei Spasmensummen erreicht haben:

    a) 50% mehr als Ihr normaler Durchschnitt

    b) 100% mehr als Ihr normaler Durchschnitt

    c) 150% mehr als Ihr normaler Durchschnitt

11. Kontrollieren Sie vor der nächsten Therapiesitzung Ihr Stottern genau. Täuschen Sie jedesmal, wenn Sie stottern oder eine der aufgelisteten Verhaltensweisen entdecken, sofort einen Spasmus auf demselben Wort vor. Die Verhaltensweisen sind Verzögerung, Starter, Auslöser, Neubeginn und Verlust des Blickkontaktes.

12. Machen Sie während der nächsten fünf Tage 100 durch Zufall ausgewählte Anrufe zu Fremden, wobei Sie jede Person fragen: „Ist dies das xxx Restaurant?" Achten Sie auf Ihr Stottern und die Reaktionen.

13. Sprechen Sie fünf Fremde auf der Straße an und fragen Sie nach dem Weg. Wenn Sie stottern, halten Sie inne und sagen: „Lassen Sie mich das noch

einmal versuchen.“ Versuchen Sie, stets guten Blickkontakt zu halten, besonders aber beim zweiten Versuch. Berichten Sie über Ihr Sprechen, den Blickkontakt, die Gefühle und die Reaktionen der Zuhörer.

14. Halten Sie eine kurze Rede, in der Sie die Geschichte Ihres stotterns und Ihre Therapieaktivitäten beschreiben und beantworten Sie hinterher Fragen. Wählen Sie die Gruppe, zu der Sie sprechen wollen:
    a) die neue Gruppe von Stotternden,
    b) die monatliche Therapiesitzung,
    c) der Kurs über „Einführung in die Kommunikationsstörungen“,
    d) die Selbsthilfegruppe „Alleinerziehende Väter“.
15. Nehmen Sie die in der Therapie aufgestellte Angsthierarchie und begeben Sie sich absichtlich in die erste (einfachste) Situation. Bleiben Sie in der Situation oder gehen Sie in eine ähnliche, bis Sie Ihre gewählte Option erreicht haben:
    a) kein Stottern,
    b) keinerlei Vermeiden,
    c) ausgezeichneten Blickkontakt und Evaluierung während jedes Stotterspasmus.

    Wenn Sie beim ersten Versuch nicht stottern, wiederholen Sie die Aufgabe. Wenn Sie immer noch nicht stottern, gehen Sie zu Situation 2 auf der Liste über usw..

Um Wiederholungen zu vermeiden schlage ich vor, daß Aufgaben mit reziproker Hemmung (systematische Desensibilisierung) durch die Anwendung von Aktivitäten, wie sie in den Aufgaben 3, 6, 12, 13, 14 und 15 beschrieben wurden, strukturiert werden. Der Patient sollte vor jeder Situation die Entspannung üben und sich die Übungen ins Gedächtnis zurückrufen, bis der Entspannungszustand aufrecht erhalten werden kann. Wenn der Patient keine Entspannung und keinen Abruf des Erlernten erreichen kann oder wenn die wirkliche Situation in den Verlust der Spannungskontrolle mündet, sollte der Patient keine weiteren Versuche unternehmen, sondern sollte der Therapeutin darüber berichten, so daß die Lösung von Problemen und weitere Aufgaben in weiteren Therapiesitzungen geschehen können, bevor ein erneuter Transfer versucht wird.

Kapitel 6 – Verzögerte auditive Rückmeldung

Geschichte der VAR

Im Laufe dieses Jahrhunderts mußten sich Rundfunkingenieure mit dem Problem befassen, daß es bei Hörschaltungen zu Verzögerungen oder Nachhall kam, was die Radiosprecher verwirrte. Erst in den 50er Jahren veröffentlichte Lee (1950a, 1950 b) Berichte, die sich mit den Auswirkungen auf das Sprechen befaßten, wenn die gesprochene Sprache auf dem Weg zu den Ohren des Sprechers verzögert wurde. Damit war die verzögerte auditive Rückmeldung (VAR)[1)] geboren, die uns seither fasziniert.

Anfangs wurde VAR auf sehr einfache Weise produziert. Ein Tonbandgerät wurde umgebaut, so daß die getrennten Aufnahme- und Wiedergabeköpfe das Band gleichzeitig berührten, wobei der Aufnahmekopf zuerst kam. Ein akustisches Signal wurde so mit einem Bruchteil einer Sekunde nach seiner Aufnahme wiedergegeben, wobei die Verzögerung zwischen Aufnahme und Wiedergabe zum einen von der Bandgeschwindigkeit und zum anderen von der Distanz zwischen den beiden elektromagnetischen Köpfen abhing. Der Sprecher trug Kopfhörer, welche an den Ausgangsbuchsen des Tonbandgerätes angeschlossen waren, und die Lautstärke wurde so eingestellt, daß die luftgeleiteten Sprachsignale, die von den Kopfhörermuscheln nicht abgedeckt wurden, übertönt wurden. Überall in den USA baute man damals alte Tonbandgeräte um. Ich selbst erstand 1951 mein erstes Gerät. Der Wiedergabekopf war an einer ca. 60 cm langen Schraubenspindel befestigt, die mit einer Kurbel bedient wurde. Dadurch konnten sehr lange Verzögerungszeiten erreicht werden.

Eigentlich ist der Begriff verzögerte auditive Rückmeldung (VAR) nicht korrekt. Normalerweise erhalten wir, wenn wir sprechen, die auditive Rückmeldung über zwei Wege – durch den Körper und über die Luft. Was wir als verzögerte auditive *Rückmeldung* bezeichnen, ist in Wirklichkeit ein verzögerter auditiver *Nebenton*, da das Verzögerungsgerät die zeitliche Abfolge unserer körpergeleiteten Rückmeldung nicht beeinflussen kann. Davon abgesehen sind sowohl die körpergeleitete als auch die luftgeleitete Rückmeldung ohnehin verzögert. Die sensorische Rückmeldung von Neuronen hat eine Übertragungsgeschwindigkeit, die sich von den beiden auditiven Schwingungssignalen (Körper und Luft) unterscheidet, und die beiden Signale laufen auch nicht mit der gleichen Geschwindigkeit. Anders gesagt, Verzögerungen (und nicht Verzögerung) des Feedbacksignals sind für jeden Sprecher etwas Normales, nur sind wir uns dessen nicht bewußt. Trotzdem hat VAR einen bedeutenden Effekt auf das Sprechen, und wir werden es zweifellos auch weiter VAR und nicht verzögerter auditiver Nebenton nennen. Bei modernen VAR-Apparaten wird die Verzögerung normalerweise auf elektronischem Wege erreicht.

Auswirkungen

Die Auswirkungen von VAR auf den Sprecher sind beeindruckend. Der auditive Kontrollprozeß wird unterbrochen, was erhebliche Auswirkungen auf die Sprechleistung hat. Lee (1951) bemerkte, daß Verzögerungen zwischen 100 und 150 Millisekunden zu Veränderungen der Geschwindigkeit, des Rhythmus und anderer

1) engl.: delayed auditory feedback, DAF

Sprechaspekte führten, so daß der Sprecher Blokkaden, Dehnungen, Wiederholungen und andere Sprechunflüssigkeiten entwickelte. Er prägte den Begriff „künstliches Stottern" (1950b), um dieses Verhalten zu beschreiben. Spätere Autoren nannten dies den „Lee-Effekt" (Lotzmann, 1961). Fairbanks und Guttman (1958) bezeichneten die Sprechunflüssigkeiten und artikulatorischen Störungen als *direkte Auswirkungen* und die Störungen in der Stimmlage und der Lautstärke, die Pausen und die emotionalen Streßreaktionen als *indirekte Auswirkungen* der VAR. Als ich VAR bei angehenden Stottertherapeutinnen einsetzte, stellte ich fest, daß Wiederholungen in der Unterhaltung bei Verzögerungen zwischen 200 und 250 Millisekunden um mehrere 100% zunahmen und daß Dehnungen noch deutlicher waren. Es kam auch zu deutlich mehr Blockaden und anderen Fehlern. Die Sprechgeschwindigkeit beim Vorlesen nahm zwischen 9 und 51% ab, bei einem Mittelwert von 29% (bei einem Studenten kam es zu einer Zunahme der Sprechgeschwindigkeit). Es kam im allgemeinen zu Wiederholungen von Silben und Lauten, Abnahme der Sprechgeschwindigkeit, Vokaldehnungen, zunehmender Lautstärke sowie einer Reduktion in der Variabilität von Tonhöhe und Lautstärke. Black (1955) berichtete, daß ein Vorlesen bei normaler auditiver Rückmeldung (NAR) eine ungewöhnlich langsame Sprechgeschwindigkeit bewirkt. Dieser seither oft bestätigte Effekt hat Auswirkungen auf die Therapie.

Jeder Mensch reagiert anders auf VAR (Beaumont und Foss, 1957). In einem Seminar forderte ich jeden Studenten auf, mit VAR zu sprechen. Zwei von 15 Personen sahen sich beinahe vollständig außer Stande zu sprechen, 4 hatten erhebliche Schwierigkeiten, 8 hatten unterschiedliche Probleme, konnten die Aufgabe aber angemessen ausführen. Nur eine Versuchsperson blinzelte zweimal, ignorierte dann die Verzögerung und sprach praktisch normal weiter. Spilka (1954) vermutete, daß die Reaktionen auf VAR mit der Abhängigkeit der jeweiligen Person von internen oder externen Signalen korreliert. Cherry und Sayers (1956) nahmen an, daß die Aufmerksamkeit gegenüber der Produktion physischer Geräusche in der Eigenkontrolle wichtiger ist als die Bedeutung des Gesagten. Sie stellten ebenso fest, daß es bei Sprechunterbrechungen durch VAR nur zu einer geringen Adaptation kommt (vgl. dazu die spätere Diskussion, in der das VAR-induziertes und echtes Stottern verglichen werden), ein Punkt, der auch in anderen Studien angesprochen werden. Eine neuere Studie (Venkatagiri, 1980) analysierte jedoch die Sprechunflüssigkeiten bei wiederholtem Lesen unter VAR. Die Gesamtzahl der Sprechunflüssigkeiten, dysrhythmischen Phonationen und Revisionen nahm mit der Zeit signifikant ab. Wortteilwiederholungen wurden ebenso reduziert, jedoch nicht signifikant. Venkatagiri schloß daraus, daß durch VAR Sprechelemente auf der Silbenebene oder darunter beeinträchtigt werden (vgl. die Diskussion zu den kritischen Verzögerungszeiten). Bachrach (1964) bemerkte, daß Frauen andersartige Reaktionsmuster aufzuweisen scheinen (die Verzögerungszeiten bei Kindern werden im Abschnitt über die kritischen Verzögerungszeiten diskutiert). Timmons und Boudreau (1972) vermuteten, daß die individuellen Reaktionen darauf beruhen, daß verschiedene Personen physiologisch unterschiedlich auf interne und externe Unterbrechung der Rückmeldung reagieren. Sie nahmen an, daß die Furcht vor den Auswirkungen der VAR ihrerseits physiologische Auswirkungen hat (z.B. Anspannung, Muskelzittern usw.), welche als Katalysator für eine Unterbrechung der Rückmeldung agieren können.

Verzögerungsintervall und Lautstärke

Kritische Verzögerungsintervalle und Niveaus der Lautstärke waren bereits früh Forschungsinhalte. Black (1951) untersuchte 11 Zeitintervalle, die von keiner Verzögerung (normale auditive

Rückmeldung [NAR]) bis zu 300-Millisekunden-Verzögerung reichten, und fand heraus, daß die Unterbrechungen bei 180 Millisekunden ihren Höhepunkt erreichten. Er vermutete, daß dies mit der Phonemlänge korrelierte, obwohl die Klangvariabilität in Verbindung mit Silbeneinheiten und den individuellen Unterschieden solche Spekulationen fragwürdig erscheinen läßt. Fairbanks und Guttman (1958) fanden heraus, daß bei 200 Millisekunden stärkere Störungen als bei 100, 300 oder 400 Millisekunden auftraten. Ähnliche kritische Intervalle im Bereich von 180 bis 200 Millisekunden wurden von anderen Forschern berichtet (Ham und Steer, 1967; Zalosh und Salzman, 1965). Die meisten dieser Studien konzentrierten sich jedoch auf junge Erwachsene.

Bei Kindern fand man interessante Variationen. Belmore et al., (1973) beobachteten sehr kleine Kinder (im Alter zwischen sechs und 19 Monaten) und fanden bei 46% Veränderungen in der stimmlichen Dauer und Lautstärke, was sie auf VAR zurückführten. Chase et al., (1961) ermittelten, daß eine Verzögerung von 200 Millisekunden bei Kindern von 4 bis 6 Jahren weniger negative Auswirkungen hat als bei Kindern zwischen sieben und neun Jahren. MacKay (1968) zählte die Sprechunflüssigkeiten von Kindern bei unterschiedlichen Verzögerungszeiten und berichtete, daß Kinder im Alter zwischen vier und sechs Jahren den höchsten Effekt bei 750-Millisekunden-Verzögerung aufweisen, während die maximale Unterbrechung bei sieben- bis neunjährigen Kindern bei der Hälfte, nämlich bei 375 Millisekunden, liegt. Timmons und Boudreau (1972) berichteten ebenfalls, daß bei jüngeren Kindern die Reaktionen auf längere Verzögerungsintervalle stärker sind als bei älteren Kindern. Eine Studie von Siegel et al., (1980) verglich Oberstufenschüler, ältere Kinder (Durchschnittsalter: 8 Jahre) und jüngere Kinder (Durchschnittsalter: 4;8 Jahre) unter normaler auditiver Rückmeldung sowie verschiedenen VAR-Intervallen. Im Durchschnitt reagierten die jüngeren Kinder stärker auf VAR als die beiden älteren Gruppen, woraus die Autoren schlossen, daß die Abhängigkeit von der auditiven Rückmeldung mit zunehmendem Alter abnimmt. Sie stellten die These auf, daß zunehmendes Alter ein hohes Maß an Automatisierung in der Kontrolle mit sich bringt, so daß eine sofortige auditive Rückmeldung an Bedeutung verliert. Die Auswirkungen der VAR sind also stärker bei Kindern, die beim Sprechen noch unsicher sind und sich daher mehr kontrollieren. Ob dies die unterschiedlichen Reaktionen der Erwachsenen bei VAR erklären kann, ist unklar. Andererseits behaupten Smith und Tierney (1971), daß ältere Erwachsene (im Alter zwischen 42 und 68 Jahren) bei 200 Millisekunden stärker reagieren als junge Erwachsene (zwischen 22 und 38 Jahren) oder Heranwachsende. Vielleicht haben wir es hier mit einer bimodalen Kurve in bezug auf Alter und Sensitivität zu tun. Leith und Chmiel (1980, S. 269) meinten, daß diese Diskrepanz sowie die Sensitivität gegenüber längeren VAR-Intervallen bei jungen Leuten für klinische Anwendungen von Bedeutung sind:

Da die sprachlichen Reaktionen auf VAR altersabhängig sind, sollten Therapieansätze für Stottern für das jeweilige Therapieprogramm entweder das maximal störende Verzögerungsintervall oder die Zeit, die zu flüssigem Sprechen führt, bestimmen.

Zusätzlich zum Interesse an den kritischen Zeiten beim VAR haben sich Forscher und Therapeuten mit der Lautstärke der VAR befaßt. Normalerweise wird VAR über Kopfhörer durchgeführt, obwohl Leith und Chmiel (1980) auch über eine effektive klinische Anwendung mit geringer Lautstärke ohne Kopfhörer bei Kindern berichteten. Im allgemeinen ist jedoch die Lautstärke des auditiven Nebentones so hoch angesetzt worden, daß er die Knochenleitung überdeckt und die gedämpfte mündliche Rückmeldung das

Mittelohr nur durch die Kissen der Kopfhörer erreichen kann. Ham und Steer (1967) setzten über Kopfhörer Lautstärken von 30, 45, 60 und 75 dB über der Sprechverständnisschwelle ein und fanden heraus, daß die Sprechgeschwindigkeit bei Nichtstotternden bei der ersten Stufe von durchschnittlich 170 auf 180 Wörter pro Minute stieg, um dann wieder auf 170 Wörter pro Minute bei der letzten Stufe zurückzufallen. Bei Stotternden hingegen stieg die Geschwindigkeit bei einer Messung von 120 Wörtern pro Minute unregelmäßig, bis sie bei 75 dB Lautstärke 160 Wörter pro Minute erreichte. Interessanterweise lagen die Sprechgeschwindigkeiten bei normaler auditiver Rückmeldung bei Versuchspersonen mit artikulatorischen oder phonetischen Problemen jeweils bei 135 bzw. 145 Wörtern pro Minute, also weit unter dem Durchschnitt der nichtstotternden Versuchsgruppe. Insgesamt gesehen scheinen die Ergebnisse darauf hinzuweisen, daß eine zunehmende Lautstärke bei der Eigenrückmeldung nicht dieselben Ergebnisse hervorruft wie ein gleichartiges Niveau von Geräuschen, Tönen oder anderen Stimmen. Die Reaktionen bei normalen Sprechern unterscheiden sich außerdem von denen der Personen mit Sprechstörungen. Tiffaney und Hanley (1954) untersuchten die Steigerung der Lautstärke in 10er-Schritten (bis 50 dB) oberhalb der individuellen Sprechverständnisschwellen unter VAR und berichteten von zunehmender „Wirksamkeit“ der Verzögerungen bei zunehmender Lautstärke. Aufgrund des Lombardeffektes bei zunehmender Lautstärke war die klinische Anwendung eher pragmatisch als technisch. Manche Patienten reagierten zufriedenstellend bei +10 dB, während einige wenige ein sehr lautes Signal benötigten, bevor sie angemessen auf den abgeänderten Nebenton reagierten.

Theorien

Erstaunlicherweise haben sich trotz der Ähnlichkeit mit Stottern nur wenige Wissenschaftler mit den Auswirkungen von VAR befaßt. Leith und Chmiel (1980) gaben einen Überblick und stellten theoretische Überlegungen bezüglich der Reaktionen auf die VAR an. Sie stellten die These auf, daß beim Sprechen auditiv-sensorische Rückmeldungssysteme und oral-sensorische Rückmeldungssyteme agieren. Wenn diese beiden Systeme nicht synchron arbeiten, kommt es zu einem Zusammenbruch, was sich bei jedem anders äußern kann. Leith und Chmiel nahmen an, daß Stotternde sich mehr auf die oral-sensorische Rückmeldung verlassen, während Nichtstotternde mehr auf die auditive-sensorische-Rückmeldung zurückgreifen, was erklären würde, warum deren Sprechen von VAR gestört wird, während es bei Stotternden einen umgekehrten Effekt hat. Es scheint aber auch möglich, daß VAR einfach eine Verzögerung der Sprechgeschwindigkeit hervorruft, was dem Stotternden hilft, seine Äußerungen zeitlich besser zu planen, ohne Störungen durch Betonung oder andere Prosodieelemente. Wingate (1976) gab einen Überblick über eine ganze Reihe von Studien und kam zu der Auffassung, daß die auditiven Fähigkeiten (Lokalisierung, auditive Dominanz usw.) bei Nichtstotternden unterschiedlich oder zumindest weniger konsistent sind als bei Stotternden. Er ist jedoch der Ansicht, daß es zur Unterstützung einer „auditiven Theorie“ des Stotterns nicht genügend Anhaltspunkte gibt. Zur Zeit verfügen wir einfach über keine akzeptable theoretische Erklärung für die Wirkung von VAR, die unterschiedlichen Reaktionen, die Auswirkungen von Frequenz, Lautstärke und Verzögerungsintervallen, die Unterschiede in den Altersgruppen und die Unterschiede zwischen Stotternden und Nichtstotternden. Die Auswirkungen treten alleine oder kombiniert auf und sind von einer Anzahl von Faktoren abhängig.

VAR und Stottern

Vergleich

In früheren Veröffentlichungen war es gang und gäbe, durch VAR hervorgerufene Sprechunflüssigkeiten mit Stottern zu vergleichen. Zunächst wurde das Sprechen mit VAR als „künstliches Stottern“ bezeichnet (Lee, 1951), und viele Theoretiker hofften für Forschungszwecke auf ein mechanisch manipulierbares Modell des Stotterns. Innerhalb kurzer Zeit gab es jedoch eine Vielzahl von Studien, die Unterschiede aufdeckten. Neelley (1961) verglich Stotternde mit Nichtstotternden bei normaler auditiver Rückmeldung (NAR) und bei 140-Millisekunden-Verzögerung und berichtete, daß Zuhörer das NAR-Sprechen von Stotternden vom VAR-Sprechen der Nichtstotternden unterscheiden konnten. Yates (1963) kritisierte Neelley dafür, daß er seit Jahren Stotternde mit erstmaligen VAR-Sprechern verglich, ungeachtet der grundlegenden Frage, ob VAR-Sprechen und Stottern überhaupt vergleichbar sind. Langova und Moravek (1964) verglichen Stotternde und Polterer unter VAR und fanden eine starke Verbesserung (zunehmende Sprechflüssigkeit) bei den Stotternden und eine fast ebensolche Verschlechterung im Sprechen der Polterer. Wingate spezifizierte (1970), daß es durch VAR zu einer Zunahme in der Lautstärke, der Silbenlänge und der Phonationszeit bei Stotternden und Nichtstotternden kam; letztere schienen jedoch unflüssiger zu sprechen, während die Sprechflüssigkeit der ersten Gruppe im allgemeinen zunahm. Außerdem sprachen Nichtstotternde typischerweise erst nach der Äußerung von einigen Worten unflüssig, während der Locus des NAR-Stotterns auf die ersten drei Wörter ab Äußerungsbeginn zu fallen schien. Code (1979) kam auf der Grundlage des Vergleichs eines Stotternden mit einer Kontrollperson zu dem Ergebnis, daß Elektromyographie-Ergebnisse einen Unterschied zwischen Stottern und künstlichem VAR-Stottern nachwiesen. Es wurde jedoch angemerkt, daß zwei andere Stotternde von dieser Studie ausgeschlossen wurden – einer aufgrund seiner raschen Anpassung an die VAR, und ein zweiter, weil VAR bei ihm keine Probleme beim Sprechen verursachte. Venkatagiri (1982b) verglich Stottern mit Sprechunflüssigkeiten, die bei 200-Millisekunden-Verzögerung hervorgerufen wurden. Beide Formen von Sprechunflüssigkeit gab es häufiger bei langen als bei kurzen Wörtern und mehr bei Inhalts- als bei Funktionswörtern; beide wiesen eine große Anzahl von Silben- und Lautwiederholungen auf. Stottern trat mehr bei Vokalen auf, während Sprechunflüssigkeiten durch VAR häufig bei Vokalen und Konsonanten festzustellen waren. Wie bereits angeführt, wurde Stottern häufiger am Satzanfang beobachtet, während Sprechunflüssigkeiten durch VAR häufiger weiter hinten im Satz auftraten. Zusammenfassend kann gesagt werden, daß es keinen Zweifel geben kann, daß Stottern und Sprechunflüssigkeiten durch VAR, obwohl beide als Störungen im vorwärtsgerichteten Sprechfluß auftreten, sich in ihren offensichtlichen Auswirkungen unterscheiden, ganz zu schweigen von den zugrunde liegenden Gefühlen und Verhaltensweisen.

Auswirkungen auf das Stottern

Die Auswirkungen von VAR auf das Stottern wurden anfangs ignoriert, aber Naylor (1952) berichtete von einer hochsignifikanten negativen Korrelation zwischen Stotterschwere und Vorlesezeit unter VAR; d.h. bei zunehmender Schwere des Stotterns gab es eine größere Verbesserung durch VAR. Ham und Steer (1967) fanden 1955 in einer Studie mit 10 Stotternden eine ähnliche Beziehung. Leith und Chmiel (1980) gaben einen Überblick über zahlreiche Studien zwischen 1958 und 1961, die in VAR eher einen fazilitierenden als einen aversiven Einfluß auf die Reduktion der Sprechunflüssigkeiten sahen. Lotzmann (1961) betonte, daß das Ausmaß des Stotterns ein Indikator sei, wobei die am stärksten betroffenen Versuchspersonen reduziertes oder eliminiertes Stottern aufwiesen, ausgeglichene Atmung und mit reduzierter oder eliminierter Manieriertheit. Bei manchen Stotternden (vor allem leicht Stotternden) kam es jedoch zu einem „Lee-Effekt“ oder zunehmenden Sprechunflüssigkeiten. Wenn die Verzögerungsintervalle größer als 200 Millisekunden wurden, kam es auch bei den schwer Stotternden zu einem „Lee-Effekt". Webster et al., (1970) waren der Ansicht, daß 100 Millisekunden (und nicht 200 Millisekunden) die am besten geeignete Zeit sei, um das Stottern zu reduzieren. Gibney (1973) verglich die Kombinationen von Verzögerungsintervall und Lautstärke. Er konnte zwar keinen Zusammenhang zwischen Verzögerungszeit und Sprechmessungen (Sprechunflüssigkeit und Geschwindigkeit) finden, wohl aber eine signifikante Beziehung zwischen Lautstärke und diesen Messungen. Stark und Pierce (1970) berichteten ebenfalls, daß ein hohes Intensitätsniveau von VAR zu mehr Fehlern bei den Versuchspersonen führte. Hutchinson und Burke (1973) fanden, daß Stotternde (im Vergleich zu Polterern und normal Sprechenden) weniger Fehler bei 100 und 200 Millisekunden Verzögerungszeit machten.

McCormick (1975) untersuchte längere Verzögerungszeiten (150, 300, 600 Millisekunden) und kam zu dem Ergebnis, daß bei der längsten Verzögerung die Lautstärke eine bedeutende Rolle bei stimmlichen Veränderungen spielte. Es wurde vorgeschlagen, weitere diagnostische Werte zu untersuchen. Burke (1975) berichtete, daß der Bereich zwischen 50 und 150 Millisekunden bei Sotternden meistens eine Verbesserung der Sprechflüssigkeit bewirkt, wobei die Verbesserung in engem Zusammenhang mit der Schwere des Stotterns steht. Alter, Variabilität unter den Stotternden und die Tatsache, daß manche Stotternde keine Verbesserung zeigten, wurden als weiter zu erforschende Variablen genannt.

Hutchinson und Norris (1977) verglichen den stotterreduzierenden Effekt von VAR mit dem durch Metronom, Rhythmus und einfacher Geräuschmaskierung. VAR reduzierte die Sprechunflüssigkeit allgemein, aber mit einer größeren Variabilität als das Metronom. Adamczyk (1975, 1979) verglich VAR und Nachhall in ihren Auswirkungen und fand heraus, daß VAR in beiden Bereichen effektiver war, obwohl beide Methoden die Sprechunflüssigkeit und die Geschwindigkeit reduzierten. Ein (leichter) Anstieg im Stottern oberhalb der 200 Millisekunden Verzögerung wurde berichtet. Hayden et al., (1977) berichteten, daß es bei einer Verzögerung von 200 Millisekunden zu einer signifikanten Reduzierung der Blockaden, einer signifikanten Zunahme von Dehnungen und einer relativ gleichbleibenden Zahl von Wiederholungen und Interjektionen kam. E.M. Silverman (1978) konnte jedoch keine signifikanten Unterschiede zwischen NAR- und VAR-Werten bei 113, 226, 306, 413 und 520 Millisekunden Verzögerung finden. Martin und Haroldson (1979) verglichen Sprechunflüssigkeit unter fünf verschiedenen Bedingungen, die zu einem Rückgang des Stotterns führten. Dabei erwies sich VAR als effektiv, da es Stottern um nahezu 50% und die durchschnittliche Dauer einer Blockade um beinahe 40% reduzierte. Das Metronom und Time-out-Verfahren stellten sich jedoch in dieser Hinsicht als wesentlich effektiver heraus. Andrews et al., (1982) verglichen VAR mit einer ausgedehnten Version der Liste von Bloodstein mit Bedingungen, unter denen Stottern abnimmt oder nicht auftritt. Diese 15 Bedingungen waren gleichzeitiges Sprechen und Schreiben, Singen, Sprechen im Dialekt, Lesen im Chor, Schattensprechen, mit einem Tier sprechen, Selbstgespräch, Selbstgespräch mit Bildkarten, Sprechen unter Entspannung, reaktionsabhängiges Sprechen, Flüstern, langsames Sprechen, mit schwingenden Armen sprechen, silbenbetontes Sprechen und VAR mit Vokaldehnung. Er verglich 15 dieser Bedingungen und stellte fest, daß es bei den meisten entweder zu einem Anstieg der Phonationsdauer oder zu einem Absinken der Sprechgeschwindigkeit kam. Nur bei VAR trat beides zusammen auf.

Verschiedene Studien haben sich auf die Auswirkungen von VAR auf Stotternde konzentriert. Die Ergebnisse zeigen, daß die meisten Stotternden durch Verzögerung flüssiger sprechen. Die Reaktionen auf verschiedene Verzögerungsintervalle scheinen individuell verschieden zu sein, woraus sich die Frage nach dem sogenannten kritischen Verzögerungsphänomen stellt. Die Mechanismen, welche hier zu greifen scheinen, sind Abnahme der Geschwindigkeit und Zunahme der Phonationsdauer. Wingate (1976, S. 239) kam zu dem Ergebnis, daß die meisten äußeren Umstände (nicht nur VAR), die zu einer dramatischen Verbesserung des Stotterns führten, hauptsächlich auf der Basis einer verstärkten „Betonung der Phonation, die äußerst effektiv durch zunehmende Dauer … durch Verlangsamung und unter Einbeziehung von Veränderungen der Betonungskontrolle, kurz gesagt aufgrund von Veränderungen der Prosodie …" funktionierten.

Wir haben bereits gesehen, daß VAR sowohl zur Produktion von Streß und Sprechunflüssigkeiten (aversiv) als auch zur Produktion von flüssigerem Sprechen (erleichternd) durch die oben angeführten Mechanismen benutzt werden kann. Im nächsten Abschnitt stelle ich Ihnen verschiedene Einsatzmöglichkeiten von VAR in der Stottertherapie einschließlich der aversiven Anwendung sowie VAR als eigentlichem oder doch zumindest Hauptbestandteil eines Therapieprogramms vor.

Der Einsatz von VAR in der Stottertherapie

VAR wurde in der Stottertherapie unterschiedlich eingesetzt, und es ist schwierig festzustellen, wem dafür die größte Anerkennung gebührt. Ich selbst habe VAR bereits 1954 angewendet, aber ich hatte es von einem Therapeuten gelernt, der bereits zwei oder drei Jahre mit VAR arbeitete. Am Anfang wurde VAR auf sehr verschiedene Weise eingesetzt, und es herrschte allgemeine Übereinstimmung, daß dieses Verfahren als Bestandteil einer umfassenden Therapie wertvoll sein könnte (Gregory, 1968). Adamczyk (1959) setzte VAR bei 15 Stotternden zwei bis drei Monate als primäre Therapie mit einer Verzögerungszeit von 250 Millisekunden ein. Er berichtete von großen Verbesserungen in 13 Fällen. Anfangs wurde VAR oft aversiv zur Bestrafung oder als Stressor eingesetzt, was besonders Sheehan (1968) ablehnte. In vielen Einzelfällen zeigte sich jedoch, daß VAR die Sprechunflüssigkeiten reduzierte und die Sprechgeschwindigkeit so weit absenkte, daß der Stotternde fähig war, sein Sprechen zu kontrollieren. Gelegentlich kam es zu einem dauerhaften Effekt auf die Sprechgeschwindigkeit und die Sprechunflüssigkeiten nach Abschalten des VAR (Soderberg 1969b), obwohl ich persönlich eine anhaltende Wirkung bei Normalsprechern nach fünf oder 30 Minuten VAR und Nachmessungen direkt danach, nach einer Stunde und nach 24 Stunden nicht verifizieren konnte (Ham et al., 1984).

Webster (1970) bestätigte, daß die Stotterereignisse bei 100, 200, 300 und 400 Millisekunden kürzer wurden, und merkte an, daß die kürzeren Intervallzeiten am effektivsten zu sein schienen. Watts (1971) benutzte VAR in der Gruppentherapie bei Patienten, die lernen sollten, ihre Sprechgeschwindigkeit auf ca. 60 Wörter pro Minute zu senken, um sie dann wieder zu erhöhen. Eine Regression in Richtung Sprechunflüssigkeit wurde dabei mit einer zusätzlichen VAR-Anwendung behandelt. Ingham und Andrews (1973a) benutzten VAR als Teil eines umfassenden Programms, um verlangsamtes Sprechen einzuführen und zu verändern. Treon und Tamayo (1974) meinten, daß der Effekt von VAR durch die Kombination mit Biofeedback der galvanischen Hautreaktion verstärkt werde, und MacKay (1969) berichtete, daß Stotternde, die unter VAR stark nasal (!) sprachen, signifikant weniger stotterten. Ingham und Andrews (1971) waren der Ansicht, daß VAR dem silbenbetonten Sprechen überlegen sei, da dieses die Beibehaltung der sekundären Symptome erlaubte, die optimale Sprechgeschwindigkeit einschränkte und zu mehr Fehlern führte, wenn die optimale Geschwindigkeit überschritten wurde. Dalton und Hardcastle (1977) meinten, daß VAR zu gedehntem und nicht zu zeitlich reguliertem Sprechen führt und es daher dem Patienten leichter fällt, schneller zu werden und zu normal klingendem Sprechen zurückzukehren. Shames (1975) empfahl VAR aufgrund seiner schnellen Wirkung, weil es dem Anwender sein eigenes Sprechen bewußt macht, die Kontrolle erleichtert, rückwärts- und vorwärtsgerichtete Bewegung erlaubt, Motivation und positive Einstellung fördert und gut in ein allgemeines Therapieprogramm paßt. Er merkte jedoch an, daß es die Eigenwahrnehmung und -verantwortung verzögern und übertriebene Abhängigkeit vom Instrument verursachen könne und sehr teuer sei.

Van Ripers (1970) Kritik über die Anwendung von VAR in der Stottertherapie hat auch heute noch Relevanz. Er war der Meinung, daß viele Stotternde, besonders solche, bei denen das Stottern stärker ausgeprägt ist, unter VAR deutlich weniger Sprechunflüssigkeiten zeigen, und listete eine Anzahl von verschiedenen Anwendungsmöglichkeiten für VAR auf:

1. Sie kann im Frühstadium der Therapie von der Therapeutin oder anderen angewendet werden, um dem Patienten zu demonstrieren, daß „jeder" stottern kann und daß er nicht der einzige ist. Der Stotternde kann Anspannung, Anstrengung und Furcht auch bei anderen beobachten, wenn sie unter VAR sprechen.
2. VAR demonstriert, daß Stotternde auf vielerlei Arten unflüssig sein können und sie daher Veränderungen in ihren eigenen Stottermustern anstreben können.
3. Durch das Herausfinden eines erleichternden Verzögerungsintervalls kann die Sprechflüssigkeit verstärkt werden. Zu einem angemessenen Zeitpunkt in der Therapie kann das Verzögerungsintervall allmählich in Richtung auf einen höheren Störungsgrad bewegt werden, um dem Stotternden zu helfen, mit direktem Sprechstreß unter kontrollierten Bedingungen umgehen zu lernen.
4. Druck auf das Sprechen kann auch dadurch ausgeübt werden, daß man den Stotternden unter normaler auditiver Rückmeldung mit kurzen, intermittierenden und störenden VAR-Zeitintervallen vorlesen oder sprechen läßt.
5. Eine andere Streßanwendung kann ausgeübt werden, indem man das Gerät auf ein störendes Zeitintervall ohne Verstärkung einstellt. Wenn der Stotternde spricht oder vorliest, nimmt die Lautstärke langsam zu bis zu dem Punkt, an dem die Störung auftritt, worauf die Lautstärke wieder zurückgenommen wird. Diese Anwendung kann wiederholt werden, um zu versuchen, Resistenz beim Patienten zu erzeugen.
6. Man kann den Stotternden ermutigen, sich durch Anleitung und Demonstration auf die taktil-kinästhetische Rückmeldung seines eigenen Sprechmechanismus zu konzentrieren und die Abhängigkeit von der halbautomatischen Kontrolle über das Hören zu vermindern.

Van Riper (1973) schlug ebenfalls vor, VAR mit maximaler Verzögerung anzuwenden, damit der Stotternde seine Anstrengungen, sein Sprechen, die vorbereitenden Einstellungen, die Pullouts und Nachbesserungen hören, verändern und beurteilen kann (vorausgesetzt, daß VAR nicht auf eine Höchstgrenze von 250 Millisekunden festgelegt ist). Er meinte, daß VAR diagnostisch eingesetzt werden könne, um die Sensibilität gegenüber Streß und (durch Beobachtung) die Fähigkeit zur Verwendung von propriozeptiven Informationen einzuschätzen. Vor dieser Anwendung der Verzögerung sollte die Therapeutin die Verwendung von maskierenden Geräuschen oder eines Elektrolarynx in Erwägung ziehen, um herauszufinden, wie gut die Eigenwahrnehmung des Patienten ist. Van Riper kannte Sheehans (1968) Abneigung gegenüber Bestrafung (Sheehan betrachtete sie als einen Ausdruck der Inkompetenz oder Neurose der Therapeutin), war aber selbst der Ansicht, daß VAR keine Bestrafung im eigentlichen Sinne sei oder doch höchstens eine sehr milde. Auch Wingate (1976) bezweifelte, daß VAR aversiv sein könne. Van Riper warnte vor der Entwicklung einer „VAR-Stimme" (mühsam, langsam, ohne Modulation, mit herabgesetzter Stimmlage, verringerter Lautstärkenvariabilität und ohne Betonung) und der Tendenz des Stotternden, manchmal vom VAR-Apparat abhängig zu werden. Wingate (S. 235) drückte diese Besorgnis ähnlich aus:

„Die Bedeutung von VAR in der Stottertherapie beschränkt sich nicht nur auf die auditive Form... Die Therapie sollte sich nicht auf die Modifizierung des Gehörs als Therapiemethode sowie entsprechende oder angemessene Mittel der Stottertherapie beschränken oder sich darauf verlassen... Die Hoffnung, ein tragbares VAR-Gerät zu entwickeln, entbehrt jeder Grundlage."

Die Hauptausrichtung lag bisher in dem Bemühen, verschiedene Anwendungsarten für VAR als Teil eines wesentlich umfassenderen Therapieprogramms aufzuzeigen. Im nächsten Abschnitt werden wir VAR als Hauptbestandteil einer Therapie betrachten, deren Ziel die Reduzierung des Sprechtempos ist und bei der VAR als Vehikel für andere Kontrollmethoden dient.

Kontrolle der Sprechgeschwindigkeit

Die Kontrolle der Sprechgeschwindigkeit durch VAR hat sich sehr rasch entwickelt. Wie bereits oben erwähnt, stimmen viele Therapeutinnen mit Blacks Bericht (1951) über einen Anstieg der Phrasenlänge überein und sind der Ansicht, daß sich durch VAR hauptsächlich die Silbendauer und die Phonationszeit verlängern. Watts (1973) war der Ansicht, daß eine Geschwindigkeitsreduzierung der wesentlichste Faktor bei der Verzögerung sei. Auch Bloodstein (1975a) bestätigte, daß die Anstrengung, die Auswirkungen von VAR zu überwinden, meist zu einem Rückgang der Sprechgeschwindigkeit sowie zu einem übermäßigen Anstieg der Lautstärke und einer Konzentration auf die propriozeptive und taktile Kontrolle führt. Er war jedoch nicht der Ansicht, daß VAR Wahrnehmungstheorien unterstützt. Seiner Meinung nach waren die Ergebnisse von VAR eher ein Beleg für Erwartungs-K(r)ampf-Hypothesen, da die langsamere Geschwindigkeit dem Stotternden die motorische Planung erleichtert (1972).

Viele Therapeutinnen strebten einen vereinfachten Einsatz von VAR an. Dieser Ansatz, bei dem der Stotternde eine Sprechgeschwindigkeit übernahm, die eine Störung durch VAR (und somit Stottern) ausschloß, wurde durch Verhaltenstherapeutinnen unterstützt, die die Therapie von einem operanten Gesichtspunkt aus angingen und eher die Konsolidierung der Sprechflüssigkeit als die Kontrolle der Sprechunflüssigkeit anstrebten. Ein anerkannter Vorkämpfer für die verhaltenstherapeutische Anwendung von VAR zur Modifikation des Stotterns war Goldiamond (1960, 1965), der VAR als eine aversive Notmaßnahme definierte, die Stottern negativ verstärkt. In dem Versuch, die „Bestrafung" durch diese negative Verstärkung zu vermeiden und die positive Verstärkung der Sprechflüssigkeit und dadurch die Zustimmung der Therapeutin zu erlangen, ändert der Patient sein Sprechmuster derart, daß flüssige Sprechmuster vorherrschen. Diese geistreiche Erklärung der Auswirkungen von VAR stellt sich jedoch weder der Frage, warum es nur auf die unflüssigen Teile (und damit den kleinsten Teil) von ansonsten flüssigem Sprechen einwirkt, noch läßt sich eine Definition für die Bezeichnung „aversiv" ableiten. Tatsächlich kommentierte Sheehan (1968) diesen Punkt, als er aversive Therapien im allgemeinen ablehnte: „... wenn Bestrafung auf irgendeine

Art und Weise helfen würde, wäre Stottern bereits in der Kindheit geheilt" (S. 132). Trotzdem ließ Goldiamond Stotternde bei 250 Millisekunden Verzögerung lesen und gab die Anweisung, zu dehnen und die Sprechgeschwindigkeit so abzusenken, bis eine Übereinstimmung mit dem Verzögerungsintervall erreicht wurde (bei ca. 25 Wörter pro Minute) und der Patient flüssig sprach. Sobald der Patient beim Vorlesen stabil flüssig sprach, wurde das Verzögerungsintervall reduziert und der ganze Ablauf mit einer höheren Geschwindigkeit wiederholt. Dieser Zyklus von Intervallsteigerungen wurde so oft wiederholt, bis der Patient unter normaler auditiver Rückmeldung flüssig vorlesen konnte. Um dem Stotternden zu helfen, die VAR-Sprechflüssigkeit in die tägliche Sprache zu übertragen, experimentierte Goldiamond (1967) mit einem tragbaren VAR-Gerät und einem Ohreinsatz für den Patienten. Webster und Lubker (1968) gingen über Goldiamonds kontingenten Einsatz von VAR hinaus und ließen es kontinuierlich während des Vorlesens laufen.

Curlee und Perkins (1969; 1973) veröffentlichten eine auf VAR basierende Therapiemethode, die sie „Conversational Rate Control Therapy" (Therapie der Sprechgeschwindigkeit im Gespräch) nannten. Darin wurde Goldiamonds frühes Werk berücksichtigt sowie Aspekte der „time-out"-Verfahren[2] zusammen mit reziproker Hemmung[3], verdeckter Konditionierung und Implosionsmethoden[4] einbezogen. Das Therapieprogramm ist in drei Phasen gegliedert. Diese Therapie ist eigentlich eine Kombination von Sprechgeschwindigkeitsreduzierung, Dehnung, weichem Stimmeinsatz, kontinuierlicher Phonation und anderen Faktoren. VAR dient dabei dazu, den Patienten zu anderen Sprechmustern zu zwingen; sobald der Patient die Kontrolle hat, kann VAR nach und nach weggelassen werden.

Phase I:

Patient und Therapeutin unterhalten sich über ein beliebiges Thema (oder lesen laut), um die Grundeinstellung festzulegen, zu verstärken und den Ablauf zu beschreiben. Dann erklärt die Therapeutin VAR. Anfangs wird mit 250-Millisekunden-Verzögerung bei der für den Patienten höchstmöglichen Lautstärke gearbeitet. Die Verzögerung ist kontinuierlich. Der Patient wird gebeten, die Sprechgeschwindigkeit zu reduzieren, indem er Silben dehnt, und die Satzlänge der Verzögerung anzupassen, bis Sprechgeschwindigkeit und VAR bei ca. 30–35 Wörter pro Minute übereinstimmen. Patient und Therapeutin unterhalten sich dann, bis beide übereinstimmen, daß der Patient zwei aufeinander folgende Abschnitte von je 15 Minuten stotterfrei gesprochen hat. Bei mehr als zwei Stotterereignissen pro fünf Minuten wird der Patient unterbrochen. Der vorherige Abschnitt wird bis zur Stabilisierung wiederholt, bevor weiter gegangen wird.

Der Patient wird aufgefordert, bei 200-Millisekunden-Verzögerung konstant 30–35 Wörter pro Minute zu sprechen. Von Stabilisierung kann gesprochen werden, wenn der Patient zweimal 15 Minuten flüssig spricht. Daraufhin wird bei der gleichen Geschwindigkeit das Verzögerungsintervall auf 150 Millisekunden gesenkt, bis wieder Sprechflüssigkeit erreicht wird. Dies wird in 50-Millisekunden-Schritten wiederholt, bis 0-Millisekunden-Verzögerung (NAR) erreicht sind. Nun wird bei 200 Millisekunden begonnen, und der Patient wird gebeten, seine Dehnungen und die Sprechgeschwindigkeit mit dem neuen Verzögerungsintervall in Übereinstimmung zu bringen. Unter Anwendung dieser etwas schnelleren Sprechgeschwindigkeit durchläuft der Patient die eben beschriebenen 50-Millisekunden-Schritte. Der gleiche Ablauf wieder-

2) auch Auszeit oder Sprechpausen-Technik genannt
3) klassische Gegenkonditionierung
4) Reizüberflutungsmethoden

holt sich bei 150, 100 und 50-Millisekunden-Verzögerung, wobei die Stabilisierungskriterien unverändert bleiben. Beim letzten Verzögerungsintervall (0 Millisekunden) werden die Kopfhörer entfernt und dem Patienten wird empfohlen, die langsamere Sprechgeschwindigkeit, die Dehnungen und die Satzlänge zur Aufrechterhaltung der Sprechflüssigkeit beizubehalten.

Curlee und Perkins benutzten diese Phase zur Etablierung von Sprechflüssigkeit bei normaler Konversation innerhalb der Therapie. Ihrer Meinung nach ist dieses Vorgehen den auf Vorlesen basierenden Techniken überlegen, da es weniger langweilig ist, die Frage nach Lesefähigkeiten vermeidet und Probleme des Transfers reduziert. In den folgenden Abschnitten geht es nun ausschließlich um die Kontrolle der Sprechgeschwindigkeit – ohne jegliche Anwendung von VAR.

Phase II:

Patient und Therapeutin sitzen in einem Raum mit nur einer einzelnen Lichtquelle, vom Außenlicht einigermaßen abgeschirmt. Sie reden über ein beliebiges Thema, während die Therapeutin auf Stottern, zu hohe Sprechgeschwindigkeit, zu lange Sätze oder anderes unakzeptables Sprechverhalten achtet (basierend auf einer vorhergehenden Analyse und Diskussion der Sprechmuster des Patienten). Bei jedem Auftreten einer nicht akzeptablen Verhaltensweise schaltet die Therapeutin für 30 Sekunden das Licht aus und beide Personen sitzen schweigend im Dunkeln. Wenn diese „Auszeit“ vorbei ist, schaltet die Therapeutin das Licht wieder an und die Unterhaltung geht weiter. Wenn beide Personen der Meinung sind, daß der Stotternde zweimal 15 Minuten flüssig war, wird „time-out“ um 15 Sekunden reduziert. Die Auszeit wird in fünf-Sekunden-Schritten reduziert, bis sie bei 0 ist. Wenn es innerhalb von fünf Minuten zu mehr als zwei unflüssigen Anteilen kommt, wird die vorherige Phase wiederholt.

Diese Phase löst den Stotternden aus der Abhängigkeit von der VAR und erlaubt die Einübung von Konversation in der sicheren Umgebung des Therapieraumes. Die nächste Phase konzentriert sich nun auf den Transfer.

Phase III:

Die Therapeutin strebt einen Transfer der Sprechflüssigkeit auf vielfältige Situationen an, ebenso wie ein erfolgreiches Umgehen mit den Ängsten und den Aufbau einer Grundlage für die Aufrechterhaltung nach der Therapie. Die Orte für die Kommunikation und die soziale Komplexität der Situationen werden von der Therapeutin verändert. Der Patient wird über die Aufrechterhaltung der Kontrolle über Sprechgeschwindigkeit, Satzlänge usw. beraten. Hier ist eine abgekürzte Sequenz:

1. Wechsel in ein anderes Therapiezimmer.
2. Führen Sie eine dritte Person in die Therapie ein und steigern Sie im Laufe mehrerer Sitzungen deren Beteiligung am Gespräch.
3. Führen Sie andere Personen in die Therapie ein, um eine wechselnde Teilnehmerzahl und eine Vielfalt der Persönlichkeiten zu erreichen.
4. Nehmen Sie Freunde und Familienmitglieder des Stotternden hinzu. Ziehen Sie, wenn möglich, auch einige Stotternde mit hinzu, die ungefähr den gleichen Therapiestand erreicht haben.
5. Gehen Sie zusammen mit dem Patienten in ausgewählte soziale Situationen seines Alltags, die für den Patienten normal (und einfach) sind.

Curlee und Perkins berichten von einer 75–90%igen Abnahme der Stotterhäufigkeit mit einem weniger schweren Residualstottern. Nachfolgend berichtete Perkins (1973a), daß mehr als die Hälfte der auf diese Weise therapierten Stotternden nach Beendigung der Therapie eine signifikante Verschlechterung in ihrem Sprechen aufwiesen. In seiner nächsten Veröffentlichung (1973b) berichtete Perkins von einer klinischen Methode, von der erwartet wurde, daß sie bei über 70% der erwachsenen Stotternden zu flüssigem Sprechen innerhalb der Therapie führt. Jedoch werden nur ungefähr 50% von ihnen dies auch nach der Behandlung aufrechterhalten können. Der Abschnitt dieses Programms, der sich am meisten mit VAR beschäftigt, wird hier beschrieben, die anderen Aspekte werden kurz erwähnt. Das erste Ziel besteht darin, in drei Abschnitten normales Sprechen in Zeitlupe zu erreichen. Die Zeitspanne dafür wird optimistisch mit sechs Sitzungen angesetzt.

Phase I:

Der Patient lernt langsames Sprechen, Dehnungen und kurze Sätze. VAR bei 250 Millisekunden wird eingesetzt, um eine Sprechgeschwindigkeit von ca. 30 Wörtern pro Minute zu erreichen. Lesen eignet sich am besten, aber Gesprächssituationen sind auch denkbar. Alle Äußerungen innerhalb der Therapie werden unter VAR gemacht, und der Patient wird angewiesen, dieses neue Sprechmuster nicht außerhalb der Therapie anzuwenden. Perkins wie auch andere (Helps und Dalton, 1979; Shames, 1975; Watts, 1971) weisen darauf hin, daß es möglich ist, „VAR-Sprechen" ohne VAR-Gerät zu lehren.

Phase II:

Das Ziel ist die Kontrolle der Atmung, und damit kann in der ersten Sitzung begonnen werden. Es sollte nicht nach der zweiten Sitzung damit begonnen werden (vgl. dazu die Atemkontrolltechniken in anderen Kapiteln). Der Patient wird angewiesen, die Satzlänge bei ca. 30 Wörtern pro Minute auf drei bis acht Silben zu begrenzen. Bei jeder Äußerung wird ein kontinuierlicher Atemfluß aufrechterhalten, so daß mehrere aufeinander folgende kurze Wörter wie ein Wort klingen. Harte Stimmeinsätze werden demonstriert und diskutiert. Der Patient wird zu weichen Stimmeinsätzen und sogar zur Verwendung eines gehauchten /h/ vor dem Anfangskonsonanten geführt.

Phase III:

Bei der Entwicklung von Atemkontrolle wird nun eine normale Prosodie betont. Der Rhythmus und die Betonungsmuster werden herausgearbeitet. Der Patient wird gebeten, Modulation, Dauer und Lautstärke zu variieren, um ein der normalen Betonung gleichwertiges Sprechen zu erzielen. Alle normalen Prosodieelemente sind vorhanden, aber sie werden verlangsamt und gedehnt, als würde eine Aufnahme mit einer langsameren Geschwindigkeit abgespielt.

Phase IV:

In dieser Phase wird dem Patienten die Eigenverantwortung für seinen Fortschritt in der Therapie übertragen. Es wird mit dem Patienten vereinbart, daß zu einem vorher abgesprochenen Therapieniveau zurückgegangen werden muß, wenn eines der folgenden drei Kriterien nicht erfüllt wird:

1. Der Patient muß nach Fehlern in der Lage sein, innerhalb von drei bis fünf Sätzen das prolongierte Sprechen wieder einzuhalten.
2. Wenn der Patient das Vertrauen verloren hat, das Sprechtempo auf einem angemessenen Niveau halten zu können, muß er innerhalb einer Therapiesitzung in der Lage sein, diese Selbstsicherheit wieder zu gewinnen (auch wenn weiterhin Sprechflüssigkeit bestand).
3. Wenn der Patient das Sprechtempo unangemessen beschleunigt, muß er innerhalb von zwei Therapiesitzungen in der Lage sein, zum angemessen langsamen Sprechmuster zurückzukehren und sich dabei wohl zu fühlen.

Diese Kriterien treffen auf alle Therapieniveaus zu und sollen vom Patienten selbst angelegt werden, mit einer frühzeitigen Besprechung und Anweisung durch die Therapeutin. Shames (1975) kritisierte diese Kriterien, da es zu Problemen mit der Bewertung und zur Zweideutigkeit kommen könne.

Phase V:

In dieser Phase kann man mit Lesen beginnen, dann wird eine Verzögerungszeit von 250 Millisekunden verwendet. Der Patient soll versuchen, bei langsamer und normaler Unterhaltung Vermeidungstaktiken zu eliminieren.

Phase VI:

Diese Phase wird nach Bedarf eingesetzt und zielt auf die psychotherapeutischen Bedürfnisse des Patienten. Sie beruht auf den Empfehlungen von Shames et al., (1969) über Verfahren zur thematischen Inhaltsmodifikation. Der Therapeutin wird empfohlen, psychotherapeutische Aspekte während der gesamten Therapie anzuwenden, soweit es ihre Erfahrung und Kompetenz zulassen.

Phase VII:

Nach Absprache mit der Therapeutin beginnt der Patient, die Verzögerungszeiten schrittweise zu reduzieren, bis er allmählich wieder eine normale Sprechgeschwindigkeit erreicht. Begonnen wird mit 200 Millisekunden, um die Sprechgeschwindigkeit auf 45–60 Wörter pro Minute zu steigern. Wenn die Kriterien zur Eigenbeurteilung erfüllt sind, wird auf 150 Millisekunden zurückgegangen und die Sätze werden verlängert, so daß die Zahl der Silben pro Satz zunimmt. Wenn der Patient in diesem Stadium stabil eine Sprechgeschwindigkeit von 90–120 Wörter pro Minute erreicht hat und die Kriterien erfüllt, können die folgenden VAR-Schritte ausgelassen werden. Ansonsten wird in 50-Millisekunden-Schritten auf entweder 150 oder 100 Millisekunden reduziert – je nachdem, bei welchem Intervall der Patient die beste Sprechgeschwindigkeit (100–150 Wörter pro Minute) erreicht und dabei die drei Kriterien erfüllt.

Auf diesem Verzögerungsniveau reduziert die Therapeutin allmählich die VAR-Lautstärke, die dann ab und zu wieder gesteigert wird. Wenn der Patient zu schnell spricht, dient dies dazu, die Sprechgeschwindigkeit entweder automatisch zu reduzieren oder die Sprechflüssigkeit zu unterbrechen, so daß der Patient gezwungen wird, langsamer zu sprechen. Therapeutin und Patient einigen sich nun auf eine „individuelle" Sprechgeschwindigkeit für den Patienten, die langsam genug sein sollte, um Sprechflüssigkeit zu fördern, und schnell genug, um für den Patienten annehmbar zu klingen und die Kriterien zu erfüllen.

Phase VIII:

Die Therapeutin stellt den VAR-Apparat ab, läßt aber die Kopfhörer während der Unterhaltung an Ort und Stelle. Dann wird zunächst der eine, dann beide Kopfhörer abgenommen. Bei jedem Schritt werden die Kriterien angewandt.

Phase IX:

In dieser Phase analysiert die Therapeutin die allgemeinen stimmlichen Merkmale des Patienten. Alle Schwächen sollten dabei durch Standardmethoden der Stimmtherapie behoben werden.

Perkins vervollständigte die Therapiesequenz durch ein Drei-Phasen-Modell für den Transfer in den Alltag. Dabei werden Selbstbeurteilung und Methoden für den Umgang mit Rückfällen und Ausrutschern betont. Obwohl es in diesem Kapitel zur VAR-Methode nicht behandelt wird, sollte der Leser dieses Modell nicht übergehen. Ingham (1975a) lobte die zusätzliche Berücksichtigung von Atmung, Prosodie usw., war aber der Ansicht, daß die Methode nicht ausreichend beschrieben sei, um von anderen angewendet werden zu können. Er merkte an, daß das gedehnte Sprechen hierbei nicht länger nur als ein Nebenprodukt anderer Methoden angesehen wird, sondern vielmehr nun eine eigenständige Methode und einen Hauptansatz der Therapie darstellt.

Ryan (1971, 1974, 1978, 1979) und Van Kirk (1971, 1974) waren sehr aktiv in operanten Therapieansätzen und befürworteten Methoden zum flüssigen Sprechen. Ryan stellte 1971 ein VAR-Therapieprogramm für einen 8jährigen Jungen vor (Curlee und Perkins hatten ein Mindestalter von 15 Jahren für ihr Programm vorgesehen). Der Stotternde mußte die drei Sprechmodi (Vorlesen, Monolog, Konversation) während 51 Therapiesitzungen von je 40 Minuten in 15 Monaten abhandeln. Die Sitzungen waren auf die folgende Weise unterteilt:

1–3 Ausgangsniveau; Stottern des Patienten im Durchschnitt bei zehn gestotterten Wörtern pro Minute (SW/M).

4 Einführung von VAR, was zu einem Durchschnitt von 0,7 SW/M bei allen drei Sprechmodi führte.

5–16 Das Ziel von 0,5 SW/M oder weniger wird erreicht und in Sitzung 16 eingehalten.

17–51 Versuche, die Sprechflüssigkeit aufrechtzuerhalten.

Für das Kind bestanden die ersten Ziele darin, die gestotterten Worte „festzuhalten" oder zu identifizieren und durch Dehnung bei VAR eine geringere Sprechgeschwindigkeit zu erreichen. Das Kriterium bei jedem Sprechmodus war eine 75%ige Genauigkeit über eine Dauer von fünf Minuten. Sobald dieses Ziel erreicht war, konnte der Patient zum Sprechen unter VAR übergehen. Bei flüssigem Sprechen wurde das Verzögerungsintervall um 50 Millisekunden verringert. Flüssiges Sprechen wurde wiederum definiert als höchstens 0,5 SW/M, plus langsamer Sprechgeschwindigkeit für 10 Minuten. Dies mußte bei jedem Sprechmodus und jedem Verzögerungsintervall erzielt werden.

1974 berichteten Ryan und Van Kirk über ein 27-Schritte-Programm zur Erreichung von Sprechflüssigkeit, gefolgt von einem 20- bis 60-Schritte-Programm zum Transfer sowie einem Vier-Schritte-Programm zur Aufrechterhaltung, das 22 Monate dauerte. VAR war der Hauptbestandteil im Sprechflüssigkeitsprogramm, und die ersten 27 Schritte sahen folgendermaßen aus:

1–6 Zur Erfüllung des Kriteriums einer 90%igen Genauigkeit in der Identifizierung von Stottern bei einminütigem Vorlesen und Monolog.

7–13 Vorlesen unter VAR mit anfangs 250-Millisekunden-Verzögerung und unter Verwendung der gedehnten, langsamen Sprechweise. Der verbale Verstärker war „gut", und Erfolg war definiert als fünf Minuten flüssiges Sprechen (höchstens 0,5 SW/M). Wenn flüssiges Sprechen erzielt wurde, wurde das Verzögerungsintervall um 50 Millisekunden reduziert und die Prozedur wiederholt.

14–20 Dieselbe Prozedur wie in den Schritten 7–13, aber im Monolog.

21–27 Dieselbe Prozedur wie in den Schritten 7–13, aber in Gesprächssituationen.

Die Patienten wurden gebeten, langsam zu sprechen und die Wörter weiterhin zu dehnen (d.h. nicht schneller zu sprechen, wenn das VAR-Intervall abnimmt), bis die Transferphase erreicht wurde. Hausaufgaben wurden in verschiedenem Ausmaß eingesetzt. Die Schritte 20 bis 60 des Transferprogramms waren denen von Curlee und Perkins (1969) sehr ähnlich, und die Aufrechterhaltung bestand darin, daß (in immer größeren Zeitabständen) Sprechproben genommen und ggf. Hilfen gegeben wurden. Das vollständige Programm findet sich in den am Ende dieses Buches aufgelisteten Publikationen.

Shames (1978) beschrieb ein typisches kontingentes operantes Interventionsprogramm, bei dem der Stotternde bei jedem Stottern mit einer Auszeit von zehn Sekunden bestraft wird. Wenn das neue flüssige Sprechmuster (langsames Sprechen, Vokaldehnung) erst einmal stabilisiert ist, wird VAR langsam reduziert. Wenn nötig, kann erneut darauf zurückgegriffen werden. Shames entwickelte bewußt Geschwindigkeitszunahmen durch den Gebrauch eines Tachistoskops (obwohl ein Gerät zur Messung der Lesegeschwindigkeit wahrscheinlich besser wäre) bei Wörtern und Sätzen. Wenn die Sprechgeschwindigkeit Konversationsebene erreicht hat, wird die Therapie ausgedehnt, um Aspekte der Selbstkontrolle, der Veränderung der Umwelt und andere Erleichterungen des Sprechens und sozialen Verhaltens abzudecken.

Das „Stotterfreie Sprechen“ von Shames und Florence (1980) stellt ein äußerst detailliertes Programm für eine VAR-Therapie mit Erwachsenen und Kindern (in der Schule und in anderen Umgebungen) dar. Auch hier wurde die normale Gewöhnung bei einer Verzögerung von 250 Millisekunden erreicht. Es gibt spezifische Anweisungen für den Patienten, langsamer und mit durchgehender Phonation zu sprechen. Hierbei ist es wichtig, nicht monoton und stereotyp zu sprechen, aber das Hauptziel ist das Erreichen von 30 Minuten stotterfreien Sprechens. Die Verzögerung wird dann von 250 auf 200 Millisekunden gesenkt und dann weiter, sobald bei jedem Schritt Sprechflüssigkeit erreicht ist. Das Gerät wird auf allen Intervallebenen kurzfristig abgeschaltet, damit der Patient das Sprechziel auch ohne die Unterstützung durch den Apparat erreichen kann. Dies geschieht umso häufiger, je kleiner das Verzögerungsintervall wird. Nachdem jeder 30minütige Kriteriumspunkt erreicht ist, spricht der Patient für einige Minuten ohne VAR, und die Therapeutin überprüft Selbstkontrolle und Selbstvertrauen. Wenn der Zyklus der Intervallreduzierung abgeschlossen ist, werden zufällig ausgewählte Intervalle ein- und abgeschaltet, während der Patient spricht. Die Autoren geben Anleitungen zur Arbeit mit der Prosodie (beginnend bei 150 Millisekunden), der Eliminierung von Anstrengungs- und Vermeidungsverhalten, zur Verwendung von Strafen, zur Buchführung und zur Anpassung des Programms an verschiedene Zwecke. Die Frage des Transfers wird besonders ausführlich behandelt und als leicht verständliche Verhaltensänderung erklärt.

Leith und Chmiel (1980) beschrieben einen Therapieansatz, den sie „Formung durch VAR“ anstatt „ausgeblendetes VAR“ nennen. Anfangs sieht es wie ein normaler Ansatz zur Verringerung der Sprechgeschwindigkeit aus, mit Erklärungen und Demonstration durch die Therapeutin. Der Patient wird angewiesen, sich auf die „Aussprache“ zu konzentrieren, um die oralen, sensorischen Rückmeldungssignale zu betonen. Aufnahmen vom Sprechen „vor“ und „nach“ VAR werden analysiert, um die Variablen, die Sprechflüssigkeit schaffen, zu identifizieren – meist sind dies langsamere Sprechgeschwindigkeit, sorgfältige Aussprache, weicher Stimmeinsatz und ein kontinuierlicher Atemfluß. Diese werden mit dem REEF-Akronym beschrieben (**R**ate = Geschwindigkeit, **E**nunciation = Aussprache, **E**asy Onset = weicher Stimmeinsatz und **F**low of Air = Atemfluß). Eine kognitive Bewußtmachung der Ziele wird hierbei betont, so daß der Stotternde nicht einfach in die Sprechflüssigkeit eingeführt wird, sondern lernt, wie man Flüssigkeit erreicht. Demzufolge ist VAR hier ein Instrument und kein Effekt.

Andere Anwendungsbereiche

Die Einsatzmöglichkeiten von VAR hängen von der Phantasie und Kreativität der Therapeutin ab. Bei individuellen oder dialekt-bedingten Geschwindigkeitsproblemen sowie zur Behandlung von undeutlichem oder lallendem Sprechen wurde VAR bereits eingesetzt. Viele Therapeutinnen haben die maximale Verzögerungszeit angewendet, um Patienten Artikulationshilfen zu geben, zum Hörtraining und zur Evaluierungsarbeit. Lozano und Dreyer (1978) benutzten VAR ohne großen Erfolg bei fünf dyspraktischen Patienten; aber Hanson und Metter (1980) verwendeten es erfolgreich in tragbarer Form bei durch Mittelhirn-Verletzungen hervorgerufener Dysarthrie und kommentierten dessen Anwendung bei Aphasie und apraktischen Störungen. Downie et al., (1981) experimentierten mit tragbaren VAR-Geräten bei elf Patienten mit Morbus Parkinson. Die akinetischen und sehr leichten Probleme schienen sich minimal zu bessern, aber zwei Patienten mit einem sehr schnellen und überstürzenden Sprechtempo zeigten eine deutliche Verbesserung – solange sie das Gerät benutzten. Sobald es ausgeschaltet oder entfernt war, kam es zu Rückfällen. Ich habe VAR angewendet, um Familienmitgliedern von Stotternden die Möglichkeit zu geben, unkontrollierbare Sprechunflüssigkeit am eigenen Leibe zu erfahren. Es war auch nützlich bei der Demonstration von unfreiwilliger Sprechunflüssigkeit vor Gruppen und im Unterricht. Manche Therapeutinnen sind heutzutage jedoch derart auf die Erleichterung der Sprechflüssigkeit ausgerichtet, daß sie vergessen haben, daß VAR auch genau das Gegenteil bewirken kann.

Klinische Anwendung der VAR

Methoden

Die Technik ist recht einfach. Die meisten VAR-Geräte sind leichter zu bedienen als eine normale Stereoanlage.

Da es sehr viele verschiedene VAR-Geräte auf dem Markt gibt, kann ich an dieser Stelle keine genauen Bedienungsanleitungen geben. Gewisse grundlegende Abläufe müssen jedoch befolgt werden. Überprüfen Sie bei jedem Gerät die Einstellung der Lautstärke sowohl an sich selbst als auch an anderen, um die richtige Einstellung für die höchste Toleranzschwelle zu finden. Benutzen Sie die besten Kopfhörer (mit Hörmuscheln, die das ganze Ohr abdecken), die Sie bekommen können. Die Hörmuscheln schwächen luftübertragenen Nebenschall ab und reduzieren dadurch die im Kopfhörer benötigte Lautstärke. Vergewissern Sie sich beim Anpassen der Kopfhörer, daß diese fest aufsitzen und sich nicht in langem Haar oder Ohrringen verdrehen. Ich habe einmal mit schlecht sitzenden Kopfhörern gearbeitet, und die verstärkte (verzögerte) Stimme des Patienten wurde dabei erneut vom Mikrofon aufgenommen, erneut verzögert und dem sehr verwirrten Patienten ein zweites Mal vorgespielt. Manche Patienten neigen auch dazu, sich vom Mikrofon abzuwenden, wenn die Lautstärke und die Verzögerung einsetzen. Die leichteste Kontrolle ist ein Mikrofon, das am Kopfhörer befestigt ist, Sie können aber auch anklippbare Mikrofone benutzen. Man kann das Mikrofon an einem Lineal befestigen (15 oder 22,5 cm) und den Patienten bitten, dieses beim Sprechen an das Kinn zu halten.

Reaktionen

Wie wir gesehen haben, können Geschlecht und Alter die Reaktionen beeinflussen. Außerdem können die Reaktionen auf VAR individuell unterschiedlich ausfallen. Testen Sie die verschiedenen Intervallzeiten mit jeweils variierter Lautstärke, damit Sie Ihre persönlichen Reaktionen herausfinden. Wie sind Ihre emotionalen Reaktionen? Nehmen Sie Ihre Versuche auf Band auf und analysieren Sie die Aufnahme gründlich auf eventuelle Sprechunflüssigkeiten und prosodische Eigenschaften. Lassen Sie diese Übung auch dann nicht aus, wenn VAR bei Ihnen eine verbale Verwirrung auslöst. Es ist kein Nachteil, anfällig gegenüber VAR zu sein. Im schlimmsten Fall wird sich Ihr Patient etwas überlegen fühlen, und das kann bei der Therapie nützlich sein.

Übung

Sie sollten den Einsatz von VAR üben, z.B. mit Ihren Kollegen, so bekommen Sie Übung im Erklären. Das gilt vor allem für Personen, die noch nie mit VAR zu tun hatten. Sie müssen gewisse Routineprozeduren wie z.B. das Anpassen der Kopfhörer, den Abstand vom Mikrofon und die Einstellungen am Gerät beherrschen. Beim ersten Mal empfiehlt es sich, den Patienten zu bitten, nichts zu sagen, während Sie den Apparat aufbauen und einschalten. Stellen Sie das Verzögerungsintervall auf die höchste Stufe und bitten Sie den Patienten, vorzulesen oder einzelne Wörter zu wiederholen. Benutzen Sie kurze Wörter und achten Sie darauf, daß die Abstände groß genug sind, damit der Patient nach jedem Wort eine vollständige Rückmeldung erhält. Bitten Sie den Patienten, nur auf Ihr direktes Signal hin zu sprechen. Benutzen Sie nun längere Wörter oder kurze Sätze, die der Patient wiederholen soll. Anschließend soll der Patient einige aufeinander folgende Sätze vorlesen. An diesem Punkt können Sie das Gerät eventuell abstellen oder auf NAR umstellen, damit der Patient seine ersten Reaktionen auf VAR äußern kann. Schalten Sie dann das Gerät wieder ein und versuchen Sie, die maximale Lautstärke für den jeweiligen Patienten zu finden. Wenn dies erreicht ist, nehmen Sie ihm zeitweilig die Kopfhörer ab und prüfen Sie die Lautstärke am eigenen Körper. Falls Ihnen die Lautstärke zu niedrig erscheint, besprechen Sie dies mit dem Patienten und versuchen Sie, ob eine höhere Lautstärke möglich ist.

Sobald die Lautstärke akzeptabel eingestellt ist und der Patient weiß, was es heißt, mit VAR zu sprechen, können Sie weitermachen. Wenn Sie es noch nicht getan haben, informieren Sie den Patienten an dieser Stelle über die unterschiedlichen Sprechstörungen, die auftreten können, und bitten Sie ihn „einfach ganz normal zu reden". Fangen Sie mit der höchsten Verzögerungszeit an und lassen Sie den Patienten einige Sätze vorlesen. Gehen Sie nach jeder Satzserie schrittweise von der eingestellten Verzögerungszeit auf niedrigere Intervalle über. Achten Sie auf den Punkt, an dem die Störung am stärksten ist, und überprüfen Sie dies. Analysieren Sie die Sprechmerkmale. Schalten Sie das Gerät ab, nehmen Sie dem Patienten die Kopfhörer ab und fragen Sie ihn erneut nach seinen Reaktionen und Emotionen. Achten Sie darauf, ob Patienten ungewöhnlich überrascht, verstört oder deprimiert wirken.

Bisher ging es um Beobachtungen von mehr oder weniger spontanen Reaktionen auf VAR. Ein großer Teil der VAR-Therapie beschäftigt sich jedoch damit, den Stotternden zu lehren, seine Sprechweise an das Verzögerungsintervall anzupassen und dadurch eine Störung des Sprechens und damit Stottern zu vermeiden. Dies wird gewöhnlich durch ein Verlangsamen der Sprechgeschwindigkeit erreicht, hauptsächlich durch Dehnen der Vokale, Verlängern der Pausen, Verwendung kürzerer Sätze und generelles Verlangsamen. Auch Halbvokale können gedehnt werden, ja sogar Konsonanten, indem sie auf die an anderer Stelle beschriebene langsame, deutliche und zeitlupenartige Weise gebildet werden. Stellen Sie das VAR-Gerät auf eine hohe Verzögerung ein (mindestens 250 Millisekunden) und lassen Sie dann den Patienten vorlesen, um das Störungsmuster zu ermitteln. Dann versuchen Sie, die Sätze zu verkürzen, zu verlangsamen usw., bis die Lesegeschwindigkeit und das Verzögerungsintervall übereinstimmen. Nehmen Sie dies auf und spielen Sie es zur Beurteilung ab. Wenn Sie eine Sprechgeschwindigkeit und ein Muster ermittelt haben, bei dem keine Störungen auftreten, ändern Sie die Verzögerungseinstellung und lassen Sie den Patienten einige Absätze vorlesen, die Sie wieder auf Band aufnehmen, wobei das erworbene Sprechmuster beibehalten wird. Spielen Sie die Aufnahme ab, und vergleichen Sie sie mit dem kontrollierten Sprechen von der ersten Ermittlung. Lassen Sie dann den Patienten mit VAR einen Monolog halten oder mit einem Freund sprechen, wobei er auf die Sprechgeschwindigkeit achten soll. Nehmen Sie immer wieder Übungen auf und werten Sie diese aus. Schalten Sie dann das Gerät wieder aus und unterhalten Sie sich ausgiebig, wobei der Patient versuchen soll, das eben erworbene Sprechmuster anzuwenden. Achten Sie darauf, daß Sie und der Patient sich auf diese Weise bei verschiedenen Sprechgeschwindigkeiten unterhalten können. Wie oben bereits erwähnt, kommt es in der Anfangszeit oft zu etwas eintönigem, undeutlichem Sprechen (Lechner, 1979; Perkins, 1973b; Shames und Florance, 1980; Van Riper, 1970; Wingate, 1976). Hören Sie sich Aufnahmen von Ihnen und Ihrem Patienten an sowie nach Möglichkeit von Patienten, die diese Technik üben. Nehmen Sie Teile der Aufnahmen und wiederholen Sie sie mit der gleichen Geschwindigkeit, aber versuchen Sie nun, die Lebendigkeit und die Qualität zu verbessern. Der Vergleich mit einer zu langsam abgespielten Schallplatte (Perkins, 1973b) ist hierbei nützlich und kann anfangs helfen, einige der Betonungs- und Inflektionsmuster zu übertreiben. Diese Übungen sollten wiederum vorher von Ihnen selbst ausgeführt werden, um Erfahrung zu sammeln. Außerdem sollten Sie zur Übung eine oder mehrere normal sprechende Personen darin anleiten.

In manchen Quellen wird davon gesprochen, VAR „auszutricksen" anstatt langsamer zu sprechen oder sich dem Verzögerungsintervall anzupassen (Van Riper, 1970, 1973). Dies ist eine recht optimistische Beschreibung, da jede Veränderung in Ihrem Sprechmuster eine Art von Anpassung an VAR darstellt und die gewöhnlichen Widerstandsmethoden durchaus ein Verlangsamen oder Beschleunigen oder eine Änderung in der Lautstärke o.ä. beinhalten können. Grundsätzlich besteht der Widerstand gegen die VAR in dem Versuch, das akustische Signal zu ignorieren und sich einen Weg durch die durch Verzögerung hervorgerufene Störung zu bahnen. Anfänger versuchen oft, die Lautstärke deutlich anzuheben in dem unbewußten Versuch, die durch die Kopfhörer hervorgerufene Abschwächung des akustischen Signals auszugleichen (oder es kann auch eine Reaktion auf den Lautstärkeneffekt sein). Getrennt oder gleichzeitig weichen sie vielleicht vor dem Mikrofon zurück, um die Lautstärke im Kopfhörer zu reduzieren. Keine dieser beiden Methoden ist akzeptabel. Sie können als Vermeidungstricks des „künstlichen Stotterers" angesehen werden. Versuche, der VAR Widerstand zu leisten, müssen entweder vor oder nach der Entwicklung von Mustern zur Kontrolle der Sprechrate benutzt werden, oder aber gar nicht. Es ist nicht bekannt, warum die Menschen unterschiedlich auf VAR reagieren. Vielleicht handelt es sich um den bewußten Versuch, nicht auf das akustische Signal zu reagieren, oder um eine Betonung aufgrund der propriozeptiven Rückmeldung oder um irgend einen anderen Grund. Ich habe Hunderte von Menschen mit VAR sprechen gehört, und jeder reagierte auf seine eigene Weise.

Anwendung bei Stotternden

Dies ist ein kurzer Abschnitt, da bereits oben so viele Einzelheiten über spezifische Anwendungsmöglichkeiten von VAR beschrieben worden sind. Aus ähnlichen Gründen wird auch der Abschnitt über die Übungen für den Patienten recht kurz sein. VAR spielt erst seit Mitte der sechziger Jahre eine Rolle in der Stottertherapie. VAR als Therapieansatz wurde als kontingenter Stimulus verwendet, um Stottern negativ zu verstärken und Sprechflüssigkeit zu erleichtern; zur Hervorrufung von Streß, um Resistenz gegenüber der Störung aufzubauen; als diagnostisches Werkzeug bei der Evaluierung von Coping-Strategien oder um Stottern in Untergruppen aufzuteilen sowie als eine verzögerte Reaktionsweise, um die Selbstevaluierung und die Leistung zu verbessern. Manche Therapeutinnen setzen VAR nur gelegentlich ein, andere verwenden es ab und zu während der jeweiligen Therapie, und für manche ist es ein grundlegendes Theapieprogramm.

Im Abschnitt über die Übungsmethoden habe ich bereits angedeutet, daß es notwendig ist, die Erklärung und die Demonstration der

Verzögerung anderen Leuten gegenüber zu üben. Diese Fähigkeit ist wichtig, wenn man mit Stotternden arbeitet. Sie haben vielleicht Angst vor der Therapiesituation, vor Ihnen, vor der Therapie im allgemeinen, und ganz besonders haben sie Bedenken, an eine eigenartige Maschine angeschlossen zu werden. Sie haben jahrelang damit gelebt, sich an die ihnen verbleibende Sprechflüssigkeit zu klammern, und ein Gerät, das diese Sprechflüssigkeit unterbricht, wird wohl nicht unbedingt zu ihrem Lieblingsgerät. Daher sollten Sie sehr gründlich erklären, aber vermeiden Sie es, Vorlesungen zu halten. Erklären Sie deutlich, warum Sie dieses Gerät verwenden, und sagen Sie, wie die anfänglichen Reaktionen aussehen können. Es ist hilfreich, wenn Sie die Maschine an sich selbst demonstrieren. Wenn Sie auf ein Ziel hin arbeiten (z.B. langsamere Sprechgeschwindigkeit oder Resistenz gegenüber Streß), demonstrieren Sie dem Patienten den „Vorher"- und „Nachher"-Zustand. Bitten Sie den Patienten, Fragen zu stellen, Ihre Ausführungen noch einmal zusammenzufassen, und geben Sie dem Patienten die Gelegenheit, seine Gefühle offen auszudrücken.

Vor der Anwendung von VAR ist es normalerweise ratsam, die Sprechmuster des Stotternden gründlich kennenzulernen. Dies betrifft sowohl das gestotterte als auch das flüssige Sprechen. VAR wird normalerweise die Sprechunflüssigkeiten wesentlich verändern, aber es ändert auch andere Aspekte des Sprechmusters, und Sie sollten mit den Mustern vor der Behandlung vertraut sein, um sich ein Bild der Veränderungen machen zu können. Sie müssen die Sprechunflüssigkeiten pro Minute ermitteln, um die VAR-Effekte messen und sinnvolle Erhebungen nach der Behandlung vornehmen zu können. Während der Anwendung von VAR sollten Sie das unflüssige Sprechen Ihres Patienten in jeder Sitzung aufnehmen und beurteilen. Wenden Sie auch bei der Arbeit an Atmung, Phonation, Inflektion usw. ähnliche Dokumentationsmethoden an. Solche Aufzeichnungen lassen sich leicht führen – Perkins (1973b) und Shames und Florance (1980) geben hierfür nützliche Beispiele.

Ich würde Ihnen dringend dazu raten, sich nicht allzu streng an die Abfolge der einzelnen Programme zu halten, die ich oder andere vorschlagen; variieren Sie oder ergänzen Sie je nach Ihrer persönlichen Erfahrung und den Bedürfnissen des Patienten. Manche vorgefertigten Programme sagen einen hervorragenden Erfolg voraus, aber es kann schwierig sein, diese Resultate zu wiederholen. Es überrascht dabei nicht, daß viele dieser Programme eine Rückfallquote von bis zu 70% aufweisen (Owen, 1980). Viele Stotternde zweifeln dadurch an der Therapie oder werden zynisch. Es ist nicht meine Absicht, VAR-Therapie zu kritisieren, aber ich möchte doch vor einer unbedachten, ungeplanten Massenanwendung warnen – nicht alle Stotternden werden von ein und demselben Ansatz profitieren. VAR-Therapie alleine wird den Bedürfnissen von einigen wenigen Stotternden gerecht und sollte ansonsten als ein möglicher Teil eines allgemeinen Therapieprogramms mit den Zielen Stabilität, Selbstanleitung, normales Sprechen und angemessenes Verhalten angesehen werden.

Probleme

Es gibt durchaus Probleme mit VAR. Zunächst ist die Anfangsinvestition in die gerätetechnische Ausrüstung zu nennen.

Ich habe bereits die Möglichkeit erwähnt, daß ein Patient durch VAR ernsthaft aus der Fassung gebracht werden kann. Fast alle werden lernen, nach einer relativ kurzen Zeitspanne mit VAR umzugehen. Ich habe nur einige wenige Leute gesehen, die nicht in der Lage waren, damit zurechtzukommen. Von den anfänglichen Reaktionen einmal abgesehen ist es für einen Stotternden nicht angenehm, mit VAR zu arbeiten. Bei manchen Therapieansätzen muß man lange mit Verzögerungen arbeiten, und der Stotternde kann sich, besonders wenn er alleine arbeitet, gelangweilt und deprimiert fühlen und den leblosen und künstlichen „Partner" ablehnen. Ein erwachsener Stotternder berichtete von seinen Gefühlen bei einer starr programmierten VAR-Sequenz (McCabe und McCollum, 1972). Er war häufig zornig und depressiv über die konsistenten Anforderungen des Apparates nach Sprechflüssigkeit und die Möglichkeit der Bestrafung bei Sprechunflüssigkeit. Selbst als sein Sprechen besser wurde und er wußte, daß dies so war, lehnte er die Methode noch ab. Er riet den Therapeutinnen, ihren Patienten zu helfen, indem sie ihnen Gelegenheit geben, ihre Gefühle auszudrücken und ihre Frustrationen loszuwerden, und merkte an, daß dies so manchen Patienten, der sonst die Therapie abbrechen würde, zum Weitermachen motivieren könnte.

Ein weiteres Problem bei VAR besteht darin, daß der Patient zu früh versucht, die verbesserte Sprechflüssigkeit außerhalb der Therapie anzuwenden – was meistens schiefgeht. Die Therapeutin muß den Patienten auf diesem Gebiet beraten und unterstützen. Intensive Programme sind hier im Vorteil, da die Sprechflüssigkeit schnell erreicht wird, während der Stotternde unter enger Aufsicht steht und für Beratungs- und Stabilisierungssitzungen als Teil der Transferaktivitäten zur Verfügung steht. Manche Stotternde können allzu sehr von VAR und „Sprechen mit VAR" abhängig werden und haben Furcht davor, sich in Nicht-VAR-Situationen zu begeben oder sich von der Sicherheit dieses künstlichen Sprechmusters zu lösen. Ein weiteres Problem kann das eigentliche VAR-Sprechen sein. Die Therapeutin muß dabei bedenken, daß für manche Stotternde die hörbaren Unterschiede des VAR-Sprechens Sicherheitssignale sind und daß Bemühungen, die Sprache in Richtung Normalität zu verändern, Furcht und sogar Widerstand auslösen können. Schließlich sprach der Stotternde, abgesehen von den Stottermomenten, normal, als er sich in Therapie begab (dies ist nicht ganz korrekt, aber so erscheint es dem Stotternden). In der Therapie wurde ein übergeordnetes, abnormes Sprechmuster erlernt, um flüssig zu sprechen – wenn nun die Therapeutin versucht, das Sprechen in einen Normalzustand umzuformen, kann dies Furcht hervorrufen, zu den alten Auslösern des Stotterns zurückzukehren. Weitere Beratung mag auf diesem Gebiet notwendig sein. Schließlich können Transfer und Aufrechterhaltung bei VAR-Therapie besondere Probleme sein, da

1. die Sprechflüssigkeit so schnell erreicht wird, daß der Patient psychologisch nicht darauf vorbereitet ist,
2. der Patient nicht das Gefühl hat, daß er irgend etwas zu dieser Sprechflüssigkeit beigetragen hat. Sie wurde „für ihn" von einem Gerät erreicht und das Gefühl der Angemessenheit kann dadurch bedroht werden,
3. etwas, was in der Sicherheit des Therapieraums funktioniert, außerhalb aufgrund von Ängsten und anderen Belastungen durchaus nicht funktionieren muß,
4. die Familie, Freunde und Kollegen des Stotternden vielleicht nicht bereit sind für seine Sprechflüssigkeit, besonders wenn diese nicht normal klingt,
5. der Stotternde für sein Versagen oder seinen Unwillen, etwas auszuprobieren, das beste Alibi der Welt verloren hat.

Transfer und Aufrechterhaltung sind die Basis, auf denen jede Therapie entweder aufbaut oder an denen sie auf lange Sicht scheitert. Jede Aufmerksamkeit, die wir diesen beiden Aspekten widmen können, ist notwendig, besonders wenn es um die rasche Einführung von Methoden zur Sprechflüssigkeit geht.

Übungen für die Therapeutin

Wie bereits in den vorigen Kapiteln erwähnt, ist es nicht unbedingt nötig, daß Sie alle Aufgaben in diesem Abschnitt durchgehen. Ihr

Dozent läßt vielleicht einige Aufgaben aus oder fügt andere hinzu. Machen Sie sich gemäß den Anleitungen im Abschnitt über die Methoden mit dem Apparat, den Sie benutzen werden, vertraut. Vergewissern Sie sich, daß Sie die Einstellungen verstehen, passen Sie die Kopfhörer an und stellen Sie die Lautstärke auf das gewünschte Niveau ein.

Für die erste Übung müssen Sie eine Tabelle zur Aufzeichnung der Gesamtsprechzeit, der Sprechgeschwindigkeit (in Wörten pro Minute) und der folgenden Fehlerarten vorbereiten: Wiederholungen, Dehnungen, Blockaden, andere. Diese Messungen und Zählungen werden bei den folgenden Verzögerungsintervallen vorgenommen: NAR, 250, 200, 150, 100, 50 Millisekunden, und ein zweites Mal bei normaler auditiver Rückmeldung. Dieses Modell benutzen Sie vier Mal in den unterschiedlichen Sprechsituationen (Sätze, Absätze, Monologe, Unterhaltung – vgl. Abb. 6.1).

Abb. 6.1

Inhalt/ Zeitintervall	Gesamt-sprechzeit	WPM	Sprechunflüssigkeiten			
			Wieder-holung	Deh-nung	Blockade	Andere
Sprechart: – Sätze – Absätze – Monolog – Unterhaltung						
NAR (normale auditive Rückmeldung)						
250 msec						
200 msec						
150 msec						
100 msec						
50 msec						
NAR						

1. Lesen Sie mit aufgesetzten Kopfhörern und einem Verzögerungsintervall von 0 Millisekunden – normale auditive Rückmeldung – die folgenden Sätze mehrmals, während Sie die Lautstärke steigern, bis Sie ein erträgliches Lautstärkeniveau erreicht haben. Auf diesem Niveau nehmen Sie sich auf Band auf, wenn Sie bei jedem der vorgeschriebenen Verzögerungsintervalle die Sätze laut vorlesen, wobei Sie mit NAR anfangen und aufhören und bei jedem Wechsel des Intervalls pausieren. Nehmen Sie die Messungen und Zählungen vor und folgen Sie dabei den Methoden aus Kap. 2. Tragen Sie die Ergebnisse in die Tabelle ein. Benutzen Sie die aufgelisteten, unvollständigen Sätze und betrachten Sie sie als jeweils eine Sprecheinheit. Es sind 40 Wörter, aber zählen Sie alle Wörter, die Sie auslassen oder hinzufügen – abgesehen von Ganzwortwiederholungen, die nicht zusätzlich gezählt werden.
   - Wo du auch hingehst
   - Es besteht kaum Hoffnung, dieses schreckliche
   - Sechs Männer können nicht überleben ohne Hilfe der
   - In fast jedem Sack fehlt etwas, obwohl ich versucht habe, telefonisch
   - Geben Sie Ihr Bestes bei der überaus wichtigen Aufgabe, die Verbrecher
2. Nehmen Sie den folgenden Absatz bei jedem der aufgeführten sieben Zeitintervalle wie bei Aufgabe 1 auf Band auf. Dieser Abschnitt besteht aus 84 Wörtern:

   „Immer, wenn ich Leute sehe, die sich ein wenig albern benehmen, erinnert mich das an meine beste Freundin. Sie versuchte immer, besonders gesetzt zu sein, aber ihr Sinn für Humor hat sie immer wieder in die Falle geführt. Als meine Tante Helene stolz verkündete, ihre Familie stamme aus der Zeit der Kriege zwischen Franzosen und Indianern, fing meine Freundin an zu kichern und fragte sie, von welcher der beiden Seiten sie denn abstamme. Tante Helene war wütend, und ihr Wutgeschrei klang wie ein Kriegsruf!“
3. Halten Sie bei jedem der sieben Zeitintervalle einen einminütigen Monolog und nehmen Sie diesen auf. Bitten Sie Ihren Partner, Ihre Sprechunflüssigkeiten zu kategorisieren und aufzuzeichnen, so daß Sie diese später mit Ihrer eigenen Analyse vergleichen können. Sie müssen mindestens eine Minute ohne zu große Pausen, in denen Sie überlegen, was Sie sagen wollen, sprechen (Pausen durch VAR zählen nicht). Wählen Sie ein Thema aus. Analysieren Sie das Ergebnis und berichten Sie darüber wie in Aufgabe 1 beschrieben.

4. Unterhalten Sie sich mit Ihrem Partner bei jedem der sieben Zeitintervalle unter VAR. Lassen Sie sich durch Ihren Übungspartner stoppen, so daß Sie bei jedem Intervall etwas über eine Minute lang sprechen. Wenn die nicht durch VAR verursachten, zu lang sind, beginnen Sie erneut. Bitten Sie wie bereits vorher Ihren Partner, Ihre Fehler in der Sprechproduktion zu zählen und zu identifizieren, so daß Sie dies später mit Ihrer eigenen Analyse der Tonbandaufnahme vergleichen können. Analysieren und berichten Sie wie in Aufgabe 1, 2 und 3.
5. In den Aufgaben 3 und 4 haben Sie mit Ihrem Übungspartner zusammengearbeitet und sich gegenseitig zugehört. Schreiben Sie einen kurzen Bericht, in dem Sie Ihre unterschiedlichen und ähnlichen Sprechreaktionen (auf der Grundlage der Berichtformulare) sowie Ihre persönlichen Reaktionen vergleichen.
6. Kontrollieren Sie Ihre früheren Berichte und wählen Sie das Verzögerungsintervall, welches die größten Störungen in Ihrem Sprechen ausgelöst hat. Stellen Sie diese Verzögerung ein und lesen Sie laut vor, während Sie an Vokaldehnung, Kontrolle der Satzlänge und Verlangsamung arbeiten, bis Ihre Sprechgeschwindigkeit mit dem VAR-Intervall übereinstimmt und Sie ohne Störung reden können. Üben Sie dies, bis Sie drei Minuten am Stück ohne durch VAR verursachte Fehler reden können. Wenn Sie dies erreicht haben, nehmen Sie ein dreiminütiges Vorlesen auf Band auf. Spielen Sie die Aufnahme ab und bestimmen Sie die Sprechgeschwindigkeit in Wörtern pro Minute. Bewerten Sie Ihre Stimmlage, Lautstärke, Qualität, Inflektion, Pausen und Satzbildung sowie Ihre allgemeinen Reaktionen.
7. Nehmen Sie sich bei dem Versuch auf Band auf, ohne das VAR-Gerät drei Minuten lang einen Abschnitt vorzulesen und dabei genau das Muster der Sprechgeschwindigkeitskontrolle zu duplizieren, wie Sie es in Übung 6 getan haben. Führen Sie die gleiche Analyse durch. Wenn Ihre Sprechgeschwindigkeit von der in Aufgabe sechs um mehr als (plus/minus) 10 Wörter pro Minute abweicht, wiederholen Sie die Übung.
8. Sprechen Sie mindestens 30 Minuten lang mit Ihrem Partner, wobei Sie beide mit der in Aufgabe 7 geübten verlangsamten Art sprechen. Stellen Sie ein Signalgerät (Lampe, Glocke, Zähler) zwischen sich. Wann immer einer von Ihnen der Ansicht ist, daß der andere die Kontrolle über seine Sprechgeschwindigkeit verloren hat, zu lange Sätze benutzt, nicht ausreichend dehnt usw., signalisiert er dem anderen, anzuhalten. Schalten Sie das Licht aus und bleiben Sie dreißig Sekunden schweigend sitzen. Schalten Sie dann das Licht wieder ein und nehmen Sie den Gesprächsfaden wieder auf. Diese Auszeiten, Gelächter, Nebenbemerkungen usw. zählen nicht zu den dreißig Minuten. Sobald einer von Ihnen mehr als drei Auszeiten hat, verlängert sich die Gesamtzeit um fünf Minuten; dieses Kriterium gilt während der gesamten Aufgabe. Schreiben Sie danach einen Bericht über die Übung, in dem Sie Ihre Reaktionen und Gefühle sowie Ihre persönliche Einschätzung der Methode zusammenfassen.

Aufgabenbeispiele für den Patienten

Wie bereits oben erwähnt, ist dieser Abschnitt recht kurz, da die Aktivitäten des Patienten unter VAR ausführlich an anderer Stelle in diesem Kapitel beschrieben worden sind. Außerdem machen es die unterschiedlichen Anwendungsmöglichkeiten der VAR schwierig, alle möglichen Verwendungen abzudecken bzw. vorherzusehen, in welcher Abfolge sie angewendet werden. Weisen Sie Ihren Patienten wie folgt an:

1. Stellen Sie das VAR-Gerät auf das Verzögerungsintervall ein, das die größte Störung in Ihrem Sprechen ausgelöst hat, aber stellen Sie die Lautstärke auf Null. Erhöhen Sie während der folgenden Aufgaben allmählich die Lautstärke, bis die Verzögerung beginnt, Ihr Sprechen zu stören. Behalten Sie diese Einstellung bei und versuchen Sie, die Störung dadurch zu überwinden, daß Sie sich auf die taktil-kinästhetischen Empfindungen des Sprechmechanismus konzentrieren. Machen Sie dies immer, wenn Sie
   a) Sätze von einer Liste vorlesen
   b) einen Abschnitt vorlesen
   c) einen Monolog über ein vorher ausgewähltes Thema halten.

2. Wenn Aufgabe 1 erfolgreich ausgeführt wurde, wiederholen Sie sie mit leicht erhöhter Lautstärke. Wiederholen Sie diesen Zyklus, bis Sie Ihren obersten Toleranzbereich gegenüber der Lautstärke erreicht haben oder ein Niveau, auf dem Sie die Auswirkungen der VAR nicht mehr überwinden können.
3. Bereiten Sie eine Liste von Monologthemen vor und sprechen Sie über alle. Schalten Sie beim Sprechen von einem Verzögerungsintervall zum anderen, so daß Sie Ihre Sprechgeschwindigkeit und Ihre Satzlänge an die verschiedenen Intervalle anpassen müssen. Vergewissern Sie sich, daß die Lautstärke hoch genug ist, um eine störende Wirkung auszuüben. Ihr Erfolgskriterium besteht darin, nicht mehr als einen Fehler pro Minute in Ihrer Sprechflüssigkeit aufzuweisen. Sie müssen mindesten fünf Minuten Sprechflüssigkeit bei jedem Intervall ansammeln. Wenn dies bei einem bestimmten Intervall fehlschlägt, reduzieren Sie die Lautstärke etwas, üben Sie ein wenig, und versuchen Sie es dann erneut (mit der Lautstärke auf dem vorigen Niveau).

Die vorigen Aufgaben waren Beispiele dafür, was der Patient alleine oder mit der Therapeutin zusammen tun kann. Vergewissern Sie sich, daß der Patient genügend Erfahrung mit VAR gesammelt hat, um ausreichende Leistungen erbringen zu können. Diese Aufgaben sollten dabei helfen, widerstandsfähiger gegenüber Streß zu werden, flexibler in der Sprechflüssigkeit zu werden und den nicht-auditiven Kanälen der Rückmeldung größere Aufmerksamkeit zu widmen. Weisen Sie wiederum den Patienten folgendermaßen an:

4. Planen Sie im voraus vier kurze Telefongespräche und schreiben Sie den Dialog so weit wie möglich vorher auf. Üben Sie jedes Gespräch mit VAR unter Verwendung der langsamen Sprechgeschwindigkeit. Machen Sie dann Ihre Anrufe. Wenn Sie die Kontrolle über das Sprechen verlieren, machen Sie einen ähnlichen Anruf unter VAR (schieben Sie einen Kopfhörer etwas zurück, so daß Sie den Telefonhörer benutzen können). Berichten Sie über die Ergebnisse dieser Anrufe sowie die Reaktionen der Zuhörer. Wählen Sie aus:

   a) drei Anrufe

   b) fünf Anrufe

   c) sieben Anrufe

5. Benutzen Sie eine Liste von 20 Sätzen und nehmen Sie die Übung auf Band auf. Lesen Sie bei jedem Verzögerungsintervall (250, 200, 150, 100 und 50 Millisekunden) einen Satz, so daß die Aussprache mit dem Verzögerungsintervall übereinstimmt. Reduzieren Sie die Lautstärke auf Null und lesen Sie den nächsten Satz auf die gleiche Weise, aber ohne Unterstützung durch VAR. Verfahren Sie so bei vier Sätzen (zwei unter VAR, zwei unter NAR). Gehen Sie dann zum nächsten Verzögerungsintervall über und wiederholen Sie die Aufgabe. Hören Sie sich dann die 24 Sätze an und beurteilen Sie, wie gut Sie die VAR-Kontrolle ohne VAR einhalten konnten.

Kapitel 7 – Nachbesserung

Überblick

Nachbesserung als Therapiemethode ist kontrovers diskutiert, interpretiert und auf verschiedene Weise angewendet worden. Die Kontroversen und Abweichungen hängen von der persönlichen Einstellung der Nachbesserung gegenüber ab. Ein Teil des Problems rührt daher, daß die Nachbesserung im allgemeinen als ein Teil einer dreiteiligen Methode angesehen wird, bei der bestimmte Verhaltensweisen und Fähigkeiten entwickelt werden, die für die beiden darauf folgenden Sequenzen unerläßlich sind. Gleichzeitig hängt die Nachbesserung jedoch sehr stark von einer Reihe von Techniken ab, die ihr vorausgehen sollten. Von der Art und Weise, wie diese vorhergehenden Methoden erarbeitet werden, hängt wiederum ab, was mit der Nachbesserung erreicht werden kann. Die Effektivität der Nachbesserung sowie das Resultat der Sequenzen, die auf die Nachbesserung folgen, ergeben sich daraus, wie *gut* diese vorhergehenden Methoden gelehrt und gemeistert werden. Wenn man Nachbesserung für sich genommen analysiert und diskutiert, erfaßt man das Thema nur unvollständig. Wir werden hier Nachbesserung isoliert betrachten, werden aber ständig deren Einbettung in das Gesamtkonzept der Therapie betonen.

In diesem Kapitel werde ich die Definition der Nachbesserung vorstellen sowie einige der verschiedenen Anwendungsmöglichkeiten beschreiben. Ich werde auch näher auf die Entwicklung der Nachbesserung und die aktuelle Methodik von Van Riper eingehen. Es folgt eine kurze Betrachtung der Beziehung der Nachbesserung zu anderen Methoden, dann die Beurteilungskriterien und schließlich die Anleitungen für die Therapeutin, um die Nachbesserung selbst zu lernen. Das Kapitel endet mit Übungen für die Therapeutin in der Ausbildung sowie Übungsbeispielen für den Patienten.

Das englische Wort „cancel" drückt im Wesentlichen folgendes aus: Entweder wird etwas beendet, so daß es nicht mehr existiert oder funktioniert, oder die Auswirkungen werden neutralisiert, so daß es nicht länger von Bedeutung sein kann. Beide Aspekte haben Bezug zur Nachbesserung in der Stottertherapie, aber es kommen noch andere Faktoren dazu. Was genau nachgebessert wird, warum Nachbesserung angewendet und wie sie angewendet wird, unterscheidet sich je nach den Einstellungen und Erfahrungen der Benutzer.

Laut Bluemel (1957) ist Nachbesserung eine Zeit für den Stotternden, Sprachblocks zu glätten indem er „... ruhig und deutlich" an das Wort denkt und dadurch „... die Blockade nachbessert." Diesen Vorgang soll der Stotternde innerlich ablaufen lassen, das Wort selbst wird weder laut noch stimmlos wiederholt. Bloodstein (1975a) betrachtete Nachbesserung des Stotterns sowohl als taktische (die Sprechproduktion betreffende) als auch therapeutische Anwendung und bezeichnete sie als Grundlage für die Konfrontation mit sich selbst, die dem Stotternden „... die Möglichkeit gibt, um die Kontrolle über seine Ängste, Fehleinstellungen und die anormalen Einsätze und Beendigungen von Lauten zu kämpfen". Die verschiedenen Definitionen stimmen im allgemeinen darin überein, daß ein

Individuum zunächst stottert, bis die Blockade beendet und das Wort komplett ausgesprochen ist. Dann kommt es zu einer Pause, und danach wird das betreffende Wort noch einmal gesagt. Gregory (1968) zeigte, daß Nachbesserung eine für Stotternde schwer zu verwendende Technik ist. Wingate (1976) sagte, daß die kognitive Funktion beim Stotternden ein integraler Bestandteil der Nachbesserung ist. Bewußtes Sprechen als einem Mittel dafür, angemessene Sprechbewegungen zu betonen, geht damit Hand in Hand. Hinsichtlich der kognitiven Funktion wird vom Stotternden verlangt, daß er seine Angst eliminiert oder ihr zumindest widersteht. Die Pause, die auf den Spasmus folgt, wurde von Yonovitz und Shepherd (1977) mit der Funktion des „time-out"-Verfahrens in manchen Stottertherapien verglichen, die auf einer operanten Grundlage basieren. In ihrer Studie haben sie die Reaktionen von Stotternden und Nichtstotternden auf die „time-out"-Periode gemessen und festgestellt, daß Stotternde, wie erwartet, beim Sprechen am meisten angespannt waren, während des längeren Abschnitts der „time-out"-Periode jedoch stärker entspannt waren als die Nichtstotternden.

Van Riper (1973) argumentierte, daß Stottern sich selbst verstärke und daß die Nachbesserung diesen Aspekt angreife. Der Stotternde würde das Stottern antizipieren, die Furcht aufbauen, die Spannung erhöhen und Anstrengungsverhalten entwickeln. Die Anstrengung des Stotterspasmus erreiche einen Höhepunkt, das Wort werde vollendet und der Stotternde habe den Eindruck, es sei ihm wieder einmal *aufgrund der Anstrengung* möglich gewesen, das Wort zu sagen. Van Riper war, wie auch andere, der Ansicht, daß der Stotternde zu dem Schluß kommen könnte, daß die Erleichterung, das Nachlassen der Spannung, die Sprechflüssigkeit bei den folgenden Worten und andere Verstärkungen das Ergebnis der eigentlichen Stotteranstrengung seien.

Ungeachtet des zugrundeliegenden Mechanismus ist es klar, daß das Auftreten von Stottern es weniger wahrscheinlich macht, daß es bei den nachfolgenden Wörtern erneut zum Stottern kommt. Das führt dazu, daß sich Stottern kontingent selbst verstärkt. Bei der Nachbesserung, bei der die Pause nach der Blockade das Aufgeben verhindert und das Fortfahren zu den nächsten Wörtern verzögert, wird die Verstärkung also reduziert. Es ist in der Lerntheorie allgemein akzeptiert, daß die Bestandteile der Verstärkung ihre Wirksamkeit immer mehr verlieren, je länger sie verzögert werden. Daher betrachten einige Autoren Nachbesserung als einen Eingriff in das gesamte Verhaltensmuster des Stotternden. Sheehan et al., (1962) bewerteten die Gefühle von 48 Stotternden vor, während und nach Stotterspasmen. Schuldgefühle wurden in allen Phasen identifiziert, besonders nach dem Spasmus. Anspannung war jedoch in der Phase nach dem Spasmus am niedrigsten. Die Stotternden wiesen eine große Bandbreite in der Art und dem Ausmaß ihrer Reaktionen auf, was darauf schließen läßt, daß einige Stotternde in der Periode nach dem Spasmus möglicherweise unterschiedliche Verstärkungen erfahren.

Nachbesserung wird unterschiedlich eingesetzt. Luper und Mulder (1964) beschrieben Nachbesserung als „... eines der grundlegenden Werkzeuge in der Stottertherapie...". Sie sind starke Befürworter ihrer Anwendung bei Kindern, die manifest stottern. In ihrer Anwendungssequenz geben sie ausgiebige Beschreibungen der einzelnen Schritte und Prozeduren:

1. Das Kind muß bis zur Vollendung des Wortes stottern, ohne aufzugeben.
2. Sobald das Wort, bei dem der Spasmus auftritt beendet ist, stellt der Stotternde alle weiteren Sprechbemühungen für eine unterschiedliche Zeitperiode ein. Während dieser Pause entspannt er sich und analysiert, wo die Anspannung sowie die Fixierungspunkte im Sprechmechanismus lagen.

3. Nach der Pause muß das Kind das Wort erneut sagen. Es ist dabei vorzuziehen, wenn die zweite Produktion flüssig ist, aber ein anfängliches Stottern ist akzeptabel. Wenn es auftritt, wäre es besser, auf andere Weise zu stottern.

An diesen Schritten wird so lange gearbeitet, bis sie konsistent mit ausreichendem Erfolg ausgeführt werden können. Die Abfolge wird daraufhin geändert, so daß die erneute Äußerung des Wortes nach der Pause in Form einer kontrollierten Sprechunflüssigkeit ausgeführt wird. Luper und Mulder schlugen Arten der Sprechunflüssigkeit vor, wie z.B. lockere Wiederholungen[1)], leichte Kontakte bei Konsonanten sowie eine bewußte Verlangsamung des Tremors der Vibration der Artikulatoren. Der besondere Wert in der Nachbesserung liegt demnach im folgenden:

1. Modifikation der persönlichen (negativen) Reaktionen auf das Stottern.
2. Die Entwicklung der negativen Praxis oder des Pseudostotterns als Werkzeug in der Therapie.
3. Das Kind bekommt vermittelt, daß es „etwas gegen das Stottern macht".
4. Die Entwicklung einer Anzahl von verschiedenen Sprechunflüssigkeitsmustern, welche die dem Kind eigenen stereotypen Muster durchbrechen.

Luper und Mulder warnten, daß die Nachbesserung an sich keine vollständige Stottertherapie ist (wie von anderen behauptet wurde) und empfahlen deren Anwendung nur bis zu dem Punkt, an dem andere Fähigkeiten erworben werden können – obwohl manche Therapeutinnen Nachbesserung in anderen Programmen und/oder als Teil der Maßnahmen zur Aufrechterhaltung verwenden. Starkweather (1980) beschrieb Nachbesserung als angemessen, wenn der Patient gute Kontrolle besitzt und mit und ohne Anspannung stottern kann. Der Patient soll jedes gestotterte Wort noch einmal stotternd wiederholen, jedoch mit weniger Anstrengung und Spannung. Zunächst ist es das Ziel, eine Variation zu erreichen. Danach sollte der Patient daran arbeiten, daß er bei den Variationen weniger Anspannung und Anstrengung aufwendet.

Einen anderen Ansatz zur Nachbesserung findet man in Ryans operantem Programm (1971, 1978). Der Patient übt zunächst intensiv seine Fähigkeit, Spasmen bei ihrem Auftreten zu bemerken oder zu zählen. Daran wird im folgenden auf den verschiedenen Sprechleistungsstufen gearbeitet, bis eine 90%ige Genauigkeit erreicht ist. Danach kann der Patient zur eigentlichen Nachbesserung übergehen. Die Therapeutin demonstriert, wie man einen Spasmus „einfängt" und dann das Wort wiederholt, indem entweder der Vokal oder der Konsonant der ersten Silbe gedehnt wird. Der Patient übt dies, indem er die Therapeutin zehn Mal nacheinander nachahmt. Sobald er die gedehnte Äußerung zur Zufriedenheit sprechen kann, wird die vorherige Stufe des Zählens und Einfangens dahingehend ausgeweitet, daß Nachbesserung in der eben beschriebenen Form hinzukommt. Die Therapeutin verstärkt jeden Erfolg verbal oder taktil. Die Pausen werden hierbei nicht betont und auch nicht für Analyse oder Planung verwendet. Das Wort wird nur in dem beschriebenen Dehnungsmuster wiederholt. Dieser Unterschied zu dem Programm von Luper und Mulder (und anderen hier beschriebenen) ist angemessen, wenn man Ryans Ansicht berücksichtigt, daß „Nachbesserung an sich nicht kritisch ist, es handelt sich nur um einen Schritt in Richtung flüssiges Sprechen." Er warnt auch davor, daß Messungen von gestotterten Wörtern pro Minute hierbei fälschlicherweise Sprechflüssigkeit anzeigen können, da die Praxis der Nachbesserung die Stotter-Rate stark vermindern kann, die bei mehreren Messungen der Sprechflüssigkeit als Grundlage dient.

1) bounce = springen, d.h. lo-lockere Wie-wie-wiederholungen

Shames und Egolf (1976) verwandten operante Strukturen mit Nachbesserung etwas unterschiedlich. Anfangs wurde eine Ausgangsposition festgelegt, während der entweder mindestens 1000 Wörter geäußert wurden oder eine Stotter-Rate von mindestens 5% erreicht werden sollte. Der Patient wurde dann angewiesen, Wörter oder Sätze nicht zu wiederholen, während die Therapeutin entweder bestrafte oder belohnte, bis ein Kriterium von höchstens 1% erreicht wurde. In den folgenden Schritten sollte der Patient nach jedem Auftreten des Stotterns

- das Wort wiederholen,
- die erste Silbe dreimal wiederholen und dann das Wort komplett sprechen,
- dasselbe tun wie oben, aber dann die Silben und Wörter wiederholen, bis sie flüssig gesprochen wurden,
- wie oben (siehe folgenden Abschnitt).

Positive Verstärkung wurde bei den ersten beiden Schritten bei jedem Versuch angeboten, bei Schritt 3, wenn das Wort schließlich flüssig gesprochen wurde, und im letzten Schritt, wenn das Wort beim ersten Versuch flüssig gesprochen wurde. Bei allen Schritten war das Kriterium für Erfolg und damit der Fortschritt zum nächsten Schritt, eine 90%ige Erfolgsrate. Shames und Egolf überspringen nach dieser Stufe die Pullouts (vgl. unten) und gehen direkt zu den vorbereitenden Einstellungen/preparatory sets über. Jeder dieser Schritte beinhaltet eine Sprechzeit von mindesten 40 Minuten, und wenn die Stotter-Rate bei einem der Schritte unter 5% fiel, empfahlen die Autoren, direkt zu einem Versuch des „ungestotterten" flüssigen Sprechens überzugehen.

Shames (1978) schrieb vor, daß der Patient nach jedem gestotterten Wort gebeten wird, eine Pause zu machen und dann das Wort zu wiederholen. Es muß dabei eine Verstärkung geben, selbst wenn beim zweiten Versuch ebenfalls gestottert wird. Dann muß der Patient nach einem gestotterten Wort innehalten und das Wort wiederholen „... indem er den ersten Laut dehnt". Jeder Versuch wird dabei verstärkt. Wie schon in Ryans Programm wird die Nachbesserung nicht weiter entwickelt, die Therapie geht in die nächste Phase über (in diesem Fall den Pullouts). Eine andere Beschreibung von Nachbesserung gibt es von Perkins (1980, S. 447):

„Van Riper's dritte Methode ... ist das, was der Stotternde in dem Moment macht, wenn das Stottern aufhört. Er hält inne, stottert dann erneut, aber dieses Mal variiert er sein Stottern so, daß es einfacher ist. Das beinhaltet seine neuen pullouts und preparatory sets".

Wie wir sehen werden, arrangiert Van Riper Nachbesserung nicht mehr in der hier angeführten Sequenz, und die Modifikation der eigenen Muster des Stotterns ist nur einer der verschiedenen Ansätze, die er bei der Nachbesserung anwendet.

Ein weiterer Ansatz zur Nachbesserung wurde von Falck (1969) gegeben, obwohl große Ähnlichkeiten mit anderen Methoden bestehen. Falck läßt Stotternde „... die Anfangsphase einer Blockade so aktiv wie möglich" wiederholen, „... und dann innehalten, ohne das Wort oder den Satz zu beenden". Nach dieser teilweisen Produktion eines Pseudospasmus muß der Stotternde das Wort oder den Satz erneut sprechen, wobei er „ohne Anstrengung", entspannt, kontinuierlich, fließend sprechen soll. Wenn der Stotternde das Wort oder den Satz auf leichte Art wiederholen kann, folgt der nächste Schritt, eine „Stottermuster-Modifikation". Dabei wird der vorherige Stotterspasmus genau so wiederholt, wie er im Original aufgetreten ist, abgesehen von einem wesentlichen Faktor (z.B. Blickkontakt), der für eine Nachbesserung oder Korrektur ausgewählt wird. Während dies konsistent und korrekt erlernt wird, wird ein zweiter wesentlicher Bestandteil des Spasmus nachgebessert, dann ein dritter, bis alle Faktoren abgehandelt worden sind.

Die folgende Methode, veröffentlicht von der Stuttering Foundation of America (Nr. 12) wird diesen Abschnitt vervollständigen. Der Ansatz bezieht sich in seiner Essenz auf Van Riper und leitet zum nächsten Abschnitt Van Riper und Nachbesserung über. Dem Stotternden werden die folgenden Anweisungen gegeben:

1. Beenden Sie zunächst den jeweiligen Stotterspasmus.
2. Halten Sie vollständig in Ihren Sprechbemühungen inne und ruhen Sie aus, ohne dabei irgendeinem Zeitdruck nachzugeben, der Sie zum Weitersprechen bewegen könnte.
3. Entspannen Sie Ihren Sprechmechanismus, besonders den Kehlkopf. Es ist dabei eventuell notwendig, daß Sie bestimmte Übungen durchführen, um zur Entspannung zu kommen.
4. Benutzen Sie Ihre in vorherigen Therapiephasen erworbenen Fähigkeiten zur Selbstanalyse und überprüfen Sie den eben erlebten Stotterspasmus, um genau zu bestimmen, was Sie getan haben.
5. Kontrollieren Sie, was Sie tun können, um Ihre Fehler langsam zu korrigieren oder zu ändern.
6. Üben Sie in Gedanken oder in lautloser Pantomime die Bewegungen, die Sie zur Modifikation des Stotterspasmus und zur Vollendung des Wortes ausführen müssen.
7. Wiederholen Sie das Wort.
8. Artikulieren Sie den Laut, bei dem Sie vorher gestottert haben, in einer sanften, fließenden, gedehnten Art. Damit der Übergang zum nächsten Wort leichter fällt, halten Sie dabei den Stimmfluß aufrecht und unterbrechen Sie ihn nicht.

Dem Stotternden wird geraten, diesen Prozeß vollständig zu meistern, bevor er den nächsten Schritt in der Therapie versucht. Weitere Ausführungen zu vielen dieser Schritte finden sich im nächsten Abschnitt.

Nachbesserung und Van Riper

Eine der vielen Schwierigkeiten, der sich die bedeutenden Forscher auf dem Gebiet des menschlichen Verhaltens gegenübersehen, ist, daß ihnen oft Ansichten oder Praktiken zugeschrieben werden, die sie im Laufe der Zeit abgelegt oder geändert haben (ganz zu schweigen von Ansichten, die sie nie gehabt haben). Gewisse Ansichten werden zu gewissen Zeiten veröffentlicht oder ausgesprochen und gelten oft nur für einen bestimmten Zeitraum, tauchen aber noch Jahre später als aktuelle Ansichten der jeweiligen Person auf. Besonders Van Riper wird mit der Nachbesserung im Zusammenhang mit der Dreier-Reihe Nachbesserung-Pullout-vorbereitende Einstellung in Verbindung gebracht, und er hat diese in den letzten Jahren wesentlich geformt, obwohl er nicht der Urheber des ursprünglichen Konzepts war.

Einer der Punkte, die Van Riper (1973) in seinen allgemeinen Kommentaren zur Nachbesserung gibt, lautet, daß viele Therapeuten nicht verstanden haben, daß „... Nachbesserung in erster Linie dafür gedacht ist, neue Antworten auf die Stimuli zu lernen, die anormale Stotterreaktionen auslösen ...“. Wie wir später sehen werden, gibt es auch andere Gründe, aber die primäre Daseinsberechtigung ist, die reflexmässigen Spasmenmuster und die damit verbundenen Verhaltensweisen zu durchbrechen und durch neu erlernte Verhaltensmuster zu ersetzen. Die Wiederholung des Wortes nach dem Stottern ist wichtig, um die Kontingenz zu verändern. Gleichzeitig ist sie eine Gelegenheit, eine andere Art der Sprechunflüssigkeit (nicht des normalen Sprechens) zu üben. „Es macht wenig Sinn, ein gestottertes Wort nur flüssig zu wiederholen“. Die Pause zwischen dem Stotterspasmus und der Wortwiederholung ist Van Riper wichtig. Anfangs sind die Pausen gewöhnlich zu kurz, um nützlich zu sein, aber eine allzulange Pause scheint Sprechflüssigkeit noch weniger effektiv zu fördern. Yonovitz und Shepherd (1977) fanden heraus, daß die Entspannung durch die „time-out"-Intervalle bei Stotternden zu verschwinden begann, wenn die Zeit für die nächste Äußerung näherrückte. Die Pause sollte die Entspannung fördern, eine zu lange Pause verschaffte nur mehr Gelegenheit, eine Erwartungshaltung aufzubauen. Van Riper meinte jedoch, daß spezifische Prozeduren oder Übungen zur Entspannung während der Pausen nicht besser funktionieren als der bloße Rat „entspannen Sie sich" oder „bleiben Sie ruhig". Er war der Ansicht, daß die meisten Stotternden eine Art versteckter verbalisierter Selbstsuggestion entwickeln, um Entspannung zu erreichen. Schließlich war Van Riper im Hinblick auf den perzipierten Druck von außen, der durch die Pause hervorgerufen wird, der Meinung, daß eine ruhige Pause und gelassene Einstellung des Stotternden die Akzeptanz und die Objektivität des Zuhörers verbesserten, während die übergroße Eile und die Verlegenheit eine weniger tolerante Einstellung beim Zuhörer hervorriefen.

In seinen Diskussionsbeiträgen aus 20 Jahren des Experimentierens in der Stottertherapie (1937–57) kam Van Riper (1957) mehrfach auf Nachbesserung zu sprechen. Im Bericht über 1942/43 bezog er sich auf eine Methode, die er „variieren" oder „fallen lassen" nannte, bei der der Stotternde die charakteristischen Stottermuster durch Hinwegnahme, Hinzufügen oder Veränderung variierte – möglicherweise eine frühe Variante der Nachbesserung. Im nächsten Jahr wurde Nachbesserung im Eigenbericht der Patienten erwähnt, wenn er davon sprach, ein Versagen, das einige Wochen vorher auftrat, „nachzubessern". Dies wurde dadurch erreicht, daß der Patient sich drei ähnlichen Situationen aussetzte und dabei erfolgreich abschnitt. Ein anderer Tagesbericht eines Stotterers berichtete davon, zehn bis zwölf Nachbesserungen ausgeführt zu haben (ohne eine Definition zu bieten). In der Zusammenfassung von 1945/46 berichtete Van Riper, daß Nachbesserungen (sowie Pullouts und vorbereitende Einstellungen) angewendet wurden, obwohl diese in den vorherigen Jahren nicht konsistent verwendet oder betont wurden. Danach tauchen Nachbesserungen konsistent als Teil des Therapieprogramms eines jeden Jahres auf und wurden veröffentlicht (1947, 1949). Die Pause und die Vorbereitung, die bald eine Voraussetzung für die Nachbesserung wurde, wurde damals als ein Teil des Prozesses für vorbereitende Einstellungen beschrieben. Wenn vorbereitende Einstellungen fehlschlugen, „Wenn (der Patient) wieder auf seine alte Art und Weise stottert, versucht er, seine Symptome unter Kontrolle zu bekommen, bevor er losläßt" (1947). Dies beschreibt den Versuch eines Pullouts. Auf derselben Seite wurde dem Stotternden dann geraten, den Fehlschlag dadurch nachzubessern, indem er innehält und sich besser vorbereitet, bevor er das Wort wiederholt. Von 1949 an war die bekannte Sequenz voll entwickelt. Es sieht im allgemeinen so aus, als hätte Van Riper die Nachbesserung seit den 30er Jahren in Abständen und in verschiedenen Formen verwendet, allerdings ohne die Entwicklung und die Verfeinerungen, die später hinzukamen. Als ich 1953/54 in seiner Methode ausgebildet wurde, war die Nachbesserung eine wesentliche Methode mit sorgfältig niedergelegten Schritten und qualitativen Kriterien und ähnelte den Techniken, die wir heute kennen.

Nachbesserung war der erste Schritt beim Erlernen der Dreier-Reihe. Sie wird als Grundlage für die nächsten zwei Methoden angesehen. Bloodstein (1969) betrachtete Nachbesserung als etwas, das man verwendete, wenn Pullouts und vorbereitende Einstellungen keinen Erfolg brachten, und schlug vor, daß die Abfolge mit vorbereitenden Einstellungen beginnen sollte; als zweites kamen dann die Pullouts und zum

Schluß Nachbesserung. Er merkte an, daß „... Van Riper oft mit Nachbesserung anfängt und dann systematisch zu Pullouts und vorbereitenden Einstellungen übergeht“ (S. 252). Bloodsteins Umdrehung der Lernabfolge halte ich für fraglich, obwohl eine situationsabhängige Anwendung bei einer Überbrückungsserie von Kontrolloptionen genau dieser Abfolge folgen sollte.

1973 äußerte sich Van Riper ausführlich zum Thema Nachbesserung. Der Stotternde mußte große Fähigkeiten darin entwickelt haben, seine Stottermuster in all ihren Formen und Variationen zu kennen. Dazu zählten nicht nur die sehr auffälligen Aspekte der Stotterspasmen (Lokalisation, Vermeidungstricks, Blickkontakt etc.), sondern auch die subtileren Komponenten der Artikulationsstellung, der Spannung im Kehlkopf, der Eigenheiten der Tremoren sowie der Übergangssignale. Der Patient sollte über diese Information in vielen verschiedenen Situationen verfügen. Toleranz ist dabei wichtig, da der Stotternde willens sein muß zu stottern oder es zumindest erträglich finden muß und danach die Periode der Sprechunflüssigkeit durch die Nachbesserungen noch verlängern soll. In der vorhergehenden Therapie sollte der Stotternde mit der Veränderung verschiedener Aspekte von realen oder vorgetäuschten Spasmen experimentiert sowie Sprechunflüssigkeit ausprobiert haben. Wenn der Stotternde sein Stottern nicht „kennt“– entweder aufgrund von Unwissenheit oder aufgrund von durch Streß hervorgerufener Panik –, kann keine angemessene Analyse vor der Nachbesserung ausgeführt werden. Wenn die Desensibilisierung nicht zumindest einen gewissen Grad der Toleranz gegenüber der Angst und der Frustration entwikkelt hat, kann der Patient nicht angemessen innehalten und/oder effektiv planen und analysieren. Und schließlich hat der Stotternde nicht die nötigen Ressourcen für die Planung der Vorbereitung einer Nachbesserung, wenn er nicht mit anderen Formen der Sprechunflüssigkeit experimentiert hat. Van Riper (1971) beschrieb früher die Stotternden, die zur Nachbesserung bereit waren, als diejenigen, die sich bei ihrem Stottern sowohl physisch als auch psychisch besser fühlten. Sie hatten Interesse und Neugier bezüglich Sprechflüssigkeit und -unflüssigkeit entwickelt. Hand in Hand mit der zunehmenden Toleranz gegenüber Frustration verbesserte sich ihre allgemeine Einsicht, sie hatten besseren Kontakt zu sich selbst und zum Zuhörer, ihre persönlichen Gefühle machten jetzt Sinn, und sie hatten mit zwischenmenschlichen Beziehungen experimentiert. Diese Stotternden hatten funktional zumindest teilweisen Erfolg in der Akzeptanz ihrer selbst, in der Kontrolle, und erkannten, daß das Bedürfnis nach Unterstützung durch die Therapeutin und/oder durch eine therapeutische Selbsthilfegruppe abnahm.

Die Periode des Spasmus

Die Periode des Spasmus ist ein wesentlicher erster Schritt bei der Nachbesserung. Dem Patienten wird dringend geraten, das Stottern abzuschließen und den Spasmus zu beenden. Viele werden dabei den Spasmus abkürzen, aufgeben und zur Nachbesserung gelangen wollen. Dies darf nicht gestattet werden. Der gesamte Ablauf des Stotterverhaltens muß in diesem speziellen Stottermoment ertragen werden, oder die folgende Nachbesserung ist unvollständig. Der Strafwert der darauf folgenden „time-out“-Periode wird reduziert. Die Toleranz wird nicht nur nicht verstärkt, sondern aller Wahrscheinlichkeit nach sogar geschwächt. Analyse eines teilweisen Spasmus ist ipso facto eine unvollständige Analyse und daher nicht gültig. Die Planung für die Nachbesserung ist aus ähnlichen Gründen unvollständig und erfüllt nicht ihren Zweck. Die Therapeutin muß darauf achten, daß der Patient den Spasmus nicht vorzeitig beendet, und manche Patienten ermutigen, das Wort zu vollenden.

Die Periode nach dem Spasmus

Die Pause zwischen den Wörtern wird zunächst lang sein und dem Stotternden unendlich vorkommen. Während der Pause nach dem Spasmus muß der Stotternde verschiedene Dinge leisten:

1. Zunächst imitiert die Therapeutin pantomimisch eine verkürzte Version des echten Spasmus. Dies ist keine naturgetreue Kopie Millisekunde für Millisekunde, sollte aber in seiner Zeitkompression genau sein. Manche Stotternde bleiben in dieser Phase eine Zeit lang stecken, bis sie erkennen, was während des echten Spasmus ablief, und bis sie ausreichend Toleranz entwickelt haben, dies pantomimisch nachzuahmen. Dies zwingt den Patienten, sich mit dem fehlangepaßten Verhalten zu konfrontieren. Der Zuhörer seinerseits erkennt, was der Stotternde tut, und wird es für gewöhnlich respektieren. „Wir brauchen keine Elektroschocks oder 100-dB-Töne, damit das Stottern abnimmt" (Van Riper, 1973, S. 324). Dieser Prozeß macht die Fortsetzung der Kommunikation kontingent abhängig von einer Revision des fehlangepaßten Verhaltens (Stottern). Wenn nötig, kann die Therapeutin Prinzipien der negativen Praxis anwenden und den Patienten den Spasmus pantomimisch mehrmals wiederholen lassen, bevor zum nächsten Schritt übergegangen wird.
2. Der Stotternde führt dann pantomimisch eine Revision des vorherigen Verhaltens aus, aber nicht in normaler Geschwindigkeit oder auf normalem taktil-kinästhetischen Niveau. Der Patient muß „eine bewußte, entschlossene, in Zeitlupe ablaufende pantomimische Probe der motorischen Sequenz" zeigen (S. 325). Bitte beachten Sie, daß dieses übertriebene Sprechen das gesamte Wort betrifft und nicht nur die gestotterten Phoneme oder Silben, auch wenn diese dabei im Mittelpunkt stehen. Der Stotternde muß mit der korrekten artikulatorischen Einstellung beginnen, sich aber auf den Übergang von einer Bewegung auf die nächste konzentrieren, wobei die Bewegungen deutlich, aber nicht angespannt sein sollen. Er sollte sich bemühen, die Bewegungen und Kontakte nacheinander zu spüren. Zu diesem Zeitpunkt soll der Stotternde das Wort nicht laut sprechen. Der Zuhörer sollte jedoch ohne Probleme erkennen, daß der Stotternde sich jetzt damit beschäftigt, eine andere Art zu üben, um das Wort ein zweites Mal zu sagen.
3. Im Therapietraining sollten Stotternde bis zu dem Punkt kommen, an dem sie Wiederholung des Stottermusters und Vorprobieren der motorischen Sequenz „... mit einem leisen praktisch unhörbaren Flüstern" ausführen „... so daß der Atemfluß beide Schritte begleiten kann." (Van Riper, 1973, S. 326). Dies wird als notwendiger Schritt dafür gesehen, Nachbesserung hörbar auszuführen.

Produktion der Nachbesserung

Die Nachbesserung besteht aus mehreren Schritten. Wenn der Stotternde in der Lage ist, eine reduzierte Version des echten Spasmus pantomimisch auszuführen, kommt die pantomimische Wiederholung des Wortes hinzu. Beim zweiten Schritt darf der Stotternde gerade genügend geflüsterte Vokalisation hinzuzufügen, um das Timing zwischen dem Luftstromansatz mit der Äußerung des Phonems in Einklang zu bringen. Der Stotternde ist damit zur Nachbesserung bereit.

1. Die Therapeutin sollte allmählich den pantomimischen Prozeß der Spasmusnachahmung und der pantomimischen Probe ausschleichen. Die Pausenzeit für die Analyse und die Planung sollte jedoch beibehalten werden.
2. Der Stotternde sollte das Wort nach der Pause unter Verwendung der deutlichen, bewußten, verlangsamten Äußerung, wie sie in Schritt 2 vorher beschrieben wurde, laut wiederholen. Es ist zunächst akzeptabel, wenn Teile des ursprünglichen Stotterverhaltens erneut auftreten, solange die Nachbesserung „besser" als der ursprüngliche Spasmus ist. Die Nachbesserung sollte stets unflüssig und nicht nur eine bloße Reproduktion des Wortes sein.
3. Gegebenenfalls muß man Nachbesserung schrittweise erarbeiten und das Produkt der Nachbesserungen nach und nach verändern. Ein Stotterspasmus mag zu komplex sein, als daß man ihn beim ersten Versuch nachbessern könnte, oder ein Stotternder ist vielleicht in zu viele Komponenten eines Spasmus verwickelt, um sie alle auf einmal nachbessern zu können.

a) Der Stotternde sollte zuerst die Wiederholungen „glätten", so daß es entweder zu einigen wenigen kommt, die langsam und gedehnt sind, oder nur zu einer deutlichen, langsamen Bewegung durch das Wort.

b) Dann sollte der Stotternde die Gesichtsmuskeln entspannen und einen normalen Gesichtsausdruck zeigen.

c) Drittens sollte der Stotternde Tremoren verlangsamen und begleitende ruckartige Kopfbewegungen abbauen.

d) Als viertes sollte der Stotternde bei normaler Kopfhaltung und entspannter Gesichtsmuskulatur den Blickkontakt halten, damit er die Reaktionen der Zuhörer beurteilen kann.

e) „Es geht nicht darum, das Wort ohne Stottern zu sagen. ... selbst wenn er es völlig symptomfrei sagen kann, soll er absichtlich etwas Pseudostottern zeigen" (Van Riper, 1971, S. 1003).

Andere Aspekte der Nachbesserung

Van Riper (1973) war der Ansicht, daß Nachbesserung nur ein Schritt in einem Prozeß ist. Es war jedoch nicht ungewöhnlich, daß ein Stotternder in dieser Phase den größten Fortschritt erzielte. „Wir haben viele Stotternde, die anschließend kaum noch zusätzliche Therapie benötigten" (S. 327). Trotzdem wollte Van Riper Nachbesserung nicht als Schlußpunkt der Therapie verstanden wissen und schon gar nicht als ein für sich stehendes Therapieprogramm. Es ist eine nützliche Methode, die in einem angemessenen Kontext verwendet werden sollte. Das gilt besonders, wenn ein Stotternder nicht gut auf die Nachbesserung reagiert und/oder sein Stottern mittelschwer bis leicht ist.

Nachbesserung bei Kindern

Bei Kindern wird Nachbesserung selten eingesetzt, auch wenn es oben erwähnt wurde. Obwohl Luper und Mulder (1964) sehr für die Verwendung von Nachbesserung bei Kindern eintraten, war Van Riper (1973) nicht überzeugt, daß man es konsistent anwenden könnte. Er war jedoch nicht der Ansicht, daß es eine unangemessene Methode sei. Er schlug analoge Lehrmethoden vor, wie z.B. die Verwendung eines übergroßen Radiergummis zum symbolischen „Ausradieren" von verbalen Fehlern. Durch die Verwendung von Analogien und Spielstrukturen kann oft Toleranz und Verständnis für Nachbesserung erreicht werden. Er bemerkte jedoch, daß „die meisten Kinder es in ihrer Hektik sehr schwer finden, nachzubessern" (S. 442). Außerdem zitierte er Goven und Vette (1965), die Erklärungsansätze für die Nachbesserung bei älteren Kindern lieferten und merkte an, daß operante Programme wie z.B. die von Ryan manchmal für Kinder gut geeignet sind.

Andere Beziehungen

Wir sprachen bereits davon, daß Nachbesserung ein Teil eines Methodentrios ist. Durch Nachbesserung lernt der Patient die grundlegenden Fähigkeiten und Methoden, die zunächst für Pullouts und dann für vorbereitende Einstellungen benötigt werden. Die Verbindung zwischen diesen drei geht jedoch darüber hinaus. Nachbesserung lehrt den Stotternden, daß die angemessene Reaktion auf Streß und Furcht weder Anspannung noch Besorgnis noch Anstrengung oder Vermeidung ist, sondern bestraft diese Verhaltensweisen und schwächt den damit verbundenen Verstärkungswert. Jede andere darauf folgende Methode profitiert davon. Theoretisch könnte ein klassisches Programm zur Verstärkung der Sprechflüssigkeit folgen, was wiederum von dem Wissen, der Toleranz, der Selbstkontrolle und den Fähigkeiten, die durch Nachbesserung entwickelt wurden, profitiert. Die meisten Methoden zur Nachbesserung, die in bestehenden Therapieprogrammen beschrieben werden, sind nur schlechte Kopien des echten Materials und sollten entweder drastisch revidiert oder anders bezeichnet werden, da ihre Ziele unterschiedlich sind und ihre Methoden nur ein schwaches Abbild dessen sind, was in diesem Kapitel beschrieben wird. Auf anderen Gebieten unterstützt Nachbesserung die Fähigkeiten zur Selbstüberwachung in einem Programm zur Aufrechterhaltung. Nachbesserung kommt auch in den Frühphasen mancher Programme vor, da Desensibilisierung, Toleranz und Analyse aufgegriffen und auf ein höheres Niveau in bezug auf Geschwindigkeit und Qualität gesteigert werden. Nachbesserung ist eine einfache Methode, hat aber große Auswirkungen auf andere Methoden. Sie hat auch Auswirkungen auf die theoretischen Konstrukte, wenn es darum geht, Probleme wie Annäherung-Vermeidung, Antifragmentierung, Probe und Zeitkontrolle im Zusammenhang mit organischen Theorien zu betrachten. Im Moment sind jedoch diese Spekulationen zu hypothetisch und es bleibt abzuwarten, was daraus wird.

Kriterien

Die Kriterien für Nachbesserung sollten über das bereits Gesagte hinausgehen. Wann hat ein Stotternder ausreichend Fortschritte gemacht, um zur nächsten Phase oder Methode in der Therapie überzugehen? Wann ist ein Patient bereit, von einer Phase der Nachbesserung in die nächste zu gehen? Ryan (1978) nannte in seinen Pseudonachbesserungen ein sehr klares Kriterium, wenn er sagte, daß der Stotternde ein 90%iges Erfolgsniveau erreicht haben muß, bevor er weitergehen kann. Seine Verwendung der Nachbesserung scheint auf Situationen innerhalb des Schonraumes beschränkt zu sein, und er betrachtete sie nicht, wie bereits erwähnt, als einen wesentlichen Bestandteil, sondern nur zum zeitweiligen Gebrauch in der Therapie zur Verstärkung der Sprechflüssigkeit. Gregory (1968) hingegen war der Meinung, daß Nachbesserung schwierig zu erlernen ist: „Daher sollte man, wenn der Stotternde 50–70% seiner Blockaden in der Therapie nachbessern kann, dies als Erfolg betrachten“ (S. 120). Ein allgemeineres Kriterium wird von Van Riper geliefert (1974a): „Sobald Ihr Stotternder bereit und in der Lage ist, seine anormalen Reaktionen mit einer gewissen Konsistenz nachzubessern, ist es sinnvoll, zum nächsten Schritt überzugehen...“ (S. 71). Man kann darüber streiten, was er mit „bereit und in der Lage“ und „gewisse Konsistenz“ meint. Es gibt anscheinend, anders gesagt, kein allgemein akzeptiertes Kriterium, weder innerhalb noch außerhalb der Therapie. Dazu kommen die komplizierenden Variablen der Unterschiede zwischen leichten, gemäßigten und schweren Spasmen; der Auswirkungen von wenig, durchschnittlichem oder starkem Streß; von Aspekten der verschiedenen Stotterspasmen, die nachzubessern sind; der wichtigen Faktoren von Motivation und Einstellung des Patienten; der unterschiedlichen Fähigkeiten der Therapeuten. Ich werde später dazu einige Vorschläge machen, aber diese reflektieren meine eigene Situation und meine eigenen Vorurteile, es kann durchaus sein, daß Sie Ihre eigenen Kriterien entwickeln müssen.

Nachbesserung für die Therapeutin

Persönliche Einstellung

Jeder hat eine andere Einstellung zur Nachbesserung. Wenn Nachbesserung für den Stotternden schwer zu erlernen ist, so ist dies auch für eine flüssig sprechende Person nicht einfach. Sie müssen zunächst in der Lage sein, einen Stotterspasmus auf verschiedene Arten gut vorzutäuschen. Sie müssen außerdem in der Lage sein, wahrzunehmen, was Sie bei der Vortäuschung getan haben, wie sie es getan haben etc.. Sie sollten fähig sein, nach jedem vorgetäuschten Block eine Pause zu machen und diese Pause sinnvoll zu nutzen, und nicht dem Druck nachgeben, weiterzusprechen. Schließlich sollten Sie fähig sein, dem Stotternden eine Sprechunflüssigkeit zur Imitation, zur Untersuchung oder für andere Zwecke vorzumachen. Über diese grundlegenden Fähigkeiten hinaus müssen Sie die Nachbesserungen Ihres Patienten genau nachahmen können, so daß Sie ihn bei der Selbstanalyse unterstützen können. Die Reaktionen der Studentinnen aus meinen Kursen waren wie folgt:

„Das war schwerer zu lernen als Pseudostottern ... Ich habe die Telefonanrufe gewählt, weil ich die Verkaufssituation einfach nicht ertragen hätte ... Ich hatte ein großes Erfolgserlebnis! ... Ich habe mit einer Verkäuferin gesprochen; sie wurde plötzlich mitfühlend, verständnisvoll und überfreundlich ... Ich kann jetzt verstehen, warum die Motivation einer der wichtigsten Aspekte in diesem Therapiestadium ist".

Alle Studentinnen berichten von einem hohen Angstniveau, der Vermeidung schwieriger Situationen, Sorgen über die Reaktionen der Zuhörer und andere Gefühle. In meinem letzten Kurs kam es zu ungefähr 50 Situationen mit Nachbesserungen, und keine der Studentinnen erlebte offene Ablehnung, Herausforderung, Ausgelachtwerden, Ärger oder andere heftige negative Reaktionen der Zuhörer. Ich werde später ausführlicher auf diese Ängste zurückkommen.

Voraussetzungen

Es gibt eine Reihe von Fähigkeiten, die Voraussetzungen zum Lernen von Nachbesserung sind.

1. Verfügen Sie über die grundlegenden Fähigkeiten zur Selbstkontrolle, um zu wissen, was Sie sagen und **wie** Sie es sagen? Wie haben Sie bei den früheren Aufgaben abgeschnitten, wenn es darum ging, sich selbst zuzuhören? Wenn Sie sich nicht als ausreichend oder durchschnittlich in diesen Bereichen einschätzen können, sollten Sie mehr üben, bevor Sie fortfahren.
2. Können Sie nach einem bestimmten Wort anhalten und eine Pause einlegen, besonders nach dem ersten Wort in einem Satz oder einem Satzteil, nach betonten Wörtern oder nach Wörtern, die für den Sinn des Satzes wichtig sind? Wenn dies nicht der Fall ist oder wenn Sie nicht schnell besser wurden, sollten Sie weiter üben.
3. Können Sie nach Wörtern innehalten, dabei ruhig bleiben und die Pause auf mindestens 5 Sekunden ausdehnen? Der Drang zum Fortfahren wird sehr stark sein, aber Sie müssen in der Lage sein, ihm zu widerstehen. Wie genau ist übrigens Ihr Zeitsinn bei der Pausenlänge? Sie müssen nicht unbedingt eine Stoppuhr benutzen, aber Sie sollten in der Lage sein, unterschiedlich lange Pausen zu machen (2–4, 6–8, 10–12 Sekunden) und sich dabei relativ genau an diese Zeiten halten. Sie können diese Fähigkeit verbessern, während Sie an Nachbesserungen arbeiten.
4. Können Sie innerhalb der verschiedenen Kombinationen Stotterspasmen vortäuschen? Können Sie auch
   a) Wiederholungen, Dehnungen und tonische Blockaden
   b) leichte, gemäßigte und schwere Anstrengungsreaktionen
   c) verschiedene Sekundärverhalten wie Verziehen des Gesichtes, Verlust des Blickkontaktes, Kopfrucken und Bewegungen der Gliedmaßen
   d) verschiedene Formen von Vermeidungsverhalten wie z.B. Verzögerung, Starter und Neubeginn vortäuschen?
5. Können Sie auch außerhalb der Therapie Pseudostottern zeigen, wenn Fremde Sie hören können und annehmen, Sie seien wirklich ein Stotternder?

Schließlich möchte ich noch einmal einen Punkt betonen, den ich bereits mehrfach angeschnitten habe – die Fähigkeit der Therapeutin, alles selbst auszuführen, was sie vom Patienten verlangt. Ich habe erklärt, warum es nützlich ist, wenn die Therapeutin Methoden vormachen kann und dem Patienten als Vorbild dient, wie es sich auf die Motivation des Patienten auswirkt, wenn er sieht, daß eine Methode tatsächlich funktioniert, sowie den positiven Effekt auf die Verläßlichkeit der Observation der Therapeutin, wenn sie den Patienten in realen Situationen beobachtet. All diese Punkte werde ich in anderen Kapiteln erneut erwähnen. Man kann Nachbesserung lehren, ohne alle diese Fähigkeiten selbst zu beherrschen, aber ich bezweifle sehr, ob der Patient die bestmögliche Therapie erhält.

Ängste

Ängste können bei der Verwendung von Nachbesserung durchaus eine Rolle spielen. Ich spreche dabei von Ihren Sorgen und Ängsten, nicht von denen des Patienten. Wenn Sie zu den Übungen gelangen, werden Sie feststellen, daß bei manchen Pseudostottern und Nachbesserung in realen Situationen verlangt wird. Das führt oft zu einem Annäherungs-Vermeidungs-Konflikt: Sie möchten Nachbesserung zwar gerne erlernen, würden andererseits aber gerne die Situationen vermeiden, in denen Sie sie üben müssen. Dies kommt den Annäherungs-Vermeidungs-Gefühlen des Stotternden nahe, der sich gerne mit Leuten unterhalten möchte, gleichzeitig aber die bestrafenden Auswirkungen des vorhersehbaren Stotterns vermeiden möchte. Sie werden Vermeidungs- oder Angstgefühle hegen bezüglich möglicher Fehler, der Handlungen und Reaktionen der Zuhörer, für einen Stotternden gehalten zu werden und sich lächerlich zu machen. Dem Stotternden geht es ähnlich, nur sind seine Gefühle wesentlich stärker aufgrund der Erfahrung vergangener Fehler und der Tatsache, daß sein Stottern nicht freiwillig ist; es tritt auf trotz aller Versuche, es zu verhindern. Diese Annäherungs-Vermeidungs-Gefühle sind ganz normal. Sie werden sich wahrscheinlich nie völlig von ihnen freimachen können. Auch ich werde nach Tausenden von Nachbesserungen, die ich über die Jahre ausgeführt habe, in realen Situationen immer noch nervös.

Wenn Sie diesen Annäherungs-Vermeidungs-Konflikt nicht lösen können, ist es möglich, auf vorgefertigte Therapiekonzepte zurückzugreifen, so daß Sie nicht selbst als Vorbild dienen müssen. Indem Sie die notwendigen Handlungen und Fähigkeiten beschreiben, ohne sie zu demonstrieren, können Sie auch passiv bleiben. Sie können jedoch mit Ihrem Annäherungs-Vermeidungs-Konflikt auch so umgehen, wie Sie es dem Stotternden vorschlagen. Setzen Sie sich hin und sortieren Sie die Elemente aus, die Ihnen am meisten Sorgen bereiten. Vergewissern Sie sich, daß Ihre Hauptsorge dabei nicht ist, ob Sie die notwendigen Fähigkeiten zu deren Ausführung besitzen. Sie sollten sich darauf konzentrieren, ob Sie in der Lage sind, diese Handlungen in bestimmten Situationen auszuführen. Nehmen Sie grundlegende Fähigkeiten wie z.B. Selbstüberwachung oder Pausieren und konzentrieren Sie sich auf diese ausschließlich in realen Situationen, um sich zu vergewissern, daß Sie sie ausführen können. Wenn Sie mit dem Ergebnis zufrieden sind, arbeiten Sie an Ihrem Pseudostottern (nicht Vortäuschen und Nachbesserung), bis Sie damit ebenfalls zufrieden sind. Ihr Ziel sollte sein, eine große Anzahl von dezentem Pseudostottern zu sammeln. Wiederholen Sie die Übung dann mit etwas auffälligerem Pseudostottern. Diese Übungen sind Ihre größte Quelle zur Desensibilisierung, aber Sie müssen sehr häufig üben. Wenn Sie nur wenig üben, wird Sie das gewöhnlich nur in Ihren Ängsten bestärken. Setzen Sie sich eine Woche lang das Ziel von, z.B. 50 Mal pro Tag Pseudostottern oder drei Mal Pseudostottern pro Unterhaltung zu praktizieren, oder nehmen Sie oft verwendete Wörter, bei denen Sie immer vortäuschen. Erhöhen Sie den Schwierigkeitsgrad wieder, wenn Sie dies beherrschen. Es kann sein, daß Sie immer einen Rest von Angst empfinden werden, aber Sie sollten sich sicher fühlen, daß

1. Sie es mechanisch ausführen können,
2. Sie es getan und überlebt haben,
3. die Zuhörer meist nur wenige oder gar keine negativen Reaktionen zeigten.

Gehen Sie vom Pseudostottern dazu über, Spasmen nur vorzutäuschen und dann eine Pause zu machen, danach folgt die normale Wiederholung des Wortes. Bauen Sie dies aus mit längerem Pseudostottern und vor allem längeren Pausen. Manche Ihrer Aufgaben betonen diesen Aspekt. Wenn Sie die Kontrolle über die Pausen erlangt haben, beginnen Sie damit, das Wort mit kontrollierten Sprechunflüssigkeiten zu wiederholen – dann haben Sie die Zielgerade auf dem Weg zu Nachbesserung erreicht.

In früheren Kapiteln habe ich einige der Einstellungen zum Stottern sowie das augenscheinliche Stigma, das viele Therapeutinnen im Zusammenhang mit Stottern bemerken, beschrieben. Der Stotternde möchte nicht von anderen in seiner Umgebung für einen Stotterer gehalten werden und möchte, Vorurteile hin oder her, sich vor anderen Leuten nicht lächerlich machen. Ich glaube, daß manche Therapeutinnen theoretische Einwände gegenüber Pseudostottern, Nachbesserung und ähnlichen Methoden entwickelt haben, um nicht in der Öffentlichkeit die Erfahrung der antizipatorischen, besorgniserregenden, hypertonischen Vermeidungsreaktionen ihrer (freiwilligen) Sprechunflüssigkeit zu machen. Ich verlange von meinen Studentinnen nie, Fremde zu informieren, daß sie „nur üben", wenn es nicht unabdingbar war. Es ist durchaus möglich, die Anwendung von Nachbesserung aus guten klinischen Gründen – und nicht aus Sorge und Furcht – abzulehnen. Aber Sie sollten nicht versuchen, diese Fähigkeiten jemandem beizubringen, wenn Sie sie nicht selbst vormachen können.

Nachbesserung für den Stotternden

Auf den vorangegangenen Seiten habe ich verschiedene Techniken beschrieben, die bei der Entwicklung der Fähigkeit zur Nachbesserung nützlich sind. Der nun folgende Plan benutzt einige dieser Techniken, läßt andere weg und fügt wieder andere hinzu. Das Endprodukt ist nicht unbedingt die beste oder einzige Methode, Nachbesserung zu lehren. Sie werden sich Ihre eigene Meinung bilden und werden vielleicht bei jedem Patienten einige Variationen einführen. Als Teil der Anfangsphase sollte jeder Stotternde eine Erklärung dessen bekommen, was warum geschieht: die Theorie der Nachbesserung, der Streß, der den Patienten erwartet, sowie die Reihenfolge der einzelnen Schritte. Es reicht nicht aus, dem Stotternden einfach nur beizubringen, auf Befehl eine Nachbesserung auszuführen. Benutzen Sie, wenn möglich, Video- oder Tonbandaufnahmen von Stotternden, die diese Technik gut gemeistert haben. Die Therapeutin sollte in der Lage sein, Pseudostottern und Nachbesserungen auf unterschiedliche Art und Weise sehr realistisch zu demonstrieren. Sofern Praktikanten oder andere Beobachter anwesend sind, ist dies eine gute Gelegenheit für sie, Nachbesserung zusammen mit dem Stotternden zu erlernen.

Vorabinformationen

Der Abschnitt über die Fähigkeiten der Therapeutin beschreibt die Fähigkeiten und Informationen, die diese zur Entwicklung der Nachbesserung benötigt. Diese Diskussion wird hier nicht ausgiebig wiederholt, sondern ich werde die erforderlichen Bereiche und Techniken betonen. Wenn Sie in der Therapie bereits Analyse, Desensibilisierung und Pseudostottern angewandt haben, sollte dieses unabdingbare Vorwissen bereits ausreichend bekannt sein. Es ist trotzdem ratsam, es noch einmal zu überprüfen, besonders wenn die besagten Fähigkeiten zu einem anderen Zeitpunkt in der Therapie erlernt wurden.

1. Kann der Stotternde zumindest kurzzeitig nach einem Stotterspasmus innehalten? Wenn dies nicht der Fall ist, können Sie mit Übungen innerhalb der Therapie beginnen, um diese Fähigkeit zu vermitteln. Geben Sie danach einige Aufgaben außerhalb der Therapie, um sicherzugehen, daß der Patient auch in realen Situationen eine Pause einlegen kann (beobachten Sie zumindest einen Teil dieser Aufgaben). Die ungefähren

Leistungskriterien für die Fähigkeit, nach einem Stotterspasmus anzuhalten, sind wie folgt:

	Schwere der Spasmen (%)		
Situation	Leicht	Gemäßigt	Schwer
Innerhalb der Therapie	60	90	100
Außerhalb der Therapie	50	70	90
Außerhalb der Therapie, unter Streß	30	50	80

2. Ist das Wissen des Stotternden über sein Stottermuster gut? Dies schließt sowohl Sekundär- und Antizipationsverhalten, Einstellungen und weniger häufige Stotterspasmen als auch typisches Verhalten ein. Bitten Sie den Patienten, einen schriftlichen Bericht über seine Stottermuster zu verfassen. Bitten Sie ihn, eine andere Therapeutin, Patienten oder Beobachter verbal das eigene Stotterverhalten zu beschreiben. Lassen Sie den Patienten eine Beschreibung des eigenen Stotterverhaltens auf Band aufnehmen und diese Aufnahme mit Ihrer Hilfe analysieren. Die Leistungskriterien bei dieser Übung sollten „ausgezeichnet" sein, ohne jede inkorrekte Aussage über sein Stottern. Nur unwesentliche oder selten auftretende Phänomene dürfen hierbei ausgelassen werden.

3. Ist der Stotternde in der Lage, das in Übung 2 identifizierte Wissen so zu verwenden, daß er die Bestandteile eines Stotterspasmus sofort nach dessen Auftreten beschreiben kann? Dies setzt Wahrnehmung während des Spasmus sowie die Fähigkeit, diese Wahrnehmung zu verbalisieren, voraus. Überprüfen Sie dieses Können innerhalb der Therapie, während der Patient Ihnen vorliest oder mit Ihnen spricht und dabei jeden Spasmus beschreibt. Lassen Sie den Patienten ebenfalls in der Therapie Telefonanrufe tätigen und dann hinterher jeden Spasmus beschreiben (nehmen Sie die Gespräche zum Vergleich auf Band auf). Lassen Sie den Patienten bei kurzen Aufgaben außerhalb der Therapie (z.B. nach dem Weg fragen oder eine Kleinigkeit einkaufen) beschreiben und beurteilen. Seien Sie bei Bedarf Modell. Organisieren Sie schließlich einige schwierige Situationen, in denen Spasmen gesammelt und hinterher beschrieben werden können. Mögliche Kriterien sind z.B:

	Qualität der Beschreibung (%)		
Situation	Ausreichend	Angemessen	Vollständig
Vorlesen in der Therapie	0	10	90
Telefonieren in der Therapie	0	30	70
Leichte Aufgaben außerhalb der Therapie	10	40	50
Schwere Aufgaben außerhalb der Therapie	20	50	30

Ihre Beurteilung sollte sich auf die wesentlichen Teile der Spasmen konzentrieren und darauf, ob diese gut beschrieben wurden. Der Patient sollte im Laufe dieser Übung Fortschritte zeigen.

4. Kann der Stotternde nach einem Spasmus innehalten? Sie mögen keine langen Pausen in Ihrem Sprechen, aber lange Pausen üben in ganz besonderem Maße Druck auf den Stotternden aus. Stotternde möchten so schnell wie möglich vom Stottermoment weg und müssen lernen, diesem Fluchtimpuls zu widerstehen. Die Fähigkeit, eine Pause zu machen, ist ein Indiz für die Toleranz gegenüber dem Stottern und gibt außerdem Zeit für die Planung der Nachbesserung. Der Patient sollte sowohl nach einem unfreiwilligen als auch nach einem freiwilligen (vorgetäuschten) Spasmus in der Lage sein, eine Pause zu machen. Ich schlage hier einige Pausenlängen vor – aber Sie werden diese für jeden Patienten anpassen müssen:

	Pausenzeit (%) von mindestens		
Situation	3–5 Sek.	7–10 Sek.	12–15 Sek.
Übung in der Therapie	90	90	90
Telefonieren in der Therapie	90	70	50
Leichte Aufgabe außerhalb der Therapie	80	50	30
Schwere Aufgabe außerhalb der Therapie	70	40	20

Die langen Pausen werden zunächst benötigt, damit der Stotternde sich entspannt, analysiert und plant. Mit zunehmender Erfahrung wird der Stotternde dafür aber normalerweise weniger Zeit benötigen. Er sollte jedoch trotzdem in der Lage sein, längere Pausen zu verwenden und zu tolerieren.

5. Kann der Stotternde eine Vielzahl von kontrollierten Sprechunflüssigkeiten wie z.B. leichten Konsonantenkontakt, weiche Stimmeinsätze, Dehnungen und bewußt deutliche Artikulationsbewegungen vortäuschen? Sie können diese als Teil der Nachbesserung lehren oder sich nur auf eine Form konzentrieren. Ich ziehe es vor, eine Reihe von Sprechunflüssigkeiten zu verwenden, so daß der Patient sich auf die konzentrieren kann, die ihm am liebsten sind. Ein zu frühes Lehren dieser Techniken in der Theapie kann zum Mißbrauch durch den Patienten führen und zum Risiko, daß diese Kontrolltechniken als Vermeidungstricks zur Gewohnheit werden.

Diese eben beschriebenen Kriterien geben Ihnen die Gewißheit, daß der Stotternde die meisten der grundlegenden Fähigkeiten besitzt, um Nachbesserung als Kontrollmethode zu verwenden oder darauf zurückzugreifen, wenn das flüssige Sprechen nicht funktioniert.

Erste Phase

Die erste Phase der Nachbesserung zielt darauf ab, das eben beschriebene Grundwissen aufzugreifen und in eine Abfolge zu bringen, die zur vollständigen Nachbesserung führt. Zusätzlich dazu erhöht der Patient seine Toleranz gegenüber Zeitdruck und der eigenen Sprechunflüssigkeit.

1. Bitten Sie den Stotternden, Wortlisten, Sätze und Absätze vorzulesen und sich mit Ihnen zu unterhalten. Dabei muß er versuchen, sämtliche Spasmen zu erkennen und nach jedem Spasmus eine Pause einzulegen; er muß sich sichtbar und offensichtlich entspannen (unter Verwendung eines Spiegels, falls nötig) und Ihnen laut beschreiben, was während des Spasmus geschehen ist.[2] Zunächst können Sie Fragen stellen oder Informationen einschieben, so daß die „Pausen" mehrere Minuten dauern können. Lassen Sie den Patienten laut sagen, was er nachbessern wird und wie er dies zu tun gedenkt. Sie können dabei Vorschläge machen und die Bemühungen zunächst begrenzen, Fragen stellen, Möglichkeiten demonstrieren und allgemeine Unterstützung geben; dann muß der Patient die Nachbesserung produzieren, kurz anhalten und sie dann der ersten Nachbesserung so ähnlich wie möglich wiederholen. Beurteilen und besprechen Sie die ganze Aufgabe, bevor Sie zum nächsten Versuch übergehen. In dieser Frühphase ist es möglich, daß sechs bis acht Nachbesserungen 30 Minuten dauern können, und der Patient kann dieses langsame Tempo frustrierend finden. Ermutigen Sie ihn, seinen Gefühlen Ausdruck zu verleihen, verstärken Sie seine Bemühungen und motivieren Sie ihn, weiter zu machen. Ihr Kriterium bei jedem Unterpunkt ist dabei, daß der Patient ihn „angemessen" ausführt und die meisten Spasmen erkennt. Dieser erste Schritt kann in einer Sitzung abgeschlossen werden oder sich über mehrere Sitzungen hinstrecken, bis Sie mit dem Ergebnis zufrieden sind.

2. Bitten Sie den Stotternden, Wortlisten, Sätze und Absätze vorzulesen und sich mit Ihnen zu unterhalten. Dabei soll er versuchen, sämtliche Spasmen zu erkennen und nach jedem Spasmus eine Pause einzulegen; er soll sich sichtbar und offensichtlich entspannen (unter Verwendung eines Spiegels, falls nötig); er soll den Stotterspasmus stimmlos vortäuschen (zunächst können Sie den Patienten korrigieren, ihm demonstrieren, was er ausgelassen hat, Fragen stellen usw.); er soll pantomimisch eine Nachbesserung ausführen (stimmlos und ohne Atemfluß). Bitte beziehen Sie sich bei der Variabilität der Leistung auf 1; er soll die Nachbesserung mit Atemfluß und leiser Stimme und unter Verwendung der gewünschten Sprechunflüssigkeit produzieren sowie das Ergebnis jedesmal analysieren und bewerten.

3. Bitten Sie den Stotternden, Wortlisten, Sätze und Absätze vorzulesen und sich mit Ihnen zu unterhalten. Dabei soll er versuchen, sämtliche Spasmen zu erkennen und nach jedem Spasmus eine Pause einzulegen; er soll innerlich analysieren, was während des Spasmus passiert ist (bitten Sie ihn in ca. 20% der Fälle – nach der Vollendung der Nach-

2) Um Verwirrung zu vermeiden, sollen die Spasmen, die während des Beschreibens auftreten, nicht nachgebessert werden.

besserung – über das Ergebnis Bericht zu erstatten, um zu verhindern, daß er nachlässig wird); er soll die Nachbesserung leise planen (prüfen Sie dies ebenfalls in Abständen); er soll die Nachbesserung unter Verwendung einer Form von Sprechunflüssigkeit produzieren. Er soll dabei die Länge der Pause, den Grad der Entspannung, seine Analyse, die Qualität der Nachbesserung und den Erfolg seiner Nachbesserungsversuche im ganzen beurteilen. Zu diesem Zeitpunkt sollte der Stotternde deutliche Fortschritte in den Grundlagen der Nachbesserung gemacht haben, und Sie sollten einen guten Eindruck von seiner Art der Nachbesserung, von seinen Stärken, Schwächen und Einstellungen haben. Bei Bedarf können weitere Übungen oder Selbstbehauptungstraining eingeplant werden. Der Stotternde benötigt nun weitere Übung in den grundlegenden Fertigkeiten.

4. Bitten Sie den Stotternden, Wortlisten, Sätze und Absätze vorzulesen und sich mit Ihnen zu unterhalten. Beim Lesen soll er Spasmen vortäuschen. Wenn Sie möchten, können Sie das Wort, bei dem gestottert werden soll, vorher markieren. Fordern Sie aber den Patienten auf jeden Fall auf, bei einer bestimmten Aufgabe x-mal einen Spasmus vorzutäuschen (da Stotternde sehr oft entsprechend ihrem eigenen Wahrscheinlichkeitsmuster vortäuschen). Vergewissern Sie sich, daß unterschiedliche Spasmen vorgetäuscht werden, selbst wenn einige davon nicht typisch für das normale Stotterverhalten des Patienten sind. Lassen Sie den Patienten nach jedem Spasmus eine Pause einlegen (Sie können dabei die Pausenlänge vorher festlegen), die Vortäuschung für sich analysieren, eine Nachbesserung planen und diese ausführen. Halten Sie nach Fehlern, schlechten Angewohnheiten, mangelnder Abwechslung bei den Spasmen usw. Ausschau, anstatt jede Nachbesserung zu beurteilen, anschließend können Sie mehrere Nachbesserungen auf einmal besprechen.

Betonen Sie die Notwendigkeit, zu üben. Wenn es sich einrichten läßt, soll der Patient Nachbesserung wie unter Punkt 4 aufgeführt zu Hause üben und mit einem Kassettenrekorder aufnehmen. Sie können zur nächsten Phase übergehen, wenn Sie mit 90% der Kombinationen aus Pseudostottern und Nachbesserung zufrieden sind.

Zweite Phase

In der zweiten Phase der Nachbesserung soll der Stotternde von Situationen innerhalb der Therapie zu solchen außerhalb der Therapie übergehen. Außerdem bekommt der Stotternde bewußt die Verantwortung für die Methode, obwohl Sie diesen Aspekt vielleicht bereits am Ende der ersten Phase eingeführt haben. Dies ist ein wichtiger Punkt, weil der Stotternde nicht nur glauben muß, daß Nachbesserung tatsächlich funktioniert, sondern auch, daß er sie selbst erfolgreich anwenden kann. Ihr Engagement, Ihr Vorbild und Ihre Teilnahme sind bei dem Prozeß des Transfers unabdingbar.

1. Bitten Sie den Stotternden, einige Anrufe zu tätigen; wobei Sie zunächst Modell sind. Lassen Sie den Stotternden stottern und nachbessern. Beginnen Sie damit, pro Anruf eine Nachbesserung oder das Vortäuschen und Nachbessern eines Spasmus zu verlangen. Achten Sie genau auf Entspannung, Länge der Pausen und Nachbesserung (s. dazu die Kriterien weiter unten). Wenn eine der Nachbesserungen fehlschlägt, besprechen Sie dies gründlich und dann lassen Sie den Patienten das gleiche Wort beim nächsten Anruf verwenden (wenn nötig, als Vortäuschung) und nachbessern. Dies geschieht so lange, bis der Patient eine Erfolgsrate von 70–90% erzielt. Gehen Sie dann zu Telefongesprächen über, bei denen alle unfreiwilligen Spasmen nachgebessert werden. Beobachten, analysieren und besprechen Sie wie oben. Wenn der Patient nur wenige Spasmen zeigt, benutzen Sie mehr Vortäuschungen. Lassen Sie den Stotternden Freunde anrufen (oder arrangieren Sie einen Zuhörer), um eine alltägliche Konversation zu erzielen. Lassen Sie den Patienten sprechen, bis **x Spasmen** erreicht und nachgebessert wurden, und beurteilen Sie dies wie oben beschrieben. Geben Sie dem Stotternden Telefongespräche als Einzelaufgabe, u.a. Gespräche mit Ihnen und anderen, die Sie überprüfen können.
2. Begleiten Sie den Stotternden bei den in-vivo-Aufgaben. Demonstrieren Sie Pseudostottern und

Nachbesserungen in verschiedenen leichten Situationen, während der Patient Sie beobachtet. Lassen Sie ihn dann mehrere kurze Situationen ausführen, während Sie beobachten. Werten Sie jede Situation gleich im Anschluß aus. Variieren Sie die Anforderungen wie in den vorausgegangenen Phasen. Wenn es nur zu wenigen echten Spasmen kommt, lassen Sie den Patienten welche vortäuschen. Ihr Kriterium hier ist eine Angemessenheit von 50–70%, abhängig vom Patienten.

3. Gehen Sie nun zu längeren und schwierigeren Situationen über. Der Patient erhält nacheinander Einzelaufgaben, in denen er leichte Situationen übt und Ihnen hinterher darüber berichtet. Demonstrieren Sie wie schon vorher einige der schwierigeren Situationen für den Patienten und lassen Sie ihn diese Demonstrationen beurteilen. Bitten Sie den Patienten dann, die Übung durchzuführen, gefolgt von Beurteilung und Auswertung. Ihr Kriterium hier ist ein Erfolgsniveau von ungefähr 50%, mit Neuversuchen bei völligem Fehlschlag.
4. Der Stotternde ist nun zu weiteren Einzelaufgaben bereit. Sie sollten den Erfolg in Abständen überprüfen, indem Sie den Patienten zu Aktivitäten außerhalb der Therapie begleiten oder andere Kontrollen einrichten.

In diesem Abschnitt wird die Form der Nachbesserung nicht genau definiert. Die unterschiedlichen Phasen, die hier vorgestellt wurden, dienen dazu, dem Stotternden durch die stressigen Lernphasen zu helfen. Ich habe auch davon abgesehen, Nachbesserung als einen wesentlichen Ansatz zur Desensibilisierung zu benutzen, wie es manche Therapeutinnen tun. Ich bin der Ansicht, daß Nachbesserungen, wenn sie als solche verwendet werden, einen hohen Grad an Desensibilisierung benötigen und daß die Verwendung von 30 Sekunden dauernden Pausen, pantomimischen Proben außerhalb der Therapie, vorgetäuschte schwere Spasmen bei der Nachbesserung usw. nicht genügend produktiv sind.

Beurteilung

Die Beurteilung zur Nachbesserung wird kontinuierlich durchgeführt. Ich habe für die verschiedenen Phasen und Aufgaben Erfolgskriterien vorgeschlagen. Dabei habe ich auch angemerkt, daß diese von der jeweiligen Situation und auch vom Stotternden selbst abhängen. Im allgemeinen beruhen Kriterien für eine nicht akzeptable Nachbesserung auf einer oder mehreren der folgenden Kategorien:

1. Es wird nicht zu Ende gestottert, so daß eine echte Nachbesserung unmöglich ist. Die Bemühung ist für gewöhnlich hastig und angespannt, so daß die darauf folgende Nachbesserung eher dem Stottern als einem kontrollierten Vorgang ähnelt. Es ist sehr wahrscheinlich, daß die Nachbesserung vorzeitig abgebrochen wird. Dabei kann der Stotternde in einen weiteren unfreiwilligen Spasmus stolpern.
2. Ungenügende Vorbereitung, Übung und zu schnelles Vorgehen durch die Therapeutin, so daß der Stotternde nicht auf die Fähigkeit oder den dabei auftretenden Druck vorbereitet ist.
3. Ungenügende Analyse durch den Stotternden. Dies kann durch den nächsten Punkt (Pausenzeit) verursacht werden, durch das Verlassen auf Wahrscheinlichkeiten anstatt auf sicheres Wissen, und/ oder durch das Unvermögen, den Streß zu ertragen.
4. Zu kurze Pausen, die nicht genügend Zeit für Entspannung, Analyse und Planung lassen. Sprechpausenzeit ist immer ein Problem, selbst wenn der Patient sehr gut in der Nachbesserung wird (vgl. die Schlußbemerkung über die zeitliche Bewegung).
5. Ungenügende Planung der Nachbesserung. Dies mag an schlechter Analyse, zu geringer Information, unzureichender Übung, Anfälligkeit für Streß oder „automatischen" Nachbesserungen liegen.
6. Hastige, angespannte Nachbesserungen, die dazu neigen, außer Kontrolle zu geraten; pro forma Sprechunflüssigkeiten, die gemurmelt werden, ohne eine wirkliche Nachbesserung des Fehlverhaltens.

7. Eine Anfälligkeit gegenüber dem Situationsdruck, zu der es leicht kommen kann, wenn die Therapeutin es versäumt hat, die kontrollierte Übung des Verhaltens außerhalb der ruhigen, entspannten Sitzungen in der Therapie auszuweiten.

Viele Stotternde versuchen, ihre Pausen zu verkürzen, wenn sie besser in den Nachbesserungen werden, und erreichen trotzdem gute Ergebnisse. Dies führt oft zu einer spontanen Entwicklung von Pullouts (vgl. Kap. 8) und sollte nicht gestattet werden.

Nachbesserung als Methode ist schwierig zu meistern, aber ich hoffe, ich habe ihre Komplexität hier nicht zu sehr übertrieben. Die Therapeutin muß dabei eine gute Verkäuferin sein, die dem Stotternden den Therapiekontext klar erklärt und erfolgreiche Nachbesserungen zur Motivation und zum Lernen demonstriert. Wenn ein Patient überhaupt je dazu neigen sollte, in der Therapie nachlässig zu werden, zu lügen, zu sabotieren oder klinische Aktivitäten sonstwie zu untergraben, so wird dies am wahrscheinlichsten bei der Nachbesserung passieren. Leicht Stotternde können das Gefühl bekommen, daß die Behandlung schlimmer ist als ihr eigentliches Problem und sich weigern, die Übungen auszuführen, oder sonstwie Widerstand leisten. Ein sehr unsicherer Stotternder, mit welchem Schweregrad auch immer, kann ähnliche Gefühle ausdrücken und benötigt ausgiebige Unterstützung. Sie müssen jeden Patienten nach seiner Reaktion beurteilen und die entsprechenden Entscheidungen treffen. Allgemein würde ich vorschlagen, daß Sie um so mehr Nachbesserung verwenden, je mehr Sie sich auf Symptomtherapie konzentrieren. Dies kann auch für gewisse Arten der Therapiemodelle zur Verbesserung der Sprechflüssigkeit gelten.

Übungen für die Therapeutin

Die folgenden Aufgaben sind so entworfen, daß Sie sie Schritt für Schritt durch die Frühphasen im Erlernen der Nachbesserung leiten. Sie können jedoch an jedem Punkt beginnen, wenn Sie dies für angebracht halten, und Aufgaben auslassen, hinzufügen oder abändern. Ihr Dozent kann die Aufgaben ebenfalls nach Bedarf variieren. Da Sie für einige Aufgaben einen Übungspartner benötigen, sollten Sie die entsprechenden Vorkehrungen treffen.

1. Nehmen Sie 50–60 Tonsignale in unregelmäßigen Abständen (mindestens 5 Sekunden) auf einem Kassettenrekorder auf. Benutzen Sie für den Ton eine Glocke, einen Zähler – wichtig ist nur, daß Sie ein kurzes, klares Signal erhalten. Spielen Sie die Kassette bei der Ausführung der folgenden Aufgaben in einer angenehmen Lautstärke ab. Beenden Sie bei jedem Signalton das Wort, das Sie gerade sagen, zählen Sie innerlich langsam (1..2..3..4..5) und sprechen Sie dann weiter. Wenn das Signal zwischen Wörtern, beim Einatmen oder Zählen auftritt, ignorieren Sie es und reagieren Sie erst wieder auf das nächste Signal. Wenn Sie bei einem Signal das gerade gesagte Wort nicht beenden oder das nächste Wort ohne Pause beginnen, so zählt dies als Fehler.
   a) Lesen Sie eine Liste mit 30 Wörtern vor. Fangen Sie wieder von vorne an, falls Sie mehr als zwei Fehler machen. Lesen Sie mit normaler Geschwindigkeit und wiederholen Sie die Aufgabe so oft, bis Sie sie mindestens zehnmal erfolgreich ausgeführt haben.
   b) Lesen Sie die Liste erneut vor, aber schneller. Machen Sie, wie vorgeschrieben, jedesmal nach einem Wort eine Pause, wenn das Signal ertönt. Fangen Sie wieder von vorne an, wenn Sie mehr als drei Fehler machen. Sie sollten mindestens zehn fehlerfreie Durchgänge schaffen.
   c) Lesen Sie mit normaler Geschwindigkeit einen Abschnitt von 300–500 Wörtern vor. Wenn Sie während eines Wortes das Signal hören, beenden Sie das Wort und machen Sie eine Pause. Fangen Sie wieder von vorne an, wenn Sie bei mehr als 10% der Signale Fehler machen.
   d) Betrachten Sie sich selbst im Spiegel, während Sie darüber sprechen, wie man Nachbesserung erklärt. Halten Sie an, wenn während eines Wortes das Signal ertönt. Fangen Sie wieder

von vorne an, wenn Sie bei mehr als 20% der Signale Fehler machen.

2. Wiederholen Sie die erste Übung, aber benutzen Sie nun anstatt eines Tonbandsignals Ihren Übungspartner. Er soll Ihnen in einem unregelmäßigen Abstand Signale geben, bis Sie mindestens zehn Durchgänge bei jeder der vier Aufgaben ausgeführt haben (Lesen, schnelles Lesen, Lesen eines Absatzes, Monolog). Bei der letzten Aufgabe sollten Sie mit Ihrem Partner sprechen und keinen Spiegel verwenden. Ihr Übungspartner sollte versuchen, alle Bewegungen, die auf Signale deuten könnten, zu unterlassen. Die Kriterien sind die gleichen wie bei Aufgabe 1.

3. Benutzen Sie den Kassettenrekorder, während Sie und Ihr Übungspartner sich unterhalten. Wählen Sie das Gesprächsthema vorher aus. Sprechen Sie so lange, bis Sie beide mindestens 20 Pausen erreicht haben (falls nötig, spulen Sie zurück). Für jeden Fehler, den Sie machen, zählen Sie zu den 20 Pausen, die Sie machen müssen, eine weitere hinzu. Falls jedoch die Anzahl der benötigten Pausen dabei über 30 steigt (d.h. falls Sie in mehr als 50% aller Fälle Fehler machen), halten Sie an und wiederholen Sie die Aufgaben 1 und 2, bevor Sie erneut mit Aufgabe 3 beginnen.

4. Unterstreichen Sie in einem beliebigen Absatz zehn Wörter. Lesen Sie den Absatz laut vor und machen Sie nach jedem unterstrichenen Wort eine Pause. Zählen Sie leise von eins bis zehn; wiederholen Sie dann das unterstrichene Wort langsam, gleichmäßig und laut. Wiederholen Sie die Aufgabe und nehmen Sie sie auf Band auf. Bei der Wiedergabe stoppen Sie Ihre Pausen, um zu sehen, wie lange und konsistent sie tatsächlich waren. Wiederholen Sie die Übung, wenn eine Pause kürzer als fünf Sekunden ist oder eine der Pausen mehr als 2–3 Sekunden vom Durchschnitt abweicht.

5. Erstellen Sie mit Ihrem Übungspartner eine Liste von zehn Fragen, bei denen das Subjekt klar ist (z.B. „Was ist Ihr Lieblingskuchen?"). Benutzen Sie das Subjekt auch in Ihrer Antwort (bitte nur vollständige Sätze). Wenn Sie das Subjekt ausgesprochen haben, machen Sie mindestens fünf Sekunden lang eine Pause und wiederholen Sie dann das ganze Wort langsam und bewußt. Eine fehlende oder zu kurze Pause gilt als Fehler, ebenso, wenn die Wiederholung zu normal klingt (die Beurteilung durch den Partner zählt). Zur Strafe muß Ihr Partner die Frage zweimal wiederholen, und Sie müssen Sie beide Male beantworten.

6. Lesen Sie Ihrem Übungspartner die folgenden Wörter vor, wobei Sie den angezeigten Stotterspasmus vortäuschen und eine mindestens fünf Sekunden dauernde Pause einlegen. Wiederholen Sie dann das Wort gedehnt und langsam. Ihr Partner sollte die Qualität des Pseudostotterns, die Genauigkeit der Pausendauer sowie die Qualität der Wiederholung beurteilen. Benutzen Sie bei der Bewertung die Kriterien ausgezeichnet, gut, durchschnittlich, schlecht, und sehr schlecht. Wiederholen Sie die gesamte Aufgabe, wenn mehr als drei Wörter unter dem Durchschnitt liegen.

Wort	Spasmentyp
Party	Kurze, leichte Wiederholungen
Ängstlich	Tonischer Block auf dem ersten Vokal
Neu	Dehnung, Grimasse, Anstrengung
Ich	Schwerer tonischer Block, Verlust des Blickkontaktes
Service	1–15 schwere Wiederholungen, Anstrengung
Du	Gemäßigte Wiederholungen, Kopfrucken
Dschungel	Tonischer Block, in eine Dehnung übergehend
Gruppe	Leichte Wiederholungen, mit Kopfnicken
Donald	Schwerer tonischer Block, Gestik als Auslöser
Hallo	Dehnung, geschlossene Augen, Neuversuch

7. Wählen Sie fünf Wörter, die Sie täglich verwenden. Benutzen Sie 3–5 Tage lang jedes Wort mindestens dreimal pro Tag. Wenn Sie es absichtlich benutzen, legen Sie sofort danach für drei bis fünf Sekunden eine Pause ein und wiederholen Sie dann das Wort mit einer leichten Dehnung und einer Verstärkung der Artikulationsbewegungen. Decken Sie keinen Ihrer Versuche auf, es sei denn ein Zuhörer fragt Sie, was Sie gerade tun. Schreiben Sie einen kurzen Bericht über die Wörter und Situationen, die Sie ausgewählt bzw. ausgelassen haben, die Angemessenheit Ihrer Pausen, die Qualität Ihrer Wiederholungen, die Reaktionen der Zuhörer sowie Ihre Gefühle.

8. Schreiben Sie sich, bevor Sie telefonieren, drei Fragen auf. Unterstreichen Sie bei jeder Frage ein Wort, bei dem Sie einen Spasmus vortäuschen. Pausieren

Sie 3–5 Sekunden nach jedem Spasmus und bessern Sie dann durch Wiederholung und „Verbesserung" Ihr Pseudostottern nach. Schreiben Sie einen Bericht mit der gleichen Aufgabenstellung wie bei Aufgabe 7. Wählen Sie eine der folgenden Möglichkeiten: ein Telefonanruf mit ausschließlich leichten Spasmen; ein Telefonanruf mit ausschließlich gemäßigten Spasmen und etwas Sekundärverhalten; zwei Telefonanrufe (falls nötig, schreiben Sie neue Fragen auf) mit ausschließlich leichten Spasmen; zwei Telefonanrufe mit ausschließlich gemäßigten Spasmen zusammen mit Sekundärverhalten; ein Telefonanruf mit ausschließlich schweren Spasmen sowie Anstrengung, Neuversuchen usw..

9. Unterhalten Sie sich im Beisein Ihres Übungspartners mit einer anderen Person oder einem Freund über ein allgemeines Thema. Erklären Sie dem Zuhörer, was Sie zu lernen versuchen und warum. Täuschen Sie in der Unterhaltung eine Vielzahl von Spasmen mit unterschiedlichen Pausen und unterschiedlichen Arten von Nachbesserung, Sprechunflüssigkeiten (weiche Wiederholungen, leichten Konsonantenkontakt, weicher Stimmeinsatz, bewußt deutliche Artikulationsbewegungen usw.) vor. Ihr Partner benutzt dabei die oben vorgeschlagene Fünf-Punkte-Bewertungsskala. Jede Bewertung unter „durchschnittlich" zählt als Fehler. Wählen Sie eine Möglichkeit:
   a) 10 Versuche, wobei die Aufgabe nach mehr als einem Fehler wiederholt wird;
   b) 10 Versuche, wobei die Aufgabe nach mehr als drei Fehlern wiederholt wird,
   c) 15 Versuche, wobei die Aufgabe nach mehr als fünf Fehlern wiederholt wird.

   Es kann bei der Bewertung durch den Partner zu Problemen kommen, wenn der Druck, in derselben Situation zu sein, dazu führt, daß er Sie nicht gerne „kritisiert". Sie sollten genauso objektiv sein, als wären Sie in der Therapie. Ich würde außerdem vorschlagen, daß eine Auswahl dieser Aufgaben in Ihrem Ausbildungskurs als Anreiz für die Arbeit und die Objektivität wiederholt werden.

10. Fragen Sie einen Fremden nach dem Weg zu einem bestimmten Gebäude oder Platz. Täuschen Sie in jeder Situation einen gemäßigten Spasmus mit Verlust des Blickkontaktes, Verwendung einer Verzögerung und Kopfsenken vor. Pausieren Sie dann für drei bis fünf Sekunden, stellen Sie den Blickkontakt wieder her und bessern Sie mit Ihrer bevorzugten Sprechunflüssigkeit nach. Lassen Sie Ihren Partner dabei beobachten und tauschen Sie sofort nach der Situation Ihre Beurteilungen aus. Schreiben Sie einen kurzen Bericht über die oben erwähnten Themen. Entscheiden Sie sich entweder für drei, fünf oder acht Situationen.

11. Betreten Sie ein Geschäft, in dem Sie nach dem Weg fragen, um Hilfe bitten oder etwas einkaufen. Täuschen Sie zwei gemäßigte tonische Spasmen vor, bei denen Sie Ihre Augen schließen und mit dem Kopf abwärts rucken, und führen Sie bei einem einen Neuversuch aus. Pausieren Sie drei bis fünf Sekunden lang, entspannen Sie sich sichtlich, erneuern Sie den Blickkontakt, und bessern Sie mit drei oder mehr leichten, langsamen, rhythmischen weichen Wiederholungen nach. Lassen Sie Ihren Partner wie bereits vorher dabei sein und Ihre Bemühungen beurteilen. Entscheiden Sie sich für entweder zwei, vier oder sechs Situationen.

    Schreiben Sie einen kurzen, allgemeinen Bericht über die letzten zwei Situationen, in dem Sie Pseudostottern, Pausen, Nachbesserungen, Reaktionen der Zuhörer, persönliche Gefühle und die Angemessenheit der Bewertung durch Ihren Partner zusammenfassen. Welche Probleme hatten Sie damit? Was müssen Sie noch tun? Die Aufgaben hören hier auf, aber die meisten von Ihnen werden weitere Übung in der Nachbesserung brauchen, wenn Sie sie anwenden wollen. Sie können sich zusätzliche Fähigkeiten durch Wiederholen und Variieren von einigen Übungen aneignen und auch indem Sie auf einige der Übungen für Patienten im nächsten Abschnitt zurückgreifen oder auf einige der Schritte, die weiter oben in diesem Kapitel von anderen Therapeutinnen beschrieben wurden.

Aufgabenbeispiele für den Patienten

Bitten Sie den Patienten um folgendes:

1. Unterstreichen Sie zu Hause 30, 50 oder 75 Wörter in einem Zeitungsartikel. Achten Sie auf Wörter, bei denen die Wahrscheinlichkeit des Stotterns für Sie höher ist. Lesen Sie den Absatz laut, täuschen Sie bei jedem unterstrichenen Wort einen leichten Spasmus vor und machen Sie nach jeder

Vortäuschung eine Pause. Spannen und entspannen Sie während der Pause bewußt Ihren Sprechmechanismus und fühlen Sie die Entspannung. Wiederholen Sie dann das Wort mit einer leichten Dehnung auf dem ersten Laut oder der ersten Silbe. Achten Sie darauf, welche Laute oder Silben schwerer zu dehnen sind als andere.

2. Unterstreichen Sie in einem Absatz 25 Wörter. Lesen Sie diesen Absatz unter Verwendung eines Kassettenrekorders vor und täuschen Sie bei jedem unterstrichenen Wort einen gemäßigten Spasmus vor. Versuchen Sie dabei, die Art der Spasmen zu variieren. Machen Sie nach jeder Vortäuschung eine Pause, in der Sie die Bewegungen, die Sie in der Nachbesserung verwenden werden, leise für sich üben. Bessern Sie dann laut nach. Benutzen Sie jeweils fünf der folgenden Sprechunflüssigkeitsarten: leichte Dehnung, bewußte deutliche Artikulationsbewegung, weiche Wiederholungen, leichten Konsonantenkontakt, Atemfluß und kontinuierliche Phonation. Hören Sie sich die Aufnahme an und beurteilen Sie sie. Was hat am besten funktioniert? Waren einige Arten für manche Lautkombinationen besser geeignet als andere? Beurteilen Sie Ihre Vortäuschungen, Pausen und Nachbesserungen.
3. Nehmen Sie die Wortliste, die Ihnen gegeben wurde, und lesen Sie jedes Wort laut, während Sie sich im Spiegel beobachten. Machen Sie nach jedem Wort eine Pause und führen Sie pantomimisch eine langsame, starke, kontinuierliche Produktion des Wortes aus. Übertreiben Sie etwas, so daß Sie die Bewegung sehen und fühlen können. Üben Sie dies mit 25, 50 oder 75 Wörtern.
4. Nehmen Sie die Wortliste, die Ihnen gegeben wurde, einen Kassettenrekorder und einen Spiegel. Täuschen Sie bei jedem Wort einen schweren Spasmus mit Anstrengung und Sekundärverhalten vor. Machen Sie nach jedem Spasmus eine Pause und entspannen Sie sich 5–10 Sekunden lang, wobei Sie die Entspannung im Spiegel betrachten und fühlen. Bessern Sie dann jede Vortäuschung mit der oben beschriebenen starken Bewegung nach. Spielen Sie das Band ab. Schauen Sie während jeder Pause in den Spiegel, stellen Sie den Spasmus zunächst leise pantomimisch dar und versuchen Sie dann laut, die Nachbesserung zusammen mit der auf dem Band zu wiederholen. Üben Sie dies mit 10, 20 oder 30 Wörtern.
5. Führen Sie kurze Telefongespräche unter Verwendung von Kleinanzeigen in der Tageszeitung oder eines Telefonbuches. Bessern Sie bei jedem Anruf alle Spasmen nach, die Sie bemerken – mit einer Pause, einer Analyse des Spasmus und dann einer Wiederholung des Wortes, entweder mit einer langsamen, leichten Wiederholung oder mit einem starken Bewegungsmuster. Wenn die Nachbesserung scheitert, lassen Sie es geschehen, aber analysieren Sie die Fehler hinterher. Üben Sie dies bei fünf, zehn oder 15 Telefonanrufen.
6. Wiederholen Sie Aufgabe 5, aber bessern Sie diesmal durch langsame, leichte Dehnungen oder durch leichten Konsonantenkontakt nach. Wenn die Nachbesserung diesmal fehlschlägt und zu einem echten Spasmus wird, bestrafen Sie sich selbst, indem Sie der Liste einen weiteren Anruf hinzufügen.

Bei den letzten beiden Aufgaben sollte beurteilt werden, wie viele Spasmen nicht bemerkt wurden, wie angespannt Sie sich fühlten, ob und warum Nachbesserungen fehlschlugen, die Reaktionen der Zuhörer, Ihre Gefühle sowie Vergleiche zwischen verschiedenen Arten der Sprechunflüssigkeit.

7. Diskutieren Sie mit Ihrer Therapeutin Themen, über die Sie 10- bis 20minütige Telefongespräche führen können. Bessern Sie während des Gesprächs unfreiwillige Spasmen durch eine gute Pause und Verwendung Ihrer bevorzugten Sprechunflüssigkeitsart bei der Wiederholung nach. Täuschen Sie zusätzlich zu der Nachbesserung der unfreiwilligen Spasmen fünf gemäßigte Spasmen vor und bessern Sie nach Belieben nach. Wählen Sie die Anzahl der Telefongespräche: je einen Anruf mit der Therapeutin und mit einem Freund; ein Gespräch mit der Therapeutin und je einen Anruf mit zwei Freunden oder ein Gespräch mit der Therapeutin, je ein Gespräch mit zwei Freunden, sowie einen Anruf bei jemandem, den die Therapeutin auswählt.
8. Bereiten Sie alleine oder mit Hilfe der Therapeutin einen Fragebogen mit fünf Fragen vor und be-

nutzen Sie diesen, um zufällig aus dem Telefonbuch ausgewählte Personen anzurufen und zu befragen. Bessern Sie während des Gesprächs alle Spasmen mit Ihrer bevorzugten Sprechunflüssigkeitsart(en) nach. Nehmen Sie einen oder zwei Anrufe auf Band auf, um sie zur nächsten Sitzung mitzubringen. Entscheiden Sie sich für drei, fünf oder acht Anrufe. Es ist dabei am leichtesten, wenn Sie sich als jemand ausgeben, der von der XYZ-Sprachklinik anruft und fünf Fragen über Sprachprobleme im allgemeinen oder Stottern im besonderen stellen möchte.

9. Halten Sie Fremde auf der Straße an und fragen Sie nach dem Weg. Bessern Sie alle Spasmen mit einer starken, langsamen Bewegung nach. Wenn Sie keine Spasmen haben, täuschen Sie in jeder Situation einen gemäßigten Spasmus vor. Beobachten Sie die Reaktionen Ihrer Zuhörer und berichten Sie über den Erfolg und Ihre Gefühle. Sprechen Sie mit zehn, 15 oder 25 Personen.
10. Wiederholen Sie Aufgabe 9, aber sprechen Sie diesmal mit Leuten in Geschäften und ändern Sie Ihre Anliegen dementsprechend ab.
11. Sammeln Sie während der nächsten Tage jeden Tag eine gewisse Anzahl von Pseudostottern und echten Nachbesserungen. Sie können sich die Situationen aussuchen, aber Sie müssen andere Personen einbeziehen. Ihre Vortäuschungen sollten dabei zwischen mittel und schwer liegen. Beurteilen Sie immer den Grad Ihrer Entspannung, die Vortäuschung oder den echten Spasmus, die Pause, die Nachbesserung und die Reaktionen. Wenn Sie nicht genügend Spasmen erreichen können, ersetzen Sie sie durch Pseudostottern im Verhältnis von 2:1. Sie müssen entweder
    a) fünf echte und fünf vorgetäuschte Spasmen,
    b) fünf echte und zehn vorgetäuschte Spasmen,
    c) zwei echte und 20 vorgetäuschte Spasmen erreichen.
12. Planen Sie mit Ihrer Therapeutin eine Unterhaltung mit einem Freund oder einer Person, die die Therapeutin auswählt. Verlängern Sie diese Unterhaltung, bis Sie eine vorher festgelegte Anzahl von Nachbesserungen erreicht haben. Sie können dabei nach Bedarf vortäuschen, aber alle Vortäuschungen müssen dabei schwer sein. Die Übung ist beendet, wenn Sie zehn, 15 oder 20 Nachbesserungen erreicht haben. Beurteilen Sie wie oben.

Kapitel 8 – Pullouts

Überblick

Pullouts wurden bereits im letzten Kapitel im Zusammenhang mit Nachbesserung und vorbereitenden Einstellungen erwähnt. Nachbesserungen treten nach einem Stotterspasmus auf; sie ermöglichen es dem Stotternden, die Kontrolle über mißlungenes Sprechverhalten wiederzuerlangen und dieses dann zu ersetzen (nachzubessern), indem das Wort so wiederholt wird, daß das vorausgegangene Verhalten aufgehoben wird. Pullouts sind eine logische zeitliche Fortsetzung bzw. Fortführung in zeitlicher Hinsicht, bei der die Nachbesserungstechniken und Kontrollmöglichkeiten in das Stotterereignis selbst hineinverlagert werden. Dieses Kapitel befaßt sich sowohl mit Pullouts als Teil der Dreierreihe als auch als eine eigenständige Technik. Die Notwendigkeit, Pullouts zu begründen (i.Vgl. zu Nachbesserungen), ist möglicherweise deshalb geringer, weil sie weniger umstritten und – emotional und technisch gesehen – nicht so kompliziert sind. Aus technischer Sicht sind sie zwar nicht einfach, doch wenn die vorausgegangenen Lernschritte angemessen durchgearbeitet wurden, sollten diesbezüglich keine ernsthaften Probleme zu erwarten sein. Pullouts kommen vor den vorbereitenden Einstellungen (dem dritten Schritt) und stehen zeitlich wie funktionell im gleichen Verhältnis zu ihnen wie Nachbesserungen zu Pullouts. Dieses Kapitel wird die Definition und den Ursprung von Pullouts sowie einige damit verbundene Überlegungen und Anwendungen beleuchten. Es werden für Pullouts erforderliche Techniken, Bewertungskriterien, die Lernschritte der Therapeutin und der Lernprozeß für den Patienten erörtert. Wie bisher endet auch dieses Kapitel mit einer Reihe von Übungsanleitungen für die Therapeutin und Anregungen zur Übungspraxis für den Stotternden.

Definition

Es ist nicht schwierig, Pullouts zu definieren. Im Grunde handelt es sich um eine Technik, mit der der Stotternde während eines unwillkürlichen Stotterkrampfes die Kontrolle über sein Sprechmuster wiedergewinnt und das Wort mit einem kontrollierten unflüssigen Muster vervollständigt. Perkins (1978, 1980) definierte Pullouts als das, was ein Stotternder macht, um sich aus dem Stotterereignis zu befreien: „Anstatt nach Luft schnappend oder ruckartig herauszukommen, lernt er, sich selbst mit weichen, kontrollierten Verlängerungen aus der Schwierigkeit zu befreien"(1980, S. 477).

Sie werden noch andere Varianten dieser Definition kennenlernen, wenn ich berichte, wie verschiedene Therapeutinnen diese Technik anwenden, doch vornehmlich umfaßt der Gebrauch von Pullouts heute folgende Punkte:

1. Stottern ohne den Versuch von Vermeidung oder Flucht.
2. Erkennen und Analysieren dessen, was falsch gemacht wurde.
3. Spannung im Sprechmechanismus sowie übermäßige Spannung abbauen.
4. Planen, wie das Wort mit einer kontrollierten Unflüssigkeit vollendet werden kann.
5. Das unwillkürliche Stotterereignis verlangsamen, verlängern und in Pseudostottern umwandeln.
6. Das Pseudostottern in eine kontrollierte Unflüssigkeit umwandeln, die das Stotterverhalten wirksam nachbessert.

Wir werden diese Punkte in diesem Kapitel aufgreifen und ausgiebiger erörtern.

Geschichte

Geschichtlich betrachtet sind Pullouts wie auch Nachbesserungen mit der Person Van Ripers verbunden. Er hat gewiß nicht das Grundkonzept geschaffen, doch er hat einen wesentlichen Anteil daran, fügte es in die Therapiesequenz ein und machte es bei einer ganzen Generation von Therapeutinnen populär. Den Begriff „Pullout" hat er entwickelt oder zumindest geprägt, und es scheint, daß er mit dieser Bezeichnung nicht ganz glücklich gewesen ist. An einer Stelle bemerkte er (1973), der Begriff sei von den Patienten selbst geschaffen worden: „... wir halten nicht an dem Begriff 'Pullout' fest." (S. 328). Ein Jahr später (1974 a) äußerte sich Van Riper ausführlich über diese Technik, benutzte aber nie die populäre Bezeichnung. 1978 bezog er sich dann wieder auf den Namen: „Dieser unglückliche Begriff aus dem Sprachgebrauch der Stotternden" (S. 308). In seinem Bericht über Therapieexperimente schrieb Van Riper (1958), daß man einem Patienten beibrachte, nicht gegen Stotterspasmen anzukämpfen, sondern mit einem leichten, unangestrengten Stottern aus ihnen herauszugleiten. Dies war im Therapiejahr 1937/38, und Van Riper zitierte auch den Tagesbericht eines Stotternden, der eine Bewertung des Fortschritts in dem Bemühen enthält, unwillkürliche Stotterblockaden durch willkürliche zu ersetzen. Der Zusammenhang zwischen diesen Bemühungen und Pullouts scheint offensichtlich.

Auch fünf Jahre später (1942/43) war das Experimentieren nicht abgeschlossen. In jenem Jahr unternahm Van Riper den Versuch, Stotternde eine „weiche Verlängerung" sprechen zu lassen, wobei der erste Laut eines Spasmus zu verlängern war, bis der Stotternde entspannen, die Kontrolle übernehmen und das Wort beenden konnte. Er glaubte jedoch, daß diese Methode allzuleicht in einem Vermeidetrick enden könnte und brach ihre Weiterführung ab. Eine weitere Methode war die Stop-go-Technik, bei der der Stotternde den Spasmus abrupt stoppt und dann versucht, das Wort zu beenden – doch dabei kamen wohl zu viele Einzelworte heraus. Ein anderer Versuch bestand im „Variieren" oder „Fallenlassen", hierbei sollte der Stotternde mit dem Stottern zwar fortfahren, aber während des Spasmus versuchen, das Muster zu variieren. Das konnte so aussehen, daß einzelne Verhaltensaspekte verändert oder daß andere Elemente hinzugefügt bzw. weggelassen wurden.

Im darauf folgenden Jahr (1943/44) erwähnte Van Riper Pullouts nicht namentlich. 1945/46 wies er jedoch darauf hin, daß Pullouts (ebenso wie vorbereitende Einstellungen) formell anerkannt seien und in seinem Therapieprogramm eine wesentliche Rolle spielen würden. Er bemerkte, daß Stotternde die bei der Nachbesserung erworbenen Änderungstechniken übertrugen und auch in Blockadesituationen nutzten (gewissermaßen Pullouts). Im selben Jahr berichtete er auch, daß ein Stotternder nach einer mißlungenen vorbereitenden Einstellung versuchen sollte, den unwillkürlichen Spasmus in ein Pullout umzuwandeln. Bloodstein (1969) zeigte auf, daß Pullouts als Hilfe für Stotternde entwickelt wurden, deren mangelnde Selbstkontrolle vorbereitende Einstellungen nicht zuließ, und daß man mit Pullouts sehr gut zurechtkam. 1945/46 experimentierte Van Riper ausgiebig mit „kauendem Sprechen" (Atem kauen) bei Pullouts und Nachbesserungen. Er behielt zwar diese Variante nicht bei, doch er merkte, daß „kauendes Sprechen" eine der Basiskonstanten der Sprachproduktion berührte und regte weitere Untersuchungen an.

Im Jahr 1947/48 stellte Van Riper Übungen für Stotternde zusammen, die in der Regel

Pullouts (und ebenso Nachbesserungen) bedingten. So waren in einem einzelnen Tagesbericht zum Beispiel 13 Nachbesserungen, mindestens 33 Pullouts sowie 44 vorbereitende Einstellungen aufgelistet. In jenem Jahr war seine Intensivtherapie erstmals in einer bestimmten Reihenfolge geordnet:

Phase 1–4: das Stottern, den Stotternden, Zuhörerreaktionen und Verhalten des Stotternden genau analysieren; frei und offen stottern – ohne Vermeidung und mit gutem Blickkontakt; Nachbesserung

Phase 5: Pullouts, im Stotterereignis eine sanfte Kontrolle erlangen

Phase 6–7: Vorbereitende Einstellungen; Beratung

In seinem einführenden Lehrbuch erwähnte Van Riper 1947 Pullouts nicht und erweckte nicht den Eindruck, eine klare Gliederung der Methode entwickelt zu haben, als er schrieb:

„Wenn seine vorbereitenden Einstellungen noch zu schwach sind, kann er seine alten Blockaden dann unter willentliche Kontrolle bringen (Pullouts?). Wenn er das nicht fertigbringt, kann er nachbessern" (S. 371).

Wie dem auch sei, der Begriff *Pullouts* scheint 1945/46 erstmals formell aufzutauchen und gehörte seitdem zu den festgelegten Zielen, die der Stotternde in der Therapie schwarz auf weiß in die Hand bekam. Außerdem wurden Pullouts 1949 als zehnte Stufe der Therapie-Leiter bezeichnet (Van Riper, 1949). Viele Therapeutinnen haben damit experimentiert, Stotternde versuchen zu lassen, während eines Stotterereignisses zu entspannen, die Kontrolle zu erlangen und das Sprechverhalten zu verändern. Es war jedoch Van Riper, der Pullouts entwickelt und verfeinert hat, besonders in der Koppelung mit Nachbesserungen und vorbereitenden Einstellungen.

Neurologische Überlegungen

Die neurologischen Überlegungen zu Pullouts sind faszinierend. Ebenso wie bei den Nachbesserungen ist von Interesse, welche Rolle und welchen Stellenwert Pullouts innerhalb der kybernetischen Modelle, der neurologischen Zuordnung, und der zeitlichen Steuerung neuromuskulärer Empfindungs- und Bewegungsmuster haben. Im Vergleich zu Normalsprechern neigen Stotternde dazu, ängstlicher auf den Sprechansatz zu reagieren, und sind auch während des Sprechens ängstlicher und angespannter (Yonovitz und Shepherd, 1977). Diese Tatsache wird auch durch die projektive Erkenntnis gestützt, daß die Spannung bei Stotternden während der Blokkade am höchsten ist (Sheehan et al., 1962). Die physiologischen Entsprechungen der Angst sind geläufig; und eine mögliche Beteiligung des sensorischen Feedbacks sowie neurologischer Timing-Systeme nimmt potentiell an Bedeutung zu. All das erschwert den Erwerb von Pullouts, doch lohnt sich ein Erfolg um so mehr.

Untersuchungen haben gezeigt, daß der Kiefer des Stotternden beim periodischen Öffnen und Schließen schneller bewegt wird, was auf einen hohen Grad an Muskelspindelaktivität hindeutet (Hutchinson und Watson, 1976) und wodurch es schwierig wird, laryngeal-artikulatorische Aktivitäten vorherzusagen und zeitlich zu koordinieren. Hutchinson und Watson waren der Ansicht, daß die Wirksamkeit von Pullouts auf einer verminderten Aktivität der Gamma-Schleife beruht, weshalb sich die afferenten Impulse von den Muskelspindeln verringern, was wiederum dazu führt, daß die primären Impulse der Alpha-Motoneuronen zu den muskulären motorischen Endplatten abnehmen. Neilson et al. (1979) fanden jedoch keine Unterschiede zwischen normalen Personen, Personen mit Zerebralparese und Stotternden bei tonischen Reflexantworten während des Streckens von Unterkiefer, Lippen und Zunge. Die mechanische Dehnung könnte eine abgeschwächte Nachahmung des komplexen afferenten Inputs von Artikulations- und Stimmgebungsbewegungen darstellen. Frühe Untersuchungen Van Ripers (1938) zeigten, daß Stotternde – quasi auf Kommando – Stotterereignisse unterbrechen und die Sprechanstrengung auflösen konnten. Er bemerkte sehr wohl, daß die Probanden Signale zum Stoppen antizipierten und daß das Stottern wahrscheinlich wenig von der Angst, Peinlichkeit oder anderen negativen Gefühlen hervorrief, wie sie in der realen zwischenmenschlichen Kommunikation auftreten könnten. Fragen und Kommentare seitens anderer Forscher (Cauter, 1971; Overstake, 1979; Zimmermann, 1980 b) zeigen das Interesse an neurogenen Aspekten des Stotterns im allgemeinen. Unter anderem stellen Pullouts eine interessante Herausforderung dar, die neuromotorische Sequenz zu erklären und zu erfassen, mit Hilfe derer in ein habituelles und emotional konditioniertes anderes motorisches Verhaltensmuster umgeschaltet wird bzw. das bestehende motorische Muster verlangsamt und entspannt wird. Die Erklärung wird nicht einfach sein, sicher aber informativ und wertvoll für die Therapie.

Pullouts in der Praxis

Allgemeine Verwendung

Pullouts sind in der allgemeinen Praxis stark verbreitet, auch wenn sie unterschiedlich bezeichnet werden. Die Publikation der „Speech Foundation of America" (Nr. 12)[1)] über Selbsttherapie für Stotternde verwendet nicht die Bezeichnung „Pullouts", sondern bezieht sich mit „Korrektur während des Blocks" auf die Methode. Aus der traditionellen Dreiersequenz verdrängt, stellt sie eher den dritten als den zweiten Schritt dar, und zwar nach dem Erwerb der Technik der vorbereitenden Einstellungen. Stotternden wird geraten, die „Korrektur während des Blocks" ständig anzuwenden, doch besonders dann, wenn das Voraussagen der Spasmen nicht gelingt oder wenn sie merken, daß sie in einen solchen hineingeraten. In der Mitte eines Spasmus soll der Stotternde nicht anhalten und neu ansetzen, sondern das Stottern so lange fortsetzen und ihm seinen Lauf lassen, bis es sich in eine weiche Dehnung umwandeln läßt. Bei klonischem Stottern soll das Tempo verlangsamt, der Tremor geglättet oder Muskelverkrampfungen gelöst werden.

Der Stotternde sollte noch während des Spasmus versuchen herauszufinden, welcher Fehler vorliegt und was getan werden muß, um ihn zu korrigieren oder gegenzusteuern. Falls der Korrekturversuch (Pullout) mißlingt, sollte der Fehler nachgebessert werden. Alles in allem scheint die Publikation Pullouts nicht besonders hervorzuheben, wenn man die Darstellung von Nachbesserungen und vorbereitenden Einstellungen (S. 125) dazu vergleicht:

„Eigentlich sollte es nicht oft vorkommen, daß Sie die „Korrektur während des Blocks" anwenden müssen, da Sie eine nahende Schwierigkeit normalerweise erkennen und ihr durch vorbereitende Einstellungen zuvorkommen können. Aber Sie können diese Methode anwenden, falls Sie sie brauchen."

Die Annahme, daß die meisten Stotternden ohne weiteres in der Lage wären, Stotterspasmen vorauszusagen, ist immer noch umstritten. Wingate (1976) war der Ansicht, daß die Chance für Stotternde, einen Spasmus vorauszusagen, im allgemeinen kaum höher als eins zu eins steht. Ich habe mit Patienten gearbeitet, die gut auf die subtilen Vorzeichen eines Stotterereignisses eingestellt waren; trotzdem passierte es vielen von ihnen selbst nach längerer Übung, daß sie schon mitten im Block steckten, ehe sie sich dessen voll bewußt waren.

1) Malcom Fraser, Selbsttherapie für Stotternde, Köln, 1987

Anfangs vermied auch Van Riper die Bezeichnung, doch folgten bei ihm die Pullouts der Nachbesserung in der üblichen Reihenfolge. Der Rat, den er anbot, glich dem, den er im vorhergehenden Abschnitt gegeben hatte, doch er war eher an die Therapeutin als an den Stotternden gerichtet. Er schlug vor, die Therapeutin möge dem Patienten zeigen, wie man nach der korrekten Artikulationsstellung sucht, angespannte Muskeln lösen kann und weitere Methoden benutzt. Eine andere Methode (s.u.) sieht vor, daß die Therapeutin gemeinsam mit dem Patienten stottert und ihn durch Modellieren in ein Pullout führt. Diese Methode ist auch umkehrbar, indem die Therapeutin vortäuscht und das typische Stottermuster des Klienten kopiert, der Stotternde dann einsteigt und Änderungen einfügt, denen die Therapeutin folgen soll.

Shames (1978) präsentierte Pullouts als Teil seines operanten Programms und stellte sie hinter den Erwerb der Nachbesserungstechnik. Der Patient wird jedesmal, wenn es ihm gelingt, während des Stotterns innezuhalten, bestärkt zu pausieren, den gestotterten Laut zu verlängern und das Wort zu Ende zu sprechen. Dies scheint eine Kombinationsvariante aus weicher Dehnung und Stop-go-Ansatz zu sein, die bereits erörtert wurden. Ryan (1978) ließ Pullouts in seiner Therapiesequenz völlig aus; bei ihm kamen die vorbereitenden Einstellungen direkt nach den Nachbesserungen. Goven und Vette (1966) folgten dem Vorbild Van Ripers hinsichtlich der Einordnung und Bewertung von Pullouts in der Therapie älterer Kinder. Van Riper schlug 1978 abermals vor, die während der Nachbesserung eingeübten Kontroll- und Entspannungsmethoden als ergänzende Methoden einzusetzen, indem dieTherapeutin unisono mit dem Patienten spricht, während dieser die Wortproduktion übt. Diese unterschiedlichen Verwendungen von Pullouts und ihre Einordnung in die Dreiersequenz vermitteln einen gewissen Eindruck davon, wie Pullouts eingesetzt werden, und bestätigen den klinischen Leitsatz, daß es wohl viele Möglichkeiten gibt, eine Methode falsch anzuwenden, daß es aber meistens auch mehr als einen richtigen Weg gibt.

Van Riper und Pullouts

Im Laufe der Zeit sind Pullouts von Van Riper in unterschiedlicher Weise eingeordnet und eingesetzt worden. Ich habe mich um eine Zusammenstellung der verschiedenen Informationsquellen bemüht, um seine Vorgehensweise darzustellen. 1971 (S. 1004) schrieb er, daß der Stotternde, durch die Anwendung von Pullouts (=pulling out of blocks), dem ursprünglichen Block nicht wie bei der Nachbesserung seinen Lauf läßt. Stattdessen versucht er absichtlich, den Block zu modifizieren, bevor er sich löst und das Wort ausgesprochen ist. Dies war im wesentlichen – bei allen Variationen – die Art seines Vorgehens. In seiner Publikation über Behandlungsmethoden des Stotterns von 1973 (S. 135) behandelte er Pullouts ausführlich und erläuterte wiederholt den Effekt, daß sie beinahe eine halbspontane Entwicklung während oder nach dem Nachbesserungsvorgang zu sein scheinen:

„Eine der faszinierenden Beobachtungen (...) ist die, daß die Verhaltensänderungen, die durch die Nachbesserung gelernt worden sind, dazu neigen, sich zeitlich nach vorne zu schieben, um sich in dem Zeitraum zu manifestieren, sobald er [der Stotternde] erkennt, daß er sich mitten in einem Zusammenbruch seiner Sprechflüssigkeit befindet."

Ob bewußt oder unbewußt – dieser Effekt scheint aus der Entscheidung des Stotternden zu resultieren, daß es wesentlich günstiger ist, eine Nachbesserung, die nach einem Spasmus gut funktioniert, in das Stotterereignis selbst hineinzuverlegen. Jedoch wird kein Patient ohne Demonstration, Bewertung und Rückmeldung auskommen; alle brauchen Unterstützung beim

Lernen von Pullouts – und manche brauchen besonders viel Hilfe.

Van Riper schlug vor, daß man in der Anfangsphase jeden Versuch des Patienten belohnen soll, das Muster während des Sprechens zu verändern. Danach sollte man in einem Anpassungsprozeß aus ansteigenden, kleinen Schritten verschiedene Elemente des ganzen Stotterereignisses unter Kontrolle bekommen. Ziel ist es, die Pullouts in ihrer Art und Qualität dem anzugleichen, was vorher in den Nachbesserungsübungen erreicht wurde.

Diese Schritte sind einfach, aber sie verlangen sowohl vom Stotternden als auch von der Therapeutin ein gehöriges Maß an (Selbst-)Kontrolle und Geschicklichkeit:

1. Ziehen Sie die abnorme Haltung oder Bewegung des Spasmus in die Länge.
2. Beurteilen Sie, was Sie während des Spasmus machen und wie Sie es tun.
3. Entscheiden Sie, welche Elemente Sie verändern wollen und wie Sie die Veränderung(en) erreichen können.
4. Gleiten Sie in die Veränderungen. Halten Sie nicht an, um Ihre Sprechbemühungen zu überprüfen.

Van Riper legte dar, daß ein Stotternder nach einem echten, aber mißlungenen Pullout-Versuch nicht notwendigerweise eine Nachbesserung vornehmen muß. Bei der Verwendung von Pullouts habe ich früh bemerkt, daß man in der Therapie mit Fehlversuchen rechnen muß, die aber für den Stotternden lehrreich sind, da er so die Feinheiten seines Stotterkrampfes noch differenzierter untersuchen kann. Wenn ein Pullout jedoch in einem Stadium fehlschlägt, in dem man normalerweise mit dem Gelingen rechnet, halte ich die Nachbesserung für eine signifikante Verstärkung der Kontrollbemühungen, die zudem das Gefühl des Patienten für seine Selbsteffizienz fördert.

Van Riper betonte nachdrücklich, daß es eine Vielzahl unterschiedlicher Methoden gibt, die zu Pullouts führen können, und war dafür, den Stotternden besser seinen eigenen Weg finden zu lassen, als ihm ein bestimmtes Pullout-Muster als die „wahre" Methode beizubringen. Diese Aussage ist besonders bedeutsam für Therapeutinnen, die sich nach Therapieprogrammen richten, innerhalb derer es durchaus üblich ist, nach einer „eingleisigen" Methode zu arbeiten, an die sich der Patient halten muß. Die Therapeutin sollte zwar Anregungen und Beispiele geben, kritisieren und verstärken, aber hinsichtlich des Musters, das der Patient schließlich selbst entwickelt, flexibel sein. Abgesehen von persönlichen Präferenzen ist diese Variabilität zum Teil von den drei verschiedenen Aspekten der vorherrschenden und gemischten Stotterspasmen abhängig: Fixierungen oder Silbenwiederholungen, laryngeale Verschlüsse und stark klonische Verhaltensweisen.

Bei Fixierungen oder Silbenwiederholungen kann mit den zuvor beschriebenen Methoden gearbeitet werden: Der Stotternde entspannt, wechselt dann in eine verlangsamte Sprechweise und endet schließlich mit einer Dehnung, einer noch bewußten Bewegung oder einer ähnlich kontrollierten Äußerung. Die starken klonischen oder tremorartigen Muster (im Unterschied zu Laut- und Silbenwiederholungen) beschäftigten Van Riper sehr. Im Laufe seiner Forschungsarbeit (1958) hat er von wiederholten Bemühungen berichtet, die rhythmischen Muster seiner Patienten abzumildern und die Tremorhäufigkeit zu verändern, aber auch von anderen Methoden. Er glaubte, daß die meisten Stotterspasmen einen Tremor beinhalten, der ein oszillierendes Feuern der Alpha-Motoneuronen zu sein scheint, möglicherweise aufgrund einer Gamma-Sensibilisierung. Van Riper spekulierte, daß der Tremor durch einen starken Spannungsanstieg in einem bestimmten Teil des Sprechmechanismus beschleunigt würde, ausgelöst wiederum durch eine für stotterfreies Sprechen untypische Artikulationsstellung oder einen entsprechenden Kontakt (vgl. hierzu die neurologischen Aspekte im nächsten Kapitel). Es könnte sich auch um eine typische Stellung und typischen Kontakt handeln, die aufgrund antizipierter Spannung mit untypischem Druck oder Tempo ausgeführt wurden. Der Tremor neigt dazu, sich selbst zu verstärken und wird nicht verschwinden, bevor seine Amplitude und/oder Frequenz ausreichend gefallen ist oder wenn der Stotternde in der Lage ist, mit seinem Sprechmechanismus eine abrupte, phasenverschobene Bewegung zu machen, um daraus auszubrechen. Leider sind solche phasenverschobenen Bewegungen zeitlich schwer festzulegen und haben womöglich nur zur Folge, daß der Tremorzyklus neu ausgelöst wird oder die Muskelspannung gar zu tonischen Krampfzuständen und stummer Fixierung ansteigt (Van Riper, 1971). In seinem Buch „Die Behandlung des Stotterns" von 1973 sagte Van Riper (S. 138):

„Man kann die Bedeutung der Modifikation der Tremore beim chronischen Stotternden nicht genügend herausstellen. Die Tremore scheinen den Kern des Gefühls, blockiert zu sein, auszumachen. Sie erscheinen unwillkürlich und unkontrollierbar."

Mehrmals berichtete er davon, daß bei einigen Stotternden das bloße Vortäuschen von Tremoren in den Lippen oder anderswo auszureichen schien, um Spasmen auszulösen. Im Zusammenhang mit Pullouts hielt er es für das Beste, die Tremore immer flacher werden zu lassen, sie zu verlangsamen und dann in das Pullout hineinzugleiten. Dies mag zunächst schwierig sein, da viele Befreiungsmanöver (vergebens) gegen Tremore gerichtet werden und der Stotternde in seinem Bemühen, sie zu kontrollieren, bereits einige Fehlschläge eingesteckt hat.

Kehlkopfverschlüsse (Laryngospasmen) bildeten den dritten Problembereich, den Van Riper bei Pullouts erkannte: Unabhängig davon, ob der Block an den Stimmlippen seinen Anfang nahm oder ob die Spannung der Glottis ein Übersprungsphänomen war, ist es schwierig, sich mit dem Kehlkopf zu befassen – zum einen, weil er nicht einsehbar ist, und zum anderen wegen der fehlenden differenzierten taktilen Wahrnehmung und der rasanten Reflexartigkeit seiner Anspannung und aerodynamischen Anpassungen. Van Riper empfahl folgende Vorgehensweisen:

1. Verstärken Sie ganz bewußt die stumme, erzwungene Kehlkopfblockade, und zwar bei jedem begeitenden Tremor. Dies stellt nicht wirklich den Versuch zu sprechen dar, sondern eine künstliche Übertreibung der Kehlkopfanspannung.
2. Entspannen Sie Ihre Stimmbänder und versuchen Sie, in ein Stimmknarren (vocal fry)[2] überzugleiten, so als ob dieses zwischen den Stimmlippen blubbern würde.
3. Setzen Sie diesen Gleitvorgang fort, bis Sie sanft in ein stabiles Stimmknarren übergehen können.
4. Gleiten Sie vorsichtig vom fortgesetzten Stimmknarren zu echter Stimmgebung über, um dann das Wort vollständig auszusprechen.

Diese Schritte können zunächst an vorgetäuschten Spasmen geübt werden, bevor man sie mit echten ausprobiert. Dies ist nur eine Methode, weitere werden später beschrieben.

Pullouts bei Kindern

Für Kinder sind Pullouts viel leichter durchzuführen als Nachbesserungen. Van Riper (1973) glaubte, daß bei kleineren Kindern gemeinsames Stottern mit der Therapeutin eingesetzt werden kann, um sie „in Pullouts hineinzuziehen", während bei älteren Kindern mit direkteren Anweisungen gearbeitet werden kann. All-

2) Unter vocal fry versteht man eine Art von Stimmproduktion, deren Frequenz unter der unteren Grenze der normalen Phoniation liegt und sich knarrend anhört.

gemein vertrat er die Ansicht, daß es einfacher sei, den Kindern beizubringen, ihre bestehenden Muster durch neue Sprechunflüssigkeiten zu ersetzen, als die alten Spasmen zu verändern.

Weitere Überlegungen zur Anwendung von Pullouts bei Kindern finden sich bei Luper und Mulder (1964). Wie im Kapitel über Nachbesserung ausgeführt, entsprach ihre Methode für Kinder, die „chronisch stottern" (vermutlich eine semantische Revision von Bluemels „sekundär stottern"), ganz und gar der Tradition. Sie waren der Meinung, daß das Kind für Pullouts reif sei, „wenn es das Nachbessern ausgezeichnet beherrscht und die allermeisten Blocks auch unter schwierigen Bedingungen zufriedenstellend nachbessert ..."(S. 135). Sie betrachteten Nachbesserung als eine unabdingbare Voraussetzung und glaubten, daß die aus der Nachbesserung gewonnenen Analysen und Einsichten für Pullouts erforderlich seien. Ihre Basisanweisung für Pullouts besagte, daß das Kind, während es stottert, seinen Spasmus freiwillig aufrechterhalten muß, bis daraus eine Vortäuschung wird. Sobald das geschehen sei, sollte das Kind vorhandene Tremore verlangsamen, diese „glätten" und Körperanspannungen abbauen. Das Wort müsse mit „... lockeren, weichen, aber deutlichen Bewegungen" der Artikulationsorgane beendet werden. Sie warnten davor, daß übermäßige Anspannung oder zu hohes Tempo während des Pullouts selbst nach Beendigung des Wortes einen Rückfall in einen unwillkürlichen Spasmus bewirken können.

Luper und Mulder wiesen darauf hin, daß die Erfolgsrate beim Nachbessern „stets" bei 75% liegen muß, bevor das Kind für Pullouts bereit ist. Das Kind sollte in der Lage sein, Stotterspasmen genau nachzumachen und einen realen Spasmus über seine normale Dauer hinaus auszudehnen. Zudem empfahlen sie, daß der Stotternde die meisten der gefürchteten Wörter direkt angehen sollte – ohne Ersetzung, Umstellung oder anderer Manöver – und daß das Kind halbwegs fähig sein sollte, „seine Vermeidungen zu vermeiden". Sie empfahlen dem Patienten zur Vorbereitung auf Pullouts:

1. Stottere – echt oder vorgetäuscht – in deinem gewohnten Spasmenmuster.
2. Setze einen echten Spasmus so lange fort, bis er zu Pseudostottern wird.
3. Verlagere den Ort der Spannung von einem Körperteil zu einem anderen, um sowohl Spannung als auch die Entspannung zu spüren.
4. Versuche, die Spannung schlagartig zu erhöhen und dich so aus dem Block zu befreien. Spüre dabei, wie dein Kontroll- und Befreiungsbestreben erschwert wird.
5. Versuche, während des Spasmus eine Reihe willkürlicher motorischer Bewegungen (der Hände, der Augen, der Füße) beizubehalten, um die Möglichkeiten der Musterveränderung zu erkennen. (Hier scheinen gute Möglichkeiten für eine Befreiung durch Ablenkung zu bestehen).

Ob die zuvor erörterten Schritte der Pullout-Sequenz zum Erfolg führen, hängt von der Fähigkeit des Stotternden ab, den Tremor zu kontrollieren und zu verlangsamen, ehe ein Pullout versucht wird. Luper und Mulder haben einen sehr hilfreichen Abschnitt über die Rolle phonetischer Faktoren bei Pullouts formuliert; sie wiesen darauf hin, daß die den Angriffspunkt bildenden Phoneme oder Silben wegen ihrer physio-akustischen Beschaffenheit veränderbare Kontroll- und Befreiungsaspekte anbieten. Plosivlaute, Frikative, Liquiden, Vokale – sie alle haben ihre eigenen Besonderheiten bezüglich Verengung und Berührung im Vokaltrakt, welche durch den Kontext noch schwieriger werden. Die Autoren lieferten Vorschläge, wie mit einigen dieser Variablen umzugehen ist. Darüber hinaus zeigten sie eine sehr nützliche Überlegung zu Befreiungsmanövern, die Pullouts erschweren können (diese werden später noch erörtert). Sie schlugen vor, störende Auslöser nach und nach zu eliminieren; dabei sollte der Stotternde das physische Gegenteil des Auslösers machen. Dem Kind werden konkurrierende, gegensätzliche Mechanismen beigebracht, um das Bewußtsein zu schulen. Man kann auch mit Bestrafung und Ermahnung arbeiten. Ihre Berichterstattung über Pullouts ist ziemlich gründlich, aber ich glaube, ihr Programm beruht auf der Annahme, daß das Kind ein ausreichend fortgeschrittenes Stottermuster entwickelt hat. Hinzu kommen eine ausreichende Wahrnehmung, gute Einsicht (oder zumindest das Potential zur Einsicht) und die nötige Motivation, um die notwendige Analyse, die Desensibilisierung und die Nachbesserung zu durchlaufen. Dies ist für viele erwachsene Stotternde kein einfacher Reifungsprozeß und sollte für Kinder sehr sorgfältig abgewogen werden. In vielen Fällen kann ein Programm zur Verbesserung der Flüssigkeit die am besten geeignete Methode sein.

Voraussetzungen für den Patienten

Generell sind die Voraussetzungen abhängig davon, wie Sie Pullout definieren und anwenden wollen. Ich bin der Ansicht, daß Pullouts eine realisierbare Entwicklungsstufe in einem progressiven Therapieprogramm sind. Aber ich glaube auch, daß sie eine bleibende Bedeutung für das Gelingen des Transfers und die Stabilität des Aufrechterhaltungsprogramms nach Ende der Therapie haben. Die meisten zuvor beschriebenen Quellen gehen davon aus bzw. fordern, daß die Techniken zur Nachbesserung vor der Entwicklung der Fähigkeiten zum Pullout gelernt werden sollten. Die neuere symptomorientierte Therapie neigt dazu, die bereits erwähnte Dreiersequenz beizubehalten und die Pullouts zu betonen, da diese keine fortwährende Kontrolle durch den Stotternden benötigen (Starkweather, 1980). Die Kenntnisse und Fähigkeiten, die für die Nachbesserung erforderlich sind – sogar die darin enthaltenen Bewegungsmuster –, sind zu fast 100% auf Pullouts übertragbar. Außerdem sind Toleranz gegenüber dem Stottern und Verminderung von Ängsten, die sich beide im Laufe der Arbeit mit Nachbesserungen zunehmend entwickeln, wesentliche Stützen für den Stotternden, wenn es darum geht, mit dem Stotterspasmus während seines Auftretens erfolgreich umzugehen.

Dennoch ist es möglich, Pullouts ohne vorhergehende Nachbesserung zu vermitteln. Nur sehr wenige Patienten werden in der Lage sein, in der Therapie direkt mit den Pullouts zu beginnen. Ihnen fehlen viele der grundlegenden Fähigkeiten sowie, und das ist noch wichtiger, die erforderliche Einstellung. Es besteht die große Gefahr, daß Sie dem Stotternden lediglich neue „Tricks" beibringen, die nach Eintreten des Gewöhnungseffektes nicht mehr effektiv funktionieren werden. Sie könnten auch, was noch schlimmer wäre, automatisiert und damit Teil des Stottermusters des Betroffenen werden. Ich erinnere mich an einen Maler an meiner Universität, dem als Kind die „Oktavsprung-Technik" als Pullout-Muster beigebracht wurde, die später Bestandteil seines Stottermusters war. Wenn er irgendwo malte, waren seine „stimmlichen Jauchzer" („Oktavsprünge") im ganzen Gebäude zu hören.[3)]

In der folgenden Erläuterung der Voraussetzungen für Pullouts setze ich nicht voraus, daß an der Nachbesserung schon gearbeitet worden ist. Ich stelle Pullouts als eine in sich abgeschlossene Technik vor, die man in einem fakultativen Abschnitt der Therapie einsetzen kann.

1. Der Patient soll sein Stottern akzeptieren. Er soll verstanden haben, daß die Lösung des Problems an ihm liegt und nicht an Ihnen.

---

3) Normalerweise besteht die „Oktavsprung-Technik" in einem plötzlichen, schnellen Anschwellen der Stimme. Dabei geht die Stimme blitzschnell um eine Oktave hoch und wird ebenso schnell wieder gesenkt. Mit dem Anschwellen der Stimme geht eine typische Lautstärkezunahme einher.

2. Der Patient soll Toleranz gegenüber seinem Stottern zeigen, so daß Situationsängste, gefürchtete Wörter und sonstiges Vermeideverhalten im Vergleich zum Zustand vor der Therapie reduziert sind. Ebenso soll das spezielle, mit den Stotterspasmen verknüpfte Vermeideverhalten reduziert sein.

3. Der Patient soll ein genaues Wissen über seine gesamten Stotterspasmen, über sein Verhalten während der Spasmen und über sein gesamtes Verhalten als Stotternder haben.

4. Der Patient muß in der Lage sein, jeden einzelnen auftretenden Spasmus genauestens zu analysieren. Dies bezieht sich auf die Analyse im Anschluß an den Spasmus und muß ihm in allen Situationen möglich sein, wobei die Rate bei 75% der Symptome liegen sollte.

5. Der Stotternde sollte in den vorangegangenen Therapiesitzungen gelernt haben, Pseudostottern anzuwenden, so daß Spasmen in jeder Situation vorgetäuscht werden können, das eigene Stotterverhalten imitiert werden kann und damit andere Formen des Stotterns nach Belieben produziert werden können. Ist dies nicht erreicht worden, sollte der Patient in diesem Bereich weiter arbeiten.

6. Normalerweise sollte der Stotternde verschiedene Formen von kontrollierten Sprechunflüssigkeiten kennen oder erlernen: etwa bewußte Bewegungen, lockere Wiederholungen, leichten Konsonantenkontakt, weiche Stimmeinsätze und Dehnungen. Die Therapeutin zielt unter Umständen auf eine besondere Art der Unflüssigkeit ab oder möchte diese aus bestimmten Gründen aufschieben. Im allgemeinen wollen Stotternde diese Kontrollmöglichkeit in den Pullouts anwenden und benötigen Übung darin.

7. Der Stotternde muß fähig sein, während eines Stotterspasmus eine Pause zu machen (oder zumindest den Versuch beenden weiter zu sprechen). Ist diese Fähigkeit nicht vorhanden, muß vielleicht das Stoppen nach dem Spasmus geübt und vorübergehend in den Spasmus einbezogen werden.

Diese Voraussetzungen können in den einzelnen Therapieansätzen erweitert oder ausgelassen werden. Wenn Voraussetzungen als nicht vorhanden oder zu schwach beurteilt wurden, können sie durch verstärkte Aufmerksamkeit weiterentwickelt werden, bevor mit den Pullouts begonnen wird. Das Wesentliche an den Pullouts ist jedoch, daß die Therapeutin sich überlegen sollte, warum sie Pullouts benutzt, welche Aufgaben sie erfüllen und wohin sie führen sollen – und dann sollte sie eine Liste mit Voraussetzungen erstellen, die auf den Patienten abgestimmt ist. Auf jeden Fall sollten wir solche Therapiepläne vermeiden, die Pullouts nur deshalb enthalten, weil sie eine Kontrollmethode sind und sofort nach Abschluß von Motivation und Orientierung angewendet werden können.

Sie werden Patienten nur selten zum Gebrauch von Pullouts motivieren müssen. Wie schon vorher erwähnt, sollten Sie sie von der spontanen, zu frühen Verwendung von Pullouts abhalten. Sie bieten dem Stotternden eine Möglichkeit (möglicherweise die erste), die Dauer und Schwere der Sprechunflüssigkeit deutlich zu verringern. Dies ist für die Patienten meist von größerer Bedeutung als reduzierte Sekundärsymptome, ein größeres Selbstvertrauen oder eine gesteigerte Toleranz gegenüber dem Stottern. Sie bekommen die Chance, häufiger flüssig und seltener unflüssig zu sprechen. Die Therapeutin darf nicht zulassen, daß dieser Enthusiasmus dazu führt, daß die Lernschritte, grundlegende Erklärungen, die Beurteilung von erforderlichen Fähigkeiten und die Transferübungen unvorsichtigerweise übereilt durchgeführt werden. Es ist wichtig für den Patienten, daß er die grundlegenden Schritte und deren Abfolge versteht und daß er sich des möglichen Mißbrauchs und der Fehler bewußt ist. Ein zu überstürztes Vorgehen kann teuer zu stehen kommen, wenn es zu Mißerfolg und einem Verlust des Vertrauens in die Methode führt.

Therapeutinnen brauchen die Fähigkeit, Blockaden nachzumachen, um Pullouts unterrichten zu können, da jedes Vormachen und jede

Demonstration vorgetäuscht sein muß. Sie müssen in der Lage sein, alle Arten und Schweregrade von Spasmen zu produzieren, insbesondere die Verhaltensweisen Ihres Patienten mit allen Variationen. Die Akzeptanz von Pullouts unter den Therapeutinnen ist normalerweise gut, obwohl das Vortäuschen von Blockaden gewisse Bedenken hervorrufen kann. Im Vergleich zur Nachbesserung mögen Therapeutinnen Pullouts, wie die Rückmeldung aus meinen Studentinnengruppen deutlich macht:

„Das war einfach im Vergleich zur Nachbesserung ... Warum haben Sie so lange gewartet? ... Mir fiel auf, daß ich 'herumzuckte', genau wie die Stotternden, weil ich versucht habe, das willentliche Stottern hinter mich zu bringen und loszuwerden ... Wenden Stotternde jemals noch Nachbesserung an, wenn sie Pullouts gelernt haben? ... Mein Übungspartner sagt, daß ich der beste 'Pullouter' der Gruppe bin!"

Es ist unbedingt nötig, daß Sie sowohl gute als auch schlechte Pullouts vormachen können und daß Sie dem Stotternden Lösungen für seine Probleme aufzeigen. Nur das, was Sie demonstrieren können, kann Ihr Patient lernen.

Vermitteln von Pullouts

Die grundlegenden Fähigkeiten für Pullouts werden in vorangehenden Therapieschritten entwickelt. Bei der Vermittlung von Pullouts sollten Sie mit Übungen im Schonraum beginnen, um den Stand der Fähigkeiten und das Wissen Ihres Patienten festzustellen. Erklären Sie dem Stotternden, welche Fähigkeiten gebraucht werden, warum Sie diese überprüfen und was Sie im weiteren Verlauf vorhaben.

1. Lassen Sie den Stotternden Wortlisten, Sätze und Abschnitte laut lesen, während Sie intermittierende Signale geben (durch einen Ton, eine Klingel, durch Bewegungen usw.). Verdecken Sie Ihre Bewegungen. Bei jedem Zeichen soll der Patient während der Produktion des Wortes stoppen und die in diesem Moment eingenommene artikulatorische Stellung halten. Stellen Sie regelmäßige Fragen zu den artikulatorischen Stellungen, lassen Sie sie vom Patienten beschreiben und mit den betroffenen Phonemen in Beziehung bringen. Diese Technik zielt darauf ab, die Idee des Anhaltens und Analysierens einzuführen. Geben Sie deshalb die meisten Signale bei Wörtern, bei denen man leichter anhalten kann (am Anfang des Satzes, mehrsilbige Wörter usw.). Sprechen Sie darüber, wie sich diese Worte bei der Produktion anfühlen. Schlagen Sie vor, die Lesegeschwindigkeit zu verringern, um das Bewußtsein für die taktil- kinästhetische Wahrnehmung zu steigern. Sie müssen keinen hohen Prozentsatz an Stopps erreichen. Achten Sie aber besonders auf die Patienten, die anscheinend nicht mitbekommen, was sie sagen: Diese Patienten brauchen entweder intensive Übung, oder Sie müssen eine andere Technik einsetzen. Ob Wörter gestottert oder flüssig gesprochen werden, ist bei dieser Übung nicht von Bedeutung. Eine Technikvariante sieht so aus, daß dem Patienten laute Geräusche beidseitig auf die Ohren gegeben werden, so daß er sich mehr auf die taktil-kinästhetische Wahrnehmung verlassen muß. (Dafür können Sie zu optischen Signalen bei den Übungen zum Stoppen übergehen.) Führen Sie diese Übung nicht länger als fünf Minuten durch.
2. Geben Sie dem Stotternden eine Liste mit mehrsilbigen Wörtern, die er laut vorlesen soll. Lassen Sie ihn bei jedem Wort einen leichten Spasmus vortäuschen und lange genug „einfrieren", um beurteilen zu können, was geschieht. („einfrieren" heißt: das Stoppen aller Bemühungen, das Wort zu beenden, und die Artikulationsorgane in der Position „eingefroren" halten, die im Moment des Stopps eingenommen wurde). Dann soll der Patient die Spasmen beschreiben und Fragen beantworten, die darauf abzielen, fehlende Informationen aufzudecken. Überzeugen Sie sich davon, daß die Spasmustypen variiert werden. Machen Sie einige andere Spasmentypen vor und fordern Sie eine Imitation, ein „Einfrieren" und eine Analyse.
3. Wiederholen Sie die vorherigen Schritte, aber der Patient soll anstatt den Spasmus „einzufrieren"

soviel Spannung, Druck und Anstrengung wie möglich auf den Sprechmechanismus ausüben. Das starke „Einfrieren" sollte nur kurze Zeit gehalten werden; dann sollte sich der Patient sichtbar entspannen und das Wort zu Ende sprechen.

4. Lassen Sie den Patienten zusammen mit Ihnen einen Absatz lesen, in dem Sie einige Wörter unterstrichen haben. Bei den unterstrichenen Wörtern täuschen Sie solange einen Spasmus vor, bis der Patient mit einsteigen und sich in Ihr Muster einfügen kann. (Wenn nötig, gehen Sie zurück und versuchen es noch einmal). Wenn die Patienten Ihren Spasmus nachahmen können, verlangsamen Sie diesen und gehen Sie für den Rest des Wortes in eine langsame, lockere, kräftige, bedächtige Bewegung über (oder in eine andere Form von Unflüssigkeit). Wiederholen Sie sofort nochmals das Wort und den Spasmus. Wenn Sie viele verschiedene Sprechunflüssigkeiten verwenden, können Sie diese Übung ausbauen, um die verschiedenen Arten von Sprechunflüssigkeiten auszuprobieren und hinterher zu vergleichen. Erlauben Sie dem Patienten hierbei nicht, irgendein Wort mit diesen Unflüssigkeiten zu beginnen, die zu diesem Zeitpunkt immer nur dafür verwendet werden dürfen, um ein Wort zu beenden.

Die vorhergehenden Schritte arbeiten hauptsächlich an der Fähigkeit des Patienten, sich während des Sprechens eines Wortes oder eines Spasmus bewußt zu werden (zu stoppen). Der Akzent wurde sowohl auf die Analyse gelegt als auch auf die Fähigkeit, die Anspannung zu spüren und sie zu lösen. Sie haben dem Stotternden eine Möglichkeit gezeigt, einen Spasmus mit einer kontrollierten Sprechunflüssigkeit zu beenden und dabei eine oder mehrere Arten angewendet. Bei den Schritten 3 und 4 sollten Sie auf 90% erfolgreiche Versuche bestehen, bevor Sie fortfahren. Ich habe festgestellt, daß ein Patient, der die Nachbesserung durchlaufen hat, für diese fünf Schritte normalerweise nicht mehr als zwei Sitzungen braucht. Patienten, die diese Vorbereitung nicht hatten, benötigen möglicherweise sehr viel mehr Zeit.

Frühzeitiger Mißbrauch

Es können Probleme durch frühen Mißbrauch von Pullouts entstehen. Während dieser frühen Phase sollte den Stotternden der Gebrauch von Pullouts außerhalb der Therapie untersagt werden. Die Gefahren des fehlerhaften Lernens und des Scheiterns sollten betont werden, und Sie sollten regelmäßig überprüfen, ob die Patienten mogeln. Trotzdem mogeln wahrscheinlich 70% der Patienten aufgrund des starken Reizes, den Pullouts ausüben. Sie sollten aber dennoch versuchen, sie davon abzuhalten. Wenn sie mogeln und scheitern, ist es weniger wahrscheinlich, daß sie dafür die Technik oder Sie verantwortlich machen; sie werden vielleicht mehr auf das hören, was Sie sagen, und glauben, daß es sich lohnt, Ihrer Anleitung zu folgen. Wenn sie mogeln und Erfolg haben, weil sie es geschickt anstellen, haben Sie wahrscheinlich einen Patienten, der schon weit vorangeschritten ist auf dem Weg zu Selbstbestimmung und Selbstkontrolle. Sie können dann vielleicht die Therapie schneller in diese Richtung lenken. Die Minderheit der Patienten, die auf Sie hört und nicht mogelt, ist vielleicht ein Zeugnis dafür, wie energisch und glaubwürdig Sie sind; sie können aber auch zu sehr von der Therapeutin abhängig sein, es mangelt ihnen vielleicht an Selbstvertrauen, oder sie sind ängstlich wegen der Pullouts an sich. Ziehen Sie alle Möglichkeiten in Betracht. Diskutieren Sie die Probleme mit dem Patienten und bemühen Sie sich, mehr darüber herauszufinden, wie er in der Therapie funktioniert und welche Beziehung er zu Ihnen hat. Es handelt sich um ein kritisches Stadium, in dem die Patienten ein richtiges Verhältnis zur therapeutischen Beziehung finden müssen, ihr Sprechverhalten ändern und der Möglichkeit näher kommen müssen, wirkliche Kontrolle über ihr Sprechverhalten zu entwickeln sowie anderen angstauslösenden Entwicklungen ins Auge zu sehen. Hören Sie gut zu, schauen Sie genau hin und beachten Sie alle Anzeichen, die Sie finden können.

Grundlegende Methoden

Die grundlegenden Methoden des Pullouts können in sieben Teile unterteilt werden, welche entweder nacheinander oder gleichzeitig erlernt werden können. Die Alternativen vereinfachen die Vermittlung und machen es einfacher, sich auf die schwierigen Einzelheiten zu konzentrieren, deren Erlernen vielleicht besondere Probleme bereitet.

1. Der Patient muß bereit sein, freiwillig zu stottern, ohne zu versuchen, es hinauszuschieben, zu ersetzen, Starter zu benutzen oder den Spasmus anderweitig zu vermeiden.
2. Die Spannung und die Abnormität des Spasmus müssen dem Patienten als Zeichen dienen, um genaustens zu realisieren, was er wie macht, um einen Stotterspasmus zu produzieren. Dies ist eine Umkehrung des alten Verhaltens, bei dem der Spasmus einen Mangel an Bewußtsein auslöste. Das gewachsene Bewußtsein läßt sich an der Analyse und der Fähigkeit zur Beschreibung messen.
3. Es muß zu einer gewollten Entspannung kommen, um sich aus dem Spasmus herauszuziehen. Dies kann für den gesamten Spasmus geplant werden oder nur für eine teilweise Entspannung im Anfangsstadium. Beim Planen der Entspannung sollten folgende Punkte berücksichtigt werden: die Art des Spasmus und damit verbundene Verhaltensweisen, das Maß an Streß, das empfunden wird, beteiligte Bereiche des Sprechapparates, physioakustische Eigenschaften der gestotterten Phoneme und die geeignetste Form der Sprechunflüssigkeit.
4. Der Patient sollte Spasmusspannungen lösen, so daß die Bewegung der Artikulationsorgane, die Phonation und der Luftstrom richtig eingesetzt werden können. Zunächst ist es u.U. nötig, bestehende Spannungspunkte zu verstärken und dann diese verstärkte Spannung zu lösen. Eine andere Methode ist, den Spasmus so lange aufrechtzuerhalten, bis er in Pseudostottern übergeht, von wo aus ein Pullout durchgeführt werden kann. Häufig benötigen diese Schritte erst einmal viel Zeit innerhalb des Spasmus, aber es ist trotzdem wichtig, sie zu vollziehen. Wenn zusätzlich Zeit benötigt wird, um alle Schritte auszuführen, wird die Methode der Aufrechterhaltung des Spasmus bis zum Pseudostottern von vielen Therapeutinnen verwendet, um die benötigte Zeit zu sichern und die Schritte ihrem Auftreten nach zu erleichtern.
5. Die Patienten sollten mit leichter Entspannung in den Pullout hineingleiten und dabei die ausgewählte Art der Sprechunflüssigkeit benutzen. Sie konzentrieren sich eher auf taktil-kinästhetische Wahrnehmungen als auf akustische Signale. Zwei wichtige Aspekte sind die entspannte Bewegung und die Sprechunflüssigkeit. Wie später beschrieben wird, sind zwei der häufigsten Ursachen für das Scheitern von Pullouts angespannte und übereilte Bewegungen und Versuche, das Wort ohne Sprechunflüssigkeit zu beenden.
6. Die Patienten beenden das Wort wie geplant. Wenn sie das getan haben, versuchen sie, jedes negative Verhalten nachzubessern, wie zum Beispiel das Verlieren des Blickkontaktes, bevor das Wort beendet ist.
7. Die Patienten versuchen, das Gefühl und den Prozeß der Spannungslösung auf die nächsten Wörter, die gesprochen werden, zu übertragen, anstatt plötzlich wieder in die üblichen Sprechmuster zurückzufallen.

Diese Grundschritte geben den Patienten aufeinander folgende Ziele, an denen sie arbeiten können. Die meisten davon bieten keine allzu großen Schwierigkeiten, insbesondere dann nicht, wenn Vorerfahrungen mit Nachbesserung bestehen. An den beiden ersten Grundschritten (offenes Stottern und Analyse während des Stotterns) ist dann bereits intensiv gearbeitet worden, wenn Desensibilisierung und Spasmenanalyse Bestandteile der bisherigen Therapie waren. Wenn dies nicht der Fall sein sollte, empfehle ich der Therapeutin, begleitende Therapieprogramme zu entwerfen, die sich auf diese Gebiete konzentrieren. Aus demselben Grund müssen die Patienten ausgezeichnete Pseudostotternde sein. Können sie das nicht, sollte ein Begleitprogramm vorbereitet werden, aufbauend auf dem Material des entsprechenden Kapitels.

Ausweitung

Den beschriebenen Schritten folgt die Ausweitung von Pullouts. Zu diesem Zeitpunkt ist das Ziel, daß Ihr Patient die Grundlagen des offenen Stotterns in ca. 90% aller Fälle schafft. Der zweite Schritt, die Analyse, sollte in allen möglichen Situationen zufriedenstellend gelingen, d.h. in ca. 75% aller Fälle. Beachten Sie die grundlegenden Schritte:

1. Lassen Sie den Patienten, aufbauend auf das vorige „Einfrieren" und die Analyse, eine Beschreibung hinzufügen, wie er sich aus einem einzelnen vorgetäuschten Spasmus herausziehen würde. Dann lassen Sie ihn den vorgetäuschten Spasmus wiederholen, wobei er das Pullout wie geplant anwenden soll. Benutzen Sie Spiegel und Tonbandaufnahmen für die Analyse und Beurteilung. Lassen Sie die Übung ggf. mehrere Male wiederholen, um das Wesentliche zu erarbeiten oder eine Bewegung zu lernen.

2. Lassen Sie den Patienten während der Sitzungen in der Therapie Telefongespräche führen, bei denen er sich aus unfreiwilligen Spasmen (oder, falls nötig, vorgetäuschten) befreit. Analysieren Sie sowohl die guten als auch die schlechten Pullouts genau. Verwenden Sie ggfs. auch Rollenspiele, um Telefongespräche vorzubereiten. Bitten Sie den Patienten, Fehler selbst zu korrigieren, verschiedene Pullout-Methoden auszuprobieren und allgemein zu experimentieren. Lassen Sie den Patienten mehrere Telefongespräche führen. Verwenden Sie auf die Telefonate viel Zeit, da sie strukturiert, geprobt und bis zu einem hohen Grad kontrolliert werden sollten.

3. Setzen Sie aversive Reize wie beispielsweise VAR, fremde Personen, Rollenspiele über Alltagssituationen und „heiklen" Themen ein. Sorgen Sie dafür, daß Pullouts in diesen Situationen gehäuft vorkommen. Nehmen Sie die Übung für die anschließende Analyse auf Kassette auf.

Wahrscheinlich sollten Sie den Patienten zu diesem Zeitpunkt auch außerhalb der Therapie Pullouts anwenden lassen (sicherlich ist Ihnen der Patient schon zuvorgekommen). Wählen Sie aufgrund Ihres Wissens über den Patienten Situationen aus, die zwar stotterauslösend, aber so gering wie möglich belastend sind. Viele Stotternde werden zu diesem Zeitpunkt gute Erfolge erzielen, aber bei einigen kommt es zu einem drastischen Rückfall des Leistungsniveaus, das innerhalb der Therapie erreicht wurde. Analysieren Sie gemeinsam, warum dies passierte, und arbeiten Sie dann an diesen Problemen entweder mit Übungen im Schonraum oder solchen mit niedrigem Streßniveau.

Vorschläge für Übungen außerhalb des Schonraums (In-vivo-Übungen):

1. Der Patient soll alle leichten Spasmen (kürzer als zwei Sekunden) ignorieren, da diese für gute Pullout-Versuche zu schnell vorübergehen.
2. Halten Sie die Situation so kurz wie möglich, um die Anzahl der erforderlichen Pullouts zu verringern und zusätzliche Belastung gering zu halten.
3. Nehmen Sie sich nach jeder Situation Zeit für eine gründliche Analyse. Ein unauffälliger, tragbarer Rekorder ist für die spätere Analyse eine große Hilfe (es kommt nur darauf an, daß Sie den Stotternden hören).
4. Vergessen Sie nicht, dem Patienten jede Situation zuerst zu demonstrieren. Falls der Patient scheitert, übernehmen Sie die nächste Situation und versuchen Sie, die Wörter zu verwenden, an denen der Patient scheiterte. Sorgen Sie dann dafür, daß sich der Patient sofort in eine ähnliche Situation begibt, in der er möglichst die gleichen Wörter nochmals verwendet (wenn nötig, mit Pseudostottern).
5. Analysieren Sie jede Situation direkt, nicht erst in der nächsten Therapiesitzung.

Fortgeschrittene Entwicklung von Pullouts

Schwierigkeiten

Die Schwierigkeiten im Zusammenhang mit Pullouts wurden bereits erwähnt. Jeder Lernprozeß ruft Fehler hervor, und Pullouts machen dabei keine Ausnahme. Sie können von geringer Qualität und übereilt sein, mit minimaler Sprechunflüssigkeit oder andere unbefriedigende Anteile aufweisen. Anfängliche Fehler fallen normalerweise auf, wenn es dem Stotternden nicht gelingt, in das Pullout überzugehen oder wenn aus dem Pullout wieder ein unfreiwilliger Spasmus wird. Jeder Patient, mit dem Sie arbeiten, wird eine gewisse Anzahl solcher Erfahrungen machen. Erklären Sie dem Patienten, daß er in solchen Fällen das mißlungene Pullout sofort nachbessern soll oder daß er es retten kann, indem er bei dem betreffenden Wort sofort einen Spasmus vortäuscht, um sich dann aus dieser Vortäuschung herauszuziehen. Während des Therapieprogramms sollten Fehler nicht einfach nur nachgebessert, sondern analysiert und berichtigt werden. Dies ist vor allem für die wenigen Patienten wichtig, die eine hohe Zahl an unbefriedigenden Pullouts aufweisen. Auf jeden Fall gibt es eine Menge Fragen, die Sie und der Patient beantworten sollten:

1. Ist der Spasmus einfach entglitten und zu weit fortgeschritten, um ein Pullout zu versuchen? Dies geschieht häufig bei kurzen Spasmen. Die meisten Patienten versuchen, sie zu „fangen“, um sich dann damit zu trösten, daß so ein kurzer Spasmus wohl nur von sehr wenigen Zuhörern bemerkt wird. Andere Techniken lassen sich außerdem besser bei kurzen Spasmen anwenden. Wenn die mißlungenen Spasmen jedoch aufgegriffen werden können, sind zusätzliche Übungen für die Eigenkontrolle, Wahrnehmung, Aufgreifen von Spasmen und zum Anhalten nötig.
2. Hat es zu lange gedauert, um sich der Entstehung der Spasmen bewußt zu werden und sie zu analysieren, oder war die Analyse unvollständig und fehlerhaft? Wenn die Antwort in der ersten Hälfte der Frage begründet liegt, sollten bloße Erfahrung und Übung das Problem lösen können. Wenn die Analyse unvollständig und fehlerhaft ist, müssen Sie zurückgehen und das Maß an Entspannung und/oder die Notwendigkeit weiterer Übungen zu Analyse und Beurteilung abschätzen.
3. War die Planung für die Kontrolle über den Spasmus oder für die Art des Pullouts fehlerhaft? Beide Aktivitäten müssen zuerst einmal sehr bewußt durchgeführt werden, und beide benötigen Zeit. In dem Maß, in dem der Patient im Laufe der Zeit hunderte von Pullouts sammelt, entwickelt sich ein schnell verfügbares Eigenverständnis für Analysen und Lösungsmöglichkeiten, die leicht zugänglich sind und wenig Zeit benötigen. Für alles, was man regelmäßig tut, braucht man nach und nach weniger Zeit. Sie müssen herausfinden, ob der Patient die Fähigkeit oder die Informationen zur Verfügung hatte, diese jedoch nicht nutzte (in diesem Fall wäre eine Strafe angebracht), oder ob hier eine wirkliche Schwäche beteiligt war, die Sie identifizieren und gegen die Sie gezielt angehen müssen.
4. War die Entspannung fehlerhaft? Normalerweise können Sie dies sehen, indem Sie das Gesicht und den Hals des Patienten beobachten – außerdem kann man es auf den Kassettenaufnahmen der Aufgaben hören. Wenn eine übergroße Anspannung das Problem zu sein scheint, müssen Sie den Grund herausfinden. Sie müssen an der Entspannung arbeiten, wenn der Patient ungenügende Vorstellungen über Entspannung hat oder zu wenig über Entspannungsmöglichkeiten weiß. Wenn die Ursache im Situations-Streß liegt, müssen Sie die Reaktion auf Streß und die Angsthierarchie beachten und möglicherweise mit Desensibilisierung und Entspannung arbeiten. Die folgenden zwei Punkte kann man als Folgen und Ursachen von Entspannungsproblemen ansehen.
5. Hat der Patient versucht, das Pullout zu schnell auszuführen? Dies ist vermutlich der Hauptgrund für Mißerfolge bei Stotternden, die sonst wissen, wie sie Pullouts zu machen haben (wenn die grundlegende Ursache auch bei Punkt 4 liegen könnte). Es gibt tatsächlich die Tendenz bei Pullouts, daß sie immer weiter vorne im Spasmus auftreten. Viele Patienten versuchen unvernünftigerweise, aus dem Spasmus zu kommen, bevor sie dafür bereit sind, so daß die Wahrnehmung, Analyse, Planung und die Entspannung verkürzt werden und nicht für effektive Pullouts verwendet werden können. Solchen Stotternden könnte es, abgesehen von Beratung und Bestrafung, helfen, mit Aufgaben zu üben, bei denen die Therapeutin die Dauer einer wirklichen und/oder eines vor-

getäuschten Spasmus festlegt und vorschreibt, wann der Patient mit den Pullouts beginnen darf.

6. „Schnellte" der Stotternde in das Pullout hinein, anstatt leicht hineinzugleiten? Dies ist eine typische Begleiterscheinung von übereilten Versuchen, kann jedoch auch bei solchen auftreten, die vollständig analysiert, geplant, gelöscht und zeitlich festgelegt wurden. Es ist wie bei einem Scharfschützen, der sein Gewehr korrekt anlegt, ordentlich steht, sorgfältig anvisiert und dann plötzlich am Abzug reißt. Ähnliche Verhaltensweisen tauchen bei Pullouts auf, da alte Gewohnheiten und Ängste nicht leicht abzulegen sind. Es kann schwierig sein, zu anderen Artikulationsabläufen überzugehen, was zu einem Wiederanstieg der Spannung führen kann. Normalerweise kehrt der Spasmus im Pullout selbst wieder. Sie können dann auf länger ausgedehntes Pseudostottern, weiche Vokaleinsätze, Selbstinstruktion zur Entspannung, die Betonung der taktil-kinästhetischen Wahrnehmungskontrolle oder auf einen größeren Widerstand gegenüber Streß achten. Außerdem können Sie die akustischen Merkmale der Wörter näher betrachten, bei denen diese Mißerfolge am häufigsten auftreten, und feststellen, ob diese mit besonderen phonemischen Zusammenhängen in Verbindung stehen (s. nächster Abschnitt).
7. Paßte die Art der Sprechunflüssigkeit im Pullout zum Stotterverhalten? Dies ist auch für den kommenden Abschnitt von Bedeutung. Es gibt Stotternde, die eine ausgesprochene Vorliebe für eine bestimmte Art von Pullouts entwickeln. Sie verwenden sie deshalb auch dann, wenn eine andere Art in dem akustischen Kontext besser passen würde. Auch bemühen sie sich teilweise zu sehr um die am wenigsten offensichtliche Form von Sprechunflüssigkeit. In beiden Fällen ist es nützlich, wenn die Patienten die Pullouts variieren und ihr Gefühl für die Selbststeuerung verstärken.
8. Hat sich der Stotternde zu sehr bemüht, flüssig zu sprechen, oder möglicherweise der vorbereiteten Einstellung vorgegriffen? So, wie manche Stotternde während der Nachbesserung versuchen, Pullouts vorwegzunehmen, bemühen sich einige Patienten während der Lernphase von Pullouts um ein Gegenstück zur vorbereitenden Einstellung. Dies sollte weiterhin nicht erlaubt werden. Der Patient muß verstehen, daß ein funktionierendes Pullout ein stets offener Ausweg ist, wenn er einen Spasmus nicht im voraus erkennen und kontrollieren kann (vorbereitende Einstellung) oder der Korrektur von Techniken zur Kontrolle der Sprechflüssigkeit dient, die aufgrund von Streß und Unachtsamkeit fehlschlagen. Wie bereits erwähnt, helfen vielleicht Beratung, Bestrafung und das Festlegen einer Spasmusdauer, den Patienten an eine korrekte zeitliche Planung zu erinnern.
9. War das Pullout nachlässig, automatisch oder nur pro forma? Die Therapie fordert vom Patienten, daß er Hunderte von Pullouts ausführt, und diese können langweilig oder vom Bewegungsablauf her automatisiert werden. Es ist die Aufgabe der Therapeutin, für Motivation, Anregung und verschiedene Arten von Übungen und Herausforderungen zu sorgen, Belohnungen und Bestrafungen angemessen einzusetzen und im übrigen das Interesse und die Aufmerksamkeit des Patienten auf verschiedene Weise aufrechtzuerhalten.
10. Beeinträchtigen spezielle Tremorbewegungen oder alte Techniken zur Befreiung aus dem Spasmus die Übergangsbewegungen? Wenn dies der Fall ist, treten sie voraussichtlich in gewissen phonemischen Kontexten und/oder besonders anstrengenden Situationen auf. Der Patient muß auf eine größere Entspannung und eine bessere Analyse hinarbeiten und sollte sich nach einigen der nun folgenden Vorschläge zur Stabilisierung von Pullouts richten.

Sie müssen entscheiden, ob zeitweise kurze zusätzliche Programme nötig sind, um Schwierigkeiten bei Pullouts auszuräumen oder ob es ausreicht, wenn der Patient mehr Erfahrung gesammelt hat. Die meisten Stotternden zeigen sich gegenüber Pullouts durchaus motiviert, oft jedoch „wittern sie Morgenluft" und werden ungeduldig gegenüber Ihrem schrittweisen Vorgehen in der Therapie. Sie sollten diese Begeisterung steuern und dem Patienten nicht erlauben, instabile, schwache Pullouts zu entwickeln, die unter Druck versagen oder im Laufe der Zeit an Kraft verlieren.

Stabilisierung

Um sicherzugehen, daß Pullouts keine vorübergehende Technik sind, sondern etwas, was dem Patienten auf Dauer zur Verfügung stehen wird, werden sie stabilisiert. Damit sollen mehrere Ziele erreicht werden:

1. Lassen Sie den Stotternden eine große Anzahl Pullouts in verschiedenen Sprechsituationen erleben.
2. Reduzieren Sie nach und nach die Dauer des Spasmus vor dem Pullout.
3. Erkennen und lösen Sie Probleme, die mit der Verwendung von Pullouts zusammenhängen.
4. Machen Sie dem Patienten die Pullouts vollkommen bewußt und übertragen Sie ihm die Verantwortung, sie einzusetzen, zu variieren und zu bewerten.
5. Leiten Sie den Stotternden zum Gebrauch von vorbereiteten Einstellungen an.

Ihr Ziel ist es, daß der Stotternde sich daran gewöhnt, Pullouts zu verwenden und zum Experten darin wird. Er sollte in seine Fähigkeit vertrauen, sich aus jedem Spasmus in jeder Situation befreien zu können, so daß Situationsängste gemindert werden. Das zunehmende Selbstvertrauen soll ihm das Gefühl geben, daß er, nach Beendigung der Therapie, eine stabile Technik hat, die er in dem weiterlaufenden „Nachsorgeprogramm" anwenden kann. Für den Patienten stellt die Verringerung der Spasmuslänge ein reizvolles Ziel dar. Mit zunehmendem Fortschritt nehmen starke Spasmen ab, weil die Länge abnimmt und ein Großteil des Anstrengungs- und Vermeidungsverhaltens verschwindet. Außerdem führt die zeitliche Verschiebung des Pullouts in Richtung Spasmusbeginn den Stotternden zu vorbereiteten Einstellungen und weiterer Reduzierung der Sprechunflüssigkeit. Schließlich muß man sich aus qualitativen Gründen um individuelle Probleme mit Pullouts oder um einzigartige Fehlerstrukturen kümmern, um dem Patienten das volle Vertrauen in die Techniken und in seine Fähigkeit, diese anzuwenden, ermöglichen.

Nun folgen einige Überlegungen bzw. Verfahrensweisen zur Stabilisierung:

1. Der Patient benötigt Aufgaben, um 50 bis 100 Pullouts pro Tag zu üben. Dies bedeutet, daß er häufig vortäuschen muß, zu stottern, und die wenigsten Patienten werden in diesem Stadium der Therapie die Idee begrüßen, absichtlich zu stottern. Dann bedarf es oft starker Motivation und persönlicher Ermutigung. Dies ist völlig normal. Nach meiner Erfahrung ist das Maß, in dem der Stotternde in diesem fortgeschrittenen Stadium sich zurückhält, die Therapie sabotiert oder Aufgaben zurückweist, ein verläßlicher Indikator für die zukünftige Aufrechterhaltung oder einen zukünftigen Rückfall. Andere Aufgaben können Tage einbeziehen, an denen der Patient versuchen soll, sich aus jedem unfreiwilligen Spasmus zu befreien, wobei er Protokoll über jede Situation, jedes Wort und jeden Spasmustyp, über die Schwierigkeiten und den Erfolg bzw. Mißerfolg führen soll. Sorgen Sie für Strafen, die bei jedem ausgelassenen, ungenügendem oder fehlgeschlagenem Versuch vom Patienten selbst angewendet werden sollen. Versuchen Sie, für den Patienten eine Vielzahl von Situationen zu finden, einschließlich Erfahrungen im Therapieraum, Sprechen vor Gruppen usw. Verwenden Sie Aufgaben wie z.B. einen Autokauf oder Umfragen auf der Straße oder an der Haustür, ein Gespräch mit einem Stotternden, der gerade eine Therapie begonnen hat, oder die Teilnahme an einer Radiosendung mit Zuhörerbeteiligung und Themen der persönlichen Angsthierachie des Patienten.
2. Arbeiten Sie in der Therapie mit dem Patienten daran, den gleichen Spasmus mehrere Male hintereinander vorzutäuschen und sich jedes Mal früher daraus zu befreien. Wiederholen Sie diese Übungen und trainieren Sie verschiedene Arten der Befreiung. Die Pullouts sollen gelassen, entspannt und kontrolliert sein. Benutzen Sie für das Üben unter Stress aversive Stimuli wie VAR. Greifen Sie auf die alte Methode zurück, Telefonanrufe vorher niederzuschreiben und dann den gleichen Anruf

mehrfach zu wiederholen, wobei versucht wird, den Spasmus jedesmal zu verkürzen. Sie und die Patienten können sich auf eine optimale Zeit für das Verhältnis Spasmus-Pullout einigen und dann eine für einen ganzen Tag geltende Regelung festlegen, bei der jeder unfreiwillige Spasmus, der nicht die optimale Zeitspanne aufweist, durch die Anwendung von Pseudostottern und einem Pullout auf dem gleichen Wort „gelöscht" werden muß.

3. Konzentrieren Sie sich auf die speziellen Probleme, die der Patient mit Pullouts hat. Wie oben bereits angedeutet, kann es zu starkem Tremor, alten Tricks zur Befreiung aus dem Spasmus oder bestimmten Phonem- und Silbenstellungen kommen. Durchforschen Sie Ihr Gedächtnis und das Ihres Patienten nach Verhaltensweisen, die „verschwunden" sind und holen Sie diese zur Übung noch einmal zurück, denn Sie wissen nie, wann eine abgelegte oder unterdrückte Verhaltensweise wieder auftreten wird. Murray (1980) erinnerte sich in seiner persönlichen Darstellung des Stotterns an das Wiederaufleben von schweren Tremor-Mustern, die seit elf Jahren nicht mehr aufgetreten waren. Die Verhaltensweisen, die er bereits abgelegt und völlig überwunden glaubte, kehrten in einer besonders angespannten Sprechsituation wieder zurück. Sie werden festlegen müssen, welche Faktoren auslösend sind und was genau der Patient gerade macht oder nicht macht, wenn diese Probleme auftreten. Jeder Stotternde wird manchmal bei einigen Pullouts scheitern, aber Sie sollten keine Laute, Silben, Wörter, Situationen oder andere Variablen in einem Zustand lassen, in dem es wahrscheinlich ist, daß der Patient scheitert oder Probleme hat. Überreste von ungelösten Problemen können das Selbstvertrauen zernagen und zum Rückfall beitragen. Die Annäherungen an diese Probleme können sehr individuell sein und sind in einem allgemeinen Text schwer vorwegzunehmen, aber die folgenden Vorschläge sollen als Starthilfen dienen:

   a) Lassen Sie den Patienten für Tremore und Befreiungstricks isoliert Pseudostottern üben und variieren, um die Wahrnehmung und die Flexibilität zu steigern. Lassen Sie ihn die Probleme, an denen Sie gerade arbeiten, vortäuschen, einfrieren, übertreiben, um sich dann langsam daraus zu befreien. Falls es durchführbar ist, sollte er versuchen, eine entgegengesetzte Verhaltensweise auszuführen (bei einem Lippentremor z.B. eine Lippenfixierung oder einen anderen Lippentremor; bei einem aufwärtsgerichteten Kopfruck eine Abwärtsbewegung). Er könnte außerdem versuchen, den Lippentremor (oder das Kopfrucken) so lange fortzuführen, bis es nur noch vorgetäuscht ist und der Stotternde in der Lage ist, weiterzusprechen.

   b) Lassen Sie den Stotternden bei lokalisierten Problemen wie zum Beispiel einer Zungenstellung oder einem Laryngospasmus die artikulatorische oder laryngeale Spannung bewußt verstärken und dann entspannen. Während der Entspannung soll der Atemstrom ohne Anstrengung fließen, die Phonation auf dem Luftstrom gleiten und die Artikulationsbewegungen mit dem Atemstrom zeitlich koordiniert sein.

   c) Identifizieren Sie bei spezifischen Phonem- und Silbenproblemen die schwierigen Items und werten Sie sie dann nach bestimmten Merkmalen aus. Die Stotterforschung (Wells, 1983) läßt darauf schließen, daß die Merkmale konsonantenbetont, stimmhaft und fließend einen wesentlichen Einfluß auf das Stottern haben. Das heißt, daß Stottern am wahrscheinlichsten dann auftritt, wenn die Hauptspannung und die fehlende Koordination lingual und laryngeal sind und der Sprecher von stimmlosen zu stimmhaften Lauten wechseln muß. Trotzdem sind jede Menge individuelle Abweichungen möglich. Ändern Sie sowohl beim Pseudostottern als auch bei „echten" Spasmen Faktoren wie Ort, Resonanz, Betonung usw. so wenig wie möglich, wenn Sie spezifische Punkte lokalisieren, um die Bewegung zu erleichtern. Es kann hilfreich sein, ein Sprechmuster durch kräftige, lockere, langsame Wiederholungen abzuändern und dabei den wiederholten Laut immer mehr zu verändern. Zum Beispiel könnte ein tonischer Spasmus auf dem (i) von „ein" mit einem langsamen und leichten /e/-/e/-/e/-/e/ beginnen, sich langsam in ein /I/-/I/-/I/-/I/ verwandeln, in ein gedehntes /i/ übergehen, um dann weiter in den Rest des Pullouts zu gleiten. Diese oder ähnliche Vorgehensweisen sollten nur zeitweise verwendet werden, damit der Patient lernt die taktil-kinästhetischen Eindrücke bei der Spannungslösung und den Lautbewegungsmustern besser wahrzunehmen.

4. Betonen Sie dem Stotternden gegenüber, wie wichtig es ist, sich der Anzeichen bewußter zu werden, die ihm helfen, den Spasmus „abzufangen" und das Pullout zu erreichen. Lassen Sie den Patienten mit kräftigen und langsamen oder leichten und einfachen Artikulationsbewegungen vorlesen, um die Wahrnehmung zu verbessern. Er soll während der Übungen notieren, wieviele Spasmen er antizipieren (nicht vorhersagen!) konnte, bevor sie einsetzten bzw. während sie anfingen. Befragen Sie den Patienten dann nach den Anzeichen, die ihm die Vorwarnung ermöglichten. Das wird helfen, zu den vorbereitenden Einstellungen überzuleiten, es soll aber ebenso helfen, die für das Pullout benötigte Zeit zu reduzieren, kleinere Spasmen „abzufangen" und wird zur Lösung oder wenigstens zur Reduzierung einiger spezieller Probleme beitragen, die in diesem Abschnitt beschrieben wurden.

Aufrechterhaltung

Ein weiterer Pluspunkt der Pullouts ist die Tatsache, daß sie den Transfer erleichtern. Ich habe bereits zu Anfang dieses Kapitels vom Wert der Pullouts gesprochen, der über die Rolle eines Zwischenschrittes in der Therapie hinausgeht. Van Riper (1971) führte an, daß viele Stotternde ihr Selbstvertrauen dadurch aufbauen sollten, daß sie bewußt versuchen, Stotterspasmen durch Übertreiben von „Auslöser-Stellungen" herbeizuführen und dann einen Pullout auszuführen. Das Experimentieren mit Haltungen und Druckstärken, die Spasmen auslösen, kann gefördert werden. Da der Stotternde durch den Gebrauch von Pullouts Selbstverstärkung erhält (Entspannung der Anspannung), sollten Vermeidungen abnehmen. Der Patient sollte tatsächlich damit beginnen, gefürchtete Wörter und schwierige Situationen, die er in der Vergangenheit vermieden hat, bewußt mit dem Wissen anzugehen, daß er alle Fehler und Mißerfolge nachbessern kann. Die Aufrechterhaltung der Fähigkeit, Pullouts (und Nachbesserung) anzuwenden, gibt dem Stotternden einen stabilen Schutz gegen plötzlich auftretende Spasmen oder Fehlschläge. Der Transfer von Pullouts sollte für den Patienten attraktiv sein, weil sie zumindest die Abnormität jedes Stotterns reduzieren. Auch als Kontrolltechnik scheint es sehr akzeptabel zu sein. In einer Studie mit 200 Beurteilern verschiedener Altersstufen, Geschlechter und sozioökonomischer Verteilungen wurden Pullouts in signifikant größerem Maße akzeptiert als Dehnungen und lockere Wiederholungen. Dies galt auch, wenn Stotternde und Sprachtherapeutinnen getrennt beurteilten (Berlin und Berlin, 1964).

Es ist sehr optimistisch, für alle Stotternde von Sprechflüssigkeit zu sprechen, und doch ist es ein angemessenes Ziel. Während einige Therapeutinnen „flüssiges Sprechen" als 0,5 gestotterte Wörter pro Minute definieren, wundere ich mich, daß man 25 Stotterspasmen in einer 50minütigen Unterrichtsvorlesung als „flüssig" bezeichnen kann. Ebenso bin ich verblüfft, daß eine langsame, mühevolle, monotone, mit Pausen gefüllte Sprechweisen von Therapeutinnen als „flüssig" bezeichnet wird. Die Tendenz, flüssiges Sprechen und normales Sprechen zu unterscheiden, ist für mich eine falsche Zweiteilung; normales Sprechen muß nicht unbedingt flüssig sein, und flüssiges Sprechen kann absolut unnormal klingen. Es ist unwichtig, ob die Therapeutin normales und flüssiges Sprechen durch Symptom-Modifikation oder durch Verstärkung der Sprechflüssigkeit erreichen möchte – der Patient sollte auf jeden Fall fähig sein, sich bei Ausrutschern oder Krisen selbst zu helfen. Pullouts scheinen diese Anforderung genau zu erfüllen, und deshalb betone ich ihren Wert für die Aufrechterhaltung. Ich meine, daß andere Fähigkeiten, weiter fortgeschrittene Symptom-Kontrolle oder Modifikation des flüssigen Sprechens zusammen mit dem Stotternden entwickelt werden sollten; aber Pullouts können sehr wichtig für das Selbstvertrauen des Patienten sein, für sein Gefühl der Unabhängigkeit von der Therapeutin und für die Realisierung, daß die Entwicklung nach der Entlassung aus der Therapie ohne die Notwendigkeit von umfassender therapeutischer Intervention oder Hotlines weitergehen kann.

Übungen für die Therapeutin

Beim Erlernen von Pullouts sollten Sie bereits gut im Pseudostottern sein, besonders in realen Situationen. Die Technik von Pullouts wird für Sie nicht besonders schwer zu beherrschen sein, Ihr größtes Problem dabei ist wahrscheinlich die Nachlässigkeit bei der Ausführung. Wie auch immer, wenn Ihre vorgetäuschten Spasmen als nicht real und von ausreichender Schwere erscheinen, werden Ihre Pullouts auch nicht überzeugend sein. Wenn Sie jetzt bereits wissen oder beim Üben herausfinden, daß Ihr Pseudostottern schwach ist, kehren Sie zu dem Kapitel über das Pseudostottern zurück und üben Sie, bis Sie die Rolle des Stotternden überzeugend spielen können.

1. Benutzen Sie die angebotenen Wörter und lesen Sie sie laut, wobei Sie jedes Mal einen mittelschweren bis schweren Spasmus vortäuschen. Benutzen Sie dabei einen Spiegel und einen Kassettenrekorder. Frieren Sie jeden Spasmus in der Mitte vollständig ein, halten Sie Blickkontakt mit Ihrem Spiegelbild und betrachten Sie Ihren „eingefrorenen" Spasmus 3–5 Sekunden lang. Beenden Sie das Wort und beschreiben Sie dann laut, was Sie getan haben (für die Aufnahme).

Examen	Plagiat	Gruppe
Aufgabe	Klassenzimmer	Fehlschlag
Instrument	Experiment	Assistenzarzt

Hören Sie sich die Aufnahme an. Wie angemessen waren die Beschreibungen und das Pseudostottern?

2. Nehmen Sie die folgenden Wörter, einen Spiegel und einen Kassettenrekorder. Lesen Sie jedes Wort fünfmal laut und täuschen Sie jedesmal einen anderen Spasmus vor. Frieren Sie jeden Spasmus in der Mitte vollständig ein, halten Sie Blickkontakt zu Ihrem Spiegelbild und betrachten Sie Ihren Spasmus 3–5 Sekunden lang (einschließlich taktilkinästhetischer Wahrnehmung).

Die Wörter sind: elementar
sekundär
akademisch

Hören Sie sich Ihre Beschreibungen an. Wie waren sie? Hörten sich alle Spasmen echt an? Wie variierten Sie das Pseudostottern? Verlor es mit zunehmender Wiederholung an „Echtheit"?

3. Wiederholen Sie Aufgabe 2 einschließlich des Einfrierens. Beenden Sie nun das Wort mit einem Pullout, anstatt Ihre Spasmen nach dem Einfrieren zu beschreiben. Benutzen Sie bei jeder der Wiederholungen eines Wortes eine andere der folgenden fünf Pullout-Arten. Sie können die Liste abändern, indem Sie andere Arten hinzufügen oder sie anders kombinieren:

a) kräftige, gelöste, bewußte, langsame Bewegungen

b) langsames, leichtes, rhythmisches Hüpfen (5–6 Mal)

c) leichter Konsonantenkontakt

d) Einleiten von Atemfluß und weichem Stimmeinsatz

e) „Atem kauen"

Hören Sie sich die Aufnahme an. Klingt jede Folge der fünf Vortäuschungen gleich? Welche Pullout-Arten bevorzugen Sie im allgemeinen? Fühlten sich manche Pullouts bei bestimmten Wörtern besser an als bei anderen? Haben Sie noch andere Arten von Pullouts gefunden? Werten Sie Ihre Pullout-Versuche insgesamt aus, indem Sie die früher in diesem Kapitel erwähnten Kriterien verwenden.

4. Nehmen Sie eine beliebige Wortliste und lesen Sie unter Benutzung eines Spiegels 25 Wörter vor. Täuschen Sie jedesmal einen schweren Spasmus vor. Variieren Sie dabei die Art des Spasmus. Frie-

ren Sie jeden Spasmus in der Mitte ein. Halten Sie dieses Einfrieren und erhöhen Sie die Spannung und den Druck beim Sprechen so stark wie Sie können. Halten Sie dieses „starke Einfrieren“ ungefähr fünf Sekunden, während Sie sich selbst im Spiegel betrachten und die Eigenschaften des Spasmus innerlich fühlen. Lösen Sie den schweren Spasmus langsam und bewegen Sie sich leicht in die Pullout-Art (en), die Sie bevorzugen. Beschreiben und bewerten Sie allgemein Ihr Pseudostottern. Welche Pullout-Arten haben Sie benutzt und aus welchem Grund? Werten Sie Ihre Pullouts aus, ebenso die entspannten Bewegungen, die aus dem Spasmus in das Pullout führten.

Die vorangegangenen vier Aufgaben waren darauf ausgerichtet, das Pseudostottern auf den neuesten Stand zu bringen und Ihnen Erfahrung in der Bewertung von Spasmen zu ermöglichen, während sie auftreten. Sie sollten auch mit einer Vielzahl von Pullout-Arten experimentieren, um Ihre Vorlieben zu bestimmen und diese auf bestimmte Phonem- und Silben-Kombinationen zu beziehen. Schließlich sollten Sie noch die Wirkung von Entspannung erforschen, indem Sie die Spannung erhöhen, ohne jedoch zu versuchen, die Artikulationsorgane zu bewegen. In der nächsten Aufgabenreihe werden die meisten dieser Themen mit zusätzlichen Punkten wiederholt. Jetzt sollten Sie nicht mit Ihrem Spiegelbild, sondern mit Ihrem Übungspartner sprechen und ihn dann beobachten und ihm zuhören, um Erfahrung bezügl. der Auswertung zu erlangen.

5. Wiederholen Sie bestimmte Teile (wie folgt) der vier Aufgaben vor Ihrem Übungspartner und lassen Sie ihn Ihre Bemühungen auswerten. Schreiben Sie einen Bericht über Ihre Auswertung der Bemühungen Ihres Übungspartners, so als wäre er ein Patient. Fassen Sie Ihre eigenen Bemühungen kurz zusammen:

   a) zu 1: Täuschen Sie bei drei Wörtern einen Spasmus vor, „frieren“ Sie ihn ein und beschreiben Sie diesen Ihrem Übungspartner.

   b) zu 2: Nehmen Sie ein Wort heraus und führen Sie fünf verschiedene Spasmen, Einfrierungen und Beschreibungen vor, die Ihr Übungspartner bewerten soll.

   c) zu 3: Machen Sie das Gleiche wie in b), aber enden Sie jetzt mit einem Pullout statt mit einer Beschreibung und lassen Sie dies durch Ihren Übungspartner bewerten.

   d) zu 4: Wählen Sie drei Wörter aus, mit denen Sie Ihrem Übungspartner Ihren Spasmus, starkes Einfrieren, Entspannung und Pullouts demonstrieren. Lassen Sie Ihren Übungspartner bewerten.

6. Wählen Sie mit Ihrem Übungspartner fünf Sätze aus und unterstreichen Sie in jedem ein Wort. Lesen Sie jeden Satz dreimal laut vor, täuschen Sie jedes Mal einen schweren Spasmus bei dem unterstrichenen Wort vor und befreien Sie sich mit einer entspannten, deutlichen und bewußten, kontinuierlichen Bewegung. Lesen Sie jedes Mal den ganzen Satz. Lassen Sie sich nach dem ersten und zweiten Versuch jedesmal von Ihrem Übungspartner mündlich beurteilen und versuchen Sie Ihre Ausführung dementsprechend beim nächsten Versuch zu verbessern. Schreiben Sie einen Bericht über die Probleme und Bemühungen Ihres Partners und fassen Sie Ihre eigenen kurz zusammen.

7. Unterstreichen Sie mit Ihrem Übungspartner zehn Wörter in einem Abschnitt. Lesen Sie Ihrem Übungspartner den Abschnitt laut vor. Täuschen Sie bei jedem unterstrichenen Wort einen leichten Spasmus und ein Pullout vor. Wiederholen Sie das gleiche Wort sofort nochmals, indem Sie einen schweren Spasmus vortäuschen und sich wieder befreien, wobei Sie Ihre eigene(n) Pullout-Art(en) selbst wählen können. Fahren Sie mit dem Lesen fort. Lassen Sie Ihren Übungspartner bewerten und einen kurzen Bericht über Ihre und seine Bemühungen schreiben.

8. Sprechen Sie mit Ihrem Übungspartner zwanglos über irgendein Thema. Unterhalten Sie sich so lange, daß jeder von Ihnen die Gelegenheit zu zwanzig Mal Pseudostottern und Pullouts hat. Das Pseudostottern sollte mittelschwer bis schwer und die Pullout-Arten unterschiedlich sein. Falls irgendein Pseudostottern und/oder ein Pullout

nicht zufriedenstellend war, soll der Übungspartner Ihnen ein Signal geben. Sie müssen die schlechte Ausführung sofort nachbessern.

Die vorangehenden vier Aufgaben brachten Pseudostottern und Pullout-Praxis in den Kontext halb-realer Situationen. Ihre eigene Auswertung Ihrer Bemühungen wurde mit denen Ihres Übungspartners verglichen. Sie sollten Ihren Übungspartner bewerten, um Ihre Kriterien für die Beurteilung zu verfeinern.

9. Führen Sie zusammen mit Ihrem Übungspartner jeweils drei Telefongespräche, um Informationen zu erhalten. Täuschen Sie bei jedem Anruf einen mittelschweren bis schweren Spasmus und ein Pullout vor (die Art können Sie frei wählen). Vergewissern Sie sich, daß Sie vor jedem Pullout eine Entspannungspause von 2–3 Sekunden einlegen. Lassen Sie Ihren Übungspartner das Ergebnis auswerten und darüber berichten. Hatten Sie irgendwelche Probleme? Haben Sie beim zweiten oder dritten Anruf aufgrund der Auswertungen etwas geändert? Wie waren Ihre Gefühle? Waren Ihre Pausen ausreichend? Welche Art(en) von Pullouts haben Sie benutzt? Vergleichen Sie Ihre Leistung mit der Ihres Übungspartners.
10. Beschreiben Sie einer Gruppe oder einem Freund Ihre Bemühungen, Pullouts zu lernen. Täuschen Sie währenddessen fünf Mal Spasmen mit anschließendem Pullout vor. Achten Sie darauf, daß Sie sich einige Sekunden Zeit nehmen, um in das Pullout zu gleiten. Werten Sie die Ergebnisse aus und berichten Sie.
11. Halten Sie zusammen mit Ihrem Übungspartner Fremde auf der Straße an und fragen Sie nach dem Weg oder sprechen Sie Leute im Geschäft an. Setzen Sie jedesmal zwei mittelschwere bis schwere Spasmen mit anschließendem Pullout ein. Achten Sie darauf, daß das Pseudostottern unterschiedlich ist. Besprechen Sie mit Ihrem Übungspartner jeden Versuch gründlich. Jeder von Ihnen sollte das in drei Situationen tun. Schreiben Sie einen Bericht mit folgenden Themen: Situationen, Ihre Gefühle, das gesamte Sprechmuster, Pseudostottern (Arten, Qualität, Stärke), Angemessenheit der Pausen und Entspannungen, Art(en) und Qualität der Pullouts und die Angemessenheit der Bewertungen.
12. Wählen Sie ein Wort, das ziemlich oft in Ihrer Alltagssprache vorkommt. Setzen Sie sich dann das Ziel, bei diesem Wort 25 mittelschwere bis schwere Spasmen und Pullouts einzusetzen. Vergessen Sie nicht die Entspannungs-Pause, bevor Sie in die Pullouts hineingleiten. Sie können sich etwas Zeit nehmen, aber Sie sollten für alle Vortäuschungen nicht mehr als drei Tage brauchen. Werten Sie Ihre Ergebnisse nach den bereits erörterten Kriterien fortlaufend aus. Berücksichtigen Sie auch die verschiedenen Situationen, die Reaktionen der Zuhörer, spezielle Vorkommnisse usw.. Hatten Sie irgendwelche Probleme? Gab es irgendwelche Situationen, in denen Sie Pullouts einsetzen wollten, es aber vermieden?

Übungsbeispiele für den Patienten

Die folgenden Aufgaben sind Vorschläge zur Übung der Pullouts. Obwohl versucht wurde, eine hierarchische Rangordnung zu erstellen, ist die beschriebene Reihenfolge nur eine von vielen Möglichkeiten, die Methode zu lernen. Die Modellaufgaben sollten entsprechend den Bedürfnissen der einzelnen Patienten, dem Nutzeffekt, den Pullouts, der Stellung von Pullouts im Gesamtkonzept und den Präferenzen der Therapeutin angepaßt und verändert werden.

1. Gehen Sie in x Situationen. Nehmen Sie jedesmal, wenn Sie stottern, das als Signal dafür, einen guten Blickkontakt zu Ihrem(n) Zuhörer(n) aufzunehmen. Schreiben Sie nach jeder Situation einen Bericht, in dem Sie diese identifizieren, die Anzahl und Stärke der Spasmen beschreiben und Ihren Blickkontakt bewerten. Ziel der Aufgabe ist die Überprüfung Ihrer Selbstkontrolle, Gelassenheit und Fähigkeit, Teile Ihres Verhaltens zu kontrollieren. Die Kriterien für die Auswertung des Blickkontaktes sind: Wie früh im Spasmus konnten Sie Blickkontakt aufnehmen (je früher desto besser), und wie gut waren Sie in der Lage, Ihre Zuhörer auch wirklich anzusehen? Sie können auswählen, ob Sie dies in zwei, vier oder sechs Situationen üben möchten, aber Sie müssen ein Minimum von zehn Spasmen sammeln.

2. Führen Sie Telefongespräche, bei denen Sie sich selbst im Spiegel betrachten. Benutzen Sie möglichst einen Kassettenrekorder. Jedesmal, wenn Sie während eines Anrufes stottern, frieren Sie den Spasmus völlig ein, bis Sie in den Spiegel geschaut und gedanklich alles analysiert haben, was Sie gerade tun. Dann lösen Sie dieses Einfrieren und beenden Sie das Wort. Schreiben Sie nach jedem Anruf die Wörter, bei denen Sie gestottert haben, und die Ergebnisse der Analyse nieder. Notieren Sie, was Ihrer Ansicht nach für Sie nötig gewesen wäre, um das Wort zu beenden. Die Zahl der Anrufe liegt bei Ihnen, aber sammeln Sie insgesamt entweder zehn, zwanzig oder dreißig Spasmen. Wenn Sie sich für eine der beiden letzten Möglichkeiten entscheiden, können bis zu 50% der Spasmen vorgetäuscht sein.
3. Nehmen Sie einen Kassettenrekorder und die unten stehende Wortliste. Täuschen Sie bei jedem Wort einen leichten Spasmus und Pullouts vor. Wiederholen Sie dann die Liste, indem Sie mäßig schwere Spasmen und Pullouts vortäuschen. Schließlich wiederholen Sie die Liste ein drittes Mal und täuschen Sie schwere Spasmen und Pullouts vor. Das Pseudostottern sollte Ihrem üblichen Stotter-Muster entsprechen. Führen Sie das Pullout bei jedem Spasmus so aus, daß Sie Ihr gewöhnliches Muster verlangsamen und übertreiben, bis es in eine starke, gelöste, kontinuierliche Bewegung übergeht. Spielen Sie das Band zurück und bewerten Sie jedes Pullout auf einer Skala von 1–5, wobei 1= schlecht und 5= ausgezeichnet ist. Achten Sie bei den folgenden Wörtern auf die unterschiedlichen „Sprechlaute" und darauf, ob diese in irgendeiner Beziehung stehen zu der Qualität der Pullouts oder zur eventuellen Tendenz einiger Vortäuschungen, zu echten Spasmen zu werden.

vorkochen	Ballspiel	Sonnenuntergang	Zebra
denken	sie selbst	Abfall	fangen
Telefon	Mittagessen	Vater	Besucher
elementar	Apfel	nie	vielleicht

Die ersten drei Aufgaben sind eine erneute Überprüfung folgender Kriterien: der Bereitschaft zu stottern, der Vermeidung von Situationen, dem Blickkontakt und der Fähigkeit, diesen zu kontrollieren, der Geistesgegenwart während des Stotterns und der Wahrnehmung der Zuhörer. Getestet werden grundlegende Fähigkeiten: während eines Spasmus anzuhalten, ohne darüber hinauszuschießen; die Fähigkeit des Patienten, Spasmen vorzutäuschen. Die Therapeutinnen bestimmen so auch die Fähigkeit des Patienten, Pullouts auszuwerten und sie in Beziehung zu setzen zu der Stärke des Spasmus und den physio-akustischen Eigenschaften der enthaltenen Phoneme. Die Pullout-Auswertungen sollten auf Übungen und Besprechungen in der Therapie beruhen.

4. Schreiben Sie eine Beschreibung Ihres typischen Stotterspasmus, wie er zur Zeit besteht. Berücksichtigen Sie unbedingt jegliches Anstrengungsverhalten und die Sekundärsymptomatik. Überprüfen Sie diese Beschreibung mit Ihrer Therapeutin und modifizieren Sie sie ggf.. Sammeln Sie während der nächsten x Tage eine Anzahl echter Spasmen, bei denen Sie erst dann weitersprechen, wenn es Ihnen gelungen ist, das echte Stottern in willentliches Stottern umzuwandeln. Wenn es zu willentlichem Stottern geworden ist, eliminieren Sie alle Sekundärsymptome und Anstrengungsreaktionen, so daß nur eine verlangsamte Version Ihres Grundstotterns übrigbleibt. Falls irgendein Spasmus wirklich bleibt oder wieder wirklich wird, notieren Sie das jeweilige Wort und andere Details in Ihrem Bericht. Waren Sie in der Lage, solche Verhaltensmuster und Anstrengungsreaktionen in den Pullouts zu eliminieren? Welcher Art sind Ihre grundlegenden Spasmen? Beschreiben Sie die Reaktionen Ihrer Zuhörer. Sammeln Sie auf diese Weise 30, 60 oder 90 Spasmen.
5. Rufen Sie jemanden an (den Ihre Therapeutin bestimmen wird), erklären Sie ihr oder ihm Pullouts und beantworten Sie Fragen. Setzen Sie im Laufe des Gesprächs, das 20–30 Minuten dauern sollte, willentliches Stottern und Pullouts ein. Gehen Sie bei den Pullouts so vor, daß Sie das willentliche Stottern verlangsamen; wandeln Sie es dann in ein leichtes, müheloses lockeres Wiederholen um; beenden Sie dann das Wort. Falls irgendeine Vortäuschung zu echtem Stottern wird, dehnen Sie

sie solange aus, bis Sie sie zurückverwandeln können in eine Vortäuschung, um sich dann daraus mit einem Pullout zu befreien. Alle Vortäuschungen sollten mittelschwer bis schwer sein. Sammeln Sie 15, 25 oder 35 Vortäuschungen. Beschreiben Sie Ihre Ergebnisse. Wie viele Vortäuschungen entglitten Ihnen? Wieviele spontane, echte Spasmen hatten Sie? Wie haben Sie sich dabei gefühlt?

6. Erstellen Sie eine Liste von 20 Wörtern, die mit Lauten beginnen, bei denen Ihnen die Anwendung eines Pullouts schwierig erscheint. Fügen Sie noch bis zu 20 Ihrer früher gefürchteten Wörter hinzu (40 insgesamt). Setzen Sie in den nächsten Tagen pro Wort dreimal vorgetäuschte Spasmen oder echte Spasmen ein, nicht der Reihe nach, sondern so, wie die Wörter auftreten. Benutzen Sie jedesmal eine der folgenden Pullout-Vorgehensweisen. Falls das Pullout nicht gelingt, setzen Sie das Wort wieder auf Ihre Liste und versuchen Sie es nochmals, indem Sie eine andere Pullout-Art verwenden:
   a) deutliche, weiche, bewußte, kontinuierliche Bewegung
   b) langsame, leichte, rhythmische lockere Wiederholungen, (fünf bis acht lockere Wiederholungen)
   c) weicher Einsatz von Atem und Stimme
   d) leichte, weiche Kontakte bei den Konsonanten

   Wie viele Wörter mußten Sie insgesamt vortäuschen? Welche ist Ihre bevorzugte Pullout-Art und warum? Falls Probleme auftraten, welcher Art waren sie und was schien(en) die Ursache(n) zu sein?

Bei den vorhergehenden drei Aufgaben experimentiert der Stotternde mit verschiedenen Pullout-Arten, bastelt an den Spasmen herum, um eine bessere Kontrolle zu erlangen, und erforscht mögliche Komplikationen mit besonderen Phonemen oder altvertraut-gefürchteten Wörtern mit deren emotionalem Überbau. Wenn Probleme bestehen, werden viele davon hier für die weitere Arbeit in den Therapie-Sitzungen identifiziert.

7. Markieren Sie eine ausgewählte Anzahl Wörter in einem Abschnitt. Lesen Sie ihn laut. Täuschen Sie bei jedem unterstrichenen Wort einen schweren Spasmus vor, der mindestens fünf Sekunden oder länger dauert. Halten Sie dann inne, beginnen Sie sich zu entspannen, werden Sie langsamer und setzen Sie dann ein Pullout ein. Machen Sie das bei 60, 90 oder 120 Wörtern. Welche Pullout-Arten haben Sie verwendet und warum? Entglitten Ihnen irgendwelche Vortäuschungen? Bewerten Sie die Qualität Ihrer Pullouts.

8. Lesen Sie einen Abschnitt laut unter VAR mit einer Verzögerungszeit von 200 Millisekunden. Befreien Sie sich während des Lesens aus jedem auftretenden Spasmus. Lesen Sie solange, bis Sie 40, 60 oder 80 Pullouts erreicht haben. Beschleunigen Sie Ihr Sprechtempo, wenn Sie merken, daß Sie nicht stottern, bis Sie Probleme bekommen. Wie lange brauchten Sie, um Ihr Ziel zu erreichen? Wie war Ihre Sprache insgesamt? Bewerten Sie Ihre Pullouts.

9. Nehmen Sie sich selbst beim Telefonieren auf. Jeder Anruf sollte so lange fortgeführt werden, bis Sie sich aus einem echten Spasmus befreit haben. Statt des echten Spasmus können Sie auch einen schweren vorgetäuschten Spasmus einsetzen, den Sie 15 Sekunden lang aufrechterhalten, bevor Sie sich entspannen. Hören Sie sich die Kassettenaufnahme wie immer an. Wie oft mußten Sie auf Pseudostottern zurückgreifen? Wie waren Ihre echten Spasmen und wie die darauf folgenden Pullouts? Welche Pullout-Arten haben Sie benutzt und warum? Sammeln Sie bei 10, 15 oder 25 Telefongesprächen Pullouts.

Die drei vorhergehenden Aufgaben sind entworfen worden, um den Druck auf den Stotternden zu erhöhen, mehr Sprech- und Pullout-Aktivitäten von ihm zu verlangen und um ihm mehr Verantwortung im Auswählen und Beurteilen von Pullout-Arten zu übertragen. Ziele der drei letzten Aufgaben sind, den Druck weiter zu erhöhen, die sprachliche Ausdrucksfähigkeit zu erweitern, den Stotternden zu ermutigen, mit einem noch früheren Einsatz von Pullouts in den Spasmen zu beginnen und die Analyse zu verschärfen. Außerdem geht es auch um Pullouts bei kurzen, leichten Spasmen.

10. Sammeln Sie während der nächsten x Tage jeden Tag die ausgewählte Anzahl (s.u.) von Spasmen und Pullouts. Sollte das nicht möglich sein, hilft Ihnen die Therapeutin durch das Erstellen von In-vivo-Aufgaben. Sie begleitet und unterstützt Sie dabei. Wenn irgendein Pullout nicht angemessen ist, wiederholen Sie das Wort sofort mit einem vorgetäuschten Spasmus und befreien Sie sich aus dem Pseudostottern mit einem Pullout. Beschreiben Sie Ihre Bemühungen, die Pullouts zu sammeln, sowie die Ergebnisse und Ihre Auswertungen. Sammeln Sie 60, 90 oder 120 Pullouts pro Tag.

11. Stellen Sie mit Ihrer Therapeutin eine Sprechsituation vor einer Gruppe her. Sprechen Sie für ungefähr 30 Minuten, beschreiben Sie Ihr Stottern, erklären und demonstrieren Sie Pullouts und beantworten Sie Fragen. Benutzen Sie bei jedem Spasmus Pullouts. Wenn Sie ein Pullout verpassen oder es nicht gelingt, halten Sie an und erklären Sie, was passiert ist. Täuschen Sie dann einen Spasmus vor und führen Sie dann ein Pullout bei diesem Wort aus. Wie oft haben Sie gestottert? Wie haben Sie sich dabei gefühlt? Wie oft mußten Sie vortäuschen und warum? Werten Sie die Reaktionen der Zuhörer sowie Ihre eigenen aus.

12. Gehen Sie in eine Anzahl von Sprechsituationen und befreien Sie sich aus so vielen Spasmen wie möglich. Bemühen Sie sich, sich aus jedem Spasmus so schnell wie möglich zu befreien. Wenn Sie mit einem Spasmus Schwierigkeiten haben, täuschen Sie bei diesem Wort sofort wieder Stottern vor und führen Sie das Pullout genauso durch, wie Sie es beim ersten Durchlauf geplant hatten. Welche Spasmen waren am schwersten schnell zu kontrollieren? Warum? Wieviele Pullouts waren unbefriedigend und warum? Falls es zu Pseudostottern kommt, wie waren die Wiederholungen? Sprechen Sie solange, bis Sie 50, 100 oder 150 Pullouts gesammelt haben.

Dieser letzte Abschnitt betont den Druck mit einem deutlichen Zuwachs der Anzahl von Pullouts, die gesammelt werden sollten. Der Patient muß sehr häufig Pullouts in allen Situationen einsetzen und zu dem Schluß kommen, daß Pullouts überall, zu jeder Zeit und unter allen Bedingungen möglich sind. Die Eigenverantwortung wird erhöht, aber einige Beispiele werden zur Überprüfung in die Therapie zurückgebracht. Es werden zusätzliche Aufgaben nötig sein, die sich auf die individuellen Bedürfnisse Ihrer Patienten beziehen.

Kapitel 9 – Vorbereitende Einstellungen

Überblick

Vorbereitende Einstellungen wurden bereits in den vorigen Kapiteln erwähnt und beschrieben. Darunter versteht man nicht eine Therapiemethode im eigentlichen Sinne, sondern eher ein nicht korrektes physioanatomisches Muster, das in der Therapie korrigiert wird. Die Störung wurde jedoch oft mit der Behandlung gleichgesetzt und die Bezeichnung übernommen[1]. Vorbereitende Einstellungen sind eine freiwillige und/oder eine reflexhafte Vorbereitung des Organismus, um auf eine bestimmte Art auf einen antizipierten Reiz zu reagieren. Ich schließe hier sowohl die freiwilligen als auch die reflexhaften Vorbereitungen mit ein, da unterschiedliche Bedingungen unterschiedliche Einstellungen hervorrufen können. Sie können Ihre körperlichen Systeme bei einer allgemeinen Einstellung so organisieren, daß Sie auf jeden Reiz reagieren können, aber nicht unbedingt auf eine spezifische Art und Weise. Wenn ich Ihnen jedoch die Anweisung gebe, bei einem bestimmten Reiz „Stopp!" zu rufen, dann werden Sie eine Einstellung für einen sehr spezifischen Reiz vorbereiten. Auf ähnliche Weise können Sie sich allgemein auf eine Sprechsituation mit hohen Anforderungen vorbereiten (Reflexniveau) oder spezifisch darauf vorbereitet sein, ganz bestimmte Worte zu sagen, wenn die entsprechende Frage gestellt wird. Die meisten Leute neigen dazu, vor einer Äußerung, bestimmten Sätzen, betonten Wörtern oder in anderen Situationen, in denen es auf die korrekte Sprechleistung ankommt, vorbereitende Einstellungen einzusetzen.

Vorbereitende Einstellungen erstrecken sich meist sowohl auf das Atem- als auch auf das phonetische und artikulatorische System. Nach einem starken Einatmen zum Sprechen werden Atmung und Stimmgebung mit einer leichten Ausatmung verbunden, wenn sich die Stimmbänder an die erforderliche Spannung und Artikulationsstellung anpassen. Manche Sprecher haben die Angewohnheit, auffallend deutliche vorbereitende Einstellungen einzusetzen, was sogar so weit gehen kann, daß die Artikulatoren lautlos in die Anfangseinstellung gebracht werden; dabei haben diese Sprecher subjektiv den Eindruck, dieses Verhalten sei normal.

Normalsprecher benutzen meistens keine statischen vorbereitenden Einstellungen, sondern gehen von einem Laut zum anderen über. Laute können in längeren Einheiten im voraus antizipiert werden, und Artikulationsstellung und -bewegungen werden aufgrund dieser Vorwegnahme subtil geändert. Dieser sogenannte Kontexteffekt hilft, die Unterschiedlichkeit der Aussprachefehler zu erklären, und ist die Grundlage für Ausspracheteste, die wiederholte Neukombinationen von Lauten evaluieren. Bei Stotternden geschehen jedoch verschiedene Dinge bei den vorbereitenden Einstellungen:

1. Sie treten häufiger und in unangemessenen Situationen auf als bei flüssigem Sprechen.
2. Sie treten mit größerer Anspannung und Dauer auf als normal.
3. Sie können mit Haltungen und Verzerrungen auftreten, die eine normale Produktion des gewünsch-

1) Vorbereitende Einstellungen sind, wie zu zeigen ist, weder eine Methode noch ein nicht korrektes Muster, sondern etwas, was wir alle machen. Die Therapiemethode, die wir so bezeichnen, ist tatsächlich eine vor dem Spasmus auftretende Korrektur einer anormalen vorbereitenden Einstellung.

ten Lautes oder der gewünschten Silbe unmöglich machen.

4. Sie können Auslöser für einen starken Tremor sein, der in unfreiwillige Stotterspasmen mündet.

Nicht alle Stotternden entsprechen den o.g. Möglichkeiten und wahrscheinlich wird keiner immer so reagieren. Die vorbereitenden Einstellungen sind dennoch ein entscheidendes Problem, und ein großer Teil unserer Therapie konzentriert sich darauf, egal, ob symptomorientiert oder mit dem Schwerpunkt Flüssigkeit vorgegangen wird.

Geschichte

Die Geschichte und die Entwicklung der vorbereitenden Einstellungen als Konzept umfaßt mehrere Jahrhunderte. Viele der Techniken, die zu Beginn dieses Buches aufgeführt wurden, hatten als Neben- oder sogar Hauptziel, die Muster der vorbereitenden Einstellungen des Sprechers zu ändern. Sogar die Anwendung von Anästhetika oder von ätzenden Substanzen auf der Zunge (Gottlober, 1963) führten entweder zu einer Änderung der taktilen Signale oder der Aussprachehaltung. Viele Therapeuten, die sich auf die ordentliche Aussprache „mit abgerundeten Tönen" konzentrierten, veränderten in Wirklichkeit die vorbereitenden Einstellungen ihrer Patienten. Freund erhob den Anspruch, die vorbereitenden Einstellungen bereits 1932 als Hypothese aufgestellt zu haben (1966). Wie bereits im Zusammenhang mit Nachbesserungen und Pullouts wird Van Riper auch mit den vorbereitenden Einstellungen verbunden. Vor beinahe 50 Jahren definierte er sie als eine neuromuskuläre Anpassung, die dem Reiz vorausgeht und die Reaktionen auf diesen antizipierten Reiz auswählt, bestimmt und kontrolliert. Er stellte die These auf, daß die vorbereitenden Einstellungen eines Stotternden genauso variabel und einzigartig sein können wie die unterschiedlichen Spasmenmuster. Sie könnten die Atmung, die Phonation, die Aussprache oder eine Kombination dieser drei Aspekte betreffen. Zu diesem Zeitpunkt bevorzugte Van Riper den Stop-Go-Ansatz, um gerade ablaufende vorbereitende Einstellungen zu unterbrechen; einen Ansatz, den er später aufgab (s. unten). Die empfohlene Therapie (einschließlich eines Wechsels von Rechts- auf Linkshändigkeit, falls nötig) beinhaltete die Eliminierung der Vermeidungs- und Anstrengungsreaktionen, um den primären oder grundlegenden Spasmus sowie seine vorbereitenden Einstellungen freizulegen. Die grundlegenden Symptome wurden dann mit der Stop-Go-Technik angegangen, um die vorbereitenden Einstellungen zu ändern und das Stottern mit einem veränderten Muster zu vollenden. Sie werden sich vielleicht erinnern, daß diese Entwicklung wahrscheinlich ein Teil der Entwicklung der Pullouts war (Van Riper, 1937).

Zuvor hatte die Therapie (Van Riper, 1958) viel gleichzeitiges Reden und Schreiben, Gruppenpsychotherapie sowie freiwilliges Stottern[2)] enthalten. Vorbereitende Einstellungen wurden weder 1936/37 noch in den folgenden Jahren erwähnt. Der Bericht über das Jahr 1942/43 erwähnte jedoch Besorgnis über deren Funktion. In den dazwischen liegenden Jahren hatte sich die Therapie dem Umgang mit dem Phänomen der vorbereitenden Einstellungen angenähert. Spasmen wurden bei Wörtern vorgetäuscht, die nicht gefürchtet waren, und man stellte fest, daß aus Pseudostottern oft unfreiwillige Spasmen wurden, besonders dann, wenn die Stotternden versuchten, ihre typischen Stotterspasmen zu duplizieren. Dies wiederum schien weit schneller als gewöhnlich Tremore auszulösen, die in „echte" Spasmen mündeten. Manche Patienten konnten schon dadurch Spasmen auslösen, daß sie eine bestimmte artikulatorische Haltung ein-

2) Zu diesem Zeitpunkt hieß „freiwilliges Stottern" das Ersetzen einer sehr freiwilligen und bewußten Wiederholung auf der ersten Silbe oder auf dem ersten Laut ohne die üblichen Anstrengungs- und Vermeidungsverhalten (nicht das „easy Iowa bounce").

nahmen. Bei seiner Arbeit mit geplanten Variationen von Vortäuschungen fand Van Riper (1958) heraus, daß eine unveränderte Anzahl von Phonemen besser zu sein schien als die Wiederholung von Lauten und Silben (d.h. Dehnung statt Wiederholung). Es war außerdem besser, ein normales, entspanntes, langsames Lautbildungsmuster zu verwenden. In seiner Suche nach etwas, was der normalen Äußerung näherkam, ließ Van Riper die alte Form des freiwilligen Stotterns fallen und experimentierte mit „Variieren" und „Fallenlassen", wobei der Patient entweder den Stotterspasmus in seinem Ablauf verändert oder umformt oder gewisse Verhaltensweisen völlig wegläßt – Aspekte, die man sowohl bei Nachbesserung und Pullouts als auch bei vorbereitenden Einstellungen findet.

Im gleichen Jahr (1942/43) berichtete Van Riper über ein Experiment, bei dem die Patienten gleichzeitig Helium inhalieren und sprechen sollten, sowie über die Auswirkungen von Zahnanästhesie auf die Aussprache. Die Reduzierung des Stotterns wurde dabei auf die Veränderung der sensorischen Rückmeldung, das Verschieben des Spannungsfokus und der Druckpunkte sowie auf eine Änderung der motorischen Muster zurückgeführt. Dies wurde als Unterstützung des Konzeptes betrachtet, Auslösefaktoren des Stotterns durch eine Änderung der vorbereitenden Einstellungen zu eliminieren. Die Therapieberichte der nächsten zwei Jahre (1943-1945) enthielten keine allgemeinen Diskussionen über vorbereitende Einstellungen, aber die täglichen Berichte zur Selbsttherapie der Patienten beziehen sich darauf. Von 1945 bis 1947 finden wir verschiedene Hinweise auf die Verwendung von vorbereitenden Einstellungen zusammen mit Nachbesserung und Pullouts, auf eine Revision der gewohnten vorbereitenden Einstellungen sowie andere Kommentare. Diese beinhalteten u.a. eine kurze Erfahrung mit motokinästhetischer Therapie, die zwar keine überraschenden Ergebnisse erbrachte, aber die Bedeutung der taktilen und kinästhetischen Reize sowohl bei der Kontrolle des Sprechablaufs als auch bei der Auslösung von Stotterspasmen unterstrich. Der Forschungsbericht 1947/48 enthielt die erste Beschreibung eines definitiven, aufeinanderfolgenden Aufbaus einer Intensivtherapie, einschließlich der vorbereitenden Einstellungen, und Van Riper berichtete von „Versuchen, die vorbereitenden Einstellungen der Stotternden zu ändern, indem feste, anormale Haltungen in leichte, langsame Bewegungen verändert werden." Zu diesem Zeitpunkt berichtete ein Patient in seinem täglichen Report von 13 Nachbesserungen, 33 Pullouts und 43 vorbereitenden Einstellungen.

Vorbereitende Einstellungen waren offensichtlich zu einem Teil des normalen Therapieprogramms herangereift, und die Bezeichnung der Störung war für die Therapiemaßnahme übernommen worden. 1948/49 waren vorbereitende Einstellungen der elfte Schritt in einem 14 Schritte umfassenden Therapieprogramm, und die Patienten übten verschiedene Arten, die gefürchteten Wörter mit kontrollierten Sprechunflüssigkeiten zu initiieren. Im folgenden Jahr zeigte der Bericht eines Patienten 17 Pläne zur Initiierung eines Wortes durch ein zeitlich geplantes Auslösen des Atemflusses und/oder des Lautes, 32 Pläne, mit gelösten oder leichten Kontakten zu beginnen, 28 Pläne für eine langsame und leichte Bewegung und 12 Pläne, bei denen das Produktionsziel nicht der Anfangslaut, sondern der darauf folgende Laut war. In den folgenden Jahren wurde Besorgnis über die zunehmende Kontrolle über das Sprechen durch eine Zunahme der taktil-kinästhetische Wahrnehmung geäußert. Diese bewußte Sprechüberwachung durch Konzentration auf die taktil-propriozentiv-kinästhetische Wahrnehmung wurde kurzfristig als ein Ersatz für die vorbereitenden Einstellungen verwendet, aber die Patienten fanden es ermüdend und irritierend (es wird separat in einem der folgenden Kapitel behandelt). Übrigens versuchte Van Riper, seine Patienten ihre Emotionen kontrollieren zu lassen (anstatt der taktil-kinästhetischen Rückmeldungen) fand aber heraus, daß viele Stotternde sich dabei allzusehr auf ihre Gefühle konzentrierten und die Stottersymptome vernachlässigten.

In den letzten zwei Jahren seiner Berichte über Experimente in der Stottertherapie versuchte Van Riper ganz bewußt, Stottertremore herbeizuführen. Der Patient versuchte, diese zu studieren und dann zu lernen, sie durch eine bewußte Änderung in der Modulation und der Frequenz des Tremors zu kontrollieren. Van Riper war der Ansicht, daß nun einer der Hauptbereiche des Stottersyndroms für die Therapie identifiziert war, in dem die Therapie gleichzeitig die Ängste und die artikulatorischen Auslöser des Stotterns angehen mußte. Seine Therapie spiegelte diese Philosophie wider, und die Entwicklung der vorbereitenden Einstellungen war nur ein Aspekt dieses übergeordneten Therapieplanes. Es muß hierbei betont werde, daß die Arbeit an der Bildung der vorbereitenden Einstellungen erst in einem fortgeschrittenen Stadium der Therapie geschah, und Van Riper ließ die Entwicklung von künstlichen Sprechmustern zur Vermeidung des Stottern nicht zu. Diese künstlichen Sprecharten ermöglichten Wahrnehmung und Rückmeldung, aber warum sollte man nicht die Rückmeldung durch eine *normale* Sprechproduktion betonen?

1947 beschrieb Van Riper im Einleitungstext seines Buches kurz eine Abfolge für vorbereitende Einstellungen: Der Stotternde mußte zunächst das alte Spasmenmuster üben, um diesem und den damit verbundenen Ängsten Widerstand zu leisten. Danach mußte er eine neue vorbereitende Einstellung einnehmen, um das gefürchtete Wort aus einer Ruheposition zu beginnen, sich auf den zweiten Laut des Wortes konzentrieren und die Artikulatoren entspannen, so daß die Anfangslaute eher eine Bewegung als einen Kontakt darstellten. Die Hauptfaktoren dabei waren, den Sprechversuch mit entspannten Artikulatoren zu beginnen, Atmung und Stimme zu synchronisieren und das Hervorbringen des gefürchteten Lautes durch eine Bewegung anstatt einer Fixierung. Sieben Jahre danach (Van Riper, 1954) war die Beschreibung der vorbereitenden Einstellungen beinahe unverändert. Die Verwendung von kontrollierten Äußerungen wurde betont, mit denen sorgfältig nach gefürchteten Wörtern und Situationen gesucht wurde, um sich diesen immer wieder auszusetzen, während man sich an die neuen motorischen Muster gewöhnte, alte Vermeidungen auslöschte und die Reaktionen auf die Furcht und Angst vor der Kommunikation reduzierte. Bloodstein (1969) faßte Van Ripers Arbeit an den vorbereitenden Einstellungen zusammen und merkte an, daß diese der charakteristischen Neigung vieler Stotternden entgegenwirken, die Muskelspannung vor Sprechbeginn aufzubauen, fixierte Stellungen der Artikulatoren beim Anfangslaut einzunehmen sowie den ersten Laut zu üben oder vorzuformen. Er war der Ansicht, daß eine Änderung der vorbereitenden Einstellungen ein Weg war, dem Patienten dabei zu helfen, „... mit einem Minimum an Anormalität stottern“ zu lernen (S. 251). Dies ist ohne Zweifel wahr, aber ich glaube, das Endziel der vorbereitenden Einstellungen besteht darin, dem Stotternden einen Sprechbeginn mit normaler Spannung, Timing und Bewegung zu ermöglichen.

Vorbereitende Einstellungen heute

Die Verwendung der vorbereitenden Einstellung unterscheidet sich gegenwärtig nicht sehr von der bei Van Riper beschriebenen Entwicklung. In der letzten Ausgabe der Einführung (Van Riper und Emerick, 1984) findet man sie auch nach 40 Jahren im wesentlichen unverändert. In einer anderen Quelle (Van Riper, 1971) findet man ausgiebige Beschreibungen von Nachbesserungen und Pullouts, aber die Diskussion über die vorbereitenden Einstellungen beschränkt sich auf ungefähr einen Absatz, ohne eine Erklärung der Vorgehensweise mit Ausnahme von „... im Laufe der Zeit gab es widersprüchliche, neue Reaktionen (auf Pullouts), aus denen dann die vorbereitenden Einstellungen entstanden sind“ (S. 1005). Die Patienten stellten fest, daß Pullouts zum Wortanfang hin verschoben werden können, um so schon im voraus den Stottertremor zu glätten und zu verlangsamen. Auf diese Weise kann der Stotternde das Entstehen und die Dauer jedes Spasmus kontrollieren, das Unbehagen beim Zuhörer auf ein Minimum reduzieren und die anormalen Annäherungs-Vermeidungs-Konflikte sowie die Vermeiden-Vermeidungs-Konflikte in Annäherungsverhalten verändern. Vorbereitende Einstellungen werden hier als die logische Konsequenz von Nachbesserung und Pullouts gesehen, wobei die letzteren für eine „lebenslange Anwendung“ nicht ausreichend stabilisiert sind, wenn die Therapie zu diesem Zeitpunkt aufhört (Van Riper, 1974a).

Auch andere Therapeuten haben vorbereitende Einstellungen oft verwendet. Trotz ihrer ausgiebigen Beschreibung von Nachbesserung und Pullouts erwähnten Luper und Mulder (1964) vorbereitende Einstellungen, ohne jedoch näher darauf einzugehen. Ryan (1971a) ließ Pullouts aus und ging von Pseudo-Nachbesserung direkt zu vorbereitenden Einstellungen über. Bei ihm wird der Patient aufgefordert: „... jedes Wort, bei dem er Stottern ahnt", entweder auf dem Vokal oder dem Anfangskonsonanten „zu dehnen“. Die Therapeutin demonstriert dem Patienten das Einsetzen der Dehnung und der Patient wiederholt dies zehn Mal. Jede korrekte Dehnung wird verbal oder taktil verstärkt, eine Erfolgsquote von 90% sollte angestrebt werden. Dieser Ansatz unterscheidet sich so sehr vom sogenannten traditionellen Ansatz, daß es angemessener erscheint, hierbei nicht von vorbereitenden Einstellungen zu sprechen.

Auch bei Shames weichen die vorbereitenden Einstellungen (Shames und Egolf, 1976) in manchen Punkten vom historischen Modell ab. Nach einer programmierten Abfolge von Nachbesserung und Pullouts werden die vorbereitenden Einstellungen auf die folgende Art gelehrt:

1. Der Patient muß die erste Silbe dreimal wiederholen und dann das Wort fließend sagen, anstatt bei einem Wort zu stottern. Jede korrekte Leistung wird positiv verstärkt.
2. Der Patient erbringt seine Leistungen und wird wie vorher verstärkt – die Wiederholungen auf der ersten Silbe werden jedoch auf zwei reduziert.
3. Der Patient wiederholt die Leistung (mit entsprechender Verstärkung) – mit nur einer Wiederholung auf der Anfangssilbe.
4. Das Wort muß nun ohne Stottern gesprochen werden. Flüssiges Sprechen wird positiv verstärkt, während Stottern bestraft wird.

Dabei hängt es sehr von den Einstellungen und der Desensibilisierung ab, inwieweit dieser Ansatz dem Stotternden ein Gefühl der Wirksamkeit für den Transfer und die Anwendung vermitteln kann. Viele andere Therapeuten haben vorbereitende Einstellungen in der Therapie angewendet. Eine Veröffentlichung der Speech Foundation of America (Nr. 9)[3)] berichtete über die Empfehlung von 24 Stottertherapeuten (wobei alle 24 auch selber stottern). Viele von ihnen benutzten und/oder empfahlen die Verwendung von vorbereitenden Einstellungen. Starkweather (1980) kommentierte, daß Pullouts zeitlich soweit vorgelagert werden können, bis der Stotternde die Anspannung bereits vor dem Spasmus re-

3) Steven B. Hood: An einen Stotterer, Köln, Bundesvereinigung Stotterer-Selbsthilfe 1978

duzieren kann. Er sagte, daß „... dies nur bei Patienten geschieht, die ihr Stottern meistens vorhersagen können, was auf die wenigsten zutrifft“ (S. 335). Dieser Beobachtung scheint eine Studie zu widersprechen, in der 30 Stotternde einen Abschnitt lesen, in dem sie vorher die Wörter markiert hatten, bei denen sie Stottern erwarteten. Bei vorhergesagten Wörtern war der Prozentsatz der gestotterten Wörter höher als bei solchen, bei denen kein Stottern antizipiert wurde. Bei wiederholten Lesedurchgängen kam es zu einer größeren Konsistenz des Stotterns bei den Wörtern, bei denen es zu Beginn vorhergesagt wurde (Martin und Haroldson, 1967).

Die gegenwärtige Verwendung von vorbereitenden Einstellungen kann man in *Self-Therapy for the Stutterer*[4)] (Speech Foundation, Nr.12) nachlesen. Die Bezeichnung wurde in „Korrektur vor dem Block“ abgeändert und wird vor den Pullouts gelehrt. Es gibt vielleicht Gründe, warum in der Selbsttherapie die traditionelle Abfolge umgekehrt wurde, aber für eine klinische Therapiesequenz würde ich dies nicht empfehlen. Hier wird davon ausgegangen, daß der Stotternde Nachbesserungen (Korrektur nach dem Block) bereits vollständig beherrscht. Der Stotternde soll:

1. Stottern antizipieren. (Man geht davon aus, daß der Stotternde recht gut im Vorhersagen ist. Wie bereits angeführt, gehen die Meinungen hierüber auseinander.)
2. Anhalten, bevor er versucht, das Wort zu sagen und die Sprechgeschwindigkeit soweit zu reduzieren, bis es zu einem kompletten Stillstand kommt. Beim Anhalten soll der Stotternde Bereiche der Anspannung identifizieren und vollständig entspannen.
3. Das wahrscheinliche Spasmusmuster und die Art des antizipierten Stotterns auf der Grundlage von Erfahrung und Studium des eigenen Stotterns, bestimmter Wörter und bestimmter Streßniveaus in der Vergangenheit einschätzen.
4. Planen, wie er den üblichen Anfang des ersten Lautes oder der ersten Silbe korrigieren oder modifizieren muß.
5. Im Geiste üben oder sogar pantomimisch vorprobieren, wie der Einstiegsversuch aussehen muß. Die meisten Zuhörer werden erkennen, daß zur Überwindung eines Hindernisses besondere Bemühungen unternommen werden.
6. Das Wort auf eine gleitende, resonante, gedehnte Art aussprechen, wenn die Atmung normal ist (und nicht schon vorher). Dieser Versuch wird übertrieben, ohne daß Spannung aufgebaut wird. Der Stotternde sollte mehr darauf achten, wie es sich anfühlt als wie es sich anhört.
7. Das Wort wie in Punkt 6 beenden und diese Art zu sprechen in die nächsten Wörter übertragen, falls dies natürlich erscheint. Nehmen Sie jedoch diese Art *nicht* als gewohntes Sprechmuster an.

Der Stotternde soll mit Wörtern üben, bei denen es häufig zu Problemen mit der Sprechflüssigkeit kommt. Wenn in einer Sprechsituation Probleme vorhergesehen werden, sollte der Stotternde spontan einige vorbereitende Einstellungen verwenden, um sein Selbstvertrauen zu stärken und die Entspannung zu fördern. Ausserdem soll der Stotternde ein Repertoire von unterschiedlichen vorbereitenden Einstellungen für unterschiedliche Bedürfnisse entwickeln. Wenn sich Fähigkeiten und das Zutrauen entwickeln, kann das Stoppen mit Pause entfallen, da die Antizipation und die Vorhersage es dem Stotternden ermöglichen, langsamer zu sprechen und die Planung zu beginnen, bevor das betreffende Wort erreicht wird.

Die vorigen Abschnitte haben vorbereitende Einstellungen definiert, deren jüngste Geschichte beschrieben und verschiedene Beispiele für heutige Anwendungen gegeben. Bevor ich zu den Anwendungen in der Therapie übergehe,

5) Malcom Fraser: Selbsttherapie für Stotterer, Bundesvereinigung Stotterer-Selbsthilfe, Köln, 1987

lohnt es sich, gewisse Aspekte der neurologischen Kontrolle des Sprechmechanismus und einige der physiologischen Faktoren bei der Sprachproduktion zu untersuchen.

Vorbereitende Einstellungen beim Sprechen

Neurologische Aspekte

Die neurologischen Überlegungen zu Pullouts und Nachbesserungen (oder zu allen sonstigen Sprechkontrollen) wurden in den vorigen Kapiteln ausgelassen, einerseits, um Redundanz zu vermeiden, und andererseits aufgrund der spekulativen Natur von vielen Informationen auf diesem Gebiet. An dieser Stelle bietet es sich jedoch an, kurz einige Aspekte der neuromotorischen Kontrolle zu betrachten. Das zentrale Nervensystem (ZNS) spiegelt den Zustand der Körpermuskulatur getreu wider. Für viele widerspricht dies der Idee, daß das ZNS die Muskeln des Körpers „kontrolliert". Dennoch liegt dieses Konzept dem Vorgehen in der Bobath-Therapie für Zerebralparese, Jacobsons progressiver Entspannung und vielen anderen Therapien zugrunde. Der sensorische Input bestimmt die funktionalen Ebenen und Reaktionen des gesunden Nervensystems. Jede Veränderung im Ort, Grad und zeitlichen Ablauf einer Muskelaktivität verändert die funktionalen Muster des regulierenden Systems. Von diesem Gesichtspunkt aus gesehen lohnt es sich, das Kontrollsystem und seine Funktionen einmal kurz zu betrachten.

Fängt man „oben" mit dem Kortex an, so wird man bereits mit Verwirrung, Widersprüchen und einem Mangel an Information konfrontiert. Vertreter der Lokalisation, Nichtlokalisation und von Assoziationstheorien streiten sich einerseits und überschneiden sich andererseits. Ohne an diesem Disput teilzunehmen, meine ich, daß die bislang vorliegenden Informationen zu dem Schluß führen, daß die Sprechmotorik und die Sprachwahrnehmung anatomisch mit dem Gyrus praecentralis, Gyrus tempotralis superior, den Insulae, dem somatosensorischen Bereich, dem Frontallappen und dem praemotorischen Bereichen in bezug stehen (Larson und Pfingst, 1982). Das alte Konzept, nach dem das Brocazentrum die Sprechmotorik kontrolliert und, davon getrennt, das Wernickezentrum die Sprache dekodiert und interpretiert, wurde verworfen. Wie wir Äußerungen produzieren, hängt von der Wahrnehmung und dem sensorischen Input ab, und die Dekodierung und Interpretation werden von den gespeicherten Mustern für motorische Abläufe beeinflußt. Wenn der Stotternde (oder irgend ein anderer Sprecher) eine Abfolge von motorischen Impulsen produziert und sie über

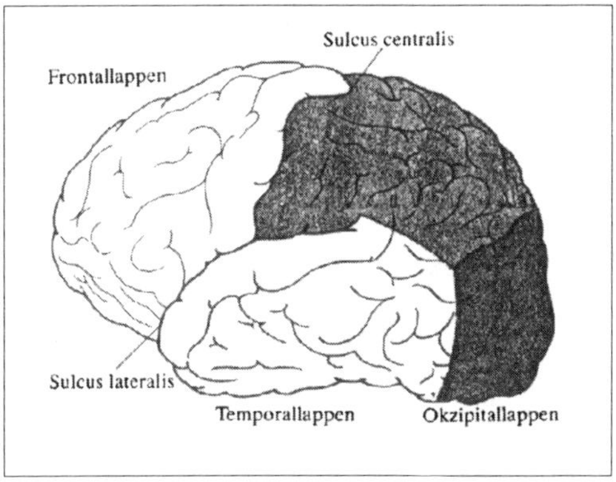

Die vier Lappen einer Großhirnhemisphäre.

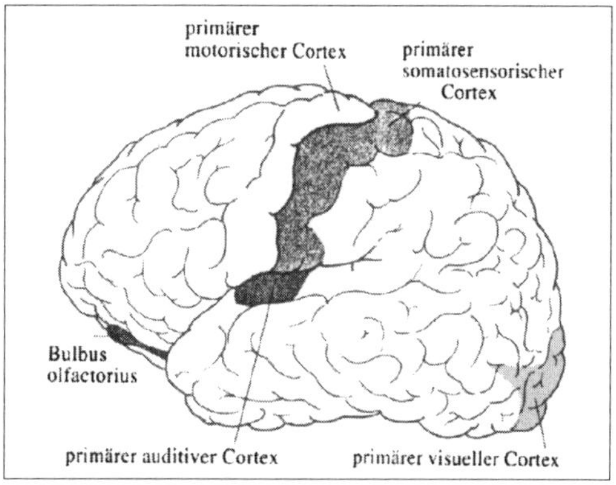

Die primären sensorischen und motorischen Hirnareale. Die übrigen Gebiete der Hirnrinde werden als „Assoziationscortex" bezeichnet.

die Pyramidenbahnen an die Stammganglien weiterleitet, die für die Kontrolle des Sprechablaufes verantwortlich sind, werden sie aufgrund sowohl ausgiebiger sensorischer Inputs und Übertragungen aus dem Thalamus als auch aufgrund ihrer eigenen Rückmeldungsschleifen zu den Basalganglien und verwandten subkortikalen Gebieten von diesen wiederum modifiziert. Das Cerebellum mit seinen sensorischen Inputs von exterozeptiven und propriozeptiven Neuronen und seinen motorischen Verknüpfungen führt ähnliche Modifikationen sowie zeitliche, glättende und koordinierende Einflüsse, Anpassung, angleichende und koordinierende Funktionen aus. Die Formatio reticularis als Teil des Systems wirkt als Kern oder Zentrale, die aus allen Bereichen Informationen erhält und alle Strukturen beeinflußt. „... Sie organisiert sensorische Informationen durch Fazilitieren, Inhibieren, Organisieren und Synthese“ (Heiniger und Randolph, 1981, S. 189).

Die Aktivitäten der Komponenten des RAS (retikuläres Aktivierungssystem) und des RUS (retikuläres Unterdrückungssystem) dieses Komplexes bestimmen zu einem großen Teil unsere Bereitschaft, gewisse Stimuli zu „bemerken“, sowie unsere Reaktionen darauf. Van Riper (1973) spekulierte, daß die anormalen Stellungen beim Sprechen von Stotternden mit retikulärer Aktivität zusammenhängen könnten. Es könnte ebenfalls sein, daß seine Betonung der Übung von vorbereitenden Einstellungen unter Streß sich auf Anwendungen retikulärer Aktivität bezieht: Das heißt, das Lernen wird erleichtert, weil das RAS durch Streß stimuliert wird. Was wir mit Sprechverhaltensweisen tun, wenn wir sie erlernen, ist ebenso Bestandteil des neurologischen Geschehens. Sich erinnern, auslöschen, vergessen, Rückfälle hängen teilweise vom Gedächtnis ab, und das Gedächtnis ist ein neurologisches Phänomen. Beim Lehren jeder Fähigkeit werden sensorische Bereiche des Kortex stimuliert, die Input zum Beischalten dieser Fähigkeit liefern. Die Forschung deutet darauf hin, daß der Komplex bestehend aus Hippokampus, Fornix des Corpus callosum und den Mamillarkörpern einen Mechanismus bildet, der die Speicherung (das Gedächtnis) von neu erlernten Daten und Fähigkeiten erleichtert. Die langfristige Speicherung dieses Erlernten scheint jedoch von einem anderen Mechanismus abzuhängen, der durch spontane Aktivität der Neuronen aufrecht erhalten wird (Espir und Rose, 1970). Kurz gesagt, die Methoden, die wir lehren, müssen für sofortigen Abruf und Übung gelernt und dann in eine „permanente Speicherung“ überführt werden.

Bisher haben wir gesehen, daß die motorische Sprechproduktion von der Sprachwahrnehmung abhängt (und umgekehrt) und daß die neurologische Kontrolle des Sprechens nicht nach einem klaren, hierarchischen Muster abläuft. Neuronale Einheiten auf allen Ebenen wirken auf Zentren anderer Ebenen ein und werden wiederum von diesen beeinflußt. Anormale Bewegungen oder Stellungen des Sprechapparats führen zu einem sensorischen Input in den Kontrollzentren, der in sofort abrufbaren und möglicherweise auch langfristigen Gedächtnisfunktionen gespeichert wird, so daß entsprechende Sinnesreize diese Muster nach Bedarf abrufen können. Hinzu kommt der Aspekt der Emotionen, den wir bisher nicht erwähnt haben. Lamendella (1977) merkt an, daß in dem Maß, in dem sich die Sprechfunktion von einem anspruchsvollen propositionellen Niveau (kortikal betrachtet) hin zu einfacher Kommunikation auf einem niedrigeren Niveau verschiebt, das limbische System zunehmend einbezogen wird und das Sprechen mehr und mehr verhaltensmäßigen Imperativen folgt. Wenn Emotionen (z.B. Furcht oder Besorgnis) überwältigend werden, kann der limbische Einfluß die neopalliale Kontrolle propositionellen Sprechens unterbrechen. Sein Überblick über die Forschung, der darauf hinweist, daß die linke Hemisphäre limbische Aktivität durch die rechte Hemisphäre unterdrückt, wirft interessante Fragen hinsichtlich Studien auf, die auf einen hemisphärischen Unterschied zwischen Stotternden und Nichtstotternden hindeuten. Insgesamt betrachtet wird die Durchführung und das Erlernen von motorischem Verhalten durch die dabei hinein spielenden Emotionen beeinflußt und die Therapie kann dies behandeln, indem sie die physiologischen Korrelate durch Entspannung oder Desensibilisierung, durch Trennung der Stimuli von den Emotionen oder durch Änderung des Verhaltens, mit der Emotion gekoppelt ist und durch sie erzeugt wird, reduziert.

Als letzten Schritt bei der Betrachtung der neurologischen Faktoren in Bezug auf die Sprechproduktion müssen wir auf den hohen Grad der Automatisierung in vielen Bereichen eingehen. Die Sprechgeschwindigkeit ist zu hoch, als daß die Produktion auf subkortikalem, geschweige denn auf kortikalem Niveau Schritt für Schritt vollzogen werden könnte. Heiniger und Randolph (1981) meinten, daß wir Reaktionssequenzen entwickeln, indem wir einfache Reflexbewegungen in Serien aneinander ketten und die Reaktionen dann derart zusammenfassen, daß ein einzelner Reiz zwei oder mehr Reflexe auslöst. Diese gruppierten Reaktionen werden dann in Schemen sortiert und neu kombiniert, so daß sie mehr oder weniger automatisch funktionieren können, ohne daß ihnen kontinuierlich Aufmerksamkeit geschenkt würde – ein Beispiel dafür wäre die abnehmende Sprechkontrolle beim Heranwachsen. Diese wiederholte Durchführung motorischer Handlungen kann sogar die synaptischen Muster der kolumnaren Neuronen des Kortex beeinflussen, wodurch die Wahrscheinlichkeit, daß ein bestimmter Reiz (oder eine Klasse von Reizen) eine automatische Reaktion hervorruft, vergrößert wird (Edelman, 1981). Aus den willkürlichen Verhaltensweisen der Kindheit werden schließlich gereifte Befehle, die die Reaktionen bei Erwachsenen durch neurologische Vorgaben auslösen. Es gab eine Tendenz, in Kategorien von willkürlichem und reflexhaftem motorischen Verhalten als sich ausschließender Dichotomie zu denken; dies ist jedoch nicht länger der Fall (Kennedy und Abbs, 1982):

Zwischen reflexhaftem und willkürlichem motorischen Verhalten gibt es sogenannte getriggerte Handlungen, die komplexe motorische Verhaltensweisen umfassen, welche von äußeren sensorischen Reizen ausgelöst werden und durch vorherige Anweisung oder Intention geformt werden (eher als von den Reizparametern).

Unser motorisches Sprechverhalten beinhaltet eine Reihe von Funktionen des Nervensystems. Diese scheinen von Servomechanismen bis zu vorprogrammierten Mustern zu variieren, wobei eine unendliche Vielzahl von feinen, aufgabenabhängigen Mustern für die Bewegungen dazwischen liegen.

Die neurologische Kontrolle des Sprechens ist ein komplexer Prozeß. Die scheinbar so einfache Äußerung „Mein Name ist John Smith" besteht aus einer unglaublich hochentwickelten Reihe von unabhängigen und kombinierten neurologischen Handlungen des Atmungs- sowie des phonatorischen und artikulatorischen Systems. Diese Handlungen stellen eine Kombination aus willkürlich-motorischen und spinalreflexhaften motorischen Mustern sowie Variationen zwischen diesen beiden Extremen dar. Beim Stottern kommt noch die Störung durch emotionale Reaktionen auf situations- und wortbedingte Variablen hinzu. Wenn man einen Patienten bittet, langsamer zu sprechen oder mit einem leichten Auslösen des Atemflusses zu beginnen, er aber an einen raschen Sprecheinsatz oder an Kehlkopfverkrampfungen gewöhnt ist, bedeutet das, die Abfolge und das Timing von

Millionen von neuronalen Synapsen mit den seit langem etablierten Routen und Mustern umzuleiten und zu versuchen, dies trotz der emotionalen Störung durch das limbische System zu bewerkstelligen. Es ist jedoch möglich, Emotionen zu reduzieren und motorische Muster zu ändern, und diese Veränderungen werden sich im zentralen Nervensystem widerspiegeln.

Physiologische Faktoren

Es gibt viele herausragende Quellen zu diesem Thema und ich brauche hier keinen ausführlichen Überblick zu geben. Die Koordination und das Timing der Atmung und der phonatorischen und artikulatorischen Mechanismen durch das zentrale Nervensystem sind bereits erwähnt worden. Sie werden durch eine Mischung aus willkürlichen, reflexhaften und dazwischen liegenden Sequenzen erreicht. Vor Sprechbeginn kommt es zu einer Einatmung entsprechend der antizipierten Länge des Satzes. Diese Luft wird abhängig vom myoelastischen und aerodynamischen Widerstand der Stimmlippen in ballistischen Schüben freigesetzt. Durch die Resonanzformung und die verengenden und unterbrechenden Effekte der Artikulatoren wird diese freigesetzte Luft bzw. der Schall modifiziert.

Die Forschung über die Atmung und Kehlkopfaktivität beim Stottern wird im Kapitel über die Atemflußtherapie besprochen. Für die Atmung verweise ich den Leser auf Hixons Kapitel über die grundlegenden Aspekte des Atemsystems (Hixon, 1973) und auf Zemlins Text (1980) für einen ausgezeichneten Überblick über das Atemsystem und seine Physiologie. Die phonetischen Aspekte des Stotterns sind für die vorbereitenden Einstellungen von direkterem Interesse. Der Kehlkopf, der vom Nervus vagus superior und Nervus vagus recurrens sowie den Hirnstammganglien innerviert wird, ist von zunehmendem Interesse für Forscher auf dem Gebiet des Stotterns. Für eine allgemeine Abhandlung verweise ich wiederum auf Zemlin sowie auf Starkweathers Monographie (1982) über Stottern und das Verhalten des Kehlkopfes. Freeman (1982) faßte eine große Anzahl von Forschungsstudien zusammen und wies darauf hin, daß deren Ergebnisse die folgenden Aussagen unterstützten:

1. Der Kehlkopf ist in unterschiedlichem Maße am Stottern beteiligt.
2. Stotternde scheinen sowohl beim Beginn als auch beim Beenden der Phonation Schwierigkeiten zu haben.
3. Bedingungen, die zu flüssigem Sprechen führen, scheinen von Veränderungen in der Art und/oder im Timing der Phonation begleitet zu sein.
4. Beim Adaptationseffekt scheint das Üben von Phonation sowie von respiratorischen und artikulatorischen Leistungen wichtig zu sein.

Freeman und Ushijima (1978) berichteten, daß es während des Stotterns anstelle der typischen Entspannung zu einem signifikanten Auftreten von Ko-Kontraktionen der antagonistischen Kehlkopfmuskeln kam. Sie beobachteten aber auch Fälle, bei denen das Gegenteil der Fall war. Bei flüssigen Äußerungen entspannten sich im allgemeinen die Antagonisten. Vielleicht ist das Sprechen mancher Stotternder oder vieler Stotternder zeitweilig durch atypische Kontraktionen der Kehlkopfmuskeln charakterisiert. Starkweather (1982) differenzierte zwischen vorwiegend oralen und vorwiegend laryngealen Stotternden und meinte, daß die Wahl der Therapieart je nach Dominanz unangemessen sein kann.

Die meiste Aufmerksamkeit beim Stottern wird den Artikulatoren beigemessen, wahrscheinlich weil die Anspannung, der Tremor, die Grimassen und andere Verzerrungen entweder sichtbar sind und/oder sich hörbar auf bestimmte Laute beziehen. Die Artikulatoren sind durch ihre Geschwindigkeit, ihre physischen Einschränkungen, Einflüsse benachbarter Laute oder durch die Koartikulation beschränkt. Wenn die Sprechbemühungen zu schnell sind, steigt die Wahrscheinlichkeit eines Fehlers. Wenn die Artikulatoren in einer atypischen Haltung voreingestellt werden, werden andere darauf folgende (korrekte) Kontakte unmöglich oder gestört. Wenn darauf folgende Laute außerdem zu früh antizipiert werden, erhalten die Muskeln der Artikulatoren eventuell zu frühe Einstellungs- und Bewegungssignale vom oben beschriebenen Kontrollsystem, so daß die Produktion gestört wird. Selbst die anscheinend einfachen Bedingungen des verbalen Umfelds beeinflussen die Lautproduktion:

1. Vokale werden am Beginn eines Wortes oder Satzes im Vergleich zu anderen Stellen gekürzt.
2. Sowohl Vokale als auch Konsonanten sind in langen Äußerungen kürzer als in kurzen. Wenn wir längere Zeit sprechen, neigen wir dazu, schneller zu werden und Phoneme abzuschneiden.
3. Nach einer Pause werden Phoneme meist verkürzt.
4. Konsonanten am Beginn eines Wortes sind im allgemeinen länger als Konsonanten in der Mitte oder am Ende eines Wortes.
5. Konsonanten und Vokale sind in betonten Silben meist länger als in unbetonten.
6. In kurzen Wörtern sind Konsonanten länger als in längeren Wörtern.

Diese sechs Punkte beziehen sich auf normales Sprechen und lassen Erwägungen des Informationsgehaltes, der situationsbedingten Komplexität, des Stresses, unter dem der Sprecher steht, sowie andere Effekte außer acht. Wie die Studien zeigen, liegen wir falsch, wenn wir ein Phonem als „einen Laut", als eine isolierte Produktionsstellung oder -kontakt betrachten (Daniloff et al., 1980, S. 334):

Laute sind tatsächlich nicht getrennte Einheiten, die nach Belieben verändert werden können. Die einzelnen Laute treten innerhalb eines Lautmusters für eine bestimmte Sprache auf. Dieses Lautmuster ist wie ein Fischnetz. Jeder Laut im Netz ist mit allen anderen verbunden und allen Lauten entgegengesetzt. Wenn man einen Laut ändert, führt das meist zu Kompensationsbewegungen bei den meisten anderen Lauten.

Es erscheint klar, daß wir Atmung, Phonation und Artikulation nicht voneinander trennen können. Man darf sich daher nicht wundern, daß Kinder zur Etablierung von präzisen und koordinierten Mustern Jahre brauchen, daß sogenanntes normales Sprechen derart unterschiedlich sein kann und daß wir oft Schwierigkeiten haben, die Grenzen zwischen normal und anormal zu definieren. Beim Stottern gehen wir davon aus, daß die beinah unendlichen Kombinationen von Abfolgen der Lautbewegungen arretiert und dann durch die Bemühungen des Sprechers, mit einer antizipierten Unterbrechung seiner Sprechunflüssigkeit umzugehen, deformiert werden. Das limbische System kann sich über die kortikalen (oder niedrigeren) Systeme hinwegsetzen, was zu abnormen vorbereitenden Einstellungen führt. Auch das Gegenteil kann der Fall sein. Man kann sich darüber streiten, ob es der hohe Grad der Muskelanspannung ist, der die Koordinierung und das Timing von Atmung, Phonation und Artikulation stört, oder ob die Bemühungen des Systems, die Ergebnisse der gestörten Koordination und des Timings zu überwinden, zu dieser starken Muskelanspannung führen (Freeman und Rosenfield, 1982). Bei vorbereitenden Einstellungen wird, wie bei vielen anderen Kontrolltechniken auch, ein bewußter Versuch gemacht, den vorher geschlossenen Kreis aus abnormer Produktion und Rückmeldung aufzubrechen. Dieses Stören durch die Entspannung der peripheren Spannung ist ein Versuch, eine „stotternde r.u.H."[5]

5) Dies ist eine Anleihe an Bobaths „reflexunterdrückender Haltung", die zur Etablierung eines normalen Muskeltonus und einer Sinnesrückmeldung in der Therapie bei der Behandlung der spastischen Lähmung verwendet wird.

zu schaffen, bei der die Muskelspindeln aufhören, übermäßig stimulierende Signale an die Alpha-Motoneuronen und die spinocerebellären Trakte zu senden. Entsprechend wird die Geschwindigkeit verlangsamt, um den Bewegungen zum Timing und zur Koordination angemessene Zeit zu geben und den prosodischen bzw. suprasegmentalen Elementen ihren angemessenen Raum zu lassen. Dieses Verlangsamen, so wird gehofft, wird durch eine willkürliche (kortikale) Intervention durch das Ausströmenlassen von Luft durch die Stimmlippen erleichtert, wo die antagonistischen Muskeln gehemmt wurden, so daß es zu einem weichen Stimmeinsatz und einem Kreislauf zwischen Einsetzen und Ausklingen kommt, der der Aussprache des jeweiligen Lautes angemessen ist. Schließlich steigert die Betonung der Überwachung zumindest zeitweilig diese allgemeine Fähigkeit und hebt die Bedeutung von taktil-kinästhetischen Reizen über die ausgereiften, habituierten auditiven Kanäle. Sie macht das Eingreifen von reflexhaften oder semi-reflexhaften Reaktionen auf Sinnessignale, noch schwerer, was zu habituierten, abnormen Reaktionen führt.

Ob diese begrenzten Ereignisse nun so auftreten oder so funktionieren wie oben beschrieben, ist völlig offen. Wenngleich die vorhergehenden Aussagen Hypothesen und nicht notwendigerweise exakt sind, so scheinen sie jedoch nicht unserem Wissen über die neurologische Kontrolle und die Sprechproduktion zu widersprechen. Sie unterstützen oder widerlegen keine Theorie (nicht einmal die neo-Freudsche) und sind sowohl mit Therapieansätzen zur Verstärkung der Sprechflüssigkeit als auch mit Methoden der Symptomkontrolle kompatibel. Sie geben eine rationale Erklärung und, wie ich hoffe, ermutigen zum Experimentieren mit Techniken, so daß Revisionen, Kombinationen und individuelle Anwendungen bei unterschiedlich Stotternden gefördert werden.

Anwendungen in der Therapie

Es ist etwas verwirrend, wie vorbereitende Einstellungen in der Therapie eingesetzt werden. Es ist eine Sache, über die neurologischen Kontrollsysteme und deren Funktion oder Dysfunktion bei der Sprechkontrolle zu spekulieren. Es ist jedoch etwas ganz anderes, von der Spekulation zur Anwendung überzugehen und zu beschreiben versuchen, wie das System zusammenbricht, wo genau der Kreislauf nicht funktioniert und welcher Faktor oder welche Faktoren den Zusammenbruch auslösen. Ich möchte hier nicht in das in Kapitel 1 diskutierte Theoriendickicht zurückkehren, aber diese Verwirrung muß doch letztlich gelöst werden, wenn unsere Therapie relevant und angemessen sein soll. Tausende von Studien haben in Faktoren, die jeden möglichen Aspekt beeinflussen, „herumgestochert" – viele von ihnen untersuchen einen winzigen Aspekt eines undefinierten Ganzen. Irgendwann müssen jedoch alle Punkte einmal zusammen kommen und uns eine Struktur geben, an der es uns zur Zeit noch mangelt.

Ich habe bereits erwähnt, daß die Wahrscheinlichkeit von Stottern (und wohl auch von vorbereitenden Einstellungen) zunimmt, wenn der Sprecher von einem stimmlosen zu einem stimmhaften Phonem wechseln muß (Wells, 1983). Es ist jedoch auch möglich, daß der Anfangskonsonant das Problem darstellt und die augenscheinlich abnormen Übergänge zu einem folgenden Vokal bereits das Ergebnis der zu Beginn fehlerhaften Formung des Konsonanten sind, und nicht ein Fehler in der Übergangsdynamik (Montgomery und Cooke, 1976); d.h., die unkorrekte Bildung des ersten Lautes ist verantwortlich für die folgenden Verzerrungen. Diese These wird von Studien unterstützt (oder auch nicht), die darauf hinweisen, daß Stotternde im allgemeinen schlechter in Fähigkeiten der Lautproduktion sind als Nichtstotternde (Wingate,

1971b). Adams (1978) indizierte drei Arten von phonetischen Übergängen, zwei innerhalb von Wörtern und einer zwischen Wörtern. Er meinte, diese beziehen sich auf Stottermomente, die aus einer anfänglich inkorrekten vorbereitenden Einstellung an einem der Enden des Übergangspunkts resultierten. Diese Meinung verstärkt noch die Bedeutung der vorbereitenden Einstellungen.

Ein anderes Gebiet der Anwendung war der Versuch zu identifizieren, *wann* es wahrscheinlich zum Stottern (oder vorbereitenden Einstellungen) kommt, da sich die Therapie dann auf diese Punkte konzentrieren kann. Im Kapitel über die Beurteilung von Stottern wurden die Antizipation und die Vorhersagbarkeit des Stotterns ausgiebig diskutiert. Wie im vorigen Absatz bereits angedeutet, resultierte diese Entwicklung häufig aus einer Erforschung von sehr begrenzten Möglichkeiten, ohne jedoch ein übergreifendes Konzept zu entwickeln. Viele Forscher haben trotzdem daran gearbeitet, Faktoren zu kombinieren und Forschungsergebnisse zu sammeln. Quarrington (1965) korrelierte die Vorhersagbarkeit eines Wortes (bei Wörtern mit hoher Vorhersagbarkeit ist Stottern wahrscheinlicher) und die Satzposition (zu Beginn des Satzes ist die Wahrscheinlichkeit höher) mit dem Auftreten von Stottern und fand heraus, daß die Satzposition eine stärkere Beziehung zum Auftreten des Stotterns hatte. Eine andere Studie kombinierte Vorhersagbarkeit mit Worthäufigkeit und zeigte, daß Wörter mit geringer Vorhersagbarkeit und niedriger Verwendungshäufigkeit am wahrscheinlichsten Stottern auslösten (Schleisinger et al., 1965). Tornick und Bloodstein (1976) berichteten, daß ein einfacher Faktor wie die Länge eines Satzes das Auftreten des Stotterns beeinflußte und daß längere Sätze im allgemeinen mehr Stottern verursachten, vielleicht da mehr Ansprüche an die Kapazität zur motorischen Planung gestellt werden. Frick (1965) berichtete von ähnlichen längenbezogenen Problemen und der direkt involvierten motorischen Planung. Wingate (1979b, 1979a, 1982) führte eine Anzahl von Studien über die Position, die Grammatik, die Bedeutung usw. beim Auftreten des Stotterns durch. Er war der Ansicht, daß diese verschiedenen Faktoren nicht in einer isolierten Rangordnung existierten, sondern miteinander verbunden sind und von den übergreifenden Eigenschaften der Prosodie und besonders der Betonung bestimmt werden.

Andere Ansätze zur Vorhersage beruhen auf der Antizipation von Schwierigkeiten. Viele Therapeutinnen gehen von einem „Gesetz der Zuhörerzahl" im Zusammenhang mit Stottern aus, aber Young (1965) berichtete, daß ein vorheriges Wissen um die Anzahl der Zuhörer und ausreichend Zeit zur Antizipation vorhanden sein mußten, um eine konsistente Beziehung zwischen Stottern und Zuhörerzahl herzustellen. Dieser Befund stimmt überein mit einer frühen Studie zur Antizipation (Johnson et al., 1963), die herausfand, daß es bei einer definitiven oder sogar zweifelhaften Erwartung des Stotterns mit größerer Wahrscheinlichkeit zum Stottern kam. Dies wurde durch Kinder bestätigt, bei denen festgestellt wurde, daß die Erwartung, in der Schule aufgerufen zu werden, ein Faktor beim Auftreten des Stotterns war. Peins (1961) meinte, daß sich die Erwartung von Stottern (über einen Zeitraum von vier Tagen) im Hinblick auf Vorlesen nicht adaptierend auswirkt. Zu einem gegensätzlichen Ergebnis kamen James und Ingham (1974), sie berichteten, daß eine Reduktion in der Erwartung des Stotterns das Stottern *nicht* reduzierte. Ihre Annahme, die Erwartung des Stotterns tatsächlich zu reduzieren (durch verbale Zusicherung des Stotternden und durch Verwendung eines Placebo- „Beruhigungsmittels") läßt sich nicht verifizieren und ist wahrscheinlich unhaltbar.

Manche Therapeutinnen sind der Ansicht, daß Stotternde gut in der Vorhersage von Spasmen sind, viele Therapeuten sind gegensätzlicher Auffassung. Wingate (1976, S. 27) war der Meinung, daß Vorhersage keine wesentliche höhere Trefferquote hat als der Zufall. Dies ist jedoch eine irreführende Beurteilung, da es auch bedeuten kann, daß jeder Stotternde genauso präzise wie unpräzise in der Vorhersage von Spasmen ist. Avari und Bloodstein (1974) fanden heraus, daß ungefähr die Hälfte ihrer Versuchspersonen überhaupt nicht vorhersagen konnten, ob sie nun stottern würden oder nicht, daß aber diejenigen, die dazu in der Lage waren, meist dann auch bei den entsprechenden Wörtern stotterten. Ähnliche Ergebnisse findet man in einer anderen Studie (F.H. Silverman und Williams, 1972), in der 84 stotternde Kinder beurteilt wurden. Ungefähr die Hälfte der Versuchspersonen war in der Lage, mindestens 50% ihrer Spasmen vorherzusagen. Die Autoren schlossen daraus, daß Kinder, die gut in der Vorhersage waren, am besten auf eine Therapie ansprachen, die das Erkennen antizipatorischer Gefühle und die darauf folgende Veränderung des Verhaltens auf der Grundlage dieser Antizipation beinhaltete. Kinder, die nicht gut vorhersagten, würden demzufolge besser auf eine Therapie mit „Erwartungsaufgaben" reagieren, bei der die Antizipation keine große Rolle spielt. Diese Variation in den Fähigkeiten ist vielleicht ein Faktor nach Lanyons Meinung, daß eine hohe Adaptation und eine niedrige Konsistenz (d.h. eine schlechte Vorhersage) mit Therapieerfolg korreliert (Lanyon, 1965).

Es ist für die Therapie nicht wichtig, ob Antizipation eine echte Funktion ist, bei der der Sprecher sensorische und situative Hinweise verarbeitet, um eine echte Vorhersage zu machen, oder ob die Vorhersage das folgende Stottern erst auslöst. Wichtig ist, ob es sie nun gibt oder nicht. Die Therapeutin, die von vornherein davon ausgeht, daß ein Patient einigermaßen genau vorhersagt oder nicht vorhersagt, begeht einen Fehler. Die Neigung zur fehlerhaften, kritischen Annahme über die Fähigkeiten, Ängste, Muster, Bedürfnisse oder Ziele eines Patienten kann ein wesentlicher Faktor bei Fehlschlägen bei der Evaluierung, dem Einsatz, dem Transfer und der Aufrechterhaltung in der Therapie sein (Adams, 1983). Jeder Patient sollte als ein Individuum betrachtet werden, und zwar nicht nur in bezug auf vorbereitende Einstellungen. Verhaltensweisen wie z.B. Vorhersagen können zwar sehr wohl durch Faktoren wie anfänglichem Streß und eine Unvertrautheit mit der klinischen Umgebung reduziert und/oder durch Selbstanalyse und Diskussion zu einem späteren Zeitpunkt in der Therapie beeinflußt werden. Die tatsächliche Fähigkeit des Patienten zur Vorhersage wird jedoch vielleicht erst offensichtlich, nachdem viele Therapiesitzungen erfolgt sind (Andrews et al., 1983). Die Verwendung von vorbereitenden Einstellungen in der Therapie kann durch die Fähigkeit zur Vorhersage erleichtert werden, da man sich auf diese Problemwörter konzentrieren kann. Die oben aufgeführten Studien über die Loci des Stotterns zeigen jedoch, daß die Therapeutin einigermaßen präzise für den Patienten vorhersagen kann und, im Laufe des Lernprozesses, die Wahrnehmung und die Fähigkeit zur Vorhersage beim Patienten fördern wird.

Das Lehren der vorbereitenden Einstellungen

Lernschritte für Therapeutinnen

Ausnahmsweise gibt es keinen großen Unterschied, ob die Therapeutin oder der Stotternde die vorbereitenden Einstellungen lernen soll, abgesehen von der Tatsache, daß die Therapeutin nicht mit negativen Gefühlen oder konditionierten Vermeidungen umgehen muß. Um vorbereitende Einstellungen zu verstehen und effektiv lehren zu können, sollten Sie mit der Phonetik vertraut sein. Obwohl bereits betont wurde, daß die Aussprache eine kontinuierliche Bewegung und keine Ansammlung voneinander isolierter Kontakte ist, sollten Sie mit den Stellungen und Bewegungen beim Sprechen vertraut sein. Je mehr Sie über die normalen Abweichungen, die Auswirkungen des koartikulatorischen Kontextes usw. wissen, desto besser werden Sie vorbereitet sein. Jeder Patient mit Aussprache- oder Stimmproblemen kann Ihnen ebenfalls helfen, Ihr Wissen, Ihre Wahrnehmung und Ihre Urteilskraft zu stärken. Das laterale Lispeln, das Zäpfchen/r/, ausgelassene Frikative, Stimmbandknötchen usw. werden Ihre Sinne für das Erkennen und Beurteilen von Produktionsbemühungen schärfen.

Das nächste wesentliche Gebiet ist das Wissen um das eigentliche Stottern, das in zwei Kategorien unterteilt werden kann: allgemeine Informationen über die Eigenschaften von Stotterspasmen und spezielles Wissen darüber, wann und wo ein Stotterspasmus am wahrscheinlichsten auftritt. Diese Information wird *Ihnen* nicht beim Erlernen von vorbereitenden Einstellungen helfen, ist aber beim Lehren der Methode ein wichtiger Aspekt. Das allgemeine Wissen bezieht sich auf die Inhalte von Kapitel 2 und 3 – Spasmenart, Schwere, Adaptation, Beilaute, Sekundärverhalten usw.. Da vorbereitende Einstellungen einen „subtilen" Aspekt des Stotterns darstellen, müssen Sie mit den offensichtlicheren oder größeren Bestandteilen der unfreiwilligen Sprechunflüssigkeit gut vertraut sein. Das spezifische Wissen beinhaltet die Daten von den vielen bereits angeführten Studien, die zu dem Schluß kommen lassen, daß Stottern unter den folgenden Umständen wahrscheinlich ist:

1. Zu Beginn (meist bei den ersten drei Wörtern) eines Satzes oder einer Äußerung nach einer Pause.
2. Beim Übergang von stimmlosen Lauten zu stimmhaften Lauten.
3. Bei Konsonanten mehr als bei Vokalen.
4. Häufiger bei langen als bei kurzen Wörtern.
5. Bei Inhaltswörtern mehr als bei Funktionswörtern.
6. Bei Wörtern, die in unserer Sprache seltener vorkommen (niederfrequente Wörter).
7. Bei Anfangssilben; dabei eher beim Anfangskonsonanten als bei dem folgenden Vokal.
8. Wenn das intendierte Wort durch Kontext, Grammatik oder andere Faktoren weniger leicht vorherzusagen ist.
9. Bei Wörtern mit höherer inhaltlicher Bedeutung.
10. Eher bei längeren als bei kürzeren Äußerungen.
11. Wenn die Anzahl der Zuhörer zunimmt.
12. Wenn der Stotternde im allgemeinen größere Schwierigkeiten antizipiert.
13. Wenn der Stotternde Schwierigkeiten mit einem bestimmten Wort oder Laut antizipiert oder fürchtet.
14. Wenn bei einem bestimmten Wort bereits zuvor gestottert wurde (besonders bei schwer stotternden Patienten).

Da Sie dem Patienten vorbereitende Einstellungen vormachen und demonstrieren werden, sollten Sie eine genaue Kenntnis Ihrer eigenen Sprechmuster haben. Sie müssen Ihre Fähigkeit zur Selbstüberwachung durch die Akustik und durch taktil-kinästhetische Wahrnehmung des Mundraumes weiter ausbauen. Für manche von Ihnen wird dies zum Problem werden. Wie bereits oben erwähnt, sind die Fähigkeiten zur Eigenkontrolle bei allen Menschen unterschiedlich. Manche sind in der Lage, selbst kleine Abweichungen in der Verwendung ihrer Wörter und der Produktionsart zu bemerken, während andere nicht in der Lage sind, Fehler (wie das Vertauschen von Anfangsbuchstaben oder falsch verwendete Wörter) wahrzunehmen. Ihre Fähigkeit zur Eigenkontrolle kann durch Übung sehr verbessert werden, aber Sie müssen darauf vorbereitet sein, Variationen in Kauf zu nehmen. Lernen Sie in der Selbstanalyse (speziell unter Verwendung der folgenden Übungsvorschläge), wie ähnlich oder wie unterschiedlich Sie verschiedene Laute sprechen. Achten Sie dabei auf die folgenden Faktoren:

1. Wie sprechen Sie die allgemeinen Phoneme der deutschen Sprache im Hinblick auf die verwendeten Strukturen, die Plazierung und den Grad des dabei aufgewandten Druckes und der Anspannung? Benutzen Sie zur Unterstützung der Analyse einen Spiegel und einen Kassettenrekorder.
2. Ohne ins Detail zu gehen, wie unterscheidet sich Ihr Sprechmuster für verschiedene Phoneme bei unterschiedlichem Kontext, unterschiedlicher Betonung, folgenden Pausen, Geschwindigkeitsvariationen sowie anderen Faktoren?
3. Wählen Sie verschiedene Phoneme aus. Hören Sie anderen Leuten beim Sprechen zu und beobachten Sie sie dabei. Beachten Sie Variationen der Position, der Bildung, des Timings, des Druckes und anderer Faktoren.

Die meisten dieser Bereiche werden in den Übungen für die Therapeutinnen abgedeckt, wie auch andere Vorschläge zur Verbesserung der Wahrnehmung und des allgemeinen Kenntnisstands.

Das Erlernen durch den Patienten

Diese Darstellung ist detaillierter als die Beschreibung im vorhergehenden Abschnitt und die Aufgabenbeispiele am Ende des Kapitels werden dementsprechend reduziert. Wie bereits erwähnt, unterscheiden sich Stotternde in ihrer Fähigkeit zur Vorhersage von Spasmen; trotzdem kann das Stottern ausreichend konsistent sein, so daß es bei einem zweiten Vorlesen eines Abschnittes, aus dem die vorher gestotterten Wörter entfernt wurden, in der Nachbarschaft der entfernten Wörter erneut zu wesentlich mehr Stottern kommen kann als in anderen Textabschnitten (Avari und Bloodstein, 1974). Dieser Konsistenzfaktor, der sich von Stotterndem zu Stotterndem unterscheidet, muß auf ein Niveau angehoben werden, auf dem sich der Stotternde dessen funktional bewußt wird. Mit einem gewissen Grad an Antizipation können Stotternde versuchen, die anormalen vorbereitenden Einstellungen zu ändern, aber nicht alle werden gleich gut in der Antizipation oder der Vorhersage sein. Um die Muster bei vorbereitenden Einstellungen zu ändern, muß der Stotternde eines von zwei Dingen tun: entweder mit ausreichend hoher Genauigkeit Spasmen für Kontrollzwecke vorhersagen und/oder antizipieren oder ein ganz anderes Sprechmuster annehmen, bei dem alle motorischen Abläufe verändert sind. Dieser letzte Ansatz wurde von Generationen von sowohl wohlmeinenden als auch unehrlichen Therapeutinnen verwendet, deren Patienten mit dem Fuß tippten, seufzten, Stäbe schwangen, skandierten und anderes mehr, um ihre Sprechgeschwindigkeit zu verlangsamen, der Vorgabe anzupassen und zu dehnen. Nach einer Phase, in der diese Methoden in Verruf gekommen waren, wurden diese Techniken wiederbelebt und in vielen Variationen von „Sprechflüssigkeitsprogrammen“ neu aufgetischt. Dieses Etikett ist natürlich eine Fehlbezeichnung für diese Techniken und bezieht sich auf das lobenswerte Endziel. Viele Patienten stellten jedoch fest, daß der Transfer und die Aufrechterhaltung dieser wiederbelebten Techniken im schlimmsten Fall unter Streß und mit Adaptation schwierig sind und bestenfalls noch Monate und Jahre nach der Entlassung aus der Therapie sehr ermüdend und irritierend sein können. Es ist wahrscheinlich, daß die veränderten Sprechmuster zur Gewohnheit werden, ohne das furchtgetriebene Vermeidungsverhalten zu kontrollieren, so daß das Stottern mit den neuen Mustern als festem Bestandteil wieder erscheint.

Ähnliche Rückfälle findet man bei Techniken der Symptommodifikation wie z.B. vorbereitenden Einstellungen. Die Kritik der Sprechflüssigkeits-Ansätze beruht auf ihrer Anziehungskraft auf manche Therapeutinnen, die ihre Patienten automatisch in schnellen, intensiven Programmen behandeln, bei denen es nur um die jeweils mechanischen Prozeduren geht, die auf einer beschränkten, klinikinternen Grundlage gelehrt werden. Vorbereitende Einstellungen können ebenfalls auf unangebrachte Weise gelehrt und so mißbraucht werden, daß sie im Laufe der Zeit ineffektiv werden. Für die beste Vorbereitung, das beste Lernen und einen optimalen Transfer sollten Sie die folgenden Kriterien im Auge behalten:

1. Ist der Stotternde mit jedem Aspekt des Stotterspasmus gründlichst vertraut? Es ist unabdingbar, daß dies bis ins kleinste Detail geht und sich nicht nur auf die Identifikation der Spasmusarten und -schwere beschränkt.
2. Kann der Stotternde ohne jegliche Vermeidung und mit einem Minimum an Anstrengungsverhalten und anderen sekundären Verhaltensweisen während des Spasmus einfach zu stottern beginnen? Die Eliminierung der Vermeidung muß Mutismus und Rückzug aus gewissen Situationen sowie subtilere Formen wie Verzögerung, Starter, Substitution und Weitschweifigkeit beinhalten.
3. Ist sich der Stotternde der Artikulation, der Aussprache, der Geschwindigkeit, der Betonung sowie anderer sprachlicher bzw. sprechtechnischer Eigenarten bewußt? Es ist wichtig zu wissen, wie man spricht, wenn man *nicht* stottert.
4. Hat der Stotternde die Geistesgegenwart und die taktil-kinästhetische Wahrnehmung, um sich während des Sprechens selbst zu überwachen? Diese Anforderung bedarf einer Kombination aus Information, Angstkontrolle und Wahrnehmung.
5. Hat der Stotternde vorher die Fähigkeit zur Kontrolle der Stotterspasmen entwickelt? Es ist wichtig, Vermeidung, Auslöser, übertriebene Anstrengung und andere überflüssige Anhängsel der Sprechunflüssigkeit zu eliminieren; aber der Stotternde braucht auch die Fähigkeit zur Wiedergewinnung der Kontrolle über sein Sprechen durch Nachbesserung, Pullouts und andere Prozeduren.

Diese Kriterien liegen den folgenden methodischen Schritten zur Entwicklung von vorbereitenden Einstellungen zugrunde. Wenn Ihr Patient einige dieser Kriterien erfüllt, überspringen Sie die jeweiligen Schritte und wenden Sie nur diejenigen an, an denen Ihr Patient noch arbeiten muß. An vielen kann auch gleichzeitig gearbeitet werden, wobei sich der Schwerpunkt bei zunehmendem Fortschritt verlagert.

Der erste Schritt ist die *klinische Analyse* des Stotternden und seines Stottermusters. Dieser Schritt wird in Kapitel 2 mit der normalen diagnostischen Bewertung begonnen, setzt sich aber im Laufe der Therapie immer weiter fort. Wie viele von Ihnen haben oft noch nach Jahren enger Freundschaft zu Freunden oder Verwandten gesagt: „Das hätte ich nie von Dir gedacht“? Manche Therapeutinnen neigen dazu, den diagnostischen Bericht als das letzte Wort über das Sprechmuster und die Verhalten eines Patienten anzusehen. Es ist durchaus nützlich, sich den Anfangsbericht in Abständen immer wieder vor Augen zu führen, um zu sehen, welche Änderungen (und Korrekturen) nach den Therapiesitzungen vorgenommen werden können. Verfeinern Sie die Daten ständig, so daß Sie immer mehr über das Stottermuster Ihres Patienten, dessen Veränderungen im Laufe der Jahre und die grundlegenden Abweichungen in verschiedenen Lautkontexten lernen. Nach einer Weile sollten Sie in der Lage sein, Hunderte von Arten zu konstruieren, wie der Patient je nach sich ändernden Variablen stottern könnte, sowie die Veränderungen in der Einstellung, der Vermeidung, dem Selbstvertrauen, der Genauigkeit und der Kooperation erkennen. Dieses Studium ist natürlich unbegrenzt. Sie werden es solange fortsetzen, bis Sie den Patienten entlassen können, und sogar darüber hinaus in den Bemühungen zur Aufrechterhaltung.

Der zweite Schritt ist die *Eigenanalyse des Patienten*, wie in Kapitel 3 beschrieben. Die Patienten müssen in der Lage sein, unabhängig von der verwendeten Therapiemethode sich selbst und ihr eigenes Sprechmuster zu erkennen. Die Information aus Kapitel 3 sowie aus dem vorigen Abschnitt ist von großer Bedeutung für das

Funktionieren der vorbereitenden Einstellungen. Ebenso wichtig sind das Selbstvertrauen und die Desensibilisierung, die aus der Eigenanalyse resultieren. Im Laufe der Therapie sollte die Selbstanalyse als fortlaufendes Element auf drei Gebieten fortgesetzt werden:

1. Die traditionelle Analyse von Stottern und Sprechverhalten, Einstellungen und Anpassung – wobei das Wissen fortwährend verfeinert und spezifischer wird.
2. Veränderungen im Stotterverhalten im Laufe der Therapie, wobei Auslassungen, Änderungen und therapieresistentes Verhalten notiert werden.
3. Die Charakteristika des flüssigen Sprechens.

Sie müssen dafür sorgen, daß dem Stotternden die Selbstanalyse und die Wahrnehmung zur Gewohnheit werden, denn sie unterstützen die Stabilisierung der für die Aufrechterhaltung erforderlichen Prozesse und ermöglichen kontinuierliche Fortschritte.

Der dritte Schritt ist *„die Vermeidung des Vermeidens“*. Die Patienten müssen Schritt für Schritt Vermeidungen in ihrem Sprechverhalten ablegen und auf eine offene, freiwillige Art stottern, während sie mit den Zuhörern Blickkontakt halten. Vorbereitende Einstellungen können erst effektiv angewendet werden, wenn Vermeidungen eliminiert sind, da Vermeidungsverhalten das Vorprobieren und die Produktion während der vorbereitenden Einstellungen verhindert, verzerrt, zunichte macht oder zum falschen Zeitpunkt ablaufen läßt. Die erste Eliminierung z.B. einer Verzögerung ist ja die Modifikation einer anormalen vorbereitenden Einstellung.

Der vierte Schritt ist die Modifizierung der Vermeidung als Teil des Kommunikationsverhaltens. Bitte beachten Sie, daß ich hier von Modifizierung und nicht von Eliminierung spreche. Eine allgemeine Eliminierung kann nach Jahren der Gewohnheit und Verinnerlichung wohl nicht mit ausreichender Verläßlichkeit erzielt werden. Die Entwicklung der Sprechflüssigkeit sollte soziale Interaktionen stimulieren, die vorher vermieden wurden, und solche verbessern, die vorher nur auf einem Minimalniveau stattfanden; es ist jedoch unwahrscheinlich, daß Sie die grundlegende soziale Persönlichkeit eines individuellen Patienten verändern können. Es hilft, wenn Sie gemeinsam mit dem Stotternden daran arbeiten, eine dreifache Angsthierarchie aufgrund der Hinweise im Kapitel über die Desensibilisierung zu entwickeln. Eine davon wäre die traditionelle Situationshierarchie, die auf einer Mischung von zunehmender Komplexität, Streß und vorheriger Konditionierung aufbaut. Die zweite Liste bezieht sich dann auf Personen, wobei bestimmte Personen mit bestimmten Kategorien kombiniert werden (wie z.B. Ehefrau, Tante Emilie, Polizist, Angestellte, mein Chef usw.). Die dritte Liste basiert auf der Sprachproduktion und arrangiert Reize zur Vermeidung auf der Grundlage gefürchteter Wörter (wie z.B. der eigene Name, alle Zahlen, „Hallo“, Fragen usw.), besonderer Phoneme oder Phonemkombinationen, die ersten drei Wörter einer Äußerung sowie andere Faktoren. Diese Hierarchien sollten ständig überprüft und auf den neuesten Stand gebracht werden, da die Therapie sie gleichzeitig sowohl reduziert als auch verfeinert (vgl. Schritt 2).

Der fünfte Schritt ist die Fähigkeit, das *Stottern* durch eine Art der Symptomkontrolle oder durch Sprechflüssigkeit induzierende Sprechmuster zu verändern. Wie bereits erwähnt, sind vorbereitende Einstellungen keine Technik, die man zu Beginn einer Therapie verwendet. Sie werden verwendet, um die Symptomkontrolle noch absoluter zu gestalten oder um bestimmte Arten der Sprechflüssigkeit nach Bedarf anzuwenden (anstatt einer ständigen Überverwendung). Die Patienten brauchen das Selbstvertrauen, das eine erfolgreiche Anwendung von Nachbesserungen und Pullouts mit sich bringt, und das Wissen, daß sie auf diese im Notfall stets zurückgreifen können, sowie die Erfahrung der Modifizierung motorischer Muster. Bei der Kontrolle der Sprechflüssigkeit ist ein vorheriger Erfolg mit Geschwindigkeitskontrolle oder Atemstrom-Techniken auf ähnliche Weise wichtig, so daß die Patienten wissen, daß sie ggf. auf eine verlangsamte Sprechgeschwindigkeit oder eine übertriebene Kontrolle des Atemstroms und des Stimmeinsatzes zurückgreifen können.

Beim sechsten Schritt, der von einigen der oben angeführten Schritte subsumiert wird, muß der Patient in der Lage sein, *sich zu entspannen,* wenn er sich einem gefürchteten Wort nähert. Die Reize, die früher Anspannung ausgelöst hatten, müssen in ein Signal zur offensichtlichen Entspannung konvertiert werden. Dies erreicht man durch andere in diesem Buch aufgeführte Techniken, die sich direkt auf Entspannung konzentrieren, und/oder durch Methoden, die Entspannung einbeziehen. Entspannung ist unabdingbar – es ist unmöglich, stabile vorbereitende Einstellungen ohne Konsistenz in der Entspannung zu entwickeln und zu verwenden.

Im letzten Schritt muß der Patient herausfinden, wie er spricht, wenn er nicht stottert, und sein Sprechen *selbst kontrollieren.* Die Kontrolle des Sprechens beinhaltet eine erhöhte Wahrnehmung der taktil-kinästhetischen Prozesse; es ist eine Kombination von (möglicherweise) Signalen der Nervenenden und der Nervenbahnen des Rückgrates sowie der Leitung durch das RAS[6], es ermöglicht, auf die eintreffenden Reize zu reagieren. Jede Kontrolle ermüdet, wenn sie ständig ausgeführt wird, und nur wenige Patienten werden sie für mehr als nur für jeweils kurze Phasen ausüben. Die oral-sensorische Kontrolle ist jedoch sehr hilfreich dabei, dem Patienten die Notwendigkeit von vorbereitenden Einstellungen vor Augen zu führen, und reduziert paradoxerweise die Notwendigkeit, diese bei bestimmten Wörtern verwenden zu müssen.

Wenn der Stotternde die vorbereitenden Einstellungen lernt, gehe ich davon aus, daß die meisten Anforderungen der oben angeführten Schritte zumindest teilweise erfüllt sind und wir zu spezifischeren Schritten übergehen können. Des weiteren gehe ich davon aus, daß der Patient bereits Therapieerfahrung mit Nachbesserung und Pullouts gesammelt hat, aber an einigen Stellen werde ich mich auf andere Methoden beziehen:

1. Überprüfen Sie die Fähigkeiten Ihres Patienten zur Analyse bei den ersten zwei Schritten und, falls nötig, geben Sie ihm Übungsaufgaben sowohl für innerhalb als auch außerhalb der Therapie. Nachbesserungen und Pullouts eignen sich am besten dafür. Wählen Sie aus dem vierten Schritt Situationen, Personen und Wörter, die Stottern auslösen, und ziehen Sie daraus den zusätzlichen Nutzen für Desensibilisierung und eine Verbesserung des Selbstvertrauens. Konzentrieren Sie sich auf eine detaillierte Analyse, bei der das Augenmerk auf den Tremor vor dem Spasmus, Variationen in den Phonemen und andere beeinflussende Faktoren gelenkt wird. Konzentrieren Sie sich ganz besonders auf die Phase unmittelbar vor einem Spasmus, um Hinweise wie eine leichte Veränderung in der Sprechgeschwindigkeit, kurzes Einatmen, Veränderungen im Blickkontakt, Lippentremor oder -stellung oder Anspannung der Kehlkopfmuskulatur zu erhalten, die auf einen wahrscheinlichen Spasmus und seine mögliche Form schließen lassen. Ihr Ziel hierbei ist es, eine fast 100%ige Genauigkeit bei der Analyse zu erzielen. Selbst kleine Spasmen sollten auf der Grundlage akkurat eingeschätzt werden. Benutzen Sie jede verfügbare Methode, angefangen von der Arbeit vor einem Spiegel in der Therapie bis zu zunehmenden Komplexitäts- und Streßniveaus außerhalb des Therapieraumes.
2. Verwenden Sie die oben beschriebenen Methoden des „Stop-Go" und des „Stoppens und Einfrierens" von Spasmen. Diesmal sollten Sie jedoch versuchen, „so früh wie möglich und immer

---

6) Retikuläres Aktivierungssystem

schneller zu reagieren". Der Patient sollte üben, sofort beim Auftreten des Stotterns anzuhalten, selbst wenn sich der Zuhörer zu diesem Zeitpunkt noch keiner Sprechunflüssigkeit bewußt ist. Die eben angeführten Hinweise, die auf einen möglichen Spasmus schließen lassen, sollten hier ausgiebig verwendet werden. Das Ziel des Patienten sollte es sein, Stopps so anzuwenden, daß die Therapeutin von ihnen überrascht wird. Sie können mit Signalen üben, aber hüten Sie sich davor, dadurch ein höheres Anspannungsniveau hervorzurufen. Wenn vorher Pullouts erlernt worden sind, fahren Sie mit der Arbeit an ihnen fort und lassen Sie das Pullout so früh wie möglich in einem Wort einsetzen, ohne daß es dadurch in seiner Qualität eingeschränkt wird. Nach dem Stopp oder Pullout sollte das Wort jedesmal entspannt, langsam und normal gesprochen werden.

3. Lassen Sie den Patienten diese Stop-Go oder Pullouts so oft wie nötig bei einer Pseudonachbesserung wiederholen, bei der das ganze Wort nochmals genauso gesprochen wird. Alle negativen Verhaltensweisen sollten dabei nachgebessert werden und das Sprechen sollte verlangsamt, entspannt und leicht ablaufen. Lassen Sie den Patienten während der Übung in der Therapie vielleicht einen einzigen Spasmus drei oder vier Mal nachbessern; lassen Sie ihn dann anhalten und sprechen Sie über die Nachbesserung; darauf bessert der Patient erneut nach und fährt in der Übung fort.

4. Nachdem nun Analyse, Entspannung, Stoppen und langsam-normales Sprechen geübt wurden, gehen Sie mit dem Patienten zu Aufgaben außerhalb der Therapie über, indem Sie Situationen oder Personen der Angsthierarchie verwenden – und zwar hoch genug in der Hierarchie, um Stottern hervorzurufen, aber nicht so hoch, daß der Patient damit überfordert wäre. Bitten Sie den Patienten, das folgende unter Verwendung von Rollenspiel, aversiven Reizen und Pseudostottern zu üben:

   a) Wenn ein Spasmus antizipiert wird, wird die Sprechgeschwindigkeit bei den Silben oder Wörtern, die dem wahrscheinlichen Spasmenwort vorausgehen, verlangsamt. Bei der Übung können Sie ein Signal vereinbaren, daß das nächste „geeignete" Wort für die Verwendung einer vorbereitenden Einstellung anzeigt.

   b) Demonstrieren Sie, bevor Sie ein Wort sagen, eine anormale vorbereitende Einstellung pantomimisch, so als würde diese zu einem Spasmus führen. Benutzen Sie sowohl Anspannung als auch Vorformung und, wenn es für den Patienten typisch ist, beginnen Sie einen Tremor. Versuchen Sie aber nicht, das jeweilige Wort dabei tatsächlich zu sprechen.

   c) Machen Sie eine Pause, überprüfen Sie die anormale vorbereitende Einstellung und entspannen Sie sich ganz bewußt. Kontrollieren Sie, ob Sie ausreichend Atemluft für das folgende Wort zur Verfügung haben. Wenn dies nicht der Fall ist, holen Sie Luft, um dann die Entspannung noch einmal zu überprüfen.

   d) Beginnen Sie einen leichten Atemstrom. Nehmen Sie, sobald Sie einen Atemfluß erzielt haben (kein Keuchen oder forciertes Seufzen), sanft die Stimme hinzu, falls der Anfangslaut stimmhaft ist. Wenn Sie möchten, können Sie einen leichten /h/-Laut benutzen, um die Stimmbänder leicht zum Schwingen zu bringen.

   e) Wenn Sie einen gleichmäßigen Atemstrom und einen weichen Stimmeinsatz erzielt haben, führen Sie mit den Artikulatoren die erforderlichen Bewegungen aus, die den Laut hervorbringen und zum nächsten Laut überleiten. Nehmen Sie hierbei keine vorbestimmte Haltung ein.

   f) Beenden Sie das Wort mit der gleichen langsamen, einfachen, leichten, kontinuierlichen Bewegung. Dehnen Sie keinen Laut absichtlich aus, sondern halten Sie einfach die Bewegung am Laufen.

   g) Diese einfache Sprechweise können Sie nun in die nächsten zwei oder drei Wörter überlaufen lassen; versuchen Sie jedoch nicht, diese Methode der Äußerung für Ihr normales Sprechen zu übernehmen.[7)]

---

7) Bei manchen Methoden zur Verstärkung der Sprechflüssigkeit müssen die Patienten die jeweilige Technik ständig anwenden, aber deren Ziel ist für gewöhnlich, auf ein „normal flüssiges Sprechen" hinzuarbeiten, um auf diese Kontrollmethode dann nur noch unter hoher Anspannung oder bei Bedarf zurückgreifen zu müssen. Vorbereitende Einstellungen können zwar in diesem Fall durchaus verwendet werden, aber diese Warnung würde auch hier gelten.

5. Lassen Sie den Patienten die Prozeduren, die in Aufgabe 4 aufgelistet sind, in einigen kontrollierten Situationen anwenden, bei denen alle Schritte nur zur Übung ausgeführt werden. Verwenden Sie dabei Personen, die Sie nur zu diesem Zweck in die Therapie mitbringen, Telefonanrufe des Patienten mit Ihnen oder mit Personen Ihrer Wahl und Gespräche zwischen dem Patienten und Familienmitgliedern oder ausgewählten Freunden. Beurteilen Sie das Verhalten sehr genau und beziehen Sie sich dabei, falls nötig, auf den folgenden Abschnitt über Probleme mit vorbereitenden Einstellungen. Bitten Sie den Patienten, Berichte über seine Versuche mit vorbereitenden Einstellungen zu schreiben, wobei er seine Leistung in Form einer Tabelle einschätzen soll (vgl. Tab. 9-1). Bitten Sie ihn, alle vorbereitenden Einstellungen, bei denen alle unter 4 aufgeführten Schritte berücksichtigt werden und dennoch *unter Kontrolle* bleiben, als „erfolgreich" einzuschätzen, ob es sich nun um eine gute Wortabfolge handelt oder nicht. Für jede Bemühung, bei der die Kontrolle fehlschlägt und die in einem Spasmus resultiert, muß der Patient ein „X" auf dem jeweiligen Leistungsgebiet machen, das ausgelassen oder ungenügend ausgeführt wurde, und es unter den jeweils angemessenen Problemvariablen eintragen. Theoretisch könnte dabei in jeder Reihe und jeder Spalte ein „X" stehen, aber meistens kommt es nur zu wenigen. Bei Vorhersage zum Beispiel steht vielleicht ein „X" unter „Situation", ebenso wie bei Entspannung; bei Stimmeinsatz hingegen steht das „X" unter „Wort/Phonem". Manche Patienten brauchen noch eine weitere Spalte für „V" (vergessen). Benutzen Sie diese Tabelle oder eine einfachere Version, um die Anzahl der Erfolge mit der der Fehlschläge zu vergleichen. Besprechen Sie die Ergebnisse, um festzustellen, welche Fehler darauf beruhten, daß leichte Spasmen einfach zu schnell vorbei waren. Gehen Sie dann weiter, um zu sehen, welche Teile der vorbereitenden Einstellungen noch fehlschlagen und welche Variablen dabei am häufigsten hineinspielen. Zu diesem Zeitpunkt sollte die Erfolgsquote bei 100–75% bei schweren Spasmen, ungefähr 75–60% bei mittelschweren Spasmen und 30–90% bei leichten Spasmen liegen. Diese letzten 90% sind sehr hoch angesetzt, da eine Reihe von leichten Spasmen vielleicht völlig verpaßt werden; wenn sie jedoch bemerkt werden, sollte es bei diesen nur selten zu einem Fehlschlag kommen.

Tabelle 9-1 für Berichte von vorbereitenden Einstellungen

Anzahl der Erfolge
(machen Sie für jeden Erfolg einen)

	Problemvariable				
Leistungsgebiet	Schwere der Spasmen	Wort/Phonem	Person	Situation	Andere[8)]
Antizipation/Vorhersage					
anfänglicher Rückgang der Sprechgeschwindigkeit					
Wahrnehmung der Anspannung					
Pause					
Entspannung					
ausreichende Atemzufuhr					
Initiierung des Atemstroms					
Stimmeinsatz					
leichte Bewegung					
langsame Bewegung					
kontinuierliche Bewegung					
darauf folgende Worte					

8) z.B. allgemeiner körperlicher und seelischer Zustand, allgemeine Sprechgeschwindigkeit oder Wichtigkeit der Kommunikation

6. Versuchen Sie, unter Verwendung der in Schritt 4 beschriebenen Verfahren und ohne die pantomimische Probe (es sei denn, sie wird zur Problemlösung benötigt), die Zeit, die Sie zur Entspannung, zur Revision und zum Einsatz des Atemflusses benötigen, zu reduzieren. Dies kann bereits in der Endphase von Aufgabe 5 geschehen und dann in einen weiteren Transfer bei diesem Schritt überführt werden. Beginnen Sie mit dem Patienten unter Zuhilfenahme der oben beschriebenen hierarchischen Listen mit den jeweiligen Punkten; stellen Sie sicher, daß Sie ihn bei den ersten Aufgaben sowie in Abständen auch bei späteren Aufgaben begleiten können. Bitte beachten Sie: Bei einem intensiven Therapieprogramm können die Schritte 4 bis 6 in nur einem einzigen Tag erreicht werden; bei einem konventionellen Therapieprogramm benötigen diese drei Schritte wahrscheinlich 6 bis 10 Wochen. Wandeln Sie Tabelle 9-1 entsprechend ab und analysieren Sie wie vorher mit dem Patienten die Ergebnisse. Arbeiten Sie nun Schritt für Schritt auf eine Erfolgsquote von 100% bei schweren, 75% bei mittelschweren und 30–40% bei leichten Spasmen hin, wobei diese letzte Zahl durch Nachbesserungen bis auf 60–70% gebracht werden kann. (Bei Methoden der Sprechflüssigkeitsverstärkung können Sie „Fehlschläge" dadurch nachbessern, indem Sie die nächsten fünf bis zehn Worte ganz bewußt auf einem früheren, niedrigeren Leistungsniveau sprechen.)
7. Dieser Schritt dient der Konsolidierung einer Endform der vorbereitenden Einstellungen, die gleichmäßig und kontinuierlich ist, dem Aufspüren von stark gefürchteten Wörtern und Situationen sowie der Lösung von besonderen Problemen. Van Riper (1973) sagte, daß zu diesem Zeitpunkt eine „Welle der Flüssigkeit" nicht untypisch sei, bei denen der Patient in einen Sprechrausch verfalle, nur um die Erfahrung der Kontrolle über seine Sprechflüssigkeit und der Eigenakzeptanz zu machen. Er warnte davor, daß eine Stabilisierung dieser Sprechflüssigkeit noch nicht erreicht worden sei und eine allzu frühe Entlassung aus der Therapie nur Josts Gesetz bestätigen würde: Wenn zwei erlernte Reaktionen miteinander im Wettstreit liegen, wird die ältere der beiden im Laufe der Zeit dazu neigen, die neuere Reaktion zu ersetzen. Ich wünschte, daß sich mehr der „Standardprogramme" und manche Therapeutinnen sich dieses Gesetzes bewußter wären. Zu diesem Zeitpunkt sind die Pullouts des Patienten

„... meist nur eine verlangsamte Version der normalen Äußerung. Einige haben das mißverstanden und den Stotternden aufgefordert, den ersten Laut oder Vokal des gefürchteten Wortes zu dehnen.... Wir halten das nicht für sinnvoll. Wir wollen nicht, daß der Stotternde die motorische Abfolge durch solche Dehnungen verzerrt; wir wollen, daß alles langsamer gesprochen wird, und zwar alle Laute und Übergänge gleichermaßen."

Der Patient wird sich zu diesem Zeitpunkt häufig der Plackerei dieser Aufgaben und auch der Therapie widersetzen, wenn die vorbereitenden Einstellungen durchschnittlich oder sogar besser funktionieren. Vielleicht muß die Therapeutin eine eher beratende Funktion ausüben, den Patienten motivieren, nach seinen Interessen forschen und ihn zu Aktivitäten stimulieren; er muß die gut funktionierenden vorbereitenden Einstellungen hohem Streß aussetzen und den Patienten ganz allgemein unterstützen. Die Leistungsziele sollten hoch gesetzt werden und der Patient sollte gebeten werden, die in Schritt 6 gesteckten Ziele zu erreichen oder sogar zu überbieten. In der Endphase können leichte Spasmen (von höchstens einer Sekunde Dauer) zum Hauptproblem werden; zusätzlich zu einer Reduzierung durch kontinuierliche Übung, gesteigertes Selbstvertrauen und verbesserte Entspannung können zwei Ansätze hierfür verwendet werden:

a) Verwenden Sie eine Sprechkontrolle mit hohem Aufmerksamkeitsniveau, wie sie in Kapitel 11 kurz beschrieben wird, um die Wahrnehmung für Sprache allgemein zu steigern und geringfügige Sprechunflüssigkeiten aufzugreifen.

b) Arbeiten Sie an den allgemeinen Aspekten der Sprache, der Stimme, der Artikulation und der prosodischen Elemente. Denken Sie daran, daß die Mehrzahl der stotternden Kinder noch andere Kommunikationsstörungen neben dem Stottern aufweisen können (Blood und Seider, 1981). Dies wird im nächsten Abschnitt näher erläutert.

Ein anderer Fokus dieser ausgedehnten letzten Phase wird ebenfalls im nächsten Abschnitt behandelt – die Furcht bzw. die Anpassung an die kontrollierte Sprechflüssigkeit. Zusätzliche psychologische Beratung und/oder eine Überweisung können hierbei notwendig werden.

Probleme

Probleme können bei den vorbereitenden Einstellungen von den allerersten Bemühungen bis hin zum Endstadium auftreten. Obwohl das Ziel hochmotivierend ist, kann seine Komplexität und seine Nähe zur Sprechflüssigkeit Schwierigkeiten bereiten. Da es außerdem eine Methode ist, die zum Ende der Therapie gelehrt wird, erlangen die individuellen und sozialen Charakteristika immer mehr Bedeutung und können zu besonderen Problemen führen. Ich werde die einzelnen Probleme den verschiedenen Phasen zuordnen:

a) die frühe Übungs- und Lernphase der Schritte 1–3 (Anfangsphase),
b) die Anwendungsphase der Schritte 4 und 5 (Interimsphase) und
c) die Verfeinerungs- und Transferphase der Schritte 6 und 7 (Endphase).

1. Ein allgemein leichtes Stotterverhalten macht es schwierig, vorbereitende Einstellungen konsistent und mit ausreichender Qualität zu erreichen, und zwar aufgrund mangelnder Motivation, Problemen bei der Bemerkung von Spasmen und Problemen dabei, eine zeitlich gut abgestimmte, erfolgreich ausgeführte vorbereitende Einstellung zu erzielen. Wenn der Patient ein „leichter Stotternder“ ist, sind vorbereitende Einstellungen vielleicht nicht angebracht. Sie können sie vielleicht in den Anfangsstadien verwenden, sollten aber nicht zögern, dann zu einer Methode zur Verstärkung der Sprechflüssigkeit überzugehen.
2. In allen Stadien der Therapie ist ein vorherrschend verdecktes Stottermuster schlecht für vorbereitende Einstellungen, egal, ob es sich nun um einen leicht Stotternden handelt oder nicht. Selbst wenn ein Patient, der verdeckt stottert, die Techniken der vorbereitenden Einstellungen erlernt, wird das Verbergen seines Stotterverhaltens deren Aufrechterhaltung und Stabilität untergraben. Viele Stotternde vermischen offenes und verdecktes Stotterverhalten, wahrscheinlich mit situationsbedingten Variationen. Ein Patient, der vorwiegend verdeckt stottert, hat im allgemeinen zumindest einige der folgenden Eigenschaften:
   a) Ausgiebige und geschickte Verwendung von Substituierung und Weitschweifigkeit;
   b) Entwicklung von oberflächlich gesehen durchaus folgerichtigen Verzögerungen, die als sorgfältige Denkpausen, Nachfragen, Suchen nach dem „richtigen“ Wort usw. erscheinen;
   c) Sorgfältig zeitlich abgestimmte, anscheinend durchaus angemessene Gestik und Körperbewegungen sowie auch ähnlich angemessene Wörter oder Laute, die als Starter und/oder Auslöser verwendet werden;
   d) Mutismus, Sprechverweigerung, Antworten wie „weiß ich nicht“ und eine extreme Vermeidung von Sprechsituationen;
   e) Innerer Kampf, der unsichtbar oder nur bemerkbar ist, wenn man mit der jeweiligen Person sehr vertraut ist. Eine Patientin mußte uns nach zehn Wochen immer noch selber sagen, wann sie nun gestottert hat.

   Andere Tricks sind durchaus möglich und Sie werden sie bei Ihren Patienten finden. Es ist beinahe sicher, daß diese Stotternden nicht über das Stadium der Nachbesserungen hinauskommen und Pullouts nicht als eine große Verbesserung ihres gegenwärtigen Sprechmusters ansehen werden. Sie sind wahrscheinlich nicht willens oder nicht in der Lage, sich einer vernünftigen Anwendung von vorbereitenden Einstellungen gegenüber zu öffnen.
3. Reduziertes Sprechen war ein möglicher Aspekt des verdeckt stotternden Patienten, aber es kann bei jedem Syndrom ein Problem sein. In der Phase 1 wird es oft dadurch kompensiert, daß der Patient zu diesem Zeitpunkt normalerweise bereit oder sogar darauf erpicht ist, mit der Therapeutin zu sprechen. Vermeidungen außerhalb der Therapie haben sich aber wahrscheinlich nur sehr wenig verändert. Solche Fälle kann man behandeln, in-

dem in der Interimsphase die Motivation und die Unterstützung durch die Therapeutin betont und die Übungssituationen so sorgfältig ausgewählt werden, daß der Erfolg garantiert ist. Diese Praxis des Antreibens und Unterstützens muß bis in die Endphasen hinein fortgesetzt und bei der Planung der Aufrechterhaltung in Betracht gezogen werden, damit Josts Gesetz nicht wirksam wird.

4. Die meisten Sprecher werden von der auditiven Rückmeldung abhängig, obwohl wir sie selten und nur unter besonderen Umständen verwenden. Es gibt keinen Beweis für die Hypothesen, daß Stotternde mehr oder weniger abhängig von dieser Rückmeldung wären. Wir haben jedoch ausreichend Daten, um annehmen zu können, daß zumindest Untergruppen von Stotternden sich in gewissen Bereichen der auditiven Wahrnehmung und Verarbeitung voneinander unterscheiden. In den meisten Fällen wird eine Verbesserung der Wahrnehmung, der Sprechkontrolle mit starken Stimuli, der Maskierung und des Sprachkauens die Fähigkeiten des Patienten zur Eigenüberwachung seines Sprechens verbessern.

5. Gelegentlich ist ein Stotternder nicht in der Lage, langsamer zu sprechen, sich zu entspannen und leicht in die vorbereitende Einstellung überzugehen. Von der Problemquelle in Schritt 7 einmal abgesehen, liegt dieses Versagen normalerweise am Angstniveau, das die gewünschten Verhaltensweisen unterdrückt. In den meisten Fällen liegt die Schuld hierfür bei der Therapeutin, die die Desensibilisierung, das Selbstvertrauen und das Vertrauen des Patienten in die Methode und damit ihre eigene Glaubwürdigkeit in den Augen des Stotternden nicht ausreichend aufgebaut hat. In diesem Fall sollten Sie ein Programm zur Desensibilisierung einplanen oder auf ein Programm zur Verstärkung der Sprechflüssigkeit umschalten.

6. Wenn der Patient nicht gut auf die Eigenanalyse des Stotterns vorbereitet ist, können vorbereitende Einstellungen fehlschlagen oder unbeständig auftreten. Dies ist ein Fehler der Therapeutin und unentschuldbar. Ein zeitweise parallel laufendes Programm zur Analyse sollte das Problem beheben. Die Therapeutin darf jedoch dem Patienten nicht die Schuld an diesem Problem geben und das Gefühl vermitteln, er habe versagt.

7. Eine hohe Sprechgeschwindigkeit bewirkt bei vorbereitenden Einstellungen das Gegenteil dessen, was gewünscht wird; die Therapeutin kann von ihr überrascht werden, da viele der Übungen in der Therapie mit langsamer Übungsgeschwindigkeit ablaufen. Diese hohe Geschwindigkeit kann mit Angst oder Vermeidungsmustern zusammenhängen, ein Anzeichen für Aggression oder eine umweltbedingte Angewohnheit sein. Es ist unter Umständen möglich, eine Verlangsamung durch Suggestion, eine Kontrolle der Betonung oder durch Übung zu erreichen. In manchen Fällen werden Sie jedoch auf ein Programm zur Geschwindigkeitskontrolle zurückgreifen müssen wie z.B. jene, die im Kapitel über VAR vorgeschlagen wurden.

8. Wie bereits erwähnt, litten viele Stotternde in der Vergangenheit noch unter anderen Kommunikationsstörungen. Obwohl die meisten dieser Probleme in der Zwischenzeit korrigiert wurden oder sich ausgewachsen haben, kann es immer noch Überreste dieser Probleme geben. Zusätzlich dazu können die Anpassung wie auch die Vermeidung von Stottern zu gewohnheitsmäßigen Mustern der Lautstärke, des Tonfalles, des Rhythmus, der Inflektion und der Betonung führen. Diese erweisen sich normalerweise in den Anfangsstadien der vorbereitenden Einstellungen nicht als störend, können aber in den Zwischen- und Endphasen zum Problem werden, wenn der Patient sein allgemeines Sprechmuster immer deutlicher wahrnimmt. In solchen Fällen führt eine Verbesserung der Sprechstimme und der Aussprache oder Prozeduren zur Korrektur dieser Muster dazu, daß vorbereitende Einstellungen erleichtert werden, das allgemeine Sprechmuster verbessert und das Selbstvertrauen gestärkt wird.

9. In der Anfangsphase nimmt der Patient nur selten, in den Zwischenstadien häufiger und in der Endphase oft die Sprechunflüssigkeit wahr, die für das sogenannte „flüssige" Sprechen typisch ist, und beginnt, sich darüber Sorgen zu machen. Zu diesen normalen Unflüssigkeiten gehören Zögern, Einwürfe, Verzögerungen, Starter, Wiederholungen, Betonungsfehler und andere Unterbrechungen. Viele von diesen traten natürlich in der Sprache des Patienten als Bestandteil seines Stotterns auf. Es kommt vor, daß Patienten sich allzu viel Mühe

machen, diese normalen Sprechunflüssigkeiten zu elimieren in der Angst, sie könnten einen Rückfall in den Verlust der Kontrolle verdecken oder aber verwechselt werden, wenn es darum geht, sie von Sprechunflüssigkeit zu unterscheiden, die mit Stottern assoziiert wird. Eine psychologische Beratung kann dem Patienten helfen, diese Furcht zu überwinden, hilfreich sind auch Aufgaben, dem „flüssigen Sprechen" von Nichtstotternden erneut zuzuhören. Im allgemeinen sollte man Patienten dazu raten, diese Sprechunflüssigkeiten zu tolerieren; sie können aber, falls gewünscht, auf den Wörtern vor oder nach dieser Sprechunflüssigkeit vorbereitende Einstellungen verwenden. Dies tun sie meist nur für kurze Zeit.

10. Die Angst vor der Sprechflüssigkeit kann zum Problem werden, vor allem bei Stotternden, die sich selbst als Opfer betrachten. Trotz aller negativen Auswirkungen bietet Stottern doch eine einfache Ausrede für jede Unterlassung oder jeden Fehlschlag. „Warum sollte ich mich für diesen Posten bewerben? Einen Stotternden wollen die doch ganz gewiß nicht". Eine Ablehnung könnte aus ganz anderen Gründen geschehen. Ehepartner können negativ reagieren, wenn sich die Person, die sie geheiratet haben, in einen flüssigen und kontrollierten Sprecher verwandelt. Solche Probleme treten, wenn überhaupt, in den Zwischen- und Endstadien auf. Sie sollten sie nicht ignorieren, aber seien Sie sich Ihrer eigenen Grenzen bewußt. Falls nötig, empfehlen Sie dem Patienten eine weiterführende psychologische Behandlung.

Ich habe hier nicht alle möglichen Probleme bzw. alle Abhilfen/ Lösungen aufgelistet. Zu diesem Zeitpunkt in der Therapie ist es ganz allgemein angebracht, den Patienten als ganze Person und nicht nur als Stotternden zu betrachten. Was benötigt er als Person, um effektiv mit den vorbereitenden Einstellungen umgehen zu können?

Übungen für die Therapeutin

Die erste Serie von Aufgaben dient dazu, Ihr Bewußtsein dafür zu prüfen, wie Wörter ausgesprochen werden, sowie auch Ihre Fähigkeit, Unterschiede zu bemerken. Wenn Sie bei der Unterscheidung Schwierigkeiten haben, sollten Sie vielleicht einen Hörtest machen lassen; ansonsten wiederholen Sie die Übungen, bis sich eine Verbesserung zeigt:

1. Tragen Sie über einen Zeitraum von mindestens einer Woche Karten (3 x 5 cm) bei sich und machen Sie sich (unauffällig) phonetische Notizen darüber, wie Leute verschiedene Wörter aussprechen. Achten Sie auf so offensichtliche Äußerungen wie z.B. „Haubahnhof" für „Hauptbahnhof" und „staak" für „stark", aber achten Sie auch auf kleinere Unterschiede wie z.B. „Mülch" für „Milch" und „un" statt „und".
2. Wechseln Sie sich mit Ihrem Übungspartner und verschiedenen Freunden darin ab, den gleichen Satz vorzulesen und dies auf Band aufzunehmen. Spielen Sie die Aufnahme mehrmals ab und beachten Sie die Variationen in Aussprache, Artikulation, Betonung, Inflektion usw.
3. Führen Sie zehn bis 20 Aussprachetests durch, vorzugsweise an Kindern im Vorschulalter. Wenn Kinder oder Personen mit Ausspracheproblemen nicht verfügbar sind, benutzen Sie ein Wörterbuch, um eine Liste mit „nicht vertrauten" Wörtern vorzubereiten und „testen" Sie Ihre Freunde.
4. Bitten Sie mindesten fünf Personen, die folgenden zehn Wörter vorzulesen. Notieren Sie beim Vorlesen Unterschiede in der Artikulation und der Betonung:

Dezimalzahl	universal	Emissionen
obsolet	Hippopotamus	philantropisch
Statistiken	Zenturion	Reservoir

Die nächste Aufgabenserie dient dazu, sich darauf zu konzentrieren, wie Phonemvariationen auftreten. Sie müssen Ihre eigenen Sprechmuster besser wahrnehmen, aber auch auf die Artikulationsunterschiede bei anderen Personen achten.

5. Nehmen Sie die folgenden Wortpaare mit dem Kassettenrekorder auf. Hören Sie die Aufnahme ab und notieren Sie alle Unterschiede in den Übergangsphonemen und/oder Unterschiede aufgrund des phonetischen Kontextes. Wiederholen Sie die Liste, aber sprechen Sie langsamer und versuchen

Sie, die koartikulatorischen Übergangsphänomene zu fühlen. Konzentrieren Sie sich bei dieser verlangsamten Version auf die kontinuierliche Bewegung der Artikulatoren, als ob jedes Wortpaar ein einziges Wort wäre und Sie es in Zeitlupe aussprächen.

geh weg	er lief	bring das	warte ab
gib schon	Wasser lief	bring schon	warte auf
gib es	Uhr lief	bring bitte	warte gleich
gib her	Zeit lief	bring es	warte bitte
gib mir	Katze lief	bring ein	warte einfach

6. Wiederholen Sie Aufgabe 5, indem Sie die Liste von drei Leuten lesen lassen. Spielen Sie die Aufnahmen ab und vergleichen Sie sie mit Ihrer eigenen sowie untereinander.

7. Wählen Sie vier mindestens zweisilbige Wörter aus, die Sie relativ oft benutzen (z.B. Telefon, Frühstück, Wetter, Vater), und versuchen Sie drei Tage lang, jedes Auftreten dieser vier Wörter zu bemerken. Achten Sie auch darauf, wie andere Leute diese Wörter im Vergleich zu Ihnen aussprechen.

8. Benutzen Sie die folgenden Wörter in Ihrem täglichen Sprachgebrauch. Verwenden Sie jedesmal beim ersten Phonem und der ersten Silbe eine der aufgelisteten Methoden, bis Sie alle Methoden bei jedem Wort verwendet haben. Nehmen Sie sich für diese Aufgabe __Tage Zeit. Schlagen Sie ggf. einige Methoden im Index nach:

Wörter	Methoden
Hallo	lockere Wiederholung
geben	leichter Konsonantenkontakt
ich	leichter Ansatz
manche	Dehnung
richtig	
bitte	
an	

Wie haben sich die unterschiedlichen Techniken auf ein Phonem ausgewirkt? Welche Methode ziehen Sie im allgemeinen vor? Welche Methode(n) funktioniert(en) bei welchem(n) Phonem(en) nicht so gut?

Das Ende dieser Aufgabenserie zielt vorwiegend darauf ab, Ihre Wahrnehmung für die taktil-kinästhetischen Reize zu schärfen. Sie können dabei auch Erfahrung bei der Selbstkontrolle sammeln. Zur weiteren Übung können Sie sich auch Aufgaben auswählen, die im nächsten Abschnitt für die Patienten aufgeführt werden.

9. Drehen Sie bei einem Kassettenrekorder/Audiometer/Hörtrainer die Lautstärke so hoch, daß Sie Ihre Stimme über den Kopfhörer gerade unterhalb der Schmerzgrenze hören. Lesen Sie ungefähr drei Minuten vor und machen Sie davon eine Aufnahme. Wie wirkte sich dies auf Ihren Tonfall, Ihre Lautstärke, Modulation und Sprechgeschwindigkeit aus? Spielen Sie die Aufnahme einige Male ab. Lesen Sie dann das gleiche Material noch einmal vor, jedoch ohne Verwendung des Kopfhörers, und versuchen Sie, Ihr erstes Sprechmuster genau zu imitieren. Was mußten Sie beim zweitenmal tun, um die erste Sprechleistung zu duplizieren, und wie schwierig war dies für Sie?

10. Wiederholen Sie Aufgabe 9. Maskieren Sie jedoch Ihre Stimme durch „weißes Rauschen", Musikaufnahmen oder andere Geräusche. Vergewissern Sie sich, daß die Lautstärke noch unterhalb der Schmerzgrenze liegt. Beantworten Sie die gleichen Fragen wie zuvor.

11. Wiederholen Sie die Übung 10 mit Ihrem Partner und beobachten Sie seine Anpassung (Adjustierung). Wenn sich diese in irgendwelchen Aspekten von Ihrer unterscheidet, versuchen Sie, diese nachzuahmen.

12. Stellen Sie einen VAR-Apparat auf eine Verzögerung von 200 Millisekunden ein; die Lautstärke sollte knapp unterhalb der Schmerzgrenze liegen. Lesen Sie fünf Minuten lang einen Absatz laut vor. Verlangsamen Sie dabei Ihre Sprechgeschwindigkeit und begrenzen Sie Ihre Phrasenlänge auf höchstens fünf Silben pro Phrase. Benutzen Sie eine einfache, starke Sprechweise mit kontinuierlichen Bewegungen. Übertreiben Sie ganz bewußt Bewegungen, so daß Plosive etwas „schleppend" werden, Frikative sich leicht durch die Artikulatoren „schleifen" und die Vokale gedehnt werden. Spüren Sie den Kontakt und die Position der Artikulatoren, wenn Sie das leichte, langsame Sprechen kontinuierlich fortsetzen.

13. Sprechen Sie in zehn Situationen die ersten drei Wörter jedes Satzes langsam, kontinuierlich und mit deutlich gespürten Bewegungen. Vergewissern Sie sich, daß Sie jedes Wort dabei mit einem Atem-

strom, gefolgt von einem weichen Stimmeinsatz, beginnen. Halten Sie das Ergebnis Ihrer Bemühungen fest.

Übungsbeispiele für den Patienten

Wenn die Wahrnehmung des Patienten für das, was während eines Stotterspasmus geschieht, überprüft oder aufgefrischt werden muß, greifen Sie auf die Aufgaben im Kapitel über die Selbstanalyse zurück. Ebenso können die Kapitel über Pseudostottern, Desensibilisierung und Entspannung verwendet werden, um sich das „Vermeiden des Vermeidens" und die Entspannungsarten noch einmal vor Augen zu führen. Die folgenden Aufgaben beziehen sich zwar direkt auf die vorbereitenden Einstellungen, aber diese Anmerkungen sind trotzdem wichtig; der Stotternde benötigt ausgezeichnete Fähigkeiten in der Analyse und im offenen Stottern ohne jegliches Vermeiden und muß sich der Anspannung zumindest bewußt sein sowie in der Lage sein, sich (in leichten Situationen) zu entspannen.

1. Tragen Sie Karten (3 x 5 cm) mit sich. Ziehen Sie in der Mitte einen senkrechten Strich. Eine Seite markieren Sie mit"Ja!" und die andere mit „Huch!". Im Laufe der nächsten xxx Tage zählen Sie nach jeder verbalen Kommunikation die Stotterspasmen, die Sie vor ihrem Auftreten bemerkten, und tragen die Zahl unter „Ja!" ein. Zählen Sie auch die Spasmen, von denen Sie überrascht wurden, und tragen Sie diese Zahl unter „Huch!" ein. Schreiben Sie einen kurzen Bericht über den „Huch!"-Faktor – die Situationen, die Wörter, die Gefühle usw., die dazu führen, daß Spasmen schwer zu antizipieren sind.
2. Wiederholen Sie die erste Aufgabe xxx Tage lang, aber unterteilen Sie dabei die Karten in drei Spalten. „Ja!" heißt nun, daß Sie den Spasmus früh genug antizipiert haben, um ihn noch vor seinem Auftreten zu ändern; „knapp daneben!" heißt, Sie haben den Spasmus nur einen Moment vor seinem Auftreten bemerkt (zu spät, um ihn zu modifizieren), und „Huch!" ist ein Fehler. Berichten Sie wie gehabt. Was müssen Sie tun, um „knapp daneben!"-Spasmen in die „Ja!"-Kategorie zu bringen?
3. Führen Sie zehn Telefongespräche, um Auskünfte oder Dienstleistungen zu erhalten. Prüfen Sie vor jedem Anruf, was Sie wahrscheinlich sagen werden, und versuchen Sie vorherzusagen, bei welchen Wörtern Sie am wahrscheinlichsten stottern werden. Führen Sie die Gespräche und notieren Sie jedes Stottern. Wie genau waren Ihre Vorhersagen? Warum haben Sie Ihrer Meinung nach manche Wörter, bei denen Sie gestottert haben, nicht vorhergesagt, und was können Sie tun, um Ihre Trefferquote zu verbessern?
4. Rufen Sie eine von Ihrer Therapeutin ausgewählte Person an und sprechen Sie 15 bis 20 Minuten lang, wobei Sie am meisten reden. Versuchen Sie während des Gespräches jedes Stottern vorherzusagen. Tun Sie nichts, egal ob Ihre Vorhersage nun stimmt oder nicht. Bei jedem unvorhergesagten Stottern machen Sie jedoch sofort eine Pause, um sich zu entspannen. Wiederholen Sie dann das Wort mit einsetzendem Atemstrom, einem leichten Stimmeinsatz und einer langsamen, kontinuierlichen Bewegung der Artikulatoren.

Diese Aufgaben können auf verschiedenste Weise abgeändert werden. Sie dienen dazu, Antizipation zu üben, Hinweise zu suchen, die bei der Vorhersage helfen können, eine einfache Kontrolle zu betonen, Faktoren zu überprüfen, die die Genauigkeit der Vorhersage vermindern können, und Kontrollmuster (wieder) einzuführen, die bei der folgenden Arbeit mit vorbereitenden Einstellungen verwendet werden können.

5. Benutzen Sie die alte Liste der hierarchischen Ängste und überprüfen Sie sie zusammen mit Ihrer Therapeutin, um sie auf den neuesten Stand zu bringen. Akzeptieren Sie dabei keine Beurteilung innerhalb der Therapie, sondern überprüfen Sie diejenigen Situationen, von denen Sie meinen, Sie seien kein Problem mehr oder die nun weiter unter in der Rangordnung liegen würden (dies kann geschehen, während Sie die erste Aufgabenserie ausführen). Wenn dies getan ist, sollten Sie eine aktuelle hierarchische Liste von gefürchteten Kommunikationssituationen haben. Wie hat sich diese im Laufe der Zeit verändert?

6. Füllen Sie die Ericksonsche S-24-Skala aus und vergleichen Sie die Ergebnisse mit früheren Resultaten. Bitten Sie wenn möglich, eine Ihnen nahestehende Person (Elternteil, Partner, Geschwister, Mitglieder Ihrer Wohngemeinschaft), diese Skala über Sie auszufüllen (so, wie diejenige Person Sie sieht), und vergleichen Sie dies mit Ihrer eigenen Beurteilung. Besprechen Sie die Ergebnisse mit Ihrer Therapeutin und stellen Sie fest, ob Sie an bestimmten Bereichen noch weiter arbeiten müssen.

7. Konstruieren Sie aus den ersten vier Aufgaben und unter Verwendung der Angsthierarchie und der Beurteilung der Einstellung eine Liste mit „Faktoren, die meine Fähigkeit zur Vorhersage des Stotterns reduzieren". Gehen Sie diese mit Ihrer Therapeutin durch und benutzen bzw. vermeiden Sie diese, wenn Sie die Übungen zu den vorbereitenden Einstellungen ausführen.

Die nächsten Aufgaben geben Beispiele für Aktivitäten während der Anfangs-, Zwischen- und Endstadien der vorbereitenden Einstellungen. Sie sind darauf ausgerichtet, den Transfer und die Verfeinerung der Fähigkeit zur vorbereitenden Einstellung innerhalb der Therapie zu fördern und die Wahrscheinlichkeit, daß es zu den in früheren Aufgaben aufgedeckten Problemen kommt, zu verringern.

8. *Stoppen* Sie in xxx Sprechsituationen nach jedem Stotterspasmus und machen Sie eine Pause. Stellen Sie während dieser Pause schweigend die im Stotterspasmus aufgetretenen Artikulationsstellungen pantomimisch dar. Lösen Sie dann die Anspannung im Sprechmechanismus und sprechen Sie weiter.

9. Unterstreichen Sie, wenn Sie alleine sind, in einem Absatz 30 „mögliche Stotterwörter", lesen Sie den Absatz vor und nehmen Sie die Übung auf Kassette auf. Wenn Sie sich einem der unterstrichenen Wörter nähern, reduzieren Sie Ihre Sprechgeschwindigkeit um 30–50% auf den zwei oder drei Wörtern vorher. Sprechen Sie dann das Wort mit den Bewegungen der vorbereitenden Einstellungen, die Sie in der Therapie geübt haben. Spielen Sie die Aufnahme ab und beurteilen Sie Ihre Leistung.

10. Wiederholen Sie Aufgabe 9 ohne Kassettenrekorder; lesen Sie einem Freund den Absatz vor, nachdem Sie ihm erklärt haben, was Sie zu tun versuchen (oder rufen Sie Ihre Therapeutin an und lesen Sie ihr den Absatz am Telefon vor). Bitten Sie den Zuhörer hinterher um eine Beurteilung Ihrer Bemühungen und vergleichen Sie diese mit Ihrer eigenen Beurteilung.

11. Sie befinden sich nun im sechsten Stadium der Übungen zu den vorbereitenden Einstellungen. Nehmen Sie Ihre Liste der Situationsängste und wählen Sie einen der Unterpunkte aus. Wiederholen Sie die ganze Aufgabe, wenn Sie bei i*rgendeinem* schweren Spasmus, bei mehr als 20% der mittelschweren Spasmen oder bei mehr als 60% der leichten Spasmen einen Fehler machen:
    a) bei insgesamt 20 Vorkommnissen von drei oder vier der leichtesten Situationen;
    b) bei zehn „leichten" und fünf „mittleren" Situationen;
    c) bei fünf „leichten" und drei „schwierigen" Situationen, die Ihre Therapeutin mit ausgesucht hat.

12. Diskutieren und analysieren Sie zusammen mit Ihrer Therapeutin besondere Wörter und/oder Phoneme, die Ihnen bei der Erzielung von reibungslosen, kontrollierten vorbereitenden Einstellungen Schwierigkeiten bereiten. Schreiben Sie die zehn problematischsten Wörter auf (oder zehn Wörter mit den problematischsten Phonemen). Machen Sie ggf. mehrere Listen. Üben Sie diese in der Therapie und zu Hause. Verwenden Sie dann jedes Wort dreimal in echten Situationen zusammmen mit vorbereitenden Einstellungen. Schreiben Sie für jedes Wort, das Sie von der Liste streichen können, ein neues Wort von den Extralisten hinzu.

Diese letzten Aufgaben dienen dazu, die Kontrollfähigkeiten zu verbessern und vorbereitende Einstellungen zu stabilisieren. Die wesentlichen Faktoren des Selbstvertrauens und der Flexibilität werden besonders betont.

13. Sie müssen in xxx Situationen jedesmal, wenn Sie mit dem Sprechen an der Reihe sind, beim gesamten ersten Satz Muster von vorbereitenden Einstellungen verwenden. Dies tun Sie, um Ihre

Sprechgeschwindigkeit, Anspannung und Sprachmuster zu beurteilen. Sie können vorbereitende Einstellungen nach Wunsch oder Bedarf auch anderswo in dieser Situation verwenden. Dies tun Sie in

a) 15 „leichten" und zehn „mittleren" Situationen;
b) zehn „leichten", fünf „mittleren" und fünf „schwierigen" Situationen;
c) zehn „mittleren" und fünf „schwierigen" Situationen.

14. Rufen Sie einen Freund oder eine von der Therapeutin ausgewählte Person an. Sorgen Sie dafür, daß Sie mindestens fünf Minuten lang sprechen. Benutzen Sie bei jedem Wort vorbereitende Einstellungen. Was hat das bewirkt und wie schwierig war es für Sie?

15. Setzen Sie sich fünf Situationen aus, in denen Sie jeweils mindestens eine Minute lang reden. Benutzen Sie nach Bedarf vorbereitende Einstellungen. Täuschen Sie in jeder Situation einen bewußten Spasmus vor, machen Sie danach eine Pause, sagen Sie „Lassen Sie mich das noch einmal versuchen" und wiederholen Sie das Wort mit einer richtigen vorbereitenden Einstellung.

Kapitel 10 – Atmung und Stimmgebung

Überblick

Im Gegensatz zu den anderen Kapiteln werden in diesem Kapitel zwei Therapiebereiche behandelt. Manche der Forschungen und Therapien konzentrieren sich auf die Abweichungen der Atmung beim Stottern und lassen die Stimmgebung außer acht; andere sind der Auffassung, daß eine Verbesserung der Atmung auch eine Verbesserung der Stimmgebung zur Folge hat. Wiederum andere sehen die Zusammenhänge gerade umgekehrt. Da die Primärfunktion des Kehlkopfs eine Ventilfunktion (Schutz und Regulierung) für die Atmung darstellt, überrascht es nicht, daß viele Untersuchungen und Therapieansätze beiden Bereichen Aufmerksamkeit schenken. Dieses Kapitel berücksichtigt beide Sichtweisen und will die zwei Bereiche sowohl trennen als auch miteinander verbinden.

Geschichte

Der geschichtliche Hintergrund hinsichtlich der Themen Atmung und Stimmgebung spiegelt die soeben beschriebenen unterschiedlichen Sichtweisen (o. Herangehensweisen) wider, wobei die Atmung in der Vergangenheit wohl stärker betont wurde. Etwa im 2. Jh. nach Chr. empfahl Abu Ali Hussain von Avicenna, vor Sprechbeginn tief einzuatmen. Generell wurde die Zunge viel häufiger (als z.B. der Kehlkopf) für Stottern verantwortlich gemacht. Im 19. Jh. nahm das Interesse an der Atmung zu. Thoma (1867) erwähnte eine Atemfehlfunktion und de l'Isére (1831) unterschied zwei Arten von Stottern: „orales Stottern“ mit Symptomen im Mundbereich und Stottern, das aufgrund von Spasmen der Kehlkopf- und Atemmuskulatur auftritt. Er empfahl unter anderem Atemübungen und die Arbeit mit betonten Vokalen. Der große europäische Chirurg Dieffenbach war der Auffassung, daß Stottern aufgrund eines Stimmritzenkrampfes entsteht seine Behandlung (Zungenkeilresektion) wurde bereits nach ungefähr einem Jahr wieder verworfen. Gregorie benutzte eine Mischung aus Pfefferminzöl und Chloroform, um die Zwerchfellbewegungen zu regulieren, um nur ein Beispiel für die vielen Mittel zu nennen, die die bedauernswerten Patienten lokal anwenden oder schlucken mußten. Der Apparat von Bates (1854) wurde beim Kehlkopfkrampf eingesetzt. Eine Metallplatte, die auf dem Schildknorpel aufliegen sollte, war an einem Lederhalsband verschraubt. Durch Drehen der Schraube über eine Feder konnte der Druck auf den Schildknorpel so weit erhöht werden, bis der Kehlkopfkrampf aufhörte (bzw. die Atmung aussetzte). In Europa und Amerika wurde die Sprechübungsbehandlung durch den deutschen HNO-Arzt Albert Gutzmann und dessen Sohn Hermann enorm beeinflußt, deren Therapie schwerpunktmäßig Atemübungen beinhaltete. Im 20. Jh. nahm die Bedeutung von Atem- und Singübungen sowie anderer regulierender Maßnahmen stetig zu. Scripture, der mit Gutzmann gearbeitet hatte, eröffnete noch vor dem 1. Weltkrieg eine Praxis an der Columbia Universität. Er übte den Oktavsprung, um die Stimmgebung zu verändern. Später nahmen psychotherapeutische Maßnahmen stark zu und verdrängten dadurch einige der auf eine Verbesserung der Stimmgebung und Atmung ausgerichteten Verfahren; lediglich in einigen privaten „Schulen“ wurden geheime Techniken aufs Strengste gehütet. Nichtsdestotrotz experimentierte Froeschels in den 30er Jahren mit der Kaumethode, um die Koordination von Atmung, Stimmgebung und Artikulation zu verbessern (Eldridge und Rank, 1968). Judd (1983) berichtete über die faszinierende, den Kehlkopf entspannende und die Atmung kontrollierende Therapie, die der Australier Logue 1926 mit dem englischen König Georg VI. (damals noch der Duke of York) begann und über mehrere Jahre hindurch fortführte. Er führte Atemübungen durch, übte außerdem z.B. Gurgeln, ließ Vokale 15 Sekunden phonieren und verbesserte damit (zusammen mit großer Suggestivkraft, Charisma und Ermutigung) deutlich die Sprechflüssigkeit seines königlichen Patienten.

Keine der Techniken jener Zeit war neu. Das passive Seufzen aus der Schwartzschen Therapie ist mindestens 200 Jahre alt (Jonas, 1977). Richter (1976) sah zahlreiche Atemübungen vor und hält sie auch in heutiger Therapie für wichtig. Die Meinungen über den Einsatz von Atemübungen gingen und gehen auch heute noch auseinander. Pellman (1947) verdammte sie, weil sie voller Widersprüche in sich seien. Der Stotternde hätte seiner Meinung nach genug andere Probleme, Atemübungen würden allenfalls zeitweise Veränderungen bringen. Falck (1969) kombinierte Übungen zur Stimmgebung und Intonation. Er war der Auffassung, daß Atemkontrollübungen erst sinnvoll durchgeführt werden können, wenn flüssiges Sprechen bereits möglich ist (falls sie dann noch erforderlich seien). Korrekte Atmung sollte seiner Meinung nach ein Nebeneffekt der Sprechflüssigkeit sein. Er war dagegen, Sprechflüssigkeit durch direkte Atemübungen anzustreben (S. 91). Verfechter der Atemtherapie werden bei Robbins (1931) und anderen genannt. Boome und Richardson (1931) empfahlen, daß der Stotternde lernen sollte, seine Muskeln zu entspannen, so daß sich automatisch ein richtiger Atemablauf ergibt, anstatt diesen erzwingen zu wollen (S. 86). Berry und Eisenson (1945) gaben dem Stotternden die Anweisung, auf ein Zeichen hin schnell einzuatmen, dann auszuatmen und Zahlen, Namen usw. in einer vorgegebenen Geschwindigkeit zu sprechen. Es wurden verschiedene Stufen von Sprechatmung geübt, um den Luftverbrauch und die Reserveluft zu kontrollieren. Das Sprechen von längeren Phrasen, Lesen im Chor, allein Lesen und die Anwendung in der Unterhaltung waren weitere Schritte. Muirden (1968) behauptete, daß nahezu alle Stotternden fehlerhaft atmen; häufig seien Hochatmung oder verstärkte Einatmung zu beobachten. Sie sollten angemessene Atemmuster lernen (Zwerchfellatmung) mit „einer leichten Einatmung, die jeder korrekten Stimmgebung vorangehen muß ... (Geschieht dies nicht, sind die Stimmlippen) ... in einer starren Position gefangen, aus der heraus sie sich plötzlich und übereilt bewegen müssen"(S. 34).

Im Augenblick werden in Europa Atem- und/oder Stimmübungen häufig angewandt (Lennon, 1962; Richter, 1976). In Rußland dagegen werden mit stotternden Kindern bei stationär durchgeführten Therapien keine Atemübungen durchgeführt, wie Vlassova (1962) berichtete, da die Konzentration der Kinder dadurch verringert und die Kinder gehemmt würden. Van Riper (1974b) lieh sich Fernau-Horns Bezeichnung „Ablauf", der sich auf den zeitgleichen Ablauf von Atmung, Stimmgebung und Artikulation bezieht. Er vermutete, daß es sich dabei neben Wiederholungen und Dehnungen um ein drittes Stottermuster handle, das sowohl als Stimulus als auch als Reaktion auftreten könne. Er empfahl zwar therapeutische Schritte (s. später), doch beziehen diese die Atmung per se nicht mit ein. Van Riper äußerte sich ausführlich über Atemübungen und erwähnte deren Beliebtheit bei früheren Therapeuten wie Gifford (1940) sowie Hahns klassische Sammlung verschiedener Theorien und Therapieansätze. Er nannte weltweit bekannte Anwendungsbereiche und spezielle Techniken wie das Atemkauen und das Bauchreden. Generell war er jedoch der Auffassung, daß es sich bei vielen Auffälligkeiten in puncto Atmung um Gewohnheiten handelt, die die Stotternden in ihrem Bemühen, das Sprechen in Gang zu setzen, entwickelt haben. Daher versprach er sich auch hinsichtlich der Atemauffälligkeiten mehr von Therapiemaßnahmen, die sich direkt auf das Stottern beziehen (Van Riper, 1973, S. 75). „Unserer Meinung nach sind die meisten dieser Techniken bestenfalls Mittel zum Zweck der Suggestion, der Selbstdisziplin oder der Ablenkung". Aus seiner Sicht (S. 75) sind einige der Atemübungen hilfreich beim Lösen der Larynxspasmen und bei der zeitlichen Abstimmung des Zusammenspiels von Atmung, Stimmgebung und Artikulation.

„...einige der sonst eher unbedeutenden Effekte von Atemübungen könnten so erklärt werden. Die bewußte Kontrolle der Sprechatmung birgt jedoch auch Gefahren."

Van Riper war besorgt, daß die therapeutischen Bemühungen darüber hinaus den automatisierten Atemablauf unterbrechen oder anormal verändern würden.

Einige der bekannten Vertreter von Atem- und/oder Stimmübungen werden weiter hinten zusammengefaßt. Viele der bisher erwähnten Vorgehensweisen beinhalten den Bereich Atmung, aber der größere Effekt in der Anwendung besteht darin, daß dadurch ein zeitlich abgestimmter entspannter Stimmeinsatz ermöglicht wird. Voraussetzung für ein Therapievorgehen, das sich schwerpunktmäßig auf die Stimmgebung konzentriert, ist eine normale Atemkapazität und der störungsfreie Atemablauf. Therapien mit den Schwerpunkten Atmung und Stimmgebung sind trotz ihrer wechselhaften Entstehungsgeschichte weit verbreitet und verdienen es, in die Verfahren eingereiht zu werden, über die Therapeutinnen verfügen sollten.

Die Vorbereitung der Therapeutin

Für die Arbeit in den Bereichen Atmung und Stimme sollte die Therapeutin sowohl die Physiologie als auch die Pathologie genau kennen. Natürlich ist es auch möglich, rein mechanisch vorzugehen. Aber unglücklicherweise laufen Atmung und Stimmgebung bei jedem Stotternden wieder anders ab. Selbst Nichtstotternde unterscheiden sich neben einigen grundsätzlichen Ähnlichkeiten voneinander (das wird in den kurzen Abschnitten über normale Atmung und Stimmgebung besprochen). Spezifische Kenntnisse in Phonetik und Stimmakustik sowie Anatomie, Neurologie und Physiologie von Atmung und Phonation sind unerläßlich. Das Wissen allein, daß die meisten Menschen mit dem Zwerchfell atmen, erklärt nicht, warum andere ihre obere Brustmuskulatur bei scheinbar normaler Atmung einsetzen. Zusätzlich zum Normverhalten ist es wichtig zu verstehen, wie die gegensätzliche Atmung, die paradoxe Atmung, die Clavicularatmung, Stimmknarren, der Adduktorenkrampf oder andere Abweichungen ablaufen. Falls vorhanden, sollten Meßinstrumente (Spirometer, Pneumopolygraph, Pneumotactograph) verwendet werden, die die Quantität bzw. die Ablaufmuster messen und die unterschiedlichen Stimmfunktionen bewerten (Frequenzmesser für die Sprechstimmlage, Spectograph) und Meßinstrumente (Elektromyograph), um Muskelaktivitäten anzuzeigen und aufzuzeichnen. Solche Meßinstrumente stehen wohl nur in begrenztem Umfang zur Verfügung, man kann jedoch auch viel durch reine Beobachtung richtiger (z.B. bei Freunden) und gestörter Atemabläufe und Stimmgebung (bei unterschiedlichen Patienten) lernen. Beobachten Sie das Atemmuster von Stotternden während flüssiger und gestotterter Sprechanteile. Es ist wichtig zu wissen, was Stotternde machen und wie sie ihr Verhalten variieren. Schließlich sollten Sie alle Techniken, die Sie anwenden wollen, allein und, falls möglich, mit Freunden üben. Einige der Vorgehensweisen sind schwer zu erklären oder zu demonstrieren, weil vieles unsichtbar und unwillkürlich abläuft, schwer spürbar ist und schnellen Schwankungen unterliegen kann.

Forschung in den Bereichen Stimmgebung und Atmung

Eine saubere Trennung der beiden Bereiche wird auch in diesem Abschnitt nicht immer möglich sein, denn wenn Stotternde in einem Bereich etwas verändern, wird immer auch der andere beeinflußt. Nach der Besprechung der Einzelbereiche soll der Versuch unternommen werden, die beiden miteinander zu verknüpfen, bevor dann zur Therapie weitergegangen wird.

Atmung

Die Atmung wurde im Zusammenhang mit Stottern jahrelang beobachtet und untersucht, wobei übereinstimmend Norm-Abweichungen festgestellt wurden. Murray (1932) fand bei Stotternden insgesamt sechs unterschiedliche Atemmuster, bei Nichtstotternden dagegen nur zwei. Weller (1941) hatte 100 Stotternde untersucht und Auffälligkeiten wie schnelle, flache und unregelmäßige Atmung sowie ein Überwiegen der abdominalen Atmung festgestellt. Starbuck and Steer (1954) hatten in einem Vergleich von Stotternden und Nichtstotternden festgestellt, daß die Stotternden zwar signifikant weniger vollständige abdominale und thorakale Zyklen aufwiesen, daß aber die thorakale Einatmung und die abdominale Ein- und Ausatmung nicht signifikant tiefer waren. Schilling (1960) wies darauf hin, daß bei einigen Stotternden während der Ruheatmung kurze Spasmen im Bereich der Atemmuskulatur zu beobachten waren. Adams et al. (1975) berichteten, daß interessanterweise bei kurzen KVK-Wörtern (K=Konsonant, V=Vokal) Luftstrom, Dauer und Atemvolumenkurven während des flüssigen Sprechens kein Unterschied zwischen Stotternden und Nichtstotternden bestand. Hutchinson und Navarre (1977) beobachteten Stotternde beim Sprechen im Metronom-Takt. Sie sprachen wie auch die Kontrollpersonen mit weniger Druck. Die Spannung nahm zu, als der Metronomschlag auf 60 Schläge pro Minute reduziert wurde. Die Airflow-Rate nahm mit diesem gesteuerten Sprechen bei Nichtstotternden zu, bei Stotternden nahm sie ab. Der intraorale Luftdruck stieg bei unflüssigem Sprechen viel schneller an, als wenn dieselben Laute flüssig gebildet wurden. Sheehan (1970) faßte viele Beobachtungen und Untersuchungen zur Atmung zu folgenden Aussagen zusammen:

1. Die Atmung beim Stottern zeigt von einem Augenblick zum anderen stärkere Schwankungen als beim Normalsprechen.
2. Es besteht keine Koordination zwischen thorakalen und abdominalen Atembewegungen.
3. Die Atmung ist innerhalb unflüssiger Äußerungen flacher.
4. Während des Stotterns kommt es zu Fixierungen der Atemmuskulatur.
5. Zu Beginn einer Äußerung ist die Einatmung häufig gehetzt und schnell.
6. Es treten stereotype verlängerte Ein- und Ausatmungsmuster auf, die von kurzen Zyklen überlagert und unterbrochen werden.
7. Es gibt kein einheitliches typisches Atemmuster für alle Stotternden.

Kurz gesagt, man findet häufig Auffälligkeiten der Atmung beim Stottern, es muß aber nicht immer so sein. Falls Schwierigkeiten bestehen, so gibt es kein einheitliches Bild. Für einige Patienten gibt es sicher etwas Besseres als eine Therapie, die an der Atmung ansetzt. Eindimensionale Vorgehensweisen sind nicht wünschenswert oder die Therapeutin muß sie in jedem Fall den Bedürfnissen ihres Patienten anpassen.

Stimmgebung

Die Forschung zur Stimmgebung hat aufgrund der funktionalen Beziehung auch immer etwas mit der Atemfunktion zu tun. Dennoch befassen sich umfangreiche Studien ausschließlich mit dem Kehlkopfbereich. Wegen des erschwerten Zugangs zum Kehlkopf sind Messungen nur begrenzt möglich, was wiederum eher zu Verwirrungen hinsichtlich der Interpretation der Ergebnisse führen kann. Zusätzlich erschwert wurde das noch durch diejenigen, die glaubten, daß der Kehlkopf der Grund allen Übels ist (Schwartz, 1974), die also meinten, daß der Stotterkrampf im Kehlkopf lokalisiert ist und die Therapie sich daher auf den Kehlkopf richten sollte (Shapiro und Decicco, 1982). Van Riper (1982) stimmte zwar zu, daß es zu ungewöhnlicher Spannung, Taschenfaltenschluß, Diskoordination antagonistischer Muskelgruppen und anderen Phänomenen kommen könne, seiner Meinung nach ist es aber unsinnig, die Kehlkopffunktion allein für die Diskoordination beim Stottern verantwortlich zu machen (S. 403). Diese Aussage sollten wir im Hinterkopf behalten, wenn wir uns weitere Forschungsergebnisse anschauen.

Durch Einsatz von Meßinstrumenten wie z.B. dem Fiberoptik-Laryngoskop (Wolk, 1981) war es möglich, Stimmlippenasymmetrien und Störungen bei der Abduktion-Adduktion festzustellen. Conture et al. (1977) berichteten über Tendenzen zur Abduktion bei Wiederholungen und Blockierungen und Adduktion bei Dehnungen. Revdi (1976) dagegen fand keine konstante Beziehung zwischen äußerlich gezeigtem Stotterverhalten und inneren Kehlkopfmustern. Durch den Einsatz der Elektromyographie konnten einige Wissenschaftler (Bar et al., 1969; Freeman, 1978; Freeman und Ushijima, 1975) bei Stotternden vor Sprechbeginn verstärkte und länger andauernde Kehlkopfmuskelaktivitäten beobachten als bei Nichtstotternden. Außerdem stellten sie reziproke Kontraktionen der Antagonisten während des Stotterns fest, die während flüssigen Sprechens nicht zu beobachten waren. Nicht alle Stotternden zeigten jedoch diese Auffälligkeit. In anderen Untersuchungen wurde berichtet, daß Stotternde und Nichtstotternde ihre Grundfrequenz verringern, die Variabilität des ersten Formanten reduzieren, weicher sprechen und geringere Lautstärkenvariationen zeigen, wenn sie im Metronom-Takt sprechen. Mit anderen Worten, Stotternde und Nichtstotternde zeigen ähnliche Kehlkopfverhaltensweisen, wenn ihr Sprechen durch starke Rhythmisierung beeinflußt wird. Beim Singen, einer anderen Art der Veränderung, wurde festgestellt, daß Stotternde die Tonhaltedauer ohne signifikante Veränderung ihrer Tonhöhe oder der durchschnittlichen Stimmstärke verlängern konnten. Nichtstotternde zeigten dagegen in den letzten beiden Messungen signifikante Veränderungen (Colcord und Adams, 1979). Generell scheint es also so zu sein, daß direkte Beobachtung und entsprechende Messungen der Muskelaktivität Abweichungen zwischen den Stotternden zeigen können, doch gibt es kein konstantes Muster. Einige dieser Verhaltensweisen konnten auch bei Nichtstotternden beobachtet werden, andere wiederum nicht.

Einige Therapeutinnen haben vermutet, daß das Aufhören des Stotterns nach Laryngektomie ein Beweis für die Rolle des Kehlkopfs beim Stottern sein könnte. Andere Therapeutinnen wiederum haben über ein Stottern Laryngektomierter berichtet. Einige von ihnen stotterten weiterhin, andere waren bereits vor der Operation flüssig gewesen (Freeman und Rosenfield, 1982; Rosenfield und Freeman, 1983). Die Bedeutung des Kehlkopfes für die Artikulation wird bei der Bildung stimmhafter Laute deutlich. Wells (1983) stellte fest, daß die Stotterwahrscheinlichkeit zunimmt, wenn Spannung und Diskoordination vor allem im Zungen- oder Kehlkopfbereich auftreten, und zwar am Übergang von stimmlosen zu stimmhaften Lauten. Manning und Coufal (1976) hatten schon früher berichtet, daß die Stotterwahrscheinlichkeit beim Übergang von stimmhaften zu stimmhaften Lauten (im Vergleich zu den drei möglichen Kombinationen) am geringsten ist. Adams und Reis (1971) nahmen zwei Lesetexte, wovon der erste 400 % mehr stimmlose Übergänge beinhaltete; beim Lesen des zweiten Textes mit stimmhaften Übergängen traten weniger Unflüssigkeiten auf und das Ausmaß des Adaptationseffektes war signifikant höher. Im Gegensatz dazu wurden in einer anderen Studie qualitative, nicht quantitative Unterschiede des Stotterns bei der Bewältigung der beiden Texte untersucht (Runyan und Bonifant, 1981).

Rieber et al. (1972) berichteten, daß Stotternde im Vergleich zu Polternden größere mittlere Pausenzeiten und niedrigere mittlere Phonationszeiten aufwiesen, was für die Idee spricht, daß Stotternde Probleme mit dem Stimmeinsatz hätten. Das kann mit der Hypothese erklärt werden, daß der Sprecher Spannung und Position der Stimmlippen so einstellt, daß die Schwingung einsetzen kann, wenn Anspannung und Luftstrom gemeinsam bereits ein kritisches Ausmaß erreicht haben (Gautheron et al., 1972). Stotternde scheinen mit zu hoher Stimmlippenspannung einsetzen zu wollen, so daß ein stärkerer Anblasedruck als normalerweise erforderlich ist. Das wiederum kann zu harten Stimmeinsätzen führen und Stottersymptome verursachen bzw. zu deren Entstehung beitragen. Webster (1978) vertrat die Auffassung, daß eine veränderte Kehlkopffunktion die anderen Sprechbewegungen stören würde. Aus seiner Sicht waren die anderen Abweichungen beim Stottern als Folge des zugrunde liegenden „Kampfes" im Kehlkopfbereich zu sehen. Wingate (1981) hielt es für unzulässig, den Larynx als Verursacher des Stotterns zu sehen. Das hieße aber nicht, daß er nicht an der Entwicklung und der Aufrechterhaltung des Stotterns beteiligt sei. Jones (1969) berichtete über seinen Kontakt mit russischen Röntgenspezialisten. Diese meinten, daß jeder Laut eine für ihn charakteristische Form und Weite des Rachens besitze. Entsprechend verhalte es sich mit den Artikulationsorganen. Da nach Auffassung der russischen Wissenschaftler die Artikulationsorgane kortikal gesteuert werden, die Rachenfunktion jedoch von subkortikalen Zentren kontrolliert wird, könnten starke Gefühle wie Angst, Furcht usw. die Racheneinstellung verändern. Diese Veränderungen wiederum könnten Stottersymptome auslösen. Adams (1983) sprach sich deutlich für eine differenzierte Bewertung der Vorgänge im Larynx hinsichtlich der Verursachung bzw. Beteiligung am Stottern aus. Nach seinem Verständnis spiele der Larynx zwar eine große Rolle, Stottern könne jedoch nicht als alleiniges Kehlkopfproblem betrachtet werden.

Ein Forschungsbereich, dem in den letzten Jahren viel Aufmerksamkeit geschenkt wurde, beschäftigt sich mit der Planung und der zeitlichen Abstimmung der Vokalfunktion. Die Frage, ob Stotternde verlangsamt mit der Stimmgebung einsetzen und sie verzögert beenden, wurde von Wyke (1974) bejaht. Er vermutete, daß es sich bei manchem Stottern um eine Art phonatorische Ataxie handle. Unterbrechungen könnten durch falsche Einstellung vor Phonationsbeginn und/oder aufgrund eines Zusammenbruches der Koordination der Reflexabläufe während der Stimmgebung zustande kommen. Untersuchungen haben gezeigt, daß Stotternde in ihrer VIT (= Voice initiation time, Zeit bis zum Stimmeinsatz) bei Vokalen verzögert sind, daß sie diese Zeit aber mit etwas Übung verringern können (Adams und Hayden, 1976). Der Adaptationseffekt wurde früher beobachtet, wenn die Stotternden Texte lasen, die unterschiedliche Anforderungen in bezug auf VIT stellten. Die geringste Adaptation trat bei den Passagen auf, die die schnellste VIT erforderten (Adama et al., 1974). Ciambrone et al. (1983) stellten ebenfalls eine Beziehung zwischen VIT und Adaptation fest. Die Korrelation war recht gering, vielleicht aufgrund starker individueller Variationen. Starkweather et al. (1976) untersuchten Stotternde und Kontrollpersonen beim Sprechen von 26 unterschiedlichen Silben. Die Stotternden waren bei allen Silbenketten um 25 Millisekunden langsamer als die Normalsprecher. Wenn besondere phonologische Bedingungen die Silbenproduktion in demselben Ausmaß wie eben erwähnt verzögerten, bestand zwischen den beiden Gruppen kein signifikanter Unterschied mehr.

Auch andere Untersuchungen haben auf höhere VIT-Werte bei Stotternden hingewiesen (Hillman und Gilbert, 1977; Mc Farlane und Shipley, 1981; Metz et al., 1979; Reich und Goldsmith, 1981). In einer Studie wurde vermutet, daß Stotternde einen verzögerten Stimmlippenschluß vor Sprechbeginn aufweisen (Baken et al., 1983). Widerspruch gegen die Bedeutung verlängerter VIT für Stottern entsteht durch Forschungsergebnisse, die zeigen, daß bei der stimmhaften und geflüsterten Bildung von Vokalen kein Unterschied zwischen Stotternden und Nichtstotternden besteht, obwohl die Unterschiede hinsichtlich stimmhafter und stimmloser Produktion als signifikant für Stotternde dargestellt wurden. In einer entsprechenden Untersuchung benötigten Stotternde als Gruppe gleich viel Zeit für die Bildung von /z/[1)] und /s/, aber die schwer Stotternden brauchten signifikant länger. Die leicht Stotternden glichen den Nichtstotternden (Venkatagiri, 1981; Venkatagiri, 1982b). Auch Watson und Alfonso (1982) konnten keine längeren Reaktionszeiten oder VIT bei Stotternden feststellen. Sie wiesen darauf hin, daß die Versuchspersonen erst nach einem vorgegebenen Signal ihre Antwort geben sollten; außerdem waren die untersuchten Stotternden auf der Schweregradskala eher im leichten Bereich zu finden. Diese Zweiteilung zwischen leichtem und schwerem Stottern findet sich auch noch einmal in einer späteren Studie (Watson und Alfonso, 1983), in der festgestellt wurde, daß sowohl die Bemühungen, Stimmgebung in Gang zu setzen, als auch der Schweregrad des Stotterns signifikante Auswirkungen auf die Reaktionszeit des Kehlkopfes haben. Janssen et al. (1983) unternahmen den Versuch, Messungen über den Beginn von Stimmgebung und Artikulation miteinander zu verbinden, sie fanden jedoch keine Unterschiede zwischen Stotternden und Nichtstotternden. Nahezu alle Stotternden zeigten die gleichen Ergebnisse, so daß die Autoren vermuteten, daß die Ablaufmuster an sich weitaus wichtiger seien als die Geschwindigkeit.

Vergleiche zwischen Kindern und Erwachsenen ergaben andere Ergebnisse als bisher erwähnt. Murphy und Baumgartner (1981) untersuchten Kinder im Alter zwischen 4,5 und 6,8 Jahren und fanden in Relation zum Schweregrad keine Unterschiede (bei Vokaleinsätzen) zwischen Stotternden und Nichtstotternden. Cross und Luper (1979, 1983), die Personen im Alter von 5, 9, 18 Jahren sowie Erwachsene untersuchten, kamen zu anderen Ergebnissen. Auf einen Reiz hin sollten die Versuchspersonen einen Vokal bilden oder einen Signalgeber betätigen. Die Reaktionszeiten für beide Tätigkeiten (laryngeal und manuell) waren bei den Stotternden signifikant verlangsamt, wobei mit zunehmendem Alter die Reaktionszeit aller Gruppen abnahm. Mc Gee et al. (1981) ließen Kinder zwei unterschiedliche Texte lesen. Bei Text A begannen 71% der Silben mit Verschlußlauten, 77% der Silben in Text B fingen mit „Dauerlauten" an. Sie konnten keine signifikanten Unterschiede feststellen und meldeten Zweifel an den Untersuchungsergebnissen von Adams und Reis (1971) an, die eine Abhängigkeit festge-

1) Phonetische Umschrift für stimmhaftes /s/

stellt hatten. Schließlich untersuchten Cullinan und Springer (1980) 20 Kinder, die entweder nur stotterten oder stotterten und zusätzlich andere Sprech-, Sprach- und/oder Lernschwierigkeiten aufwiesen. Generell waren die stotternden Kinder, sowohl was die VIT als auch die VTT (voice termination time = Stimmabsatz) betrifft, langsamer, die höchsten Zeitwerte zeigten die nurstotternden Kinder. Aber wie so oft führten die unterschiedlichen Untersuchungsdurchführungen, das unkluge Vermischen der Maßstäbe bei Schweregradangaben und der Mangel an Übereinstimmung bezogen auf andere Variablen zu lückenhaften und nicht vergleichbaren Ergebnissen. Auch Freeman (1979) überprüfte eine große Anzahl dieser Studien und kam zu dem Schluß, daß der Kehlkopf eine wichtige Rolle beim Stottern spielt, wenn er auch die Schuldzuschreibung für die Verursachung von Stottern durch einige Therapeutinnen bezweifelte.

Die ASLHA[2)]-Monographie (Starkweather, 1982) über Kehlkopfverhalten und Stottern faßt 125 Untersuchungen oder Beiträge zu diesem Thema zusammen. Starkweather untersuchte die Aktivität der Kehlkopfmuskeln und stellte fest, daß es so etwas wie laryngeales Stottern gibt, es sei aber nicht mehr oder weniger wichtig als das Stottern im Artikulationsbereich und es gäbe keinen Beweis für eine Verursachung des Stotterns. Er meinte, daß die Untersuchungen zur Adaptation bezüglich des Kehlkopfverhaltens und Stotterns wenig weitergeholfen hätten. Die Forschungen über Stimmreaktionszeiten stellte er ebenso in Frage, da möglicherweise abnorme Muskelaktivitäten in anderen Bereichen des Kehlkopfs bzw. damit verbundenen Bereichen bestehen könnten, die in den Untersuchungen aber nicht beobachtet und gemessen worden seien. Die unterschiedlichen Messungen seien zwar wertvoll, die Fragen zur Rolle des Kehlkopfs beim Stottern hätten sie jedoch nicht geklärt. Er wies darauf hin, daß VIT und VTT nicht allein durch Kehlkopfaktivität, sondern auch durch Artikulation und Atmung beeinflußt würden. Erschwerend kämen Faktoren wie Angstgrad, Erregungsniveau und nicht gemessene Muskeldysfunktionen dazu. Starkweather faßte wie folgt zusammen:

1. Während des Stotterns treten im Kehlkopf abnorme Muskelbewegungen sowie Störungen der zeitlichen Planung und Koordination auf.
2. Das Kehlkopfverhalten kann in der Verursachung des Stotterns nicht als primär angesehen werden. Man kann jedoch nicht sagen, daß diesen laryngealen Phänomenen in ursächlicher oder physiologischer Hinsicht, primäre Bedeutung für Stottern zukommt.
3. Abweichungen in der Kehlkopffunktion scheinen sich bei Stotternden und Nichtstotternden ähnlich zu äußern und mit ähnlicher Signifikanz zu bestehen wie Abweichungen im oralen Bereich.

Aufgrund jahrelanger klinischer Beobachtung kann man sagen, daß Stottern sich sowohl im Mund- als auch im Kehlkopfbereich äußern kann. Starkweather war allerdings der Ansicht, daß es anstrengender sei, mit der erstgenannten Gruppe zu arbeiten und daß die Prognose schlechter sei. In einer anderen Veröffentlichung (Starkweather, 1980) bemerkte er, daß es nicht sinnvoll sei, in der Therapie eingleisig zu verfahren (Schwerpunkt nur Stottern im Kehlkopfbereich oder nur Vermeidungsverhalten usw.), da derartige Therapien dem Patienten nicht gerecht werden. Genauso wenig, wie man die Stimmgebung von der Atmung (oder der Artikulation) trennen könne, könne man den Stotternden ohne Berücksichtigung seiner früheren Erfahrungen, seines Lernverhaltens, seiner Bedürfnisse und seiner persönlichen Ziele therapieren.

Zusammenfassung

Es ist offensichtlich, daß eine Trennung der dem Stottern vorausgehendenden Ereignisse be-

2) American Speech-Language- hearing Association

stenfalls unklug ist. Stotternde zeigen häufig Unterbrechungen des Atemablaufs, der Ablaufmuster und ihrer Kontrolle während Unflüssigkeiten. Es ist genauso möglich, daß sie Abweichungen innerhalb flüssiger Äußerungen oder während der Ruheatmung zeigen. Es kann eine extreme Streubreite bestehen, wobei an dem einen Ende Atemstörungen als logische Folge von Stotterverhalten und Angstzuständen auftreten können und an dem anderen Ende gestörte Atemmuster eine Komponente der Stotterkrämpfe und des gesamten Syndroms ausmachen können. Ähnlich verhält es sich mit Abweichungen in der Kehlkopffunktion, die gemeinsam mit Stottern, aber auch in Äußerungen auftreten, die wir als flüssiges Sprechen bezeichnen würden. Einige Stotternde zeigen vorrangig Unterbrechungen, die auf Kehlkopfebene lokalisiert werden können, andere haben ihre Schwierigkeiten vorrangig im Mund- oder Atembereich. Beginn, Dauer und Ende der Stimmgebung können gestört sein, so daß die zeitlichen Abläufe bei der Produktion von Silbenreihen in Unordnung geraten. Und noch einmal, es ist nebensächlich, ob es sich dabei um die Ursache oder die Folge handelt. Wichtiger sind das Vorherrschen an sich, der Schweregrad und die damit verbundenen Anstrengungen. Stottern hat weder nur mit der Atmung noch nur mit der Stimmgebung zu tun. Das wäre genau so oberflächlich, als würde man behaupten, daß Stottern durch eine Diskoordination des hinteren Cricoarythenoid-Muskels oder durch eine gestörte Zwerchfellfunktion entstünde (und durch Chloroform- und Pfefferminzölverabreichungen behandelt werden müsse).

Therapieansätze mit Schwerpunkt Stimmgebung

Physiologie

Der physiologische Ablauf der Stimmgebung ist unklar. Die Anatomen sind unterschiedlicher Auffassung über die Muskelzuordnung, deren Besonderheiten im Aufbau und mögliche Verbindungen von Funktionen. Die Physiologen sind sich nicht genau im klaren über die Abfolgen und die bei der Phonation miteinander agierenden Variablen. Generell akzeptieren wir die Theorie, daß Phonation durch eine Kombination von Spannungsfeineinstellung in den myoelastischen (Muskel-)Strukturen und Formung der aerodynamischen Konturen derselben Strukturen in den Stimmlippen entsteht. Anblasedruck, Geschwindigkeit des Luftstromes und Resonanz vervollständigen das komplizierte Bild. Um Stimme zu erzeugen, nähern sich die Stimmlippen, während der subglottische Druck zunimmt. Wenn die Stimmritze geschlossen ist oder nahezu geschlossen ist, werden die Stimmlippen durch den subglottischen Luftstrom kraftvoll auseinandergedrängt. Entspannung und Muskelelastizität, Kontraktion der antagonistischen Muskelgruppen, der supraglottische Luftdruck und der Bernoulli-Effekt helfen dabei, den Verschluß zu erklären. Hinzu tritt die Feinabstufung der Stimmlippenschwingung, um exakt die angestrebte Tonhöhe, Lautstärke und Tondauer zu erzeugen. Die Kompliziertheit nimmt noch zu, wenn wir bedenken, daß jede Einzelschwingung durch die ihr folgende beeinflußt wird. Schließlich wirkt sich der Zustand des limbischen Systems auf den Larynx aus; ein trockener Hals, ein nervöses Schlucken, fehlerhafte Stimmgebung und andere Störungen im Kehlkopfbereich können Begleiterscheinungen von Angst, Furcht, Ärger und anderen emotionalen Zuständen sein. Es ist normal, daß es beim Sprechen zu Variationen kommt. Wir verlassen uns auf sensorische Rezeptoren, die für Spannung, Stellung und Anblasedruck verantwortlich sind, um reflektorische Veränderungen in Richtung auf das Normale zu ermöglichen. Beim Stottern ist der normale Prozeß entweder durch Störungen auf der Ebene der limbischen Funktionen, falsches Lernen, neurofunktionale Unzulänglichkeiten bzw. durch deren Kombinationen gestört.

Stimmtherapie

Über Stimmtherapie wird hauptsächlich im Zusammenhang mit Atemtherapie berichtet. Wie schon erwähnt, bauen viele phonatorische Abläufe auf der Kontrolle des Luftstroms auf oder setzen dessen Angemessenheit voraus. Van Riper (1973) wies auf Arnot hin, der im 19. Jh. empfahl, vor alle Phonationsversuche einen Vokal zu setzen, um einen zeitlich angepaßten Stimmeinsatz sicherzustellen. Gifford (1940) benutzte einen stimmhaften Seufzer, um die Phonation einzuleiten, und in einigen der heute durchgeführten Therapien wird das oder ganz ähnliches angewandt. Van Riper war der Meinung, daß solche Methoden ähnlich wie rhythmisierende Techniken funktionieren, und lehnte sie ab, weil sie zur Gewohnheit werden können und mit der Zeit übertrieben und verzerrt eingesetzt werden. Das gilt auch für einige Zwischenschritte innerhalb der vorbereitenden Einstellungen, wenn sie nicht entsprechend gut vorbereitet und durch weiteres Üben der Technik verfeinert werden. Auch Singen wurde in vielen Formen eingesetzt, inclusive Sing-Sang-Sprechen und tönendes Sprechen. Durch diese verschiedenen Verfahren können Larynxspasmen (klonisch oder tonisch) gelöst werden, da sie eine Art Rhythmus vorgeben, der den Stotternden in die Lage versetzt, aus dem Spasmus heraus- bzw. in eine Dehnung hineinzugleiten und so die Äußerung zu beenden.

In diesem Kapitel wurde bereits an anderer Stelle auf das Ablaufproblem oder anders gesagt die Asynchronität zwischen Atmung, Stimmgebung und Artikulation beim Stottern (Van Riper, 1974b) hingewiesen. Van Riper war der Meinung, daß viele dieser Stotternden ein ruckartiges, bruchstückhaftes Stimmknarren produzieren, und schlug folgende Vorgehensweise vor:

1. Nimm absichtlich die typische Position der Blockierung auf Larynxebene ein.
2. Produziere die spannungsvollen, unregelmäßigen, kurzen Anstrengungen des Stimmknarrens, wie sie sonst bei der Blockierung auftreten.
3. Entspanne bewußt die laryngeale Anspannung, und laß das abnorme Stimmknarren leicht, entspannt und „blubbernd" auslaufen.
4. Verwandle das Stimmknarren in eine weiche, leichte kontinuierliche Stimmgebung, ohne die Schwingungen zu unterbrechen und die Spannung plötzlich zu erhöhen.
5. Beende das Wort.

Stimmknarren sollte genauso wie das Sprechen auf Einatmung in einigen Behandlungen funktioneller Aphonien nur vorübergehend eingesetzt werden. Beim Stimmknarren ist kein Atemgeräusch zu hören, die Lautstärke ist gering, die Frequenz extrem niedrig und es ist ein deutlicher knackender oder tickender Ton aufgrund der langsamen Schwingungen zu hören (Greene, 1972; Moore, 1971). Mir widerstrebt es, die Technik anzuwenden, es sei denn, der Stotternde hat bereits ein ausgeprägtes Stimmknarren mit Anspannung und Unterbrechungen gebildet, oder ich suche verzweifelt nach irgendeiner Möglichkeit, um aus einem Laryngospasmus herauszukommen und die Phonation in Gang zu setzen.

Wenn der Patient den Übergang vom Stimmknarren zur Stimmgebung beherrscht und dies auch außerhalb der Therapie ausführen kann (die Dauer des Stimmknarrens ist dann nicht sehr viel länger bzw. nicht auffälliger als die laryngeale Blockierung), kann er die Schritte 2 und 3 (s.o.) auslassen, die Entspannung und die Vorstellung von einer leichten Stimmgebung soll er aber beibehalten. Es kann sich als notwendig erweisen, zunächst Schritt 2 wegzulassen und ein entspanntes Stimmknarren beizubehalten, bevor beide Schritte weggelassen werden. Van Riper schlug auch vor, den Patienten darin zu unterstützen, keine Voreinstellungen der Artikulatoren vorzunehmen, bevor er sich bei Schritt 4 (d.h.

der Produktion eines entspannten, weichen Tons mit regelmäßigem Atemstrom) befindet.

Eine andere Möglichkeit, um laryngeale Entspannung zu üben, besteht in der Verwendung von Biofeedback oder in der Ableitung von EMG-Signalen. In der Stotter-Therapie ist die Anwendung nicht auf den Kehlkopf allein beschränkt. Guitar (1975) brachte Stotternden bei, sich zu entspannen, und leitete dabei EMG-Feedback unterschiedlicher Muskelgruppen ab. Die Schwerpunkte variierten bei den verschiedenen Patienten (oral, laryngeal, oral-laryngeal). Flüssiges Sprechen wurde erzielt, die Patienten unterschieden sich jedoch voneinander durch die Muskelgruppen, in denen sie entspannt waren. In einer anderen Studie wurde die Wirkung richtiger und falscher Signale von Spannungszunahme und falscher EMG-Signale von Spannungsabnahme in der Kehlkopfmuskulatur Stotternder untersucht. Durch richtige und falsche Signale der Spannungszunahme wurden die Untersuchungspersonen so manipuliert, daß sie seltener stotterten. Falsche Signale der Spannungsabnahme führten jedoch zu keiner Reduzierung der Symptome; daran kann man sehen, daß es leichter ist, Menschen davon zu überzeugen, daß sie angespannter seien als sie es tatsächlich sind, als sie glauben zu machen, daß sie weniger angespannt seien (Cross, 1977). Das wirft die entscheidende Frage auf: Bewirkt Biofeedback irgend etwas oder bewirkt es lediglich die für eine Symptommodifikation erforderliche Aufmerksamkeitserhöhung?

In einem anderen Versuch zur Kontrolle der Stimmgebung wurden die Auswirkungen von Maskierung und Rhythmisierung betrachtet (Hayden et al., 1982b). Stotternde wurden hinsichtlich der Vokal VIT unter folgenden Bedingungen verglichen: 1. maskierendes Rauschen und Signaltongabe mit wechselnden Intervallen, 2. konstante Intervalle, aber wechselnde Signaltondauer. Die Ergebnisse zeigten, daß die VIT unter Maskierung deutlich schneller war als unter der Kontrollbedingung ohne Maskierung, während der Rhythmisierung war sie jedoch signifikant noch schneller. In einer ähnlichen Studie (Hayden et al., 1982a) wurde berichtet, daß die SIT (speech initiation time)-Werte für Stotternde und Nichtstotternde während der Maskierung zu- und unter der Rhythmisierung abnahmen. Generell waren die Werte für Stotternde bei allen Untersuchungen höher als für Nichtstotternde. In diesen Untersuchungen wurde bestätigt, wie wichtig es ist, die Zeitdauer des Phonationsbeginns zu messen. Das bedeutet aber nicht, daß der zeitlichen Regulierung der Stimmgebung alleine ein höherer Stellenwert zukäme als solchen Therapieverfahren, die sie lediglich als einen Aspekt innerhalb der Behandlung betrachten.

Perkins et al. (1979) erörterten die Verbindung der Stimmgebung mit der Atmung und der Artikulation und betonten dabei die gegenseitige Beeinflussung. Sie waren der Auffassung, daß stimmliche Veränderungen in Therapien, in denen Flüstern oder Lippenbewegungen ohne Luftstrom geübt wurden, nicht auf das Auftreten oder Nicht-Auftreten von Phonation zurückzuführen waren, sondern auf die Reduktion der Komplexität physiologischer Einstellungen (und einer deutlichen Geschwindigkeitsabnahme). Sie zogen auch die Wirkung einer möglichen Abnahme des subglottischen Luftdrucks in Betracht, hielten jedoch an ihrer ursprünglichen Meinung fest (Vereinfachung und Sprechtemporeduzierung), weil auch die sog. „Langsame Sprechgeschwindigkeitstherapie“ ohne eine deutliche Abnahme des subglottischen Luftdrucks zur Symptomabnahme führt. Auch Dehnungen, die ebenfalls beim verlangsamten Sprechen auftreten, mögen eine Rolle spielen. Ebenso können Vertrautheit mit dem Sprechmaterial oder die Art des emotionalen Ausdrucks die motorische

Planung erleichtern (Healey et al., 1976). Weitere Anwendungsmöglichkeiten dieser und ähnlicher Stimmtechniken sind im folgenden Abschnitt zu finden.

Therapien mit Schwerpunkt Atmung

Physiologie der normalen Funktion

In ihrer ungestörten Funktion ist die Atmung der Kraftquell für die Stimmgebung. Der Kehlkopf als Ventil öffnet sich, um die Einatmung zu ermöglichen, und schließt sich, um den subglottischen Luftdruck aufzubauen, der für die Stimmgebung oder körperliche Anstrengungen nötig ist, und schützt die Lunge reflektorisch vor der Aspiration fester oder flüssiger Stoffe. Der intrathorakale Luftdruck hängt von einer Vielzahl thorakaler und abdominaler Muskelgruppen ab, die für ein agonistisches, synergistisches und antagonistisches Gleichgewicht sorgen, während wir atmen. Einatmung geschieht durch Kontraktion der oberen Thoraxmuskeln, unterstützt durch den Schultergürtel und/oder das Senken des Zwerchfells. Letzteres scheint häufiger zu sein. Die schnellen Luftdruckwechsel während des Sprechens scheinen eher auf Brustkorbbewegungen zurückzuführen zu sein als auf signifikante Änderungen in der abdominal-thorakalen Beziehung. Es kann sein, daß schnelle Bewegungen der Zwischenrippenmuskulatur beteiligt sind. Normalerweise atmet der Sprecher eine bestimmte Menge an Luft ein, die er für die Dauer, die Intensität und andere Charakteristika der Äußerung für erforderlich hält. Wenn wir sagen wollen „Nein, danke", wird die Einatmung kurz und oberflächlich sein; wenn wir eine lange Antwort planen, wird die Einatmung für gewöhnlich langsamer ablaufen und tiefer sein. Beim Sprechen wird Luft gleichmäßig ausgeatmet. Bei langsamerem, weichem Sprechen können, vielleicht aufgrund innerer Kontraktion der Intercostalmuskulatur, Luftstöße entsprechend der Silbenstruktur festgestellt werden, die für schnelleres und lauteres Sprechen zu schnellen, kleinen wellenförmigen Bewegungen abgemildert werden. Druckunregelmäßigkeiten, wie sie bei Streß, Modulation der Stimme oder durch andere Faktoren auftreten, beeinflussen diese Bewegungen.

Nach jeder Einatmung, besonders nach einer sehr tiefen, folgt eine Prüfaktion der Atemmuskulatur gegen die elastische Rückstellkraft des Thorax. Wie wir sehen werden, sieht diese Prüfaktion in einigen Therapien, die nachfolgend besprochen werden, unterschiedlich aus. Die Ausatmungsdauer der Sprechatmung ist um vieles länger als die der normalen Ausatmung. Wir müssen beim Sprechen immer wieder Pausen einlegen, um unser Luftreservoir durch erneute Einatmung zu ergänzen. Um den Aufwand möglichst gering zu halten, nehmen wir eine Haltung des Thorax ein, die die Zwerchfellbewegungen für eine schnelle Einatmung erleichtert. Das Halten und Nachlassen des Luftdrucks ist ein komplexer Vorgang, der willkürliche Anstrengung, die chemische Zusammensetzung des Blutes und die Druckrezeptoren und Muskelspindelrezeptoren des Thorax und des pharyngealen Traktes einbezieht. Diese Funktionen laufen größtenteils reflektorisch ab und sind besonders empfindlich gegenüber körperlichen Zuständen, die mit Streß und Angst einhergehen. Im folgenden Abschnitt geht es um Besonderheiten der Atmung beim Stottern (Daniloff et al., 1980; Dickson und Maue-Dickson, 1982; Hixon et al., 1976; Zemlin, 1980).

Atemtherapie

Die Atemtherapie blickt auf eine lange Geschichte zurück. Wie sie genau aussieht, hängt davon ab, ob Luftstrom und Kontrolle innerhalb einer Technik zweitrangig sind oder ob eine gute Atemfunktion als Voraussetzung für die weitere Arbeit gesehen wird. Es gibt jedoch auch Therapieverfahren, in denen schwerpunktmässig an der Atmung gearbeitet wird. Ganz allgemein gesehen können wir aufgrund unserer Erfahrung folgende Schlüsse ziehen:

1. Viele Stotternde zeigen auffällige Störungen oder Veränderungen der Atmung. Auf eine Reihe von Patienten trifft dies nur so lange zu, bis eine Verbesserung des Stottermusters eintritt. Als Folge davon verbessert sich auch das Atemmuster bzw. die Atmung läuft ungestört ab.
2. Je schwerer das Stottern ist, um so größer ist die Wahrscheinlichkeit von gravierenden Atemproblemen.
3. Bei einigen Stotternden bilden die Atemschwierigkeiten die eigentliche Auffälligkeit des Stottersyndroms, einschließlich des Einsatzes der Atmung als Aufschub, Starter, Möglichkeit der Befreiung aus einem Symptom sowie Sekundärverhalten zur Vermeidung und/oder Anstrengung.
4. Einige Stotternde zeigen eine gestörte Ruheatmung, aber aufgrund der Variationsbreite bezüglich der Atmung sollten wir vorsichtig sein und andersartige Atemmuster nicht vorschnell als gestört bezeichnen.
5. Eine Therapie, die sich nur oder fast nur auf die Atmung bezieht, wird für viele Stotternde wahrscheinlich nur von geringem Nutzen sein. Bei einigen stehen die Atemschwierigkeiten nicht im Vordergrund. Außerdem berücksichtigt ein eingleisiges Vorgehen nicht die Probleme des Patienten in anderen Bereichen. Diese Kritik gilt generell für alle einseitigen und eindimensionalen Therapieansätze.

Frühere Veröffentlichungen kategorisieren bereits einige der möglichen Atemanormalitäten des Stotterns und des Stotternden. Fiedler und Standop (1983) nannten besonders inspiratorisches Sprechen auf Restluft sowie paradoxe und widersprüchliche Sprechatmung. In der Bewertung von Stotternden führt der Disfluency Descriptor Digest (Cooper, 1982) das Vorherrschen von Hochatmung, asynchrone und unterbrochene Atemmuster während des Sprechens, eine ungewöhnlich schnelle, eine ungenügende oder eine verlängerte Einatmung vor Sprechbeginn und das Auftreten von Unflüssigkeiten gegen Ende der Sprechphase auf. Er nannte auch zusätzliche Merkmale bezüglich Tonhöhe, Lautstärke, Pausensetzung und Unterbrechungen, die das Atemmuster beeinflussen. Brankel (1961) hält den Einsatz eines Pneumotaktographen, der eine Aufzeichnung der Atem- und Zwerchfellbewegungen ermöglicht, für unbedingt erforderlich, um Stottern effektiv beurteilen und behandeln zu können. Leider haben nur wenige Therapeutinnen Zugang zu solchen Apparaturen. Overstake (1979) stellte fest, daß die Mehrzahl der Stotternden asynchrone Muster der Ruheatmung aufweist, in denen die Balance zwischen Dauer und Tiefe von Ein- und Ausatmung gestört ist. Er setzte die Dauer in Beziehung zum normalen Herzschlag. Jede Phase würde demnach bei ungestörter Atmung 2–3 Schläge betragen. Laut Overstake können kurze Einatmungs- und lange Ausatmungsphasen mit einigen schnellen Zyklen auftreten, denen eine Periode von Apnoe folgt. Dem folgt eine tiefe Einatmung usw.. Er nannte auch andere Unregelmäßigkeiten, die schon diskutiert wurden, sowie die Versuche des Stotternden, während der Einstellungsphase oder am Übergang zwischen Ein- und Ausatmung mit der Phonation zu beginnen. Grundsätzlich gibt es eine Vielzahl von Charakteristika, die ausgewertet werden können, um das Atemmuster des Patienten zu beurteilen:

1. Messen Sie die Vitalkapazität oder die maximale Luftmenge, die nach tiefster Einatmung ausgeatmet werden kann, mit einer Volumenmeßapparatur wie z.B. einem Naß- oder Trockenspirometer. Falls diese Ausrüstung nicht zur Verfügung steht, schätzen Sie bei zweierlei Messungen „über den Daumen". Beide Male sollten die Patienten die maximale Menge an Luft einatmen.
   a) Die Patienten sollen die Luft für mindestens 15 Sekunden anhalten; die meisten können sie für einen längeren Zeitraum anhalten.
   b) Nach einer zweiten kurzen Einatmung sollen die Patienten die Luft ganz sachte (eine Kerzenflamme oder eine Feder können helfen) so lang-

sam wie möglich ausatmen. Mindestens zehn Sekunden sind wünschenswert. Verhindern Sie forcierten Luftverbrauch. Die Vitalkapazität wird keine entscheidende Rolle spielen, da wir eigentlich nur einen geringen Teil unseres Volumenpotentials zum Sprechen benötigen.

2. Überprüfen Sie die Beziehung zur Stimmgebung, indem Sie den Patienten nach tiefer Einatmung und entsprechender Einstellung auf einen beliebigen Vokal mindestens zehn Sekunden phonieren lassen. Das zeigt eine Unterstützung der Stimmgebung durch die Atmung, die für die meisten Sprechanforderungen ausreicht.
3. Beobachten Sie die Ruheatmung lange genug, um zu erkennen, was „in der Regel" abläuft. Viele der von Overstake genannten Charakteristika (unregelmäßige Abläufe, Apnoe usw.) können auch bei „Normal-Atmern" als Reaktion auf Streß oder Angst gefunden werden, auch dann, wenn kein begleitendes Sprechproblem besteht. Achten Sie besonders auf:
   a) Durchgehend unregelmäßige Atemmuster.
   b) Häufiges Auftreten von Apnoe.
   c) Besonders schnelles (oberflächliches) oder langsames (tiefes) Atmen.
   d) Hochatmung, besonders wenn Zeichen übermäßiger Anspannung in der äußeren Halsmuskulatur zu sehen sind.
   e) Paradoxe Atmung, bei der während der Einatmung der Brustkorb einfällt und/oder die Bauchmuskeln angespannt werden.
   f) Widersprüchliche Atmung, bei der Bauchmuskelanspannung und Brustkorbweitung gleichzeitig auftreten.

   Lassen Sie den Patienten ggf. die äußeren Kleidungsstücke ablegen, die die Bewegungen des Oberkörpers verbergen. Vermeiden Sie es jedoch generell, Ihr Interesse an der Atmung zu zeigen, da ein Bewußtsein dafür seitens des Patienten zu einem verfälschten Muster führen kann.
4. Beobachten Sie die Atmung besonders beim Lesen, während eines Monologes und in der Spontansprache. Diese Beobachtungen gelten für flüssiges und gestottertes Sprechen. Es kann daher sinnvoll sein, die Ergebnisse getrennt zu protokollieren:
   a) Erfolgt vor dem Sprechversuch eine ungewöhnlich lange Einatmung?
   b) Kommt es vor dem Sprechversuch, besonders am Anfang, zu feststellbaren Pausen oder Einstellungen, bevor Ausatmung und Stimmgebung einsetzen?
   c) Versucht der Patient, während der Einatmung zu sprechen?
   d) Kann deutliches Luftablassen vor Phonationsbeginn beobachtet werden?
   e) Hat die Stimme keuchende Anteile?
   f) Treten Glottisschläge auf?
   g) Wird flüssiges Sprechen durch unpassende Glottisschlüsse unterbrochen?
5. Beobachten Sie zusätzlich das Atemverhalten beim Stottern:
   a) Werden Einatmung oder Ausatmung offensichtlich als Aufschub-, Starter- oder Lösungsversuch benutzt?
   b) Stehen Spasmustyp, Schweregrad, Ort der Anspannung oder andere Spannungsvariablen in bezug zu irgendeinem besonderen Atemverhalten?
   c) Herrschen beim Stottern laryngeale Spasmen vor?
   d) Gibt es einen Hinweis dafür, daß der Spasmus oral beginnt und sich dann nach laryngeal ausbreitet oder umgekehrt?

Andere Fragen zur Untersuchung von Atmung und Stimmgebung werden in den Kapiteln über Evaluation und Selbstanalyse diskutiert.

Die Therapie nach Schwartz

Der Anblasetechnik nach Martin Schwartz, auch passiver Luftstrom genannt, wurde unverhältnismäßig viel Aufmerksamkeit geschenkt, obwohl sie kaum etwas enthält, was nicht bereits seit Jahrzehnten bekannt ist. Dies ist nur Schwartz' beharrlicher Behauptung zu verdanken, daß Stottern durch den Kehlkopf verursacht wird, dort lokalisiert ist, und der hintere Cricoarytaenoidmuskel und ein verhinderter

Weitungsreflex die Symptome erklären, sowie natürlich dem Titel seines Buches „Stottern ist heilbar“ (Schwartz, 1976). Sonst hätte diese Methode niemals so viel Beachtung gefunden.

Schwartz (1974) nahm an, daß es sich beim Stottern grundsätzlich um eine starke, zeitlich unpassende Kontraktion des M. cricoarytaenoideus posterior als Folge eines subglottischen Luftdruck-Stimulus handle. Er hatte beobachtet, daß einige Kinder ihre Nasenflügel vor dem Stottern blähten und daß sein Hund das ebenfalls vor jeder Einatmung tat. Dies veranlaßte ihn (1976), dieses Phänomen weiter zu untersuchen. Er registrierte ein ähnliches Blähen der Nasenflügel bei Erwachsenen, bevor sie reflektorische Handlungen wie Gähnen, Husten oder Niesen ausführten. Er kam zu dem Schluß, daß es einen Atemwegerweiterungsreflex (airway dilation reflex, ADR) gebe. Beim Stottern tritt reflektorisch eine unpassende Reaktion auf Streß auf, bei der dieser Reflex mit einer starken Adduktion reagiert (Laryngospasmus). Diese Streßreaktionen hängen von sieben Arten von Angst- oder Streßstimuli ab: Situation, bestimmter Laut oder bestimmtes Wort, Autoritätspersonen, Unsicherheit, physische Faktoren, äußere Einflüsse und hohe Sprechgeschwindigkeit (wahrscheinlich der wichtigste Punkt). Für seine Therapie sah Schwartz fünf Tage mit je acht Stunden Behandlungsdauer vor. Im sich daran anschließenden Jahr übte der Patient täglich viermal je 15 Minuten. Eine Minute jeder einzelnen Übungseinheit (=28 Min. pro Woche) wird auf Kassette aufgenommen und per Post mit der Bitte um Bewertung und Feedback an die Klinik geschickt. Es gibt eine telefonische „Hotline“; Möglichkeiten der Aufrechterhaltung werden mit dem Patienten besprochen.

In der Therapie wird der Patient aufgefordert, einen gedehnten, entspannten und hörbaren Seufzer (passives Seufzen) von sich zu geben. Dieser Seufzer soll sofort im Anschluß an die Einatmung erfolgen, so daß zwischen Ein- und Ausatmung keine störende Einstellung oder keine Übergangsperiode möglich ist. Dann spricht der Patient ein einsilbiges Wort in den passiven Seufzer hinein, ohne den passiven Luftstrom zu unterbrechen, die Spannung oder etwas anderes zu verändern. Die Artikulatoren werden nicht vorher eingestellt, sondern sollen sich erst während des Anblasens anfangen zu bewegen. Die Anzahl der einsilbigen Wörter nimmt während jeder Ausatmung stetig zu und führt schließlich zum Sprechen von Sätzen. Die Silben sollen verlangsamt (gedehnt) gesprochen werden. Gefestigt wird das Erarbeitete durch weiteres Üben, Korrektur der Fehler sowie eigenständiges Arbeiten, wie zuvor bereits beschrieben.

Gregory (1978) nahm zu den Streitfragen über Schwartz Begründungen und Verallgemeinerungen Stellung. Sheehans Einwände (1980) gegen die Theorie und die Begründungen waren noch direkter, indem er fragte, warum wir eigentlich immer noch über Stottern reden, Schwartz hätte es doch „geheilt“. Lee (1976) wandte die 40stündige Intensivphase der Schwartz-Therapie bei 31 erwachsenen Stotternden an. Es wurde berichtet, daß am Ende dieses Zeitraumes 90% der Patienten in einer Vielzahl von vorstrukturierten, streßauslösenden Situationen symptomfrei waren. Die Definition von „symptomfrei“ war dabei jedoch nicht klar. Eine zweite Phase der Therapie bestand aus einmal wöchentlich stattfindenden Gruppentreffen und täglich durchzuführenden häuslichen Übungen. Beide Inhalte, so meinten die Autoren, seien von Bedeutung für die Aufrechterhaltung der Sprechflüssigkeit gewesen. In einer anderen Untersuchung (Falkowski et al., 1982) wurden zwei Stotternde in Anlehnung an die Therapie nach Schwartz behandelt, wobei das Element des Dehnens weggelassen wurde. Einer der Patienten konnte sein Stottern ausgehend von 30% SW zu Therapiebeginn auf 1% SW reduzieren; bei einer Kontrolluntersuchung wurden 5% SW gemessen. Der andere Patient verbesserte sich von 40% SW auf 16% SW, bei der Kontrolle zeigte er 12% SW. Die Autoren bemerkten dazu, daß die Verbesserungen in der Spontansprache insgesamt gesehen regellos waren und nicht im Zusammenhang mit der Dehnung, dem Anblasen oder einer Kombination aus beidem zu stehen schienen. Andrews und Tanner (1982) wandten Lees modifizierte Form der Schwartz-Therapie an, indem sie drei 8-Stunden-Tage zusammennahmen und am 8. und 13. Tag noch einmal für acht Stunden behandelten. Nach der ersten Überprüfung zeigten alle sechs Stotternden positive Ergebnisse, aber nur zwei von ihnen waren zuverlässig stotterfrei. Eine Kontrolluntersuchung ein Jahr nach Durchführung des kompletten Programms zeigte, daß alle Patienten Rückschritte gemacht hatten. Die Autoren folgerten daraus, daß mit diesem Ansatz nicht schneller oder dauerhafter Erfolge zu erzielen seien als mit dem Precision fluency shaping[3] oder dem gedehnten Sprechen. Ingham (1984) wies darauf hin, daß die Zahlen von Schwartz ungenau und nicht bestätigt worden seien.

Die Regulierung der Atmung

Zur selben Zeit wurde ein anderes Behandlungsprogramm bekannt, das sich „Regulierung der Atmung" (Azrin und Nunn, 1974) nennt und auf der Beseitigung nervös bedingter Verhaltensweisen basiert. Azrin und Nunn berichteten über die Anwendung bei 14 Stotternden. In einer zweistündigen Sitzung sollten sich die Stotternden an die Entstehung und die Entwicklung ihres Stotterns mit seinen unangenehmen Erfahrungen erinnern und darüber sprechen. Das Stotterverhalten wurde analysiert und die Wahrnehmung für Stottern wurde geschult. Außerdem wurde eine Angsthierarchie erstellt, die sich auf Wörter, Personen und Situationen bezog, um abzuklären, welche auslösenden Faktoren beim Stottern eine Rolle spielen könnten. Es wurden Entspannungsübungen in verschiedenen Körperhaltungen und unter Anwendung von Selbstinstruktionen durchgeführt. In der Therapie sollte der Stotternde bei den ersten Anzeichen für Stottern aufhören zu sprechen, langsam und tief ausatmen, bewußt entspannt einatmen und bewußt das Wort formulieren, das gesprochen werden sollte. Das Wort sollte sofort im Anschluß an die Einatmung mit besonderer Betonung der ersten Silbe gesprochen werden. Zunächst sollte nur für einen kurzen Zeitraum gesprochen werden; die Äußerungslänge nahm zu, wenn der Patient in der Durchführung sicherer wurde. Durch gedankliches Vorstellen unangenehmer Situationen wurde eine Desensibilisierung versucht, die Entspannung sollte dabei beibehalten werden. Die neuen Atemmuster wurden zunächst beim Lesen geübt. Anfangs sollte der Patient nach jedem Wort, wenn er sicher war, nach jedem zweiten Wort, dritten Wort usw. anhalten, entspannen und, wie oben beschrieben, atmen. Falls erforderlich, sollte das Wort in einem zweiten Anlauf durch Wiederholung „nachgebessert" werden. Therapeutin und Patient planen die Transfer- und Aufrechterhaltungsschritte sorgfältig gemeinsam. Merkhilfen, vertraute Personen, das Erarbeiten neuer Sprechsituationen, das Aufsuchen gefürchteter Situationen und die Berichterstattung an die Therapeutin waren zusammen mit telefonischen Kontrollen nur einige Möglichkeiten in dieser Phase.

Azrin und Nunn berichteten über eine Abnahme des Stotterns zwischen 90% und 99%, überprüft vier Monate nach der beschriebenen stationären Therapie; sie stellten fest, daß die Behandlung, die ein hohes Maß an Anstrengung und Motivation seitens des Patienten erforderte, sowohl für schwer als auch für leicht Stotternde effektiv war. Sie hielten ihr Vorgehen für wir-

3) Therapie nach Webster

kungsvoller als alle anderen stationär durchgeführten Therapieprogramme zu der Zeit. Eine andere Vergleichsstudie (Poppen et al., 1977) wurde mit einem Stotternden durchgeführt, der bereits mehrere Arten von Behandlungen erhalten hatte. Durch Metronomtakt-Sprechen konnte sein Stottern auf 5,5% SW verringert werden, dies konnte jedoch nicht beibehalten werden. Die Benutzung eines tragbaren Metronoms brachte eine Verringerung auf 4% SW (bei 100 bpm), die aber nicht von Dauer war. Poppen stellte fest, daß die „Regulierung der Atmung" Elemente des Dehnens, der Sprechtemporeduzierung, der vorbereitenden Einstellungen, der Pullouts, der Nachbesserung, der antizipatorischen Symptomwahrnehmung und der sozialen Unterstützung enthielt.

Fiedler und Standop (1983) richteten sich mit ihrer Kritik an der Therapie nach Azrin und Nunn sowohl gegen das Design, die Methoden als auch gegen die sehr vagen Beschreibungen zum Vorgehen der Therapeutin. „Bevor wir den Optimismus der beiden Autoren teilen, sollte die Untersuchung unter Kontrolle wiederholt werden" (S.123). Ladoucer et al. (1982) führten die Therapie nach Azrin mit zwölf Stotternden durch, die sie in vier Gruppen einteilten. Jede Gruppe wurde nach dem beschriebenen Verfahren behandelt, aber mit Ausnahme von einer Gruppe erhielten alle zusätzlich Therapie in den Bereichen Wahrnehmung und Biofeedback (bezüglich der Atmung oder bezogen auf muskuläre Anspannung). Sie fanden keine signifikanten Unterschiede zwischen den vier Gruppen und konnten nicht über eine annähernd starke Abnahme des Stotterns wie in der Originalstudie berichten.

Schon früher hatte Weller (1941) über 100 Stotternde berichtet, mit denen gleichmäßige Atemmuster eintrainiert wurden. Das Sprechen von Zahlen wurde geübt und die Ergebnisse zeigten, daß die neue, langsame und tiefe Einatmung über längere Zeit beibehalten werden konnte. Gronhovd (1977) erreichte eine Kontrolle des Stotterns durch Einbeziehung der Atmung, der Sprechgeschwindigkeit, des Luftstroms und der Spannung in die Therapie. Mit dem Patienten wurde zunächst im Liegen tiefe Muskelentspannung geübt. Stimmloses Seufzen, dann stimmhaftes Seufzen und Zählen folgten als nächste Schritte. Während des Zählens sollte sich der Patient auf folgende Punkte konzentrieren:

1. Leichte, mäßig tiefe Einatmung und eine weiche, leichte Ausatmung.
2. Langsames Sprechen.
3. Durchgehender Luftstrom.
4. Entspannter Zustand ohne übermäßige Spannung.
5. Leichter Glottisschluß und verhauchte Stimme.
6. Leichtes, „automatisches" Sprechen.

Dem Zählen folgten kurze Antworten mit Steigerung der Äußerungslänge bis hin zu Monologen. Die Körperposition wurde in halbliegend verändert und der Übungsablauf wurde wiederholt. Dasselbe folgte im Sitzen. Die Sprechgeschwindigkeit wurde von einer auf zwei Silben pro Sekunde erhöht. Hinzu kamen Übungen, um die Qualität und die Intonation zu verbessern und den Umgang mit Streß zu lernen.

Behandlung nach Overstake

Die Atemtherapie nach Overstake wurde teilweise im Kapitel über Entspannung vorgestellt, da er die Entspannung als ersten Schritt in seinem Therapieprogramm vorsieht (1979). Er ist der Meinung, daß viele Stotternde asynchrone Atemmuster aufweisen, stellt aber im Gegensatz zu Schwartz fest, daß Stottern nicht durch irreguläre Atemmuster verursacht werde, sondern diese vielmehr als Symptom des Problems gesehen werden müßten (S.53). Nach Bewältigung des kompletten Jacobson-Programms der Progressiven Entspannung wird dem Patienten, der zuvor auf Abweichungen in der Atmung untersucht wurde, das „blockweise Atmen" vorgestellt. Dabei sitzen die Patienten oder liegen auf dem Rücken und entspannen sich. Die Pulsfrequenz wird festgestellt und soll sich, ausgehend von einer anfangs hohen Geschwindigkeit, beruhigen. Die Patienten werden dann folgendermaßen instruiert:

1. Atmen Sie so rasch wie möglich ein. Das fühlt sich genauso wie bei der normalen Einatmung an. Halten Sie dann die Luft am Umkehrpunkt so lange an, bis Ihnen die Therapeutin das Zeichen zur Ausatmung gibt.
2. Die Ausatmung erfolgt ebenfalls so schnell wie möglich. Danach warten Sie ab, bis Ihnen die Therapeutin wieder ein Zeichen für die nächste Einatmung gibt.

Die Therapeutin richtet sich bei der Festlegung der Stoppzeiten nach der Pulsfrequenz des Patienten; vier Schläge sind dabei meist die Regel. Overstake schlägt vor, daß die Therapeutin den Ablauf zunächst verbal nach dem Schema „... einatmen, halten, 3, 4, ..." ungefähr acht- bis zehnmal begleiten sollte, erst dann seien die Patienten entspannt (normalerweise kommt es zu kurzer Apnoe, tiefer Atmung und gleichmäßig ruhiger Atmung). Falls möglich, sollte ein Pneumograph eingesetzt werden, der der Therapeutin die Überprüfung der „blockartigen" Ein- und Ausatmung ermöglicht, bei der jede Phase und die Perioden des Atemhaltens gleich verlaufen (Ziel: möglichst hohe Synchronität der thorakalen und abdominalen Ableitungen).

Die nachfolgenden Schritte umfassen jeweils acht bis zehn Übungsabläufe, denen eine Pause folgt. Das „Blockatmen" und die thorakal-abdominale Synchronität werden häufig auch in den Ruhezeiten fortgesetzt, doch gibt es Unterschiede, wie schnell die Patienten wieder in ihre alten Atemmuster zurückfallen. Overstake berichtete, daß die meisten nach wenigen Sitzungen dauerhaft ihre Ablaufmuster geändert hätten, einige brauchten jedoch Monate, um wirklich stabil zu sein. Die Übungen wurden so lange fortgesetzt, bis die Therapeutin mit den Atemmustern des Patienten zufrieden war. Häusliche Übungen sind dann angezeigt, wenn die Patienten in der Lage sind, ihre Atemmuster zu beobachten und zu kontrollieren. Der Einsatz des Pneumographen oder die Handkontrolle durch die Therapeutin können bei der Beobachtung hilfreich sein. Laut Overstake bedarf es jedoch „jahrelanger Erfahrung", um zuverlässige Informationen zu erhalten.

Die Vitalkapazität sollte überprüft werden. Die Werte variieren jedoch sehr, so daß jeder Patient im Rahmen seiner persönlichen Atemmuster bewertet werden muß. Overstake beschrieb ein normales Atemmuster bezogen auf die Sprechatmung folgendermaßen: Nach einer schnellen Einatmung folgt eine geringe Ausatmung während der Übergangs- oder Einstellungsphase, der sich eine langsamere Ausatmung anschließt, in der das Sprechen einsetzt. Direkt vor der nächsten Einatmung findet meist ein kurzes Ablassen der Restluft während der Übergangs- oder Einstellungsphase statt. In der Beschreibung der Atmungsanomalien der Stotternden nannte Overstake die üblichen Probleme. Er wies auch auf den Fehler der Stotternden hin, ohne Übergang zwischen Ein- und Ausatmung mit dem Sprechen beginnen zu wollen. Das kann auch am Ende der Ausatmung auftreten und zu paradoxer Bauchdeckenbewegung und einem Nach-Luft-Schnappen entgegengesetzt zur Thoraxbewegung führen. Overstake sagte, daß dieser Fehler weit verbreitet sei. Interessant ist in diesem Zusammenhang, daß in einigen der zuvor beschriebenen Therapieansätze diese „Übergangs-/Einstellungsphase" bewußt weggelassen wird.

Overstakes erster Schritt bei der Korrektur der für das Sprechen relevanten Atemmuster bestand darin, die thorakal-abdominalen Abläufe bei der

Ein- und Ausatmung zu koordinieren, wobei die „Blockatmung" in der Ruheatmung als Grundlage dient. Weiterführende Schritte waren:

1. Der Patient atmet normal tief ein. Er konzentriert sich auf das gleichzeitige Heben des Brustkorbs und das Hervortreten des Bauches. Das wird so lange geübt, bis beides zeitgleich abläuft.
2. Während der Ausatmung bilden die Patienten einen leichten, gedehnten, verhauchten, aber stimmhaften Vokal. Sie phonieren so lange, bis
   a. der Ausatmungsstrom forciert wird oder
   b. die Bauchdecke sich nach außen zu bewegen beginnt, was typisch für einen Druck gegen den unteren Bereich des Brustkorbs ist.

   Die Therapeutin kann vorsichtig das Abdomen hinunterdrücken und/oder einen Gegenstand drauflegen, damit der Patient es beobachten kann. Die verhauchte Vokalbildung wird geübt, bis eine gleichmäßige Bewegung besteht und Ausatmung und mühelose Stimmgebung beobachtet werden können.
3. Wie 2, der Vokal soll jedoch klar und nicht verhaucht phoniert werden. Es kann erforderlich sein, zunächst im Wechsel verhaucht und klar phonieren zu lassen.
4. Die Patienten bilden einen klaren, festen Vokal, der fließend in das Wort „eins" übergeht. Das wird wiederholt, bis die Bildung fließend und gleichmäßig erfolgt, dann wird gesteigert auf „eins, zwei" und das gefestigt. Das Zählen wird fortgesetzt, bis die Grenzen einer normalen Ausatmungsdauer erreicht sind.
5. Schritt 4 wird unter Auslassung des vorgeschalteten Vokals wiederholt. Die Patienten atmen normal ein und beginnen zu zählen. Es gelten dieselben Kriterien wie vorher.
6. Die Patienten haben gelernt, vor Beginn der Stimmgebung ein wenig Luft auszuatmen und weich in die Phonation überzugehen. Falls erforderlich, kann zunächst ein leichtes /h/ benutzt werden. Achten Sie darauf, daß es zu keiner Unterbrechung zwischen der Ausatmung und dem Phonationsbeginn kommt. Raten Sie den Patienten davon ab, die Technik außerhalb der Therapie als Starter zu benutzen oder die Konzentration auf die Atmung als Ablenkung von möglichem Stottern einzusetzen.
7. Übertragen Sie die gefestigten Atemmuster auf automatisierte Phrasen, Kinderreime oder anderes Sprachmaterial mit starkem Reim oder Rhythmus. Beginnen Sie mit kurzen Äußerungen. Steigern Sie dann die Äußerungslänge, aber nicht so weit, daß zwei Atemzyklen nötig wären. Die Patienten sollen einatmen, die Phrase sprechen, die Ausatmung beenden, einatmen usw.
8. Arbeiten Sie mit dem Patienten daran, eine Ausatmungsphase effektiver zu nutzen, so daß sie länger andauert und mehr als eine Phrase pro Ausatmung gesprochen werden kann. Achten Sie auf Anzeichen für Anspannung oder die Rückkehr zu alten Atemmustern. Fügen Sie mehr Phrasen hinzu.
9. Gehen Sie von rein mechanischen, auswendig gelernten, einfachen Äußerungen zu spontaneren und eigenverantwortlichen Äußerungen über. Stellen Sie Fragen, die kurze, stereotype Antworten erfordern. Falls die Patienten in der Lage sind, die Antworten unter Einhaltung der neuen Atemmuster zu formulieren, stellen Sie Fragen, die längere Antworten erfordern, und erhöhen Sie die Sprechgeschwindigkeit, mit der Sie die Fragen stellen (bleiben Sie unterhalb des Streß-Levels).
10. Verändern und üben Sie diese Art der Äußerungen, bis der Patient unter Einhaltung der stabilen Atemmuster Fragen stellen, Monologe führen und sich unterhalten kann. Stottern, das typischerweise während der Übungen in der Therapie zu einem viel früheren Zeitpunkt verschwand, tritt vielleicht wieder auf, obgleich Adaptation und andere Faktoren es für gewöhnlich verringern. Wie dem auch sei – das Ziel für die stationäre Zeit ist ein stabiles Atemmuster, nicht die Kontrolle des Stotterns.

Overstake setzte die Therapie unter besonderer Berücksichtigung der Kontrolle der Sprechgeschwindigkeit, der Koordination und anderer prosodischer Elemente fort. Diese Technik wird im folgenden Kapitel kurz skizziert.

Vorgehen nach Froeschels

Froeschels Therapieansätze waren immer interessant und außergewöhnlich. Trotz seiner psychotherapeutischen Orientierung handelt es sich bei der sog. „Atem-Kau-Methode" um eine seiner vorbereitenden Techniken. Sie wurde von einigen als eine semi-motokinästhetische Methode betrachtet, andere hielten sie eher für einen Ansatz zur Zeit- und Bewegungskoordination. Hollingsworth (1939) sah sie als eine Art der Entspannung, und Van Riper (1973) war der Auffassung, daß sie vor allem durch Überredung/Überzeugung und Suggestion (von flüssigem Sprechen) wirksam sei. Er meinte auch, daß die scheinbare Einfachheit die Differenziertheit verberge. Diese Technik wurde nicht nur beim Stottern eingesetzt, sondern auch bei anderen Kommunikationsstörungen. Sie wurde in verschiedenen Schritten erarbeitet, und ich werde sie so vorstellen, wie ich sie gelernt und angewandt habe. Für diejenigen, die etwas über die Technik in ihrer Originalfassung und über andere Anwendungsbereiche erfahren möchten, sind andere Quellen verfügbar (Froeschels, 1952a, 1952b; Froeschels und Jellinek, 1941; Kastein, 1974). Zum Hintergrund sei gesagt, daß sich der biologische Mechanismus in seinen oralen, laryngealen und thorakalen Funktionen beim Kauen, Schlucken und Atmen gegenseitig auf komplizierte Weise beeinflußt. Orale und laryngeale Systeme schützen und schließen ventilartig den Atembereich ab. Beim Kauen und Schlucken koordinieren sie das Umgehen des Atemsystems und erlauben so gleichzeitig ablaufende Funktionen, ohne daß es zum Ersticken kommt. Beim normalen Sprechen wird diese ausgewogene Koordination beibehalten. Durch Stottern wird dieses Zusammenspiel unterbrochen und der Stotternde empfindet das Sprechen als schwierig. Das Atemkauen ermöglicht wiederum ein Zusammenspiel der einzelnen Funktionen und des gesamten Systems und zeigt, daß normales Sprechen aufgebaut auf diesen einfachen biologischen Abläufen durchaus möglich ist (Froeschels, 1952a, 1952b).

1. Die Patienten sollen mit geschlossenem Mund ohne Kaugut kauen und sich dabei auf die Wahrnehmung der Lippen-, Kiefer- und Zungenbewegungen konzentrieren. Als Einstieg in diese Übung ist es den Patienten erlaubt, irgend etwas real zu kauen und sich dabei im Spiegel zu beobachten. Die Therapeutin demonstriert, informiert, gibt Anleitungen und korrigiert.
2. Als nächstes sollen die Patienten bei geöffnetem Mund ohne Kaugut übertriebene Kaubewegungen ausführen, sich dabei im Spiegel beobachten und ihre Aufmerksamkeit auf die taktilen und kinästhetischen Empfindungen richten.
3. Der Atemstrom wird hinzugenommen, so daß die Patienten nun schließlich „Luft" oder „Atem kauen". Dabei wird auf regelmäßige Atmung ohne forcierte, gepreßte Luftabgabe geachtet. Häufig kommt es zu unregelmäßigen Vibrationen, die das übertriebene, „wilde" Kauen verstärken, dabei handelt es sich jedoch um einen Nebeneffekt.
4. Nach dem Kaubeginn kommt die Stimmgebung zum Luftstrom hinzu. Gleich zu Beginn oder nach kurzer Übung läßt die Therapeutin die Patienten ein durchgehendes /n/ bilden. Die Patienten sollen dann auf die verschiedenen „Vokale" hören, die sie durch Veränderung der Kiefer- und Lippenstellung bilden. Diese werden mit den „Vokalen" verglichen, die durch das Kauen des „Stimmtones" entstehen. Moncur und Brackett (1974) erwähnten dazu, daß damit bezweckt wird, eine Vielzahl unterschiedlicher Silben anstatt eines gleichbleibenden, monotonen Klangs zu produzieren.
5. Wenn die Patienten fähig sind, sich zu entspannen und den Ton mit Variationen zu kauen, werden Wörter, Phrasen und Sätze hinzugefügt. Die Therapeutin übt mit und ist Modell.
6. Anwendung in der Unterhaltung und Reduzierung der Kaubewegungen folgen. Falls Unflüssigkeiten auftreten sollten, wird wieder auf leichtere Übungsstufen zurückgegangen. Der Patient bekommt Hausaufgaben. Außerdem sollten sich die Patienten auf die Kaubewegungen und die Bewegungen der Artikulationsorgane konzentrieren.

Ich kenne einige wenige Stotternde (oder Therapeutinnen in der Ausbildung), die positiv auf diese Technik reagierten, viele leisteten jedoch Widerstand. Die Technik wirkt überraschend gut, wenn sie angenommen wird, und ist für eine

Anzahl von Sprechproblemen geeignet. „... der Erfolg dieser Methode scheint nicht nur mit der Persönlichkeit des Patienten, sondern auch mit der der Therapeutin zusammenzuhängen .... Die Anwender des Verfahrens benutzen zusätzlich eine Vielzahl verbaler psychotherapeutischer Techniken" (Murphy, 1964, S.120).

Andere Ansätze

Fiedler und Standop (1983) wandten ein umfangreiches Verfahren mit zwei Ebenen und jeweils vielen Zwischenschritten an, arbeiteten aber an einer anstrengungsfreien, leichten Atmung mit dem Ziel der Entspannung. In ähnlicher Weise waren Kombinationen von Luftstromkontrolle, weichem Stimmeinsatz, gleichmäßigem Luftstrom oder gleichmäßiger Stimmgebung und die Koordination von Artikulation und Phonation in unterschiedlichen Therapieprogrammen enthalten (Ingham, 1984; Perkins, 1973b; Ryan, 1974; Shames und Florance, 1980; Van Riper, 1973; Webster, 1974).

Die alles andere in den Schatten stellende Wichtigkeit der Luftstromlenkung und -dosierung als eine große Technik ist umstritten. Sheehan (1980, S.184) warf das gesamte Konzept über den Haufen. „Uns wird von Stotternden berichtet, die innerhalb einer halben Stunde durch die 'Entdeckung' einer Atemtechnik oder eines Übungsprogrammes geheilt wurden, das vorgibt, eine sorgfältige Ausarbeitung oder eine Variation der in Verruf geratenen Atemübungen zu sein. Man sollte jedoch nicht vergessen, daß der Stotternde lange Zeit auch ohne vorgegebene Anweisungen geatmet hat."

Van Riper (1973, S. 21) ging mit Atemtechniken als wesentlichem Therapieinhalt eingedenk seiner eigenen Erfahrungen ins Gericht. „... endlose Atemübungen, liegend, sitzend, stehend, Rituale zur Brustatmung, Übungen zur kostalen, Zwerchfell- und abdominalen Atmung (Der Brustumfang wurde jede Woche gemessen, um zu sehen, ob er von den Übungen profitiert hatte)."

Er kritisierte, daß die meisten Atemtechnik-Therapien bestenfalls Mittel zum Zweck der Suggestion, Selbstdisziplin oder Ablenkung seien (S.75). Dennoch bestritt er „kleinere Effekte" in puncto Lösen des Laryngospasmus oder Hilfestellung bei der zeitlichen Abstimmung von Atmung, Stimmgebung und Artikulation nicht. Er sah jedoch auch die Gefahr der Gewöhnung und des Verlustes der Kontrolle über die Atemtechnik. Dies könne dazu führen, daß zusätzlich zum alten Stottermuster weitere schwere Abnormitäten hinzukämen.

Falck (1969) stimmte damit überein, daß ein direktes Arbeiten an der Atmung nicht notwendig sei. Normale Atemmuster wurden seiner Meinung nach als Nebeneffekt der Verbesserung der Sprechflüssigkeit erreicht, nicht umgekehrt (S. 91). Perkins (1983) sah sein eigenes Vorgehen im Bereich Atmung als einen von insgesamt sieben Therapieteilen, seiner Meinung nach handelte es sich jedoch bei der Atemkontrolle um keine allumfassende effektive Technik. Miller (1982) faßte die z.Zt. bestehenden Meinungen zur Atemtherapie vielleicht am besten zusammen. Sie sagte, daß Atemtherapie in ihren unterschiedlichen Formen in der Stottertherapie hilfreich sei. Ihre Wirksamkeit reiche von Veränderung bis zur völligen Beseitigung des Stotterns und Unterstützung des flüssigen Sprechens. Miller sagte weiter, daß der Durchschnittsstotternde dadurch eine bemerkenswerte Reduktion seines Stotterns erfahren würde, aber es dürfe nicht vergessen werden, daß die Veränderung anderer Variablen (z.B. der Sprechgeschwindigkeit) zur selben Zeit mit dazu beigetragen habe. Schließlich warnte sie vor diesen 90-%-Heilungserfolgen. Dabei handle es sich bisweilen um Übertreibungen der generellen

Gesamteinschätzung des flüssigen Sprechens; dieses „flüssige Sprechen" unterscheide sich zum Teil deutlich von normalem Sprechen.

Dieses Kapitel stellt keine spezielle Methode oder Folge bestimmter Atemübungen vor, da das Angebot zu vielfältig ist. Zur Orientierung eignet sich am besten eine Kombination aus dem Vorgehen nach Overstake und dem von Perkins, die zwar nicht alle Schritte der vorherigen Therapien enthält, jedoch mit mehr Nachdruck als die neueren Verfahren arbeitet. Wenn man die Stotternden, die in diesem Bereich Therapie benötigen, in vier Gruppen einteilt, ergibt das die folgende Einteilung:

1. Stotternde, die sowohl beim flüssigen als auch beim unflüssigen Sprechen sowie in der Ruheatmung Atemstörungen aufweisen. Ein Vorherrschen der Laryngospasmus-Unflüssigkeiten kann für diese Personen typisch sein. Für sie könnte ein Therapieprogramm sinnvoll sein, das mit Übungen zur Selbstanalyse, Entspannung und Desensibilisierung beginnt, denen dann die Behandlung der Atmung folgt. Daran könnten sich entweder die Verstärkung der Sprechflüssigkeit oder Verfahren, die einzelne Symptome kontrollieren, als Übungsschritte anschließen.
2. Stotternde, deren Atemprobleme zwar während des Stotterns groß, sonst aber minimal sind oder gar nicht auftreten. Für diese Patienten könnten Atemübungen ein Zwischenschritt innerhalb eines umfassenderen Therapieprogramms sein. Vielleicht kann eine angemessene Atmung auch als Nebeneffekt eines anderen therapeutischen Vorgehens erreicht werden.
3. Stotternde, für die Atemprobleme keinen so großen Stellenwert haben und deren Stottern vor allem durch übermäßige Spannung im oralen Bereich gekennzeichnet ist. Verbesserungen der Atmung können nebenbei bei der Anwendung anderer Techniken erreicht werden.
4. Stotternde, die eine variable Mischung der drei vorher genannten Typen darstellen. Zusätzliche Diagnostik, Befragungen zu früheren Therapien und Flexibilität in der Planung sind angezeigt.

Übungen für die Therapeutin

Die folgenden Aufgaben sollen dabei helfen, Aspekte der Stimmgebung und Atmung kennenzulernen und Übung in bestimmten Schritten der Atemtherapie zu erhalten. Aus diesem Grund wird dieser Anleitungsteil deutlich länger sein, als es sonst am Ende der Kapitel üblich ist. Es ist sicher nicht sinnvoll, alle Schritte bei allen Patienten anzuwenden, und einzelne Therapeutinnen werden Teile für irrelevant halten. Wir gehen davon aus, daß der Leser wie gewöhnlich die Teile auswählen wird, deren Information und Erfahrung er benötigt, und die übrigen überspringen wird.

Eine *generelle Warnung*, die sich auf viele der Anweisungen bezieht: Atmen Sie nicht so häufig und/oder so tief, daß es Ihnen schwindelig wird oder Sie ohnmächtig werden. Falls Sie Zugang zu einem Pneumographen oder anderen Geräten zur Messung des Atemvolumens oder Atemmusters haben, können Sie diese bei vielen der folgenden Übungen benutzen.

Da der Text dieses Kapitel eine Vielzahl von schrittweise aufeinander aufbauenden Vorgehensweisen darstellt, können die Übungen nur annähernd diesen Sequenzen folgen und sind eher darauf ausgerichtet, Beispiele für die unterschiedlichen Vorgehensweisen zu geben, als eine spezielle Methode vorzustellen. Aus diesem Grund und aufgrund der umfangreichen vorangegangenen Diskussionen werden die Übungen für die Patienten, die üblicherweise diesem Unterabschnitt folgen, weggelassen.

Die ersten vier Aufgaben zielen darauf ab, die Wahrnehmung für die Atemkapazität und den Gebrauch des Atemstroms zu verbessern. Es werden Vergleiche zwischen der einfachen Ausatmung, verhauchter und ökonomischer Stimmgebung und des Luftverbrauchs der unterschiedlichen

Typen von Sprachlauten angestellt. Die meisten von Ihnen werden in der Lage sein, sich selbst ohne Schwierigkeiten zu beobachten, aber einige werden die Hilfe eines Übungspartners benötigen. Seien Sie vorsichtig, vermeiden Sie Hyperventilation oder Sauerstoffmangel; entspannen Sie sich nach jeder Übungsfolge kurz.

1. Atmen Sie so viel Luft wie möglich aus, dann atmen Sie maximal ein. Halten Sie die Luft kurz an und atmen Sie dann langsam und gleichmäßig aus, indem Sie Luft gegen Ihren Finger blasen (Abstand zu den Lippen ca. 3–5 cm). Versuchen Sie, den Luftstrom 15 Sekunden andauern zu lassen. Üben Sie das fünfmal und errechnen Sie die durchschnittlich erreichte Zeit. Welchen Wert haben Sie erreicht? In welchem Verhältnis steht er zu dem Wert Ihres Übungspartners oder dem anderer Personen?
2. Atmen Sie aus und ein wie unter 1 beschrieben. Produzieren Sie dann einen Dauerton auf den Vokal /a/. Halten Sie den Ton so lange, bis die Luft knapp wird. Machen Sie das dreimal. Hören Sie die Aufnahmen ab und beantworten Sie dabei folgende Fragen:
   a. Wie lange konnten Sie den Ton im Schnitt halten?
   b. Wie lange konnten Sie den Ton halten, bis Druck, Zittern, Beigeräusche oder andere Anzeichen für Streß auftraten? Vergleichen Sie Ihre Ergebnisse mit denen Ihres Übungspartners.
3. Wiederholen Sie 2, aber bilden Sie statt des Vokals /a/ im ersten Durchlauf den Laut /s/, im zweiten ein /z/[4] und im dritten ein /n/. Beantworten Sie diesselben Fragen und vergleichen Sie die unterschiedlichen Laute miteinander.
4. Atmen Sie aus und ein wie unter 1 angegeben. Nehmen Sie die fortlaufende Produktion (nicht mehr als zwei pro Sekunde) der Silben /pl/, /kl/, /dl/ und /bl/ in normaler Lautstärke auf. Hören Sie die Aufnahmen an und zählen Sie, wie oft Sie jede Silbe gesprochen haben. Vergleichen Sie mit Ihrem Übungspartner
   a. die Anzahl der Silben für jede der Silben,
   b. den Unterschied, falls vorhanden, zwischen stimmhaften und stimmlosen Lauten,
   c. den Unterschied, falls vorhanden, zwischen den Bilabiallauten /p/ und /b/,
   d. den Unterschied, falls vorhanden, zwischen den Silben mit stimmlosem Explosivanlaut.

4) Dieses phonetische Zeichen meint ein stimmhaftes „s"

Die nächsten vier Übungen wurden entwikkelt, um Ihre Wahrnehmung zu verbessern, wie Sie atmen und wo Ihr Hauptatemzentrum ist. Achten Sie weiter darauf, daß Sie nicht so übermäßig atmen, daß Ihnen schwindelig wird. Die letzten beiden Übungen beziehen sich auf Sprechübungen, in denen Sie Ihr Atemmuster beobachten und kontrollieren sollen. Es kann sein, daß Sie diese vier Übungen in mehreren unterschiedlichen Sitzungen wiederholen müssen, bis Sie in der Lage sind, die gewünschte Kontrolle und die zeitliche Abstimmung zu erreichen.

5. Lösen Sie beengende Kleidung – Gürtel, Spangen und Knöpfe. Legen Sie sich auf dem Boden auf den Rücken. Stellen Sie eine Kunststofftasse umgedreht (jedes leichtgewichtige, sichtbare Objekt kann benutzt werden) auf Ihr Sternum (passen Sie die Stelle Ihren körperlichen Gegebenheiten an), eine zweite Tasse stellen Sie über Ihren Nabel. Schließen Sie die Augen und entspannen Sie sich, während Ihr Übungspartner beobachtet. Der Beobachter darf sprechen, aber Sie sollten ruhig bleiben. Führen Sie das für einige Minuten fort. Was wurde an thorakal-abdominalen Atembewegungen beobachtet? Vergleichen Sie Ihre Beobachtungen mit denen Ihres Übungspartners.
6. Wiederholen Sie den Übungsablauf für die Dauer einer Minute. Versuchen Sie dieses Mal, bewußt bei der Einatmung Ihren Brustkorb zu weiten und Ihren Bauch hervortreten zu lassen; tun Sie das Gegenteil bei der Ausatmung. Vergleichen Sie wie vorher auch.
7. Wiederholen Sie den Ablauf von Punkt 6, jedoch diesmal für ein bis zwei Minuten. Zählen Sie hörbar in gleichmäßigem Tempo bis 100, atmen Sie, wenn es Ihnen nötig erscheint. Ihr Übungspartner beobachtet. Vergleichen und berichten Sie wie gehabt.

8. Wiederholen Sie den Ablauf von Punkt 6 für die Dauer von drei Minuten. Unterhalten Sie sich in dieser Zeit mit Ihrem Übungspartner, während er oder sie die Markierungen beobachtet. Achten Sie auf lange Atemphasen, Unterbrechungen von Phrasen, die Folgen von Lachen usw.. Vergleichen Sie wie vorher.

Die Aufgaben 9 und 10 wurden eingefügt, damit daran gedacht wird, daß die Menschen in ihren Atemmustern variieren und daß das System, das wir als selbstverständlich annehmen, auf unterschiedliche Weise benutzt werden kann. Sie werden Veränderungen im Vergleich zwischen verschiedenen Menschen feststellen und Sie werden vielleicht eine eigene individuelle Abweichung finden, die aber zu ihrem normalen Atemmuster gehört. Haltung, Sprechdauer, Anstrengungsgrad und andere Faktoren wirken sich auf Atemtyp und Atemmuster aus. Beobachten Sie so viel, wie Sie nur können.

9. Beobachten Sie mindestens 20 verschiedene Personen hinsichtlich ihres Atemtyps (abdominal oder thorakal). Berücksichtigen Sie dabei, ob sie stehen, sitzen oder sich zurücklehnen. Was haben Sie herausgefunden? Beachten Sie: Wetterabhängige Kleidung kann die Beobachtung erschweren. Falls die Umstände es erforderlich machen, reduzieren Sie die Anzahl der geforderten Beobachtungen.

10. Beobachten Sie fünf verschiedene Personen während des Sprechens. Versuchen Sie, drei Minuten Sprechzeit pro Person auszuwerten. Versuchen Sie, die folgenden Fragen so gut wie möglich zu beantworten:

	Person Nr.				
Beobachtung/Frage	1	2	3	4	5
1. Die Atmung erfolgte meist thorakal, abdominal oder gemischt.					
2. Intensivere Atmung trat häufig, mäßig oft, selten während des Sprechens auf.					
3. Sinnschrittweises Atmen trat häufig, mäßig oft, selten auf.					
4. Die Stimme klang häufig, mäßig oft, überhaupt nicht verhaucht					
5. Harte Stimmeinsätze bzw. Glottisschläge traten häufig, ab und zu, selten auf.					

Die folgenden vier Übungen sind eine Abfolge, die Ähnlichkeit mit dem Vorgehen von Overstake hat. Die ersten beiden Übungen sind losgelöst zu sehen und können bei jedem Patienten angewandt werden, der von der Wahrnehmung für die vegetativen Atemmuster und deren Regulation profitiert. Sie können anderen Therapietechniken oder den beiden folgenden Übungen vorgeschaltet werden, in denen Overstakes Vorgehen für die Sprechproduktion vorbereitet wird. Diese vier Übungen, besonders Punkt 14, können durchaus recht viel Zeit in Anspruch nehmen. Wenn nicht intensiv geübt werden soll, können exemplarisch Übungen durchgeführt werden.

11. Suchen Sie sich einen ruhigen Ort, an dem Sie sich entweder auf den Rücken legen oder sich setzen und entspannen können. Entspannen Sie sich liegend oder sitzend so weit, bis Sie Ihren Herzschlag wahrnehmen können. Falls das schwierig erscheint, suchen Sie mit Ihren Fingern den Puls der Halsschlagader (vorderer seitlicher Bereich in Höhe des Schildknorpels; drücken Sie nicht zu stark). Wenn Sie den Puls gefunden haben, zählen Sie die Anzahl der Schläge in 10 Sekunden. Wiederholen Sie das fünf- oder sechsmal über einen Zeitraum von mehreren Sekunden. Auf welche Werte sind Sie gekommen und wie sehr variieren diese? Vergleichen Sie Ihre Zahlen mit denen Ihres Übungspartners.

12. Üben Sie die „Blockatmung“, wie sie von Overstake durchgeführt und auf S. 254 beschrieben wird. Der Einsatz eines Metronoms, das in derselben Frequenz wie Ihr Puls schlägt (Punkt 11), kann zunächst hilfreich sein. Sie können eine Tonkassette mit entsprechenden Signalen anfertigen, falls Sie kein Metronom besitzen. Atmen Sie während drei Schlägen ein, halten Sie die Luft genau so lange an und atmen Sie während drei Schlägen aus (die Anzahl der Schläge darf verändert werden, damit es für Sie angenehmer wird). Üben Sie so lange, bis Ihr Atemzyklus gleichmäßig abläuft. Konzentrieren Sie sich auf die synchrone Aktivität der Brust- und Bauchmuskeln. Vergleichen Sie die Notizen mit Ihrem Übungspartner, wie leicht oder

wie schwer es war, einen Atemrhythmus aufzubauen, bei dem Einatmung, das Atemhalten und die Ausatmung gleich lang andauern.

13. Üben Sie die „Blockatmung", die Sie in Punkt 12 gelernt haben, in verschiedenen Situationen. Denken Sie daran, Ihren Puls zu zählen. Falls es situationsbedingt notwendig sein sollte, verändern Sie die Dauer, aber belassen Sie alle drei Bestandteile des Ablaufs gleich lang. Üben Sie in folgenden Situationen:

    a. Sitzend beim Lesen oder Fernsehen.

    b. Sitzend in der Vorlesung, bei einer Sitzung, im Auto usw..

    c. Allein im Stehen.

    d. Beim Schlangestehen oder stehend jemandem zuhören.

    e. Beim Gehen auf ebenem Boden ohne Belastung.

    f. Im Bett auf dem Rücken liegend.

14. Gehen Sie mit Ihrem Übungspartner nach den 10 Schritten von Querstake vor, die auf S. 255 beschrieben wurden. Wenn Sie die „Therapeutin" sind, erklären Sie jeden Schritt so, als wüßte Ihr Übungspartner nichts darüber. Achten Sie auf kontrollierte Veränderungen der Sprechgeschwindigkeit, Betonung, Modulation, Lautstärke usw., wenn Sie zu eher typischer Sprachproduktion übergehen. Benutzen Sie u.U. Brust- und Bauchmarkierungen (Klebepunkte oder ähnliches). Fassen Sie Ihre Erfahrungen kurz schriftlich zusammen und bewerten Sie Ihren Übungspartner.

Die letzten sechs Aufgaben kombinieren Methoden zur Auflösung von Symptomen und zur Atemkontrolle. Die Übungen zum nichtunterbrochenen Atemfluß von Azrin und von Schwartz werden vorgeschlagen; wenn Sie möchten, können Sie sie durch Overstakes Vorgehen ergänzen. Der entscheidende Punkt ist, daß Sie die neuen Atemmuster in reale Sprechsituationen übertragen und sich an sie gewöhnen müssen. Es ist leicht, in die alten Muster zurückzufallen, umso notwendiger ist es, intensiv in der Therapie zu üben und täglich auch Übungen außerhalb der Therapie durchzuführen. Falls Sie Entspannungsübungen durchgeführt haben oder sie durchführen möchten, setzen Sie sie immer in Beziehung zu kontrollierten, korrekten Atemmustern. Sie werden sich gegenseitig beeinflussen. Ähnliche Zusammenhänge können zwischen Atmung und Pullouts, vorbereitenden Einstellungen, Kontrolle der Sprechgeschwindigkeit, weichem Stimmeinsatz und anderen Kontrollmethoden oder Methoden zum Aufbau von Sprechflüssigkeit gesehen werden.

15. Üben Sie mit Ihrem Übungspartner das Stimmknarren. Nähern Sie nach der Einatmung die Stimmlippen einander an und konzentrieren Sie sich auf ein leises, „blubberndes" /a/. Sobald Sie das geschafft haben, bewegen Sie Ihre Artikulatoren, um den Klang zu modifizieren. Eine andere Methode, um den Laut entstehen zu lassen, ist, ihn zu gurgeln. Vermeiden Sie eine Überanstrengung oder Reizung der Stimmlippen.

16. Nehmen Sie die folgende Wortliste auf. Atmen Sie vor jedem Wort ein. Schalten Sie am Ende jeder Einatmung sofort auf eine sanfte/leichte Ausatmung um, beginnen Sie leicht mit der Stimmgebung und bewegen Sie dann die Artikulatoren, um die Laute auszuformen. Ihr Übungspartner soll genau aufpassen, daß keine Bewegungen der Artikulatoren vor Phonationsbeginn auftreten. Jedes Wort soll mit einem eigenen Luftstrom gesprochen werden, jedoch unter Vermeidung von Schnappen nach Luft oder Anstrengung. Denken Sie daran: Atmen Sie normal ein, atmen Sie sofort mit einem gleichmäßigen Luftstrom aus, gleiten Sie leicht mit dem Luftstrom in die Phonation hinein und bewegen Sie die Artikulatoren, um das Wort auszuformen. Bilden Sie das ganze Wort auf diese sanfte Weise.

A	B	C
Abend	Arbeit	Bäckerei
Zimt	Zebra	extravagant
Nachrichten	Neuigkeiten	paradiesisch
Schuhhändler	Schuhverkäufer	Sonnenblume

Haben Sie irgendwelche Unterschiede beim Sprechen der Wörter unter A, B und C bemerkt? Konnte Ihr Übungspartner deutlich Ihre Einatmung, Ausatmung und die Schritte, die zur Phonation gehören, erkennen? Welche Laute oder Wörter waren schwieriger?

17. Lesen Sie Ihrem Übungspartner einen Abschnitt mit ca. 300–500 Wörtern vor. Wenden Sie beim ersten Wort jedes Satzes die Atemfolge wie in Punkt 16 beschrieben an. Lassen Sie Ihren Übungspartner in einer Kopie des Textes die Atmung markieren, die anders als bei den ersten Wörtern des Satzes ablief. Tauschen Sie die Texte. Lesen Sie den Abschnitt ein zweites Mal laut, führen Sie so die Übung wie vorher aus, nehmen Sie das Wort hinzu, das den Markierungen Ihres Übungspartners folgt, und wenden Sie auch dabei die Technik an. Bewerten Sie Ihre jeweilige Ausführung.

18. Unterhalten Sie sich mit Ihrem Übungspartner über ein beliebiges Thema. Wenden Sie beim ersten Wort jedes Satzes oder nach jeder Einatmung die in Nummer 16 beschriebene Technik an. Falls Sie eine Pause auslassen, soll Ihr Partner Sie sofort unterbrechen; Sie sollen entspannen, einatmen, mit der Stimmgebung beginnen, das mißglückte Wort sagen und dann fortfahren. Unterhalten Sie sich so lange, bis jeder von Ihnen drei Minuten Sprechzeit ohne Fehler absolviert hat (stoppen Sie gegenseitig die Zeit). Falls Sie öfter als fünfmal in einer „3-Minuten-Sammelzeit“ gestoppt wurden, fügen Sie eine weitere Minute zu Ihrer Anforderung hinzu.

19. Sammeln Sie fünf Wörter, die Sie normalerweise benutzen. Benutzen Sie während der nächsten 24 bis 48 Stunden jedes Wort beim Sprechen mit anderen Personen unter Anwendung der Nummer 16 beschriebenen „Ablaufmusters“. Jedes der Wörter sollte fünfmal gesprochen werden. Berichten Sie über die Situationen, Ihren Erfolg, die Reaktionen des Zuhörers sowie Ihre Gefühle.

20. Formulieren Sie drei Telefonate schriftlich vor (Einholen einer Information, Kundendienst, Frage nach einem bestimmten Produkt). Unterstreichen Sie für jeden Anrufer fünf Wörter, bei denen Sie die in Nummer 16 beschriebene Technik anwenden wollen. Beobachten Sie Ihren Übungspartner und bewerten Sie. Berichten Sie über die Ergebnisse, die Reaktionen des Zuhörers und Ihre eigenen Reaktionen.

Kapitel 11 – Maskierung

Überblick

Maskierung wird in der Stottertherapie recht unterschiedlich eingesetzt. Silverman und Trotter (1973) führten 47 Literaturhinweise zum Thema maskierende Geräusche und Stottern auf, was auf ein lebhaftes Interesse hinweist. Bei der Vorbereitung dieses Kapitels habe ich noch zusätzliche Quellen herangezogen, viele davon habe ich dann wieder ausgeschlossen, um Redundanz zu vermeiden oder weil sie keinen direkten Bezug zur Therapie hatten. Andrews et al. (1983) waren zum Thema Maskierung in der Therapie anderer Ansicht und zitierten in einer beiläufigen Abhandlung der Methode nur einige wenige Quellen. Meiner Meinung nach verwechseln sie Therapiekonzepte mit Programmen, bei denen Maskierung einen Bestandteil oder einen Schritt darstellt. Wir beziehen uns hier aber nicht auf übergeordnete Therapieprogramme, die sich aus mehreren Methoden zusammensetzen können.

Maskierung wird in Therapieprogrammen sehr unterschiedlich genutzt. Peins et al. (1970) beschrieben ein Therapieprogramm auf Kassette zum Selbststudium. Das Programm besteht aus acht Schritten und verbindet aufbauende Sprechleistungsstufen mit Maskierung, wobei die Maskierung mit jedem Schritt abnimmt. Mac Culloch et al. (1970) berichteten von einem Programm mit maskierenden Niedrigfrequenzgeräuschen (300 Hz), das 24 Therapiesitzungen umfaßt. Dies führte zu einer signifikanten Zunahme der Sprechflüssigkeit, bei der die durchschnittliche Sprechunflüssigkeit nach nur 12 Therapiesitzungen um fast zwei Drittel abnahm. Eine weitere Behandlung führte jedoch nicht zu einer weiteren signifikanten Verbesserung. Trotzdem waren die Autoren der Ansicht, daß die Ergebnisse denen unter VAR oder mit rhythmischen Methoden erzielten vorzuziehen waren, und sie empfahlen die Entwicklung und Verwendung tragbarer Maskierungsapparate (s. u.). Van Riper (1973) setzte Maskierung bei der Diagnostik ein, um Aufschluß darüber zu erhalten, in welchem Maße der Stotternde sich der taktilen und kinästhetischen Reize bewußt ist. Auch wenn er generell kein Anhänger von Maskierung in der Therapie war (s. u.), vertrat er doch die Ansicht, daß man sie in einer Reihe von Lautstärkenreduzierung und zunehmenden Perioden ohne Maskierung einsetzen könne. Dies sollte jedoch nicht in der Frühphase der Therapie angewendet werden (Van Riper schlug vor, Maskierung in der letzten Stabilisierungsphase seiner MIDVAS-Sequenz einzusetzen), und schon gar nicht zur Unterdrückung von Spasmen durch eine künstlich induzierte Sprechflüssigkeit.

Die verschiedenen Anwendungsbereiche der Maskierung haben gezeigt, daß sie als aversiver Reiz verwendet werden kann, bei dem einer Reduzierung des Stotterns eine Abnahme des Geräusches folgt (Flanagan et al. 1958). Sutton und Chase (1961) berichteten, daß sowohl kontinuierliche Maskierung, Maskierung nur beim Sprechen als auch Maskierung nur in den Sprechpausen jeweils die Häufigkeit des Stotterns reduzierten. In einer Studie, in der die Auswirkungen auf die Sprechflüssigkeit von „time-out"-Verfahren, VAR, Metronom, „Falsch" nach jedem Stottern und Maskierung (100 dB SPL in einem fünfminütigen Ein-Aus-Zyklus) verglichen wurden, stellte sich heraus, daß Maskierung nur zu einer

40%igen Reduzierung der Stotterfrequenz sowie einer 12%igen Reduzierung der Spasmendauer führte. Bei Auszeit und Metronom kam es zu einer 70%igen bzw. 90%igen Reduzierung der Stotterfrequenz und einer 74%igen bzw. 46%igen Reduzierung der Spasmendauer (Martin und Haroldson, 1979). Die Daten zeigen jedoch, daß sich bei einer Anzahl von Stotternden die Spasmendauer als Resultat der Maskierung tatsächlich erhöhte; dies mag daran liegen, daß der Geräuschzyklus (fünfminütiges Ein-Aus) nicht angemessen war oder daß es eine Interaktion zwischen der Situation und der Versuchsperson im Sinne einer Subgruppe gab. Andrews et al. (1982) verglichen fünfzehn flüssigkeitsinduzierende Methoden. Die Sprechflüssigkeit verbesserte sich bei allen, aber Maskierung erwies sich dabei nicht als am wirksamsten. Wie auch in anderen Studien reagierten die Stotternden unterschiedlich auf die verschiedenen Methoden.

Trotz der sehr unterschiedlichen Berichte über die Effektivität von Maskierung haben eine Anzahl von Therapeutinnen tragbare Maskierungsapparate entwickelt, so daß der Stotternde das Geräusch immer bei sich tragen kann, um seine auditive Sprechkontrolle zu blockieren. Batteriebetriebene Geräte, die die Maskierung durch hörgerätartige Empfänger verabreichten, wurden entweder in Brillengestelle eingebaut oder man setzte größere Apparate ein, die am Gürtel getragen wurden. Van Riper (1965) berichtete vom Einsatz eines tragbaren Gerätes bei 25 Stotternden, die eine phasenweise Maskierung (nur während des Sprechens) benutzten. Er berichtete von einer nur mäßigen Verringerung der Stotterhäufigkeit, obwohl die Schwere wesentlich abnahm. Trotter berichtete von den 30 Monaten, in denen er selbst ein tragbares Maskierungsgerät verwendete, wobei er die Maskierung manuell kontrollierte (wenn er glaubte, er würde gleich stottern bzw. von einem Spasmus überrascht wurde). Er trug das Gerät ungefähr die Hälfte der Zeit und benutzte es tatsächlich nur 15 Mal pro Tag. Er sagt, daß der tragbare Maskierer seine Stotterfrequenz um etwa 75% oder mehr verringerte und die Spasmendauer um ca. eine Sekunde (oder weniger) abnahm (ohne Maskierung dauerten normalerweise 40% seiner Spasmen länger als eine Sekunde). Er fand, daß es durch die Ohrhörer zu einem leichten Hörverlust gegenüber Außengeräuschen kam und daß eine ausgedehnte Verwendung des Gerätes (länger als 10 bis 15 Minuten) die Konzentration störte, außerdem wurde sein Sprechen lauter, schneller und weniger präzise als sonst (Trotter und Lesch, 1967).

Später berichteten Trotter und Silverman (1973) von vier Studien einer „Stotterhilfe“. Hierbei handelte es sich um einen Geräuschgenerator (ca. 2,5cm x 5,5cm x 0,3cm), bei dem sich die Lautstärke (97 bis 120 dB SPL) und die Tonhöhe (35 bis 770 Hz) manuell einstellen ließen und der mit handelsüblichen Hörgeräteempfängern kombiniert werden konnte. In allen vier Studien schien es, daß die Maskierung die Frequenz und die Schwere des Stotterns in manchen, aber nicht allen Fällen verringerte. Die Autoren berichteten außerdem von Problemen dabei, die Patienten davon zu überzeugen, das Gerät außerhalb der Therapie zu verwenden und es, wenn sie es trugen, einzuschalten, wenn sie von einem Stotterspasmus überrascht wurden.

Perkins und Curlee (1969) diskutierten die Anwendung von tragbaren Maskierungsgeräten, und Donovan (1971) berichtete von einem tragbaren Apparat, der entweder einen Metronomrhythmus, ein kontinuierliches maskierendes Geräusch oder einen rhythmischen Maskierungston erzeugen konnte. Die Intensität und die Dauer der Töne konnten eingestellt werden und die Stotternden konnten wählen, welches der drei Signale sie in den kontrollierten Ein-Aus-Zyklen benutzen wollten. Gruber (1971) berichtete davon, wie er ein tragbares Gerät während eines Sommersprachlagers einsetzte, um seinen Patienten zu helfen, die Kontrolle über ein Stotterereignis zu erreichen, nachdem (und nicht bevor) er begonnen hatte. Es wurde zur Verbesserung der taktil-kinästhetischen Wahrnehmung verwendet, wenn die Stotternden zur Symptomkontrolle an Pullouts arbeiteten.

1976 berichteten Dewar et al. (1976b), daß die MAR (Maskierung der akustischen Rückmeldung) die zusätzlichen Bewegungen der Augenmuskeln, die mit Stotterereignissen einhergehen, reduzierte. Die Forscher bemerkten, daß ein durch die Stimme aktivierter Geräuschgenerator (ausgelöst durch die Vibration des Kehlkopfes) die Tendenz des Patienten, die Maskierung nach längerem Sprechen nicht mehr manuell auszulösen, eliminierte. Sie berichteten außerdem (Dewar et al., 1976a) vom Einsatz eines solchen Gerätes bei 53 Stotternden. Beim Lesen, beim automatischen Sprechen und bei der Beschreibung von Bildern kam es dabei zu einer 93–95%igen Reduzierung der Stotterfrequenz sowie einer 40–60%igen Abnahme der Spasmendauer. Sie bemerkten, daß fünf Polterer, die diesen Apparat benutzten, sich zwar signifikant verbesserten, aber nicht so deutlich wie die Stotternden.

Dewar et al. (1979) beschrieben weiterhin die Ergebnisse einer gründlichen Studie, bei der ein tragbares Maskierungsgerät von 195 Stotternden benutzt wurde. Am Anfang verwendeten die Patienten ein stationäres Gerät in der Therapie, um die optimale Lautstärke (nur einen Bruchteil lauter als normale Konversation) und Frequenz (bis zu 500 Hz) herauszufinden. Nachdem sie geübt hatten, nicht lauter als die Maschine zu sprechen, ein Kehlkopfmikrofon zu verwenden usw., wurden die Patienten auf das tragbare Gerät umgestellt, bei dem sich die Frequenz des maskierenden Tones der Grundfrequenz des Sprechers (innerhalb der 500 Hz Bandbreite) anpaßte und auf die bevorzugte Lautstärke eingestellt war. Die Therapeutinnen berichteten, daß nur 11% (21) der Versuchspersonen nicht gut auf das Gerät reagierten. Alles in allem benutzten 67 Patienten das tragbare Gerät über einen Zeitraum von sechs bis 28 Monaten; 82% berichteten von „beachtlichem“ bis „großartigem“ Nutzen und 18% berichteten von einer „leichten“ Verbesserung. Ungefähr die Hälfte gab an, daß sie den Maskierer immer weniger verwenden müßten. Die Tragzeit betrug durchschnittlich 200 Minuten/Tag, obwohl die Werte zwischen fünf Minuten und acht Stunden pro Tag schwankten. Das Maskierungsgeräusch war schätzungsweise ca. 26 Minuten/Tag eingeschaltet.

Die eben angeführte Studie führte zur Vermarktung des „Edinburgh Maskierungsgerätes“ (University of Edinburgh Bulletin, 1979). Zum damaligen Zeitpunkt wurde behauptet, daß über 500 Stotternden in mehr als 23 Ländern diesen tragbaren Maskierer verwendet hätten und daß 90% der Stotternden, die ihn benutzten, dabei flüssiger sprechen konnten. Es handelt sich dabei um ein Maskierungsgerät mit nicht verstellbarer Frequenz und variabler Lautstärke, das durch die Stimme (über ein Kontaktmikrofon am Kehlkopf) aktiviert wird, aber auch manuell kontrolliert werden kann. Es ist ungefähr 8,8 cm x 3 cm x 5,5 cm groß und wird mit einer 9-V-Standardbatterie betrieben. Es hat eine Ausschaltverzögerung von 0,5 Sekunden, so daß es normalerweise auch noch beim Sprechen von stimmlosen Lauten oder während sehr kurzer Pausen weiter maskiert. Die manuelle Kontrolle erlaubt es dem Sprecher, mit dem maskierenden Geräusch bereits vor einer Äußerung zu beginnen. Es muß davor gewarnt werden, daß manche leicht bis mittelschwer Stotternde das Gerät als noch auffälliger und mehr ablenkend als ihr eigenes Stottern ablehnen, und daß manche Patienten das Geräusch nicht ertragen können (Williams, 1984). Walle (1980) berichtete von einer effektiven

Verwendung des Gerätes bei schwer Stotternden als Teil eines umfassenden Intensivtherapie-Programms. Ingham (1981) benutzte das „Edinburgh Maskierungsgerät“ bei vier Stotternden. Bei einem Patienten kam es zu einer fast 100%igen Reduzierung des Stotterns bei jeder Verwendung, bei zwei Patienten kam es zu marginalen oder zeitweiligen Reduzierungen entweder beim Vorlesen oder beim freien Sprechen (aber nicht bei beidem) und die vierte Person zeigte Verbesserungen in der Spontansprache. Ingham merkte dabei an (vgl. dazu die spätere Diskussion über die Auswirkungen der Maskierung), daß keine der Reduzierungen des Stotterns mit einer Verringerung der Sprechgeschwindigkeit assoziiert war.

Wingate (1970) diskutierte ebenfalls Studien zur Maskierung. In einer Erörterung der Problematik mit einem anderen Therapeuten (Conture, 1973; Wingate, 1973) überprüfte er die Auswirkung der Maskierung auf zunehmende Lautstärke, Tonhöhe und Silbenlänge sowie auf abnehmende Geschwindigkeit. Ingham (1975a) rezensierte eine Anzahl von Studien über die Maskierung und meinte, ein einfaches Maskieren des Stimmsignals sei keine ausreichende Erklärung für die daraus resultierende Reduktion des Stotterns. Er war der Ansicht, daß wahrscheinlich individuelle Veränderungen in der Sprechgeschwindigkeit, der Silbenlänge, der Stimme und der Tonhöhe hierbei eine Rolle spielen könnten. Sowohl Wingate (1976) als auch Van Riper (1973) veröffentlichten hervorragende Zusammenfassungen der Forschung an der Maskierung und deren Anwendung. Van Riper verfolgte die Verwendung des Maskierens in Europa in den 20er Jahren bis zu seiner „Wiederentdeckung“ an der Universität von Iowa (Shane, 1955). Er zeigte, daß die ersten tragbaren Geräte in Rußland verwendet wurden, gefolgt von einer ganzen Reihe von Satellitenländern. Wingate stellte die These auf, daß die durch die Maskierung herbeigeführten Veränderungen in der Sprechweise und nicht die blockierte auditive Rückmeldung für die Veränderungen des Stotterns verantwortlich wären (verlangsamte Sprechgeschwindigkeit, zunehmende Silbenlänge, Veränderung der Aussprache, der Betonung und der Tonhöhe).

Bloodstein (1972) war der Ansicht, daß beinahe jede neuartige auditive Rückmeldung Stottern reduzieren kann; das scheint jedoch keine ausreichende Erklärung zu sein. Er verwarf die These, daß die Angst durch die Maskierung zurückgehe und stimmte auch jenen Theorien nur zum Teil zu, denen zufolge die bei Stotternden inhärenten anormalen auditiven Rückmeldungen durch Maskierung unterdrückt würden. Er erklärte die Wirkung mit der ungewohnten und vereinfachten motorischen Planung. Ein anderer Therapeut (Dijk, 1973) bewies, daß Ablenkung keine Rolle bei der Maskierung spielte. Viele Studien berichten von geringer bzw. fehlender Adaptation an die Auswirkungen der Maskierung, was nicht der Fall wäre, wenn Maskierung einfach nur eine Ablenkung wäre. Intermittierend erfolgende Maskierung ist nicht effektiver (d.h. lenkt nicht mehr ab) als eine kontinuierliche Maskierung. Außerdem ist Maskierung während Sprechpausen genauso wirksam wie Maskierung während des Sprechens; sie scheint einen dauerhaften Effekt auf das Sprechen nach Beendigung der Maskierung zu haben; und schließlich ist Maskierung mit niedriger Frequenz bei der Reduktion des Stotterns effektiver als Maskierung mit hoher Frequenz. Es ist offensichtlich, daß es keine einfache Erklärung für die Auswirkungen von Maskierung auf das Sprechen von Stotternden geben kann.

Bewertung

Die Bewertung der Maskierung in der Forschung und in der therapeutischen Anwendung hat gezeigt, daß es zu einer Reduzierung des Stotterns kommt, normalerweise in Form von weniger Stotterspasmen und einer geringeren Schwere (Dauer) der Spasmen. In der Therapie wurde Maskierung je nach Auftreten des Stotterns als Bestrafung oder aversiver Stimulus auf das Auftreten von Stottern hin angewendet. Maskierung wurde aber auch verwendet, um den Sprecher zu einem langsameren Sprechtempo mit prosodischen Veränderungen zu veranlassen. Auf den Gebrauch innerhalb der Therapie folgte die Anwendung tragbarer Geräte außerhalb des Therapieraumes. Verschiedene Therapeutinnen berichteten von positiven, gleichwohl gemischten Ergebnissen. Bei der Anwendung der Maskierung scheiden sich die Geister. Sheehan (1970, S. 272–273) verurteilte sie sehr deutlich als auf „... der nicht sehr illustren Erfindung von Quacksalbern“ beruhend.

„Kommerzielle Ausbeuter mechanischer Geräte haben versucht, die diskreditierten Methoden einer unrühmlichen Vergangenheit mit den Erleuchtungen der modernen experimentiellen Psychologie zu verkleiden. Sie sind Quacksalber in den Kleidern von Wundt. Die Hände sehen aus wie die Hände von Skinner oder Wolpe, aber die Stimme ist von Bogue.“

Van Riper (1973) kritisierte die Maskierung scharf, wenn sie hauptsächlich zum Erreichen von Sprechflüssigkeit benutzt wurde. Er wies auf den möglichen Mißbrauch als zusätzlicher „Timing-Trick“ hin, der das Repertoire der Stottervermeidung ergänzen und zu einer möglichen Verschmelzung der Maskierung mit den Verzögerungsstrategien zur Stotterabwehr führen würde. Er merkte an, daß es ein Problem sei, daß Patienten den Auslöser manuell nicht synchron zum Sprechen bedienen, sondern entweder zu früh oder zu spät – mit Ausnahme der wenigen Stotternden, die einen angeborenen Sinn für ihren Sprechrhythmus zu haben scheinen. Er berichtete außerdem, daß manche Stotternde (unter Verwendung der manuellen Kontrolle) als Sekundärverhalten tatsächlich ein Fingerzucken (am auslösenden Finger) entwickelten. Van Riper war der Ansicht, daß Stotternde dazu neigten, das Gerät abzulehnen, sich nicht an dessen Verwendung anzupassen, es als zunehmend unangenehm zu empfinden; außerdem wiesen sie nur geringe Transfereffekte auf, wenn sie das Gerät nicht benutzten: „Als dauerhaftes Hilfsmittel war es schlichtweg nicht akzeptabel“ (S. 124). Wingate erwähnte u.a. die Belästigung durch das Rauschen, das kontinuierliche Ärgernis, (bei manuellen Geräten) das Gerät ständig ein- und ausschalten zu müssen, den Verlust der Hörschärfe, während das Gerät getragen wird, sowie das falsche „Stigma“ von etwas, das wie ein Hörgerät aussieht, so daß die Umgebung den Stotternden wie einen Gehörlosen behandelt.

Diese Einstellungen gegenüber der Maskierung sind sehr bestimmt und durchaus gültig. Die Therapeutinnen, die den Einsatz dieser Geräte befürworten, haben recht, wenn sie sagen, daß manche Stotternde sehr positiv darauf reagieren; die Kritiker meinen zu Recht, daß die Unterstützung der Sprechflüssigkeit nur sehr beschränkt ist, nicht allen Stotternden hilft, eine sichtbare Prothese mit den damit verbundenen Nachteilen beim Betrieb und Transfer ist und Auswirkungen auf die Prosodie hat. Wie gewöhnlich gibt es eine Mittelposition, bei der Maskierung diagnostisch und als Teil eines Stadiums oder sogar als eigenständiger Schritt in einem übergeordneten Therapieprogramm verwendet wird. Zusammenfassend sieht es so aus, als würde Maskierung auf die folgenden Arten angewendet:

1. Zur diagnostischen Beurteilung
   a) der Abhängigkeit von der auditiven Kontrolle, der Wahrnehmung der taktilen und kinästhetischen Rückmeldung, der Reaktionen auf auditiven Streß, der Reaktionen auf Sprechflüssigkeit, der Empfindlichkeit gegenüber der Lautstärke, der Reaktion der Sprechgeschwindigkeit und der Einstellung zu Maskierung.

b) der Sprechleistungen beim Lesen, automatischem Sprechen, Monolog sowie der Umgangssprache unter Maskierung.

c) spezifischer Auswirkungen der Maskierung auf Frequenz, Dauer, Art, Ort und Anstrengung beim Stotterspasmus.

2. Als frühzeitige Demonstration für den Patienten, daß Stottern durchaus formbar und/oder Sprechflüssigkeit erreichbar ist.
3. Innerhalb der Therapie, um Phasen der Sprechflüssigkeit oder reduzierter Sprechunflüssigkeit zu erzielen, während derer andere Techniken (z.B. GILCU[1)], Kontrolle der Sprechgeschwindigkeit und Dehnung) einfacher geübt werden können.
4. In der Therapie zur Aufarbeitung von vergangenen Erfahrungen mit Sprechsituationen im Rollenspiel oder aber als Probe für bevorstehende Situationen. Dies kann auch mit Aktivitäten zur Desensibilisierung verbunden werden.
5. Innerhalb oder außerhalb der Therapie mit spezifischen Methoden, wie z.B. Pullouts oder vorbereitenden Einstellungen, bei denen die Maskierung die Aufmerksamkeit auf die Abfolge der Bewegungen anstatt auf die auditiven Signale lenkt.
6. Um außerhalb der Therapie Selbsttrainingsaufgaben für die Sprechflüssigkeit zu geben und/oder die Übung anderer, bereits erwähnter Kontrolltechniken zu erleichtern.
7. Außerhalb der Therapie, wobei die Therapeutin bei der Planung der Häufigkeit und der Dauer der Verwendung hilft.

Klinische Anwendungen

Die klinischen Anwendungen basieren auf den oben zusammengefaßten Berichten. Maskierung wurde nicht extensiv angewendet, da andere Methoden im allgemeinen besser zu funktionieren schienen. Der Patient bestimmt jedoch die Therapie, und wir haben die Erfahrung gemacht, daß einige Patienten entweder sehr gut auf Maskierung oder sehr schlecht auf alle anderen Methoden ansprachen, so daß Maskierung in diesen Fällen sehr hilfreich war. Die folgenden Vorschläge stellen eine Mischung aus persönlichen Erfahrungen und Anleihen aus den Erfahrungen anderer Therapeutinnen dar.

Über die diagnostischen Anwendungen von Maskierung wurde bereits gesprochen. Im Rahmen der routinemäßigen Diagnostik kann der Patient auf auditive Genauigkeit getestet werden. Zusätzlich dazu ist die Einstellung des komfortabelsten Lautstärkeniveaus und die Messung der Bandbreite der komfortablen Lautstärke sinnvoll, falls mit Maskierung gearbeitet werden soll. Auch wenn die Überprüfung der Sprachdiskrimination bei Störschall/Lärm interessant und möglicherweise nützlich wäre, fehlt uns heute noch eine Grundlage in der Kommunikationsforschung, die es uns ermöglichen würde, die Ergebnisse direkt auf die Stottertherapie zu übertragen und zu entscheiden, ob ein bestimmtes Resultat im Hinblick auf die Verwendung von Maskierung in der Therapie gut oder schlecht ist. Hier wäre es nützlich, eine verläßliche Korrelation zwischen dem Sprachverstehen unter Lärm und dem Sprechen unter Vertäubung zu kennen.

Vor der Beurteilung der Maskierung sollten Standardmessungen der Frequenz, Schwere, Adaptation und der Konsistenz des Stotterns bei verschiedenen Sprechmodi vorgenommen werden. Dies ermöglicht den Vergleich mit späteren Leistungen. Falls Markierung vor der Überprüfung verwendet wird, kann sie durch zurückbleibende Effekte die Grundraten-Messung verfälschen. Nehmen Sie die Beurteilung der Auswirkungen von Maskierung vor und erklären Sie am Patienten, worum es sich dabei handelt, aber geben Sie ihm keine Hinweise darüber, wie sie sich auf die Sprache auswirken könnte. Bitten Sie den Patienten, während der Maskierung normal zu sprechen. Nach dem Anpassen der Kopfhörer, der Ausrichtung des Mikrofons usw. gehen Sie

1) gradual increase in length and complexity of utterance

wie folgt vor:

1. Wenn Ihr Gerät einstellbare Frequenzbänder produziert, stellen Sie es auf Breitband oder auf ein Band ein, bei dem Frequenzen unter 1000 Hz nicht herausgefiltert werden.
2. Erklären Sie dem Patienten den Vorgang (vgl. Schritt 3). Sagen Sie ihm, daß Sie die Lautstärke schrittweise erhöhen werden, bis ein Niveau erreicht wird, auf dem ein körperliches Unbehagen spürbar ist. Drängen Sie aber den Patienten, zwischen Abneigung und Reizung auf der einen Seite und echtem Unbehagen zu unterscheiden. Benutzen Sie einen Kassettenrekorder, um jede Sprechleistung aufzunehmen.
3. Stellen Sie die Lautstärke auf ca. 15 dB SPL oberhalb der gemessenen Sprachempfangsschwelle des besseren der beiden Ohren ein[2)]. Lassen Sie den Patienten von eins bis zehn zählen, mehrere beliebige Sätze vorlesen und auf verschiedene Fragen in ganzen Sätzen antworten. Erhöhen Sie die Lautstärke der Maskierung um 10 dB und wiederholen Sie den Prozeß mit anderen Beispielen automatisierter Sprache, Sätzen und Fragen. Erhöhen Sie die Lautstärke so lange in 10-dB-Schritten, bis der Patient signalisiert ,daß es ihm physische Beschwerden bereitet.
4. Schalten Sie den Kassettenrekorder und das Maskiergerät ab und nehmen Sie dem Patienten die Kopfhörer ab. Fragen Sie den Patienten nach seinen persönlichen Reaktionen auf die Maskierung und wie er deren Auswirkungen auf das Sprechen wahrgenommen hat. Fragen Sie nach den verschiedenen Maskierungsebenen und was er von einer ausgedehnten Anwendung der Maskierung über einen längeren Zeitraum hinweg halten würde. Erklären Sie, daß Sie einige der Einstellungen noch einmal überprüfen wollen, und schalten Sie Gerät und Kassettenrekorder wieder ein.
5. Bitten Sie den Patienten, auf der untersten, der obersten sowie auf einer mittleren Maskierungsebene etwas vorzulesen sowie spontan zu sprechen. Auf jedem Niveau sollten 200–300 Worte vorgelesen sowie ungefähr drei Minuten frei gesprochen werden. Bitten Sie den Patienten, mit normaler Lautstärke zu sprechen, die Maskierung zu ignorieren und nicht zu versuchen, das eigene Sprechen über die Maskierung hinweg zu hören.

Wenn der Test abgeschlossen ist, spielen Sie die Bänder ab und vergleichen Sie sie mit den früheren Grundraten-Messungen des Sprechens. Beachten Sie dabei folgendes:

1. Prozente gestotterter Wörter, Anzahl gestotterter Wörter pro Minute (wo angebracht), durchschnittliche Spasmendauer und alle verwendeten Schweregradanzeigen.
2. Vergleiche zwischen Silbendauer und Pausenlänge nicht gestotterten Sprechens innerhalb der Grundraten-Erhebung einerseits und der Maskierung andererseits.
3. Wörter pro Minute sowie alle anderen Messungen der Sprechgeschwindigkeit, die bei der Grundraten-Erhebung verwendet wurden.
4. Lautstärke, Tonfall, Modulation und Veränderungen der Silbenbetonung.
5. Alle augenscheinlichen verbleibenden Auswirkungen auf das Sprechen nach Ausschalten der Maskierung.
6. Reaktionen und Kommentare des Patienten zur Maskierung.
7. Beobachtung von Veränderungen der Stellung, Vorformungen oder übermäßige Bewegung der Artikulatoren.
8. Jedes Anzeichen, daß der Stotterspasmus seinen Typ oder Ort wechselt oder andere Variationen bildet.

Frühe therapeutische Anwendungen von Maskierung in der Therapie sind bereits erwähnt worden. Die diagnostische Anwendung der Maskierung kann tatsächlich mehreren Zwekken dienen. Bei manchen Stotternden, beson-

---

2) Sollten Sie ein Gerät verwenden, das man nicht derartig individuell unterschiedlich oder vielleicht nicht einmal in Dezibel-Abstufungen einstellen kann, setzen Sie die Kopfhörer selbst auf und lassen Sie den Patienten laut vorlesen, während Sie die Maskierung immer mehr steigern, bis sie genauso laut wie das Sprechen des Patienten zu sein scheint. Benutzen Sie diese Einstellung als Ausgangspunkt für den Patienten. Wenn das Gerät ablesbare Dezibel-Einstellungen hat, benutzen Sie, was dort steht und notieren Sie die Stellung der Schalter.

ders bei Pessimisten und „Opfern", erhöht es die Motivation, zu sehen daß es möglich ist, weniger oder vielleicht sogar überhaupt nicht zu stottern. Dies gilt vor allem für junge Stotternde (die eine vorübergehende, totale Sprechflüssigkeit erzielen können) oder für ältere, sehr schwer Stotternde, die sich nach langem Kampf damit abgefunden haben, ihr Leben lang unkontrolliert stottern zu müssen. Zur Motivation kann Maskierung auch in ähnlichen Situationen angewendet werden. Bedenken Sie jedoch, daß jeder Stotternde anders auf Maskierung reagiert. Sagen Sie die jeweiligen Ergebnisse nicht voraus, da ein Fehlschlag oder eine negative Reaktion Ihre Glaubwürdigkeit untergraben könnte und das Gefühl der Unzulänglichkeit verstärkt. Zur Demonstration flüssigen Sprechens sollte die Maskierung zusammen mit einer Vielzahl von flüssigkeitsunterstützenden Methoden verbunden werden, so daß der Patient versteht, daß Sprechflüssigkeit auf verschiedene Weise entstehen kann, und die Therapeutin die Effektivität und die Reaktionen auf die unterschiedlichen Methoden beurteilen kann. Vergleiche zwischen Maskierung, Metronom, Unisonosprechen, VAR und anderen Methoden sind hier ratsam. Ein Therapiedialog, bei dem die Therapeutin die positiven Aussagen des Patienten bekräftigt und auf die weniger positiven negativ bzw. überhaupt nicht reagiert, kann mit diesen Experimenten in der Sprechflüssigkeit verbunden werden. Ermutigen Sie den Patienten nicht in der Annahme, er könne sich nun ausruhen und eine Maschine für sich arbeiten lassen.

Lenken Sie die Aufmerksamkeit des Patienten bei der Verwendung von Maskierung und auch anderen Methoden auf Tonbandaufnahmen seiner Sprache sowohl mit als auch ohne Maskierung. Dieser Prozeß kann eine nützliche Übung der Selbstanalyse sein. Weisen Sie den Patienten an, sich Beispiele immer wieder anzuhören (Videoaufnahmen können hier sehr nützlich sein), um die im Stotterverhalten auftretenden Veränderungen zu analysieren. Diese Methode setzt natürlich voraus, daß der Patient mit seinem normalen Stotterverhalten vertraut ist (was vielleicht erst erlernt werden muß) und dann seine Fähigkeit zur Analyse derart verfeinert, daß er die Veränderungen, die durch die Maskierung hervorgerufen werden, entdecken kann. Sie vermitteln so ebenfalls die Idee, daß es möglich ist, auf verschiedene Arten zu stottern. Ein Nebenprodukt dieses Prozesses ist die Desensibilisierung, weil der Patient auf analytische Weise mit dem Stottern umgeht. Zusätzlich zur Beurteilung und zum Vergleich des Stotterverhaltens kann Maskierung auch dazu verwendet werden, die Analyse auf die Charakteristika der nichtgestotterten Sprache zu lenken. Was geschah mit der Sprechgeschwindigkeit, der Lautstärke, dem Tonfall, den Pausen, der Silbenlänge usw. des Patienten? Dies sind Veränderungen, nach denen Ausschau zu halten und welche zu analysieren der Patient lernen muß. In vielen Fällen können Sie einige dieser Veränderungen auswählen und den Patienten bitten, diese kurzzeitig (ohne Maskierung) zu verwenden, um zu sehen, ob sie die Sprechflüssigkeit fördern. Es ist durchaus möglich, daß Sie auf diesem Wege Verhaltensmuster für Sprechgeschwindigkeitskontrolle, Dehnungen, Pullouts oder die vorbereitende Einstellung für eine zukünftige Verwendung entwickeln können.

Wenn Sprechflüssigkeit innerhalb der Therapie anhand von Maskierung geübt wird, geht man davon aus, daß ein auf der Förderung von Sprechflüssigkeit beruhendes Therapieprogramm benutzt wird. Ansonsten würden Sie keine Zeit auf diese Methode verwenden. Um die Anwendung zu strukturieren, müssen Sie sich Ziele setzen und Kriterien für das Erreichen dieser Ziele festlegen.

Phase I: Etablierung

1. Wählen Sie ein Maskierungsniveau, das für den Patienten akzeptabel ist.

2. Der Patient muß lernen, das Einsetzen des maskierenden Geräusches genau vor einem Sprechversuch manuell zu kontrollieren und das Geräusch beim Zuhören abzustellen. Wenn ein automatisches Maskiergerät verwendet wird, muß der Patient üben, das Geräusch für den ersten Sprechversuch manuell zu initiieren oder lange genug innezuhalten, um dadurch das Geräusch auszuschalten. Sie können Patienten anleiten, das Gerät durch einen Vokal oder eine „bloße Phonation" zu aktivieren oder sogar mit einem „geseufzten Stimmansatz", um die Maskierung auszulösen. Sie sollten mit weiteren Entwicklungen und Übungen so lange warten, bis der Patient die mechanischen Einzelheiten und die Faktoren des Timing beherrscht.

3. Benutzen Sie während fünfminütiger Übungsperioden eine kontinuierliche Maskierung beim Lesen, beim Monolog und bei spontaner Konversation. Achten Sie darauf, welche Sprechleistungsstufe zum geringsten Stottern führt. Besprechen Sie die Ergebnisse mit dem Patienten und finden Sie, falls möglich, heraus, warum eine der Sprechleistungsstufen flüssiger ist als andere (falls dies der Fall sein sollte).

4. Konzentrieren Sie sich auf die Sprechleistungsstufe aus Übung 3, die am flüssigsten war. Wenn alle drei Arten einigermaßen gleiche Ergebnisse zeigten, benutzen Sie den Monolog. Üben Sie solange, bis der Patient mindestens fünfzehn Minuten eines der folgenden Kriterien erfüllt:

   a) Eine 90%ige Reduzierung der gestotterten Wörter pro Minute im Vergleich mit der Grundratenmessung.

   b) Höchstens fünf Stotterereignisse in den 15 Minuten.

   Fügen Sie das Kriterium hinzu, daß der Stotternde die Stotterereignisse bemerken muß. Für manche Patienten können Sie dieses wie auch andere Kriterien modifizieren, wenn Sie häufig auftretende leichte Spasmen statt wenigen schweren Spasmen zeigen.

5. Gehen Sie mit der in Phase I,Pkt. 4 verwendeten Sprechleistungsstufe zur Phase II über. Benutzen Sie eine andere Sprechleistungsstufe und wiederholen Sie Phase I, Pkt. 4 während Sie mit der ersten Sprechleistungsstufe an Phase II arbeiten. Wechseln Sie zur Abwechslung innerhalb der Fünf-Minuten-Einheiten zwischen den Sprechleistungen und achten Sie dabei auf die Zeit und die aufgetretenen Sprechunflüssigkeiten.

Phase II: Verfeinerung

1. Wiederholen Sie im wesentlichen die Phase I, Pkt. 4, aber reduzieren Sie die Lautstärke der Maskierung um ungefähr 10 dB.

2. Bitten Sie den Patienten, auf die Lautstärke, den Tonfall, die Modulation, die Silbendauer usw. zu achten und zu versuchen, diese so normal wie möglich zu halten.

3. Verwenden Sie die gleichen Kriterien wie in Phase I.

4. Wenn diese Kriterien erfüllt sind, gehen Sie mit der jeweiligen Sprechleistung zur Phase III über. Wenn die zweite Sprechleistung die Kriterien von Phase I erfüllt, beginnen Sie mit ihr die Phase II, und beginnen Sie Phase I mit der dritten Sprechleistung. Diese dritte Leistung kann sehr rasche Fortschritte machen. Wenn der Patient nach fünf Minuten keine Sprechunflüssigkeiten aufweist, versuchen Sie mit der dritten Sprechleistung zu Phase II überzugehen.

Phase III: Stabilisierung

1. Experimentieren Sie solange, bis Sie das niedrigste Maskierungsniveau herausfinden, das die Sprechflüssigkeit des Patienten noch fördert; behalten Sie dies als bevorzugtes Maskierungsniveau bei.

2. Erfüllen Sie wie bereits zuvor die 15-Minuten-Kriterien.

3. Betonen Sie auch weiterhin die Normalisierung des Sprechverhaltens und die Eigenkontrolle durch den Patienten.

4. Versuchen Sie, mit den anderen Sprechleistungen ebenfalls das Niveau dieser Phase zu erreichen.

5. Bitte beachten Sie: Situationsbedingte Adaptation kann in beachtlichem Maße zur Sprechflüssigkeit und zum Erfüllen der Kriterien beitragen. Dies ist zu diesem Zeitpunkt akzeptabel, aber machen Sie sich keine falschen Hoffnungen über den Fortschritt.

Phase IV: Beendung

1. Stellen Sie das Maskierungsgeräusch auf das in Phase III festgestellte bevorzugte Niveau ein und lassen Sie die Sprechleistungen verwenden, bis der Patient fünf Minuten ohne Stottern (oder mit sehr wenig Stottern) spricht.
2. Stellen Sie das Maskiergerät ab, aber lassen Sie die Kopfhörer auf. Bitten Sie den Patienten zu versuchen, das gleiche Sprechmuster wie bei der Maskierung zu verwenden:
   a) Beim Auftreten eines jeden Stotterspasmus soll der Patient das Gerät erneut einschalten, bis er meint, die Kontrolle zurückgewonnen zu haben, um es dann wieder abzuschalten.
   b) Wenn Stottern antizipiert wird, kann der Patient den Anweisungen aus 2a folgen.
3. Es gibt in dieser Phase mehrere unterschiedliche Erfolgskriterien.
   a) Der Patient stellt das Gerät nach mindestens 90% der Stotterspasmen an.
   b) Der Patient stellt das Gerät vor oder beim Auftreten von mindestens 50% aller Stotterereignisse ein. Dies kann für jeden Stotternden individuell festgelegt werden.
   c) Die Anzahl der Stottermomente beträgt höchstens 10 % der erhobenen Grundrate. Dies kann jedoch aufgrund situationsbedingter Adaptation ein allzu leichtes Kriterium sein.
4. Der Patient, der gut auf Maskierung reagiert, wird normalerweise auf einen Punkt hinarbeiten, an dem das Maskiergerät zunächst für die ersten fünf Minuten der Therapiesitzung verwendet wird, um es dann im Laufe der Zeit schrittweise immer weniger zu benutzen. Diese Reduzierung hängt von Faktoren wie Einstellung, Tagesform, Ermüdung und den in der Therapie besprochenen Themen ab.

Während dieser Phasen berichtet der Patient normalerweise von einer Verbesserung der Sprache außerhalb der Therapie. Manche Therapieprogramme benutzen Phase IV als Vorstufe zu bereits angeführten anderen Therapiemethoden. Es ist auch möglich, den Gebrauch des Maskiergerätes langsam auslaufen zu lassen und sich auf die Stärkung und den Transfer der Veränderungen im Sprechen zu konzentrieren, ähnlich dem Modifikationsprogrammm, von dem Leith und Chmiel (1980) berichten, das VAR zur Modifikation der Sprechproduktion verwendete.

Programme außerhalb der Therapie

Es kann sein, daß die Therapeutin Maskierung auch in einem Programm außerhalb der Therapie fortsetzen möchte.

Der Einsatz von Maskierung außerhalb der Therapie wurde bereits besprochen. Aus meiner vergangenen Erfahrung sowie Informationen anderer Therapeutinnen werde ich an dieser Stelle zwei Ansätze empfehlen, je nach Art des verwendeten Maskiergerätes. Welches Gerät Sie auch verwenden, ob automatisch oder manuell, der Patient muß in der Bedienung und Instandhaltung des Apparates unterwiesen werden. Die Position der Stecker und Schalter, die Lebensdauer und der Austausch der Batterien, die Pflege der Kabel und Empfänger und die Durchführung der Kontrollen muß erlernt werden. Bei den meisten Modellen benötigt der Patient Ohrhörer. Diese Ohrhörer (im Vergleich zu Kopfhörern) ermöglichen dem Patienten eine größere Hörschärfe, wenn er im Gespräch mit anderen zuhört. Es ist möglich, Geräte mit nur einem Ohrhörer zu verwenden, aber man erzielt binaural bessere Resultate. Die physische Positionierung des Gerätes muß festgelegt und ausprobiert werden. Das Kehlkopfmikrofon muß, wenn es sich um ein automatisches Gerät handelt, mit einem elastischen oder verstellbaren Halsband oder durch ein besonderes, vom Hersteller oder besonderen Lieferanten erhältliches Klebeband befestigt werden. Die Plazierung des Apparates, das Verlegen der Kabel und das Verbergen der Apparatur wird den Stotternden zunächst beschäftigen, die Therapeutin sollte ihm dabei behilflich sein. (In unserem Stotterkurs an der Universität muß jede Therapeutin ein tragbares Gerät 24 oder 48 Stunden lang tragen, um die Anwendung des Apparates und die damit verbundenen Probleme zu erlernen.) Die Bereitschaft des Patienten, das Gerät zu tragen, sollte erforscht werden, zusammen mit einer Identifikation von Situationen, in denen ein Tragen aufgrund der Umstände ausgeschlossen ist. Eine Verwendung des Maskierers außerhalb der Therapie muß im Zusammenhang mit einem der folgenden Ziele gesehen werden:

- Als ein mehr oder weniger permanentes Hilfsmittel zur Unterstützung des flüssigen Sprechens des Trägers.
- Als zeitweilige Methode zur Förderung der Entwicklung spezifischer Sprechmuster zur Erleichterung der Sprechflüssigkeit.
- Als befristete Methode zur Förderung der Entwicklung spezifischer Techniken zur Symtpomkontrolle, die bei Stotterspasmen angewendet werden.
- Als befristete Methode, um eine zunehmende kinästhetische und taktile Kontrolle des Sprechmechanismus zu unterstützen und erforderlich zu machen.
- Als befristete Technik für verschiedene Aspekte der Therapiemotivation, der Selbstanalyse, der Spasmenvariation, der Desensibilisierung oder anderer Therapiebereiche.

All diese Faktoren sind in unterschiedlichem Maße bereits beschrieben worden. Weitere Erläuterungen wrden sich auf das erste Ziel beschränken, da die anderen vier zu viele unterschiedliche Schwerpunkte und Therapiestrukturen widerspiegeln, als daß ich sie hier alle abhandeln könnte.

Eine kontinuierliche Verwendung eines tragbaren Maskiergerätes ist eine wesentliche Entscheidung der Therapeutin und des Patienten. Sie reflektiert entweder die Entscheidung, „für immer" mit der Unterstützung durch ein elektronisches Gerät zu leben, oder aber den Glauben, daß das Gerät immer weniger benutzt werden wird, wenn der Stotternde das Vertrauen in die eigene Fähigkeit zur Kontrolle des Sprechens gewinnt. Der Patient sollte verstehen, was diese Entscheidung bedeutet. Wenn der Patient bereit ist, das wahrscheinliche Ergebnis zu akzeptieren, sollte die Therapie die folgenden Phasen durchlaufen, um das gewünschte Ziel zu erreichen. Wie schon bei anderen Methoden, sind dies nicht die einzigen Anwendungsmöglichkeiten für Maskierung. Die Abfolge kann durch viele Faktoren geändert werden, und der Leser sollte sich nicht an sie gebunden fühlen.

Phase I: Vorbereitung

1. Besprechen Sie das Ziel mit dem Patienten und einigen Sie sich über die Prozedur. Planen Sie den Zeitrahmen der Entwicklung, der Berichterstattung, der Therapiephasen usw.. Gehen Sie außerdem die Frustrationen, Probleme und peinlichen Situationen durch, die dabei auftreten können.
2. Üben Sie, das Gerät rein physisch am Körper zu tragen; überprüfen Sie die Handhabung und was im Falle einer technischen Panne zu tun ist.
3. Entscheiden Sie sich für ein manuelles oder ein automatisches Auslösesystem. Beim automatischen System müssen Sie das Anbringen des Kontaktmikrofons, das Verbergen des Gerätes, das manuelle Bedienen und sowie die Aktivierung bei stimmlosen Lauten üben.

Phase II: Übung in der Therapie

1. Stellen Sie das Gerät auf die bevorzugte Lautstärke und (falls möglich) auf die optimale Frequenz ein.
2. Fahren Sie mit einer einfachen Abfolge von zunehmend langen und komplexen Antworten fort. Entscheiden Sie vorher, welche Kriterien Sie dabei erfüllen wollen, bevor Sie zur nächsten Ebene übergehen, z.B. nicht mehr als ein gestottertes Wort pro Minute mit einem „leichten" Schweregrad (weniger als 1 Sekunde Dauer ohne Anstrengung oder Sekundärverhalten) innerhalb einer dreiminütigen Sprechleistung für jeden Schritt. Die möglichen Schritte sind:

a) Automatisches Sprechen: Zählen bis 100, Aufzählen von Tagen oder Monaten oder Rezitieren von auswendig gelerntem Material.

b) Vorlesen von Sätzen.

c) Absatzweises Vorlesen.

d) Fragen beantworten.

e) Einen Vortrag über ein Thema halten.

f) Fragen stellen.

g) Telefonieren.

h) Mit einer dritten Person im Raum sprechen.

3. Unterhalten Sie sich ganz allgemein, während Sie die Ergebnisse der Aufgaben 2a–2h überprüfen. Achten Sie auf bestimmte Wörter oder Laute, die schwieriger waren, und üben Sie diese. Besprechen Sie, ob die Benutzung des Telefons das Entfernen eines Ohrhörers erfordert. Falls nötig, erwägen Sie die Verwendung des weichen Stimmeinsatzes und/ oder Vokaldehnung, um Sprechbeginn und Weitersprechen zu erleichtern.

4. Überprüfen Sie die Angsthierarchie und bringen Sie sie auf den neuesten Stand, so daß der Patient je nach Situation das Bedürfnis nach Maskierung abschätzen kann. Benutzen Sie diese Besprechung zu einer weiteren Übung.

5. Verbringen Sie mindestens eine Sitzung außerhalb des Therapieraums mit Aufgaben aus der Angsthierarchie, wobei die Therapeutin den Patienten begleitet. Beurteilen und besprechen Sie die Erfolge, Probleme, Gefühle sowie die Reaktionen der Zuhörer.

6. Benutzen Sie die Ergebnisse der Aufgabe 5 für die Entwicklung eines Planes für Phase III.

Phase III: Übergang

Wie bereits zuvor zeigen auch die folgenden Schritte nur eine von vielen Möglichkeiten. Sie werden sicherlich weitere entwickeln.

1. In der ersten Woche sollte der Patient das Gerät so oft wie möglich tragen, selbst in Phasen der Entspannung und in seiner Freizeit.

2. Das Gerät sollte zu Beginn einer jeden Sprechsituation aktiviert werden. Der Patient kann es dann jederzeit nach Wunsch aus- und wieder einschalten.

Tab. 11-1

Name:		Datum:	
Situation Identifizierung	Anwendung des Gerätes		
	% der Zeit, zu der das Gerät eingeschaltet war	Anzahl der Wiedereinschaltungen	Effektivität
1.			
2.			
...			
20.			

3. Die Einstellung des Gerätes kann ganz nach Wunsch des Patienten verändert werden.

4. Eine Tabelle wie Tab. 11-1 muß täglich oder, falls möglich, sogar mehrmals täglich ausgefüllt werden.

5. Der Patient hat in dieser Woche eine Therapiesitzung und bringt die Berichte mit. Zusätzlich zu den Themen, die von Therapeutin und Patient angesprochen werden, sollten die folgenden Fragen erforscht werden:

a) Gibt es ernsthafte Vorbehalte gegen die dauerhafte Anwendung des Gerätes? Wenn dies der Fall ist, können sie ausgeräumt werden?

b) Gibt es irgendwelche mechanischen Probleme beim Tragen oder in der Einstellung des Gerätes, die gelöst werden müssen?

c) Deuten irgendwelche der Erfahrungen auf eine möglicherweise notwendige Revision der geplanten Anwendung hin?

6. Die zweite Woche der Einzelaufgaben ist eine Wiederholung der ersten Woche, wobei eventuelle Änderungen aus Ergebnissen von 5c resultieren. Der Patient kommt wieder zur Therapie und die Beurteilung wird wiederholt. Im Normalfall wird der Patient berichten, daß er das Gerät nun früher abschaltet und daß er es seltener wieder einschalten muß. Eine zweiwöchige Anwendung sollte die Identifikation besonders schwieriger Situationen, Problemwörter und anderer spezieller Probleme ermöglichen. An diesen Schwierigkeiten kann während der Therapiesitzung gearbeitet werden.

7. Zu diesem Zeitpunkt muß die Therapeutin eine Entscheidung treffen, ob die vorherigen Prozedu-

ren mit entsprechenden Änderungen in einer dritten Woche (oder noch länger) angewendet werden oder ob zum nächsten Schritt übergegangen wird. Viele individuelle Faktoren können diese Entscheidung beeinflussen, aber ich würde die folgenden Kriterien vorschlagen:

a) Es gibt keine wesentlichen Probleme bei Einstellung und Akzeptanz der Methode und des Maskiergerätes.

b) Es gibt keine wesentlichen Probleme mit den mechanischen Aspekten der Anwendung.

c) Eine mindestens 10%ige Reduzierung der Zeit, in der das Gerät eingeschaltet ist, ist erfolgt. Dies kann nur eine Schätzung sein, da Bedarf, Gelegenheit, situationsbedingte Schwierigkeiten und andere Faktoren unterschiedlich sein werden.

d) Stabilisierung oder Reduktion der Sprechunflüssigkeiten im Vergleich mit der ersten Woche sind eingetreten (jedoch unter denselben Vorbehalten wie in 7c aufgeführt).

8. Wenn sich Therapeutin und Patient über ein Voranschreiten einig sind, trägt der Patient das Gerät ganztägig für die nächsten zwei Wochen, aktiviert es aber nur wenn erforderlich. Tab. 11-1 kann für diese Aufgabe angepaßt werden. Der Patient hat pro Woche eine Therapiesitzung.

9. Zu diesem Zeitpunkt werden die Kriterien des siebten Schrittes erneut angelegt. Wenn die Antwort zufriedenstellend ausfällt, gehen Sie zu Phase IV über. Wenn die Kriterien jedoch nicht erfüllt sind, entscheiden Sie, ob Sie das Problem beheben können oder ob die Verwendung des Gerätes beendet werden sollte. In diesem Stadium kann der Patient die Verwendung des Apparates als „zu lästig" empfinden und Sie werden sehr an der Motivation und der Einstellung arbeiten müssen – was ein Hauptgrund für die Fortsetzung der wöchentlichen Therapiesitzungen war.

Phase IV: Beendigung der Therapie [3)]

1. Der Patient wird angewiesen, selbst zu entscheiden, wann er das Gerät trägt und wann er es einschaltet. Die täglichen Berichte sind nun nicht mehr erforderlich.

2. Nach einer Woche ruft der Patient die Therapeutin an und erstattet Bericht. Nach der zweiten Woche hat der Patient erneut eine Therapiesitzung zur Beurteilung und Planung.

3. Wenn die Ergebnisse zufriedenstellend sind, gehen Sie zu einem vierwöchigen Rhythmus über: 3 Wochen lang ruft der Patient einmal pro Woche an, in der 4. Woche kommt er vorbei.

4. Wenn dies erfolgreich ist, gehen Sie drei Monate lang zu einem monatlichen Besuch über (ohne Telefonanrufe, es sei denn der Patient meint, es sei notwendig).

5. Wenn dies zufriedenstellend funktioniert, kommt der Patient einmal im Vierteljahr während eines Zeitraums von sechs Monaten.

6. Bei anhaltendem Erfolg können Sie die Therapie beenden und den Patienten ermutigen, jederzeit bei Bedarf zurückzukommen oder anzurufen, wenn er Rat oder Beistand benötigt.

---

3) Das Mitmachen in einer Selbsthilfegruppe zum gegenseitigen Austausch, zur Motivation und zur Problemlösung kann zu jedem Zeitpunkt in der Therapie geschehen, ist aber in Phase IV oder sogar bereits in Phase III besonders hilfreich.

Kapitel 12 – Rhythmus

Einführung

Dem Sprechverhalten jedes Menschen ist ein individuelles Muster zu eigen, das keinem festen Rhythmus folgt. Dieses individuelle Muster wird durch verschiedene Gegebenheiten beeinflußt bzw. bestimmt:

Begrenzungen der Feuerungsgeschwindigkeit der Neuronen, Geschwindigkeit der neuronalen Reizleitung und Reaktions- und Ruhephasen der Muskelfasern; hinzu kommen die fazilitierenden und inhibierenden Interaktionen zwischen Hirnstamm und Kleinhirnzentren. Mit dem Begriff „Rhythmus" meinen wir in der Stottertherapie in diesem Zusammenhang einen vorgegebenen, künstlichen Rhythmus; meist ist er durch eine untypische Regelmäßigkeit und eine unterhalb des normalen Sprechens liegende Impulsgeschwindigkeit gekennzeichnet. Die meisten therapeutischen Anwendungen von Rhythmisierungsmethoden arbeiten mit absolut regelmäßigen externen oder internen Vorgaben zur zeitlichen Regulierung des Sprechens – doch ich werde hier auch Beispiele für die Anwendung von unregelmäßiger Rhythmusvorgabe geben. Im Grunde handelt es sich bei jeder Maßnahme (die die zeitliche Planung reguliert, oder die zu einer geordneten zeitlichen Abfolge führt) um eine Rhythmisierungsmethode: Singen, Singsangsprechen, Schattensprechen, Unisonosprechen, gleichzeitiges Sprechen und Schreiben, Metronomtakt-Sprechen und andere. Wir werden hier jedoch unter Rhythmisierung das Sprechen mit Metronom und das silbenweise Sprechen betrachten und einige der anderen Methoden im letzten Kapitel darstellen.

Metrisches Sprechen nimmt in der Sprachtherapie eine Sonderstellung ein. Boome und Richardson (1931) lehnten es als Quacksalberei und die Probleme nur noch verschlimmernd ab. Barber (1940) betrachtete es schlicht als eine Ablenkung vom Stottern. Bloodstein (1949) merkte an, daß jede Aktivität zur zeitlichen Regulierung das Stottern reduziert, erklärte dies jedoch ebenfalls durch Ablenkung. Bluemel (1960) lehnte metrisches Sprechen ab, da es die Sprache zu einem unbrauchbaren Muster verzerrte und darüber hinaus seit langem mit den Quacksalbern und deren Geheimrezepten in Verbindung gebracht wurde. Einer der interessanteren Kommentare kam von Van Riper (1973, S. 63):

Jede Methode, die seit mindestens hundertfünfzig Jahren keine Heilung für Stottern gebracht hat und immer noch weit verbreitet ist, muß etwas sehr Vitales besitzen. Wir glauben, daß diese Vitalität mit Erfolg zusammenhängt. Ja, es funktioniert, leider und zeitweise.

Wie wir sehen werden, wird metrisches Sprechen im allgemeinen als die effektivste und schnellste Art zur Herbeiführung von flüssigem Sprechen angesehen. Dies ist seit über einem Jahrhundert bekannt, wird aber erst wieder in den letzten 20 Jahren therapeutisch eingesetzt – und viele Therapeutinnen lehnen es noch immer ab.

In der Stottertherapie spielt metrisches Sprechen erst seit ungefähr 200 Jahren eine Rolle. Laut Geschichtsschreibung wurde es bereits im alten Griechenland eingesetzt, aber erst in den Jahren 1800–1830 findet man etwas darüber in der Stotterliteratur (Klingbeil, 1939; Van Riper, 1973; Wingate, 1976). Wingates Überblick ist wahrscheinlich der beste. Colombat de l'Isère veröffentlichte um das Jahr 1830 Berichte über einen Apparat namens *Methonome* (Van Riper bezeichnete es als das Mutonom). Dieses Gerät war wie eine antike Lyra (eine Art Harfe) geformt, bei der die Saiten durch einen vertikalen Arm eines aufziehbaren Pendels ins Schwingen gebracht wurden. Ein verschiebbares Gewicht auf diesem vertikalen Arm kontrollierte dessen Bewegung und damit die Schläge pro Minute. Eine Anzahl anderer Forscher in Frankreich, England und Deutschland setzten metrisches Sprechen ein, aber die Methode schien letztlich ziemlich in Vergessenheit geraten zu sein. Robbins (1935) berichtete von wesentlichen Unterschieden zwischen dem Rhythmus gestotterten und flüssigen Sprechens, riet jedoch davon ab, die damals (vorwiegend in privaten Schulen) geläufigen Rhythmisierungs-Methoden zu verwenden, da das daraus resultierende Sprechen nicht normal klang. Johnson und Rosen (1937) fanden, daß metrisches Sprechen von zwölf untersuchten Methoden die erfolgreichste war, hinsichtlich der Verbesserung der Sprechflüssigkeit, aber nur wenige Wissenschaftler auf diesem Gebiet reagierten darauf (vgl. unten die ausführlichere Diskussion). Barber (1940) variierte die zeitliche Abstimmung von Silben und Wortäußerungen und fand, daß beides Stottern wesentlich reduzierte, doch niemand schien dem die geringste Aufmerksamkeit zu schenken. Van Riper (1973) vertrat die Ansicht, daß es Van Dantzig (1940) in Holland gewesen sei, der die Rhythmustechniken wiederbelebt habe. Wenn dies stimmt, so ging diese Neubelebung recht leise vor sich und wurde eigentlich von niemandem bemerkt. Dies lag zum Teil vielleicht an Vorurteilen oder Eifersüchteleien (Hutchinson, 1976).

Gegenwärtige Entwicklung

Nach Van Dantzig blieben Rhythmusmethoden mehr oder weniger unerwähnt, bis von einer „neuen Methode“ berichtet wurde (Meyer und Mair, 1963), die mit der Entwicklung eines winzigen, hinter dem Ohr getragenen elektronischen Metronomgenerators einherging. Wingate (1976) merkte an, daß die Entwicklung des metrischen Sprechens zu diesem Zeitpunkt – wie auch in den folgenden 20 Jahren – von folgenden ungewöhnlichen Faktoren gekennzeichnet war:

1) Sie fand hauptsächlich außerhalb der Vereinigten Staaten statt.
2) Das Interesse in den USA kam vor allem von ausserhalb der Sprachtherapie.
3) Die Betonung lag im allgemeinen auf der therapeutischen Anwendung.
4) Kaum jemand baute auf frühere Anwendungen auf.
5) Der Impetus dafür schien von der Entwicklung und Verfügbarkeit des elektronischen Metronoms auszugehen.

Drei Jahre nach der Veröffentlichung von Meyer und Mair bezog sich Adler (1966) immer noch auf die Vorgeschichte und nicht auf die aktuellen Entwicklungen. Es kam rasch zu einer weit verbreiteten Anwendung in Europa, besonders in England (Beech, 1967), wobei die Theorie der Ablenkung durch das Geräusch verworfen und die Entwicklung der Methode Serre d'Alai und seinem Isochrome (ca. 1837) zugeschrieben wurde. Rothman (1969), ein Psychiater, veröffentlichte einen Bericht über das sogenannte Brady-Gerät, das wie ein Hörgerät hinter dem Ohr getragen werden konnte (es wurde sowohl zur Behandlung von Stottern wie auch von Schlaflosigkeit eingesetzt). Brady (1971) berichtete von einer Anwendung des Gerätes bei 23 Stotternden und zitierte positive Langzeitresultate (sechs Monate bis drei Jahre) bei mehr als 90% seiner Patienten. Der Gebrauch des Metronoms wurde in verschiedenen europäischen Ländern empfohlen (Watts, 1973); aber Rothman und Brady hatten kaum Einfluß auf die amerikanische Szene.

Während der 60er und 70er Jahre wurden Rhythmisierungs-Methoden von einigen Verhaltenstherapeuten verwendet und in programmierte Abfolgen umgeformt (Ingham, 1975a; Ingham und Andrews, 1973b; Jones und Azrin, 1969), obwohl angemerkt wurde, daß es „im allgemeinen kaum Daten von Therapeutinnen gab, die metrisches Sprechen in der Therapie einsetzten" (Ingham, 1975a, Seite 385). Boberg (1976) beschrieb ein Intensivprogramm, das unter anderem mit metrischem (silbenweisem) Sprechen arbeitete. Dalton und Hardcastle (1977) bedachten den Niedergang der Rhythmisierungs-Methoden in England (Cheasman, 1983), als sie zugeben mußten, daß metrisches Sprechen zwar sehr schnell zu Sprechflüssigkeit, aber auch zu einem anormalen Sprechmuster führte. Wingate (1976, S. 164) kommentierte die Entwicklung der Rhythmisierungs-Methoden ausgiebig und merkte an, daß die Fortschritte dabei größtenteils auf mechanischem Gebiet lägen und die grundlegenden Prinzipien der Anwendung sich nicht geändert hätten:

Aus Rhythmustherapie wurde „Verhaltenstherapie", Veränderungen werden „konditioniert", Sprechflüssigkeit wird „ausgeformt". Die Begriffe sind bestenfalls insofern harmlos, als sie sich auf nichts beziehen, was nicht schon vorher bekannt war. Gleichzeitig spiegelt ihre Verwendung entweder Ignoranz oder Gleichgültigkeit bezüglich dessen wider, was wir über den Zusammenhang von Rhythmus und Stottern wissen.

Wie wir sehen können, hat metrisches Sprechen nicht immer den geraden Pfad zwischen Effektivität und Rückfall, offizieller Anerkennung und Quacksalberei beschritten und tut es auch heute noch nicht. Andere Meinungen werden später dargestellt. Es handelt sich dennoch um eine Methode oder eine Sammlung von Methoden, die anscheinend mit großer Schnelligkeit und relativer Leichtigkeit eine Verbesserung der Sprechflüssigkeit herbeiführen. Die Tatsache, daß metrisches Sprechen heute mit den Behavioristen assoziiert wird, ist von ebenso geringer Bedeutung wie seine frühere, jahrzehntelange Assoziation mit Quacksalbern. Wichtig ist hier die Art der Anwendung und nicht die Methode. Eine weitere Betrachtung erscheint sicherlich angebracht.

Metrisches Sprechen in der Forschung

Die Forschung zum Thema metrisches Sprechen befaßte sich sowohl mit grundlegenden Mustern des Stotterns wie auch mit den künstlich aufgepfropften Effekten der Schrittmacherfunktion. Eine Anzahl von Therapeutinnen hat die These aufgestellt, daß bei Stotternden eine Störung der motorischen Kontrolle bzw. der zeitlichen Planung, der Überwachung des Sprechablaufs, der motorischen Planung oder des sensorischen Feedbacks vorliege. Sehr viele Studien haben sich mit diesem Thema befaßt. Es wurde behauptet, daß Stotternde bei der zeitlichen Planung des Sprechvorgangs weniger genau seien als Nichtstotternde, obwohl es zwischen beiden Gruppen große Überschneidungen gab. Stotternde, die aus der Therapie entlassen waren, waren zudem besser bei der zeitlichen Planung als solche, die sich noch in Therapie befanden (Cooper und Allen, 1977). Im Bereich der Sprechproduktion wurde gezeigt, daß Stotternde eine langsamere Reaktionszeit (Lippenbewegungen) auf visuelle und akustische Reize haben. Außerdem wurden häufigere Augenfixierungen, regressive und progressive Augenbewegungen beim stummen Lesen sowie längere phonatorische Reaktionszeiten auf akustische als auch auf visuelle Stimuli beobachtet (Brutten und Janssen, 1979; McFarlane und Prins, 1978; McFarlane und Shipley, 1981). Ein interessanter kurzer Überblick über die Forschung auf dem Gebiet der neurologischen Funktion und Koordination der Sprache findet man in einem Artikel von Andrews et al. (1983), sowie in Kents (1983) Kommentaren zu deren Aussagen. Diese Rezensionen unterstützen die Annahme, daß manche Stotternde eine konstitutionelle Schwäche bei der Planung, der zeitlichen Abstimmung und/oder der Kontrolle des Sprechens aufweisen.

Obwohl metrisches Sprechen bei Stotternden seit Jahrhunderten angewendet wurde, hatten nur sehr wenige Therapeutinnen den Mut, es zu untersuchen, wahrscheinlich weil es allzu lange mit der Quacksalberei assoziiert war. Die Dominanz des angewandten Rhythmus wurde von Azrin et al. (1968) untersucht, der berichtete, daß entweder manuelles Drücken einer Taste oder Vokalisation bei einem regelmäßigen rhythmischen Schlag dazu neigten, sich mit dem Rhythmus dieses Schlages zu synchronisieren. F.H. Silverman (1971a) verglich einfach normales Sprechen mit solchem unter Metronom (bei 32 Metronomschlägen pro Minute) und berichtete von einer signifikanten Reduzierung aller Arten der Sprechunflüssigkeit (abgesehen von Dehnungen, die schon zu Beginn nur sehr gering waren) sowohl bei Stotternden als auch bei Nichtstotternden. Johnson und Rosen (1937) verglichen bei verschiedenen Arten von Ansätzen die Variationen in der Sprechgeschwindigkeit, der Lautstärke, dem Tonfall und dem Tempo (alles in allem 12 Faktoren) im Hinblick auf deren Auswirkungen auf das Stottern, ausgehend von einem Durchschnittswert von 7,6% Stottern bei 18 Versuchspersonen. Dabei führten Singen, Sprechen mit Metronom, Sprechen mit rhythmischem Armschwung und Singsang-Sprechen (alle auf stark rhythmischer Grundlage) zu Stotterraten von 0% (beim Singen) bis 0,9% (beim Singsang-Sprechen). Sprechen mit Metronom führte zu einer Stotterrate von 0,06%.

Andere vergleichende Studien haben in jüngster Zeit die Effektivität von Rhythmisierungs-Methoden noch unterstrichen. Ost et al. (1976) verglichen die Metronombehandlung mit dem Schattensprechen und stellten fest, daß die erstgenannte Methode nach der Entlassung aus der Therapie zu weniger Stottern führte. Ein Vergleich zwischen VAR, Metronom und maskierenden Geräuschen zeigte, daß alle drei Methoden Stottern beim Vorlesen signifikant reduzierten, daß es aber nur beim Metronomtaktsprechen zu einer signifikanten Reduzierung des Stotterns in der Spontansprache kam (Hutchinson und Norris, 1977). Eine andere Studie verglich „time-out-Verfahren“, Vertäubung, VAR, ein kontingentes „Falsch!“ und Metronomtakt beim Sprechen (Martin und Haroldson, 1979). Bei Anwendung des Metronoms kam es zu einer 80%igen Reduzierung der Stotterfrequenz und einer 46%igen Reduzierung der Spasmenschwere. Nur beim „time-out-Verfahren“ kam es zu besseren Ergebnissen. Beide Methoden waren zwei- bis dreimal so effektiv wie die anderen.

Hayden et al. (1982b) verglichen bei Stotternden und Nichtstotternden die Effekte des metrischen Sprechens und der Maskierung durch die Messung der zur Sprechinitiierung benötigten Zeit (SIZ). Sie berichteten, daß die Maskierung die SIZ verlangsamte, während metrisches Sprechen sie beschleunigte. In einer ähnlichen Studie (Hayden et al., 1982a) wurde berichtet, daß der Stimmeinsatz sowohl unter Maskierung als auch unter metrischem Sprechen deutlich schneller war, wobei der Stimmeinsatz beim metrischen Sprechen wesentlich schneller ablief als bei der Maskierung. In einer Studie mit einer Unmenge von Vergleichen beurteilten Andrews et al. (1982) drei Stotternde in 15 Situationen: sprechen und gleichzeitig schreiben, singen, im

Chor lesen, Schattensprechen, silbenweises Sprechen, Armschwingen beim Sprechen, Dialekt sprechen, mit einem Tier sprechen, zwei Situationen, in denen die Versuchsperson alleine spricht, Entspannung, Maskierung, langsam sprechen sowie eine Kombination aus Dehnung und VAR. Sie berichteten, daß es zwar in allen Situationen gelegentlich zu individuellen Reaktionen kam, sie im allgemeinen Stottern jedoch signifikant reduzierten. Durch die einzelnen Situationen wurde entweder die Phonationsdauer verlängert (singen, im Chor lesen, Schattensprechen, Dehnung und VAR) oder die Sprechgeschwindigkeit reduziert (sprechen und schreiben, Entspannung, langsam sprechen, Armschwung, Silbensprechen, Dehnung und VAR). Leider reduziert die kleine Anzahl der Versuchspersonen die Ergebnisse auf das Niveau einer interessanten Spekulation.

Andere Studien haben „arhythmische Rhythmen“ im Vergleich zu einem Metronom und normalen Bedingungen untersucht (Fransella und Beech, 1965). Obwohl ihre experimentelle Anordnung die Akzeptanz der Ergebnisse nur begrenzt möglich macht, wurde doch berichtet, daß arhythmische Schläge die Sprechflüssigkeit nicht förderten. Haney (1976) stellte fest, daß ein allmähliches Beschleunigen des Rhythmus und ein darauf folgendes Ausklingen der Intensität nicht zu einem signifikanten Rückfall in die Sprechunflüssigkeit führte. Hutchinson und Navarre (1977) berichteten, daß ein Metronomrhythmus bei Stotternden zu einer Abnahme und bei Nichtstotternden zu einer Zunahme des Luftstromes führte.

Die Forschung weist darauf hin, daß zumindest bei einigen Stotternden die Möglichkeit einer konstitutionellen Schwäche besteht. Das rhythmische Einteilen des Sprechens überwindet oder kompensiert anscheinend die meisten Faktoren der Sprechunflüssigkeit, obwohl wir nicht genau sagen können, warum dies geschieht.

Beim Vergleich von Rhythmisierungs-Methoden, vor allem des Metronoms, mit anderen Techniken zur Herbeiführung der Sprechflüssigkeit haben wir viele Beispiele gefunden, bei denen die Rhythmisierung sowohl bei Stotternden als auch bei Nichtstotternden den höchsten oder doch zumindest einen sehr hohen Grad der Sprechflüssigkeit herbeiführt. Innerhalb des Rahmens der normativen Forschung über Alter, Geschlecht, Ätiologie, Lautstärke, Dauer, Frequenz und andere Faktoren erscheint es doch so, als wäre metrisches Sprechen für den heutigen Therapeuten die effektivste Methode zum Erreichen von Sprechflüssigkeit. Dabei bleibt zweierlei offen: die Frage, warum es wirksam ist, und die Akzeptanz der dadurch produzierten Sprachmuster.

Warum funktioniert metrisches Sprechen?

Erklärungsversuche für die Effekte des Rhythmus sind nebulös und gehen in zwei verschiedene Richtungen. Da ist zum einen die Frage, warum es wirksam ist, und zum anderen, wie wirksam es bei der Reduzierung der Sprechunflüssigkeit ist. Bloodstein (1972) meinte, daß die Ablenkung oder die Vereinfachung der motorischen Planung (oder beides) erklären könnte, warum metrisches Sprechen erfolgreich ist. Viele frühere Therapeutinnen haben ebenfalls Ablenkung als Hauptgrund angegeben. Beech und Fransella (1968) verglichen jedoch metrisches Sprechen mit Ablenkungsphänomenen und kamen zu dem Ergebnis, daß metrisches Sprechen nicht über Ablenkung funktioniert. Sie sagten ebenfalls, daß die Wirkung nicht auf einer Tendenz beruhe, die Sprechgeschwindigkeit zu reduzieren; einer der wesentlichen Effekte könnte sein, den Punkt, an dem die nächste Vokalisation eintreten wird, *vorhersehbarer zu machen.* In einer sich anschließenden Studie fanden Beech und Fransella (1969) heraus, daß eine hohe Vorhersagbarkeit der folgenden Wörter von signifikant weniger Produktionsfehlern und einer kürzeren Latenzzeit vor der Äußerung begleitet wurde, obgleich sich die Versuchspersonen dabei sehr stark unterschieden. Dijk (1973) verwarf ebenfalls den Erklärungsansatz der Ablenkung und sagte, der Stotternde müsse sich auf sein Sprechen konzentrieren, um es mit der Taktvorgabe von außen abzustimmen. Watts (1973) faßte den aktuellen Forschungsstand zusammen und stimmte denen zu, die meinten, daß die Ablenkung keine wesentliche Rolle spielt. Bei der Untersuchung der SpM-Rate in der Metronom-Forschung fand er ein konsistentes Muster: Niedrigere Taktraten zeigten eine größere Wirksamkeit als normale oder schnellere Werte. Wingate (1969) stellte die These auf, daß der Rhythmus die Betonungsmuster organisiert, indem er sich auf Silbeneinheiten konzentriert und die Phonation betont. Auch Watts unterstützte die These, metrisches Sprechen diene als Hilfsmittel für die zeitliche Abstimmung und Planung und markiere den Anfang einer Silbe, eines Wortes oder sogar eines Satzes (je nach Häufigkeit und Dauer der Signalschläge). Kent (1983) war ebenfalls der Ansicht, daß metrisches Sprechen die Unsicherheit bei der zeitlichen Planung reduziert, mehr Zeit zur Planung der zeitlichen Abstimmung ermöglicht und ganz allgemein die komplizierte Aufgabe des zusammenhängenden Sprechens vereinfacht. Das Problem für uns bleibt, herauszufinden, ob noch andere Parameter eine Rolle spielen, und zu erklären, warum metrisches Sprechen nicht bei allen Stotternden funktioniert.

Metrisches Sprechen in der Therapie

Es gibt zwei Kategorien bei der Beurteilung von metrischem Sprechen – zum einen Forschungsstudien über Stabilität und Annehmbarkeit der rhythmischen Effekte auf das Sprechen und zum anderen bewertende Kommentare, die auf klinischer Erfahrung, empirischer Forschung oder Forschung anderer Wissenschaftszweige beruhen. F.H. Silverman (1971b) nannte einen Erklärungsansatz für die Verwendung von Metronomen in Form von Hörgeräten: Sie seien geeignet den Teufelskreis aus Furcht und Vermeidung zu durchbrechen, Erfahrung mit flüssigem Sprechen zu machen. Trotter und Silverman (1974) berichteten von vier Studien über den Einsatz des Metronoms bei Stotternden zwischen 18 Tagen und einem Jahr. Bei den meisten Zeitabschnitten zeigte sich keine Verringerung der Effektivität, aber bei der täglichen Verwendung kam es zu einem Nachlassen der Effektivität nach den ersten drei Monaten. Zwei Jahre später berichtete F.H. Silverman (1976) von seiner persönlichen Verwendung eines tragbaren Gerätes (im Brillengestell) über einen Zeitraum von drei Jahren. Er konstatierte eine starke Reduzierung der Schwere und Häufigkeit des Stotterns für ungefähr sechs Monate. In den nächsten zwei Jahren nahm die Wirksamkeit des Gerätes jedoch allmählich ab. Poppen et al. (1977) berichteten von der Verwendung des metrischen Sprechens bei einem Stotternden und wiesen darauf hin, daß die kontinuierliche Verwendung des Gerätes zu einer Verschlechterung der Sprechflüssigkeit führte, wobei auch Änderungen der Schläge/Minute-Rate keine Verbesserung brachten. Metrisches Sprechen wirkte nicht bei allen Stotternden gleich gut. Meyer und Comley (1969) benutzten bei 48 Patienten tragbare Metronomgeräte. Von diesen 48 Patienten reagierten 17 überhaupt nicht auf die Methode, und dabei handelte es sich um die mit schwerster Stottersymptomatik. Die Autoren berichteten, daß eine einseitige Anwendung bessere Ergebnisse zu erzielen schien als beidseitige Anwendung und daß die Patienten in der Öffentlichkeit nicht gerne an beiden Ohren Geräte trugen. Im allgemeinen wußten Therapeutinnen „beinahe sofort", ob metrisches Sprechen bei einem Patienten wirken würde oder nicht.

Die Akzeptanz von metrischem Sprechen scheint der Methode in den Augen vieler Therapeutinnen einen eigenen Status zu verleihen. Ingham und Andrews (1971) verglichen die Ergebnisse von VAR-Therapie mit der von Silbensprechen. Beide zeigten eine vergleichbare Verbesserung der Stotterhäufigkeit. Beim Silbensprechen zeigten Stotternde jedoch weiterhin Sekundärsymptome, hatten eine langsamere optimale Sprechgeschwindigkeit, und ihre Sprechflüssigkeit neigte dazu, zusammenzubrechen, wenn dieser Optimalwert überschritten wurde. Die Reaktionen der Zuhörer wurden von mehreren Studien festgehalten. Beim Vergleich zwischen Sprechen ohne Hilfsmittel und Sprechen mit einem Metronom bemerkten Beobachter den Rückgang des Stotterns beim Metronomsprechen, spürten aber negative Reaktionen auf einige Aspekte dieser rhythmischen Sprechflüssigkeit (Silverman und Trotter, 1973). Bei zunehmender Schwere des Stotterns nahm auch die Akzeptanz gegenüber dem metrischen Sprechen zu. Runyan und Adams (1979) sammelten Beispiele von Beurteilungen der Zuhörer von Sprechproben aus sechs verschiedenen Therapieprogrammen, wobei sie Proben des flüssigen Sprechens von Stotternden mit ähnlichen Beispielen von Nichtstotternden zusammenstellten. Die Zuhörer waren jedesmal in der Lage, das flüssige Sprechen Stotternder von dem Nichtstotternder zu unterscheiden.

Mallard und Mayer (1979) ermittelten, daß 78% bis 96% der Beobachter von Videoaufnahmen von drei Stotternden, die jeweils mit normaler Geschwindigkeit, mit 100 WpM und mit 70 WpM redeten, bei zwei Versuchspersonen metrisches Sprechen vorzogen, während 57% bei der dritten Person das Stottern vorzogen. Die Autoren gaben an, daß die dritte Person „stakkatomäßig, maschinenartig" sprach. Sie rieten den Therapeutinnen, die Entwicklung von abruptem Silbenbeginn und -ende zu verhindern und den Transfer von sehr langsamen rhythmischen Sprechraten in Alltagssituationen nicht zu gestatten. Jones und Azrin (1969) haben vielleicht einen frühen Beitrag zur „Natürlichkeit" geleistet. Sie hielten die Pausenzeit zwischen den Signaltönen konstant bei einer Sekunde, variierten aber die Länge des Signaltones. Dem Stotternden wurde gestattet, solange zu sprechen, wie der Signalton hörbar war. Bis zu einer Länge von zwei Sekunden war die Beziehung zwischen Stottern und Signalton umgekehrt proportional, und die Natürlichkeit und Geschwindigkeit des Sprechens nahm ebenfalls zu.

Pellman (1947) verwarf die Anwendung von metrischem Sprechen, da er der Ansicht war, es würde das Gefühl der Minderwertigkeit noch verstärken und dem Selbstkonzept schaden. Van Riper (1971, S. 997) beharrte auf seiner Meinung über den Wert (oder die Probleme) des metrischen Sprechens, auch wenn er Anfangserfolge nicht bestreitet:

Leider hält die Wirkung der meisten Hilfsmittel nicht lange an; sobald sich der Neuheitseffekt abnutzt, läßt ihre Wirkung auf die Stotterstimuli nach. Es kann durch ihre Verstärkung sogar dazu kommen, daß ablenkende motorische Abläufe als zusätzliche Auffälligkeit in das Stotterverhalten eingebaut werden.

Sheehan (1975) bezichtigte Van Dantzig, wie nicht anders zu erwarten, den „Leichnam wieder ausgegraben zu haben", und kritisierte metrisches Sprechen scharf. Andrews et al. (1980) kommentierten, daß metrisches Sprechen als Behandlungsmethode „ungeliebt" sei, da der strenge Rhythmus dem Patienten mißfällt, die Sekundärsymptome nicht behandelt werden und die Wirksamkeit im Laufe der Zeit abzunehmen scheint. Manche Forscher neigten jedoch zu der Ansicht, daß die häufige Ablehnung von metrischem Sprechen nicht nur auf einer Grundlage von Forschung und professioneller Objektivität beruht. Es ist durchaus möglich, daß die Ablehnung zumindest teilweise damit zusammenhängt, daß es keine offensichtliche, zufriedenstellende Erklärung für die Wirksamkeit gibt und daß die rasche Wirkung im Laufe der Zeit nachläßt. Eine gewisse Eifersucht mag auch mit hineinspielen, da man für metrisches Sprechen keine ausgebildeten Therapeutinnen benötigt (Beech und Fransella, 1969).

Es handelt sich um eine der wirksamsten, wenn nicht sogar die wirksamste Methode zur Unterstützung der Sprechflüssigkeit. Sie wirkt schnell und gibt dem Patienten ausgiebig Gelegenheit zur Eigenanleitung. Sie kann in Gruppen oder individuell angewendet werden, in einem intensiven oder zeitlich gestreckten Therapieplan sowie in vielen Situationen innerhalb und ausserhalb der Therapie. Gleichzeitig ist es jedoch eine Methode, die nicht für alle Stotternden nützlich ist und die mißbraucht werden kann. Das anfänglich produzierte flüssige Sprechen ist ziemlich atypisch für normale Sprechmuster, und der Transfer kann sehr schwierig sein. Schließlich kann die Methode bei ausgedehnter Anwendung in unterschiedlichem Maße einen Teil ihrer Wirksamkeit verlieren. Das Ausmaß, in dem diese positiven und negativen Effekte ausbalanciert werden können, und die möglichen Verbesserungen werden in den nächsten zwei Abschnitten über die Anwendung in der Therapie angesprochen.

Anwendung von Rhythmisierungs-Methoden

Die Anwendungen von Rhythmisierung in der Therapie konzentrieren sich auf den Gebrauch in den letzten 50 Jahren, gefolgt von Empfehlungen für eine aktuelle Beurteilung und die klinische Anwendung. Barber (1940) verglich verschiedene Arten von Rhythmisierungs-Techniken und ließ Stotternde vorlesen. Folgende Techniken kamen zur Anwendung:

1. Hin und her gehen, dabei auf jedem Schritt eine Silbe bzw. ein Wort sprechen.
2. Bei jedem Wort mit dem Fuß klopfen.
3. Bei jedem Wort oder jeder Silbe die Arme schwingen.
4. Handschwung bei jedem Wort.
5. Singsang-Sprechen, dabei jede zweite Silbe betonen.
6. jedes dritte Wort betonen.
7. Ein leichter Lichtblitz bei jedem Wort.
8. Bei 92 und 184 Schlägen pro Minute auf jedem Metronomschlag ein Wort sprechen.
9. Taktiler Reiz bei jedem Wort.

Barber berichtete, daß die Betonung jedes dritten Wortes am wenigsten effektiv war und daß Gehen und der Gebrauch des Metronoms Stottern am meisten reduzierten. Alle diese Faktoren reduzierten Stottern signifikant. Diese große Breite der Wirksamkeit wurde durch Wingates (1976) Behauptung unterstützt, daß ein Wortrhythmus genauso wirksam sein kann wie Silbensprechen, bis hin zu einer Synchronisation sogar von kurzen Sätzen oder Phrasen mit dem Rhythmus. Er merkte ebenfalls an, daß eine absolute Gleichmäßigkeit des Rhythmus nicht notwendig ist.

Van Dantzigs Methode (1940) des Silbenklopfens war eine interessante Kombination aus rhythmischem Klopfen, Sprechen mit gleichzeitiger Bewegung der Gliedmaßen, Suggestion sowie der Entwicklung mentaler Vorstellungsbilder. Nach anfänglicher Erklärung und Demonstration legt der Patient eine Hand (mit der Handfläche nach unten) in einem entspannten Bogen (wie beim Klavierspielen) auf eine flache Oberfläche (z.B. einen Tisch). Bei jeder Silbe wird die Äußerung durch das Klopfen des Fingers auf den Tisch zeitlich synchronisiert; die Bewegung beginnt mit dem kleinen Finger und geht weiter zum Daumen, um dann mit dem kleinen Finger neu zu beginnen. Wenn eine Äußerung durch einen wiederholten Stotterspasmus unterbrochen wird, muß der Patient

1. mit dem Klopfen aufhören, aber die Finger in der Position belassen;
2. die Hand und den Unterarm auf die Tischfläche senken und die Finger ausstrecken (wobei der klopfende Finger jedoch in Kontakt mit der Oberfläche bleibt);
3. die Hand und den Unterarm langsam anheben, aber den Kontakt des Fingers mit der Oberfläche beibehalten. Diese Bewegung wird mit der Auflösung der gestotterten Silbe synchronisiert.

Wenn der unterbrechende Spasmus vorwiegend tonisch ist, drückt der Stotternde den klopfenden Finger auf den Tisch, während er die Hand und den Unterarm ausstreckt und im Zusammenklang mit dem tonischen Spasmus anspannt, den er durch Synchronisation mit dieser Bewegung abkürzt. Diese Übungen werden nacheinander beim Lesen, Vortragen, Fragen beantworten und spontanen Sprechen ausgeführt, bis der Patient sie in allen Situationen gemeistert hat. Bei zunehmender Fähigkeit lernt der Patient, die Fingerbewegungen hinter einem Buch, seinem Rücken, in einer Tasche usw. zu verbergen. Patienten, die dies gut beherrschen, können das physische Fingerklopfen durch die Vorstellung des Klopfens ersetzen.

Andrews et al. (1964) berichteten von der Verwendung des silbenweisen Sprechens bei 35 Stotternden. Vor Therapiebeginn wurden die Ausgangswerte der Sprechflüssigkeit gemessen und die Versuchspersonen auf eventuelle neurotische Charakterzüge untersucht. Dann lernten sie das Silbensprechen, bei dem alle Betonungen und Silbenkontraste eliminiert wurden. Der Patient beginnt mit der Wiederholung von durch die Therapeutin vorgesprochenen Sätzen danach folgen Vorlesen und schließlich Spontansprache. Für diese Anfangsphase wurden im Durchschnitt zwei Stunden benötigt, wobei Kinder etwas länger brauchten, weil sie oft nicht mit dem Konzept der Silbe vertraut sind. Die Patienten sprachen nun mit ungefähr 80 Silben pro Minute. Im Verlauf der nächsten zwei Wochen wurde Gruppentherapie angewendet, um dieses Silbensprechen zu stabilisieren, die Einstellung und mögliche Ängste zu erforschen und mit dem Üben außerhalb der Therapie zu beginnen. Diese Gruppensitzungen wurden auf wöchentliche Sitzungen während der folgenden zehn Wochen reduziert, während derer der Transfer weiterging. Die Patienten sollten hierbei normales Sprechen einsetzen und Silbensprechen nur bei Stottern verwenden. Nach Entlassung aus der Therapie zeigten Stotternde aller Schweregrade zunächst ein Wiederauftreten des Stottern und stabilisierten sich dann im Laufe des folgenden Jahres. Zwei Gruppen mit Ausgangswerten von 21% bis 36% gestotterter Wörter erreichten bei Therapieende ein Niveau von einem Prozent gestotterter Wörter, um dann innerhalb der nächsten neun Monate auf ein Niveau von 7% bis 10% gestotterter Wörter zurückzuklettern. Die fünf Kinder (im Alter von elf Jahren) begannen mit einem Ausgangswert von 20% gestotterter Wörter, erreichten 0% gestotterter Wörter, um dann in den folgenden Monaten auf 1% gestotterter Wörter zurückzufallen. Die Forscher merkten ebenfalls an, daß Silbensprechen am wirksamsten war, wenn die „ganze" Person in der Therapie betrachtet wurde, daß eine Auffrischung der Therapie sechs bis neun Monate danach nützlich sein kann, daß jene Patienten, die nur sehr wenig neurotische Züge aufwiesen, am besten auf die Therapie ansprachen, daß gemäßigt Stotternde sich mehr in Richtung auf normales Sprechen (nicht nur eine Reduzierung gestotterter Wörter) entwickelten als schwer Stotternde und daß Kinder und Erwachsene größere Fortschritte erzielten als Jugendliche.

Brandon und Harris (1967) betonten ebenfalls den Wert der Gruppenaktivitäten in einem zweiwöchigen Programm mit 150 Minuten täglich, gefolgt von drei Monaten mit zwei Sitzungen pro Woche, die zunächst auf wöchentliche und schließlich auf vierteljährliche Sitzungen für eine Gruppendiskussion und Übungen zur Auffrischung des Silbensprechens reduziert wurden. Die Autoren begannen mit dem Unisono-Sprechen von Sätzen und gingen dann in sorgfältig abgewogenen Schweregraden zum Lesen und freien Sprechen über. Kontrollierte Aufgaben außerhalb der Therapie wurden zunächst mit der Therapeutin ausgeführt, wobei diese später durch ein anderes Mitglied der Gruppe ersetzt wurde. 18 Patienten wurden als erfolgreich eingestuft (eine mindestens 60%ige Verbesserung der Sprechflüssigkeit) und 10 als Fehlschläge. Die Autoren berichteten, daß die Intelligenz und das Alter der Patienten (anders als bei Andrews) nur wenig Auswirkung auf das Ergebnis der Therapie hatten. Wenige neurotische Züge und starke Extrovertiertheit schienen mit schlechter Leistung zu korrelieren. Stotternde mit der geringsten Verbesserung schienen nur in geringem Maße an Furcht zu leiden und die folgenden Eigenschaften zu haben: entspannt, großes Selbstvertrauen, fröhlich, extrovertiert, freundlich, gesellig und egozentrisch. Brandon und Harris waren der Ansicht, daß diese Eigenschaften die Konditionierbarkeit und das Lernstreben reduzierten.

Meyer und Comley (1969) berichteten über ihre Verwendung von metrischem Sprechen bei 48 Stotternden; sie begannen mit ganzen Wörtern und gingen auf Silbensprechen bei jenen Patienten zurück, die den Beginn dieser Therapie problematisch fanden. Für jeden Patienten wurde eine individuelle Taktrate anstelle eines uniformen Wertes für alle festgestellt. Die Patienten wurden in drei Gruppen aufgeteilt, die die Gruppentherapie zur Problemlösung, für Entspannungsübungen und für das Training im Rollenspiel fortsetzten. Die erste Gruppe verwendete einseitig tragbare Metronomgeräte außerhalb der Therapie, die zweite verwendete ein Gerät für beide Ohren und die dritte war die Kontrollgruppe ohne Hilfsmittel. Alles in allem waren 35% der Stotternden nicht in der Lage, die Rhythmusmethode zu meistern; sie stammten zum größten Teil aus der Gruppe der „stark blockierenden" Stotternden. Diese Patienten zeigten zwar keine wesentliche Verbesserung bei Abschluß der Therapie, wohl aber auf signifikante Art in der Nachfolgephase. Die Autoren schlossen daraus, daß bei metrischem Sprechen die Verbesserung nicht dadurch beeinflußt wird, ob ein tragbares Gerät verwendet wird oder nicht, daß Geräte auf beiden Ohren von Stotternden im allgemeinen nicht angenommen werden und daß nicht alle Stotternden auf metrisches Sprechen reagieren – manche zeigten überhaupt keine Reaktion.

Wohl (1968) war der Ansicht, daß das Metronom allgemein das Angstniveau reduziert und die Wahrnehmung des Sprechens und die Empfindlichkeit gegenüber Streß unterdrückt. Alford und Ingham (1969), die Silbensprechen mit einem symbolischen Belohnungssytem, negativer Praxis und Elterntraining für ein häusliches Übungsprogramm mit Kindern kombinierten, waren der Meinung, daß diese zusätzlichen Maßnahmen die Ergebnisse der Rhythmisierungstechniken verbesserten. Plomley et al. (1971) strukturierten ein 21tägiges Intensivprogramm, indem sie Silbensprechen mit kontingentem Gebrauch von VAR und situationsbedingtem Üben für verschiedene Gruppen auf der Basis eines verhaltenstherapeutischen Verstärkungsprogramms kombinierten. Sie berichteten, daß Patienten, die nach beiden Therapiemethoden behandelt wurden (VAR und Silbensprechen), mit normaler Geschwindigkeit und schneller flüssig sprechen konnten, daß aber Patienten, die nur mit Silbensprechen therapiert wurden, bei hoher Sprechgeschwindigkeit die Sprechflüssigkeit nicht aufrechterhalten konnten. Bei der ersten Gruppe kam es im allgemeinen nur zu Laut- und Silbenwiederholungen, während es bei der zweiten Gruppe zu Sekundärsymptomen kam.

Ingham et al. (1972) kombinierten Silbensprechen, Gruppenpsychotherapie, verstärktes Stottern zur Verbesserung der Motivation und ein Token-System zur Verhaltensverstärkung, das hauptsächlich zur Reduzierung des Stotterns und zur Verbesserung der Sprechgeschwindigkeit verwendet wurde. Unterschiedliche Kombinationen dieser Therapien wurden mit 58 erwachsenen Stotternden erprobt, die in Gruppen unterteilt waren. Die Forscher berichteten, daß das Token-System und das Silbensprechen die größten Veränderungen bei der Sprechgeschwindigkeit und der Prozentzahl der gestotterten Silben verursachte, während verstärktes Stottern (negative Praxis) und Psychotherapie keinen Einfluß auf die Verbesserungen zu haben schienen – innerhalb der extrem beschränkten Kriterien, die sie für eine „Verbesserung" festgelegt hatten.

J.P. Brady hat die von Meyer und Mair (1963) vorgeschlagene, oben erwähnte Therapie weiter entwickelt. Er entwickelte anfangs (1968, 1971, 1972, mit C.N. Brady) ein Programm, in dem Stotternden erklärt wird, daß metrisches Sprechen nur eine temporäre Technik ist, die benutzt wird, um nichtgestotterte Äußerungen zu erhalten; daß es sich sehr schnell an den normalen Sprechrhythmus adaptieren wird und daß es wichtig ist, in realen Situationen außerhalb der Therapie zu lernen und zu üben, um den Transfer und die Stabilisierung sicherzustellen. Für jeden Patienten wird der Optimalwert für das Metronom ermittelt. Brady schlug vor, daß dieser bei schwer Stotternden 40 Schläge pro Minute betragen kann, während er bei mittelschwer Stotternden doppelt so hoch sein kann. Schwer Stotternde müssen außerdem eventuell mit Silbensprechen beginnen, während mittelschwer Stotternde von Silben auf ganze Wörter übergehen können. Anfangs wird die Taktrate zunehmend schneller. Sie fluktuiert entsprechend der nach Komplexität der Sprache (d.h. sie nimmt leicht ab, wenn ein höheres Komplexitätsniveau der Sprache in Angriff genommen wird) und entsprechend der Arbeit an der Entwicklung normaler Aspekte wie Betonung, Inflektion, Pausen usw. Wenn möglich, kann der Patient mehr als eine Silbe oder ein Wort pro Metronomschlag sprechen, die Schläge zum Pausieren benutzen oder anderweitig vom streng metrischen Sprechen wegkommen. Die Therapie findet wöchentlich statt, mit täglichen Hausaufgaben von 30–45 Minuten Dauer. Wenn die Arbeit sich auf komplexeres Sprechen und auf die Normalisierung des Sprechens konzentrierte, setzte Brady als Ziel 100–160 Silben (oder kurze Wörter) ohne signifikantes Stottern pro Minute fest. In diesem fortgeschrittenen Stadium sollten die Hausaufgaben außerdem einen Zuhörer einbeziehen. Die Therapie geht dann mit einem tragbaren Gerät von Übungen innerhalb zu Aufgaben außerhalb der Therapie über, wobei zeitweilig auf frühere Anforderungs- und Komplexitätsniveaus zurückgegangen werden kann. Es wird eine situationsabhängige Angsthierarchie entwickelt, durch die sich der Patient mit Therapiesitzungen zur Unterstützung, Planung und Analyse hindurcharbeitet. Wenn sich der Patient vor einer bestimmten Situation fürchtet (s. unten) oder metrisches Sprechen als zu künstlich ablehnt, werden Rollenspiele innerhalb der Therapie und Übungen zur Normalisierung des Sprechens eingesetzt, um beide Probleme in Angriff zu nehmen. In diesem Stadium ist es das Ziel, flüssig zu sprechen und sich in allen Sprechsituationen zu entspannen. Das Metronom wird im nächsten Stadium immer weniger verwendet, was oft zu Rückfällen, Rückkehr der Ängste und anderen Problemen führt. Brady versuchte, daß die Patienten sich das Metronom vorstellen; wenn der Patient jedoch darauf besteht, kann das Metronom über einen längeren Zeitraum verwendet werden. Nachsorgetherapie ist aufgrund der häufigen Rückschritte notwendig. Als begleitende Therapien sind z.B. VAR, Desensibilisierung und vergleichbare Methoden denkbar.

Fiedler und Standop (1983) waren der Meinung, daß aufgrund „... der hohen Anzahl an Trainingseinheiten ... Stotternde oft eine Abneigung gegenüber dieser Methode äußern und sie gelegentlich als genauso auffällig wie das Stottern selbst erleben", daher sollte „... die Methode nur den schwersten Störungsbildern vorbehalten werden" (S. 119).

Weiter oben zitierte Aussagen, daß metrisches Sprechen bei schwer Stotternden wenig erfolgreich ist, dürfen hier nicht vergessen werden. (Brady und Brady, 1972) sprachen sich für den Gebrauch eines tragbaren Metronoms aus, betonten aber auch die Notwendigkeit, eine bessere Assoziation von Entspannung und metrischem Sprechen zu entwickeln. Brady (1973) beschrieb später eine Technik, in der der Patient progressive Entspannung lernt (vgl. Kap. 5), bei der die Hauptmuskelgruppen in einer festgelegten Reihenfolge an- und entspannt werden. Verbale Suggestion und entspannender Monolog des Therapeuten verstärken diese Entspannung. Alle Anweisungen und folgenden Monologe werden von einem leisen Metronom bei 60 Schlägen pro Minute begleitet, wobei Sprechen und Aktivitäten mit dem Tempo des Metronomschlages synchronisiert werden (MKE – Metronom-konditionierte Entspannung). Brady schlug vor, eine Kassettenaufnahme von der ersten Sitzung zu machen und den Patienten unter Benutzung dieser Aufnahme seine eigenen Sitzungen innerhalb der Therapie ausführen zu lassen. Die Kassette kann außerdem für Hausaufgaben verwendet werden. Der Patient kann die Entspannung mit einem tragbaren Metronom auf Situationen transferieren, in denen Angst und Anspannung bislang die Kontrolle des Stotterns oder die Normalisierung des Sprechens verhindert haben. Brady schätzte, daß fünf bis zehn Sitzungen mit MKE für den durchschnittlichen Patienten ausreichten, um bereits innerhalb weniger Minuten einen tiefen Entspannungszustand zu erreichen. Bei Verwendung der Kassettenaufnahme reicht eventuell eine Sitzung zusammen mit der Therapeutin; den Rest der Technik kann sich der Patient allein aneignen.

Wohl (1968) betrachtete metrisches Sprechen als die Antwort auf den dringenden Bedarf der Therapeutin, da alle Methoden beim Stotternden eine Lücke zwischen erfolgreicher Anwendung innerhalb der Therapie und Leistung in der Außenwelt hinterlassen, in der die Angst das erlernte System zusammenbrechen läßt. Wohl begann mit 20 Therapiesitzungen zum Erlernen der Entspannung und ging dann zu einer Sequenz über, in der die Angst und die Empfindlichkeit gemessen wurden und eine Angsthierarchie konstruiert wurde. Danach erfolgte ausgiebige Desensibilisierung. Als Teil dieses Prozesses füllte der Patient Fragebögen über angstauslösende Situationen als Grundlage zur Beurteilung aus. Diese Fragebögen, so Wohl, halten die Bemühungen des Patienten unter Kontrolle, bei der Therapeutin um Mitleid für all das Leiden zu erheischen, das durch sein Stottern hervorgerufen wird. Wohl untersuchte die Sprech- und Verhaltensmuster des Patienten und wählte das gewünschte Therapiesystem aus. Sie war der Ansicht, daß Rhythmus eine Gewohnheit sei, die man lernen, aber auch wieder verlernen kann und empfahl den Gebrauch von unterschiedlichen Signalformen, um den Gewöhnungseffekt so gering wie möglich zu halten. Weiter stellte sie fest, daß die besten Ergebnisse stets von Patienten erzielt werden, bei denen Stottern häufiger in der Familie vorkommt. Sie beobachtete, daß manche Patienten durch die Aufzeichnung, die Analyse und ihre Weigerung, den nach ihrer Empfindung unangebrachten, paranoiden Verbalisierungen aller erwachsenen Stotternden zuzuhören, so wütend werden, daß sie die Therapie ablehnen, Wutanfälle bekommen und sogar katastrophales Verhalten aufweisen können. Wohl war auch der Ansicht, daß das Metronom die Angst bei der Therapeutin und den Familienmitgliedern des Patienten reduziert.

In einer Darstellung von verschiedenen Therapieverfahren stellte Wohl (1970) zu Beginn fest, daß es möglich ist, Stotternde in vier gleich große Gruppen einzuteilen, solche mit hoher Sprechgeschwindigkeit, solche mit Stimmblockade, solche mit Blockaden im Mundbereich und solche mit ataxieähnlichem Stottern, wobei etwa 4% psychiatrische Störungen aufweisen. Die Erstuntersuchung sollte jeden Anschein einer gründlichen Nachforschung vermeiden, sie sollte hauptsächlich dazu verwendet werden, die Charakteristika der Unflüssigkeiten festzustellen. Es ist nur ein Minimum an persönlicher Geschichte notwendig, und der Patient sollte davon abgehalten werden, von sich selbst zu erzählen, da die Therapeutin im allgemeinen nicht damit umgehen kann. In der Therapie wird dem Patienten mitgeteilt, daß ihm zehn Sitzungen angeboten werden. Wenn die Leistung zufriedenstellend ist, werden weitere zehn offeriert. Die Therapien sollten so schnell wie möglich, vorzugsweise täglich, aufeinander folgen. Die Therapeutin faßt die aversiven Aspekte des Stotterns im allgemeinen sowie die individuellen Besonderheiten des Patienten nur ein einziges Mal zusammen. Der Patient erhält ein Faltblatt mit Anweisungen für Aufgaben außerhalb der Therapie, und Abweichungen und Fehler des Patienten werden nicht verstärkt. Der Patient muß sich um ein Metronom kümmern. Ihm wird gesagt, daß keine bestimmte Sprechgeschwindigkeit vorgeschrieben ist und daß weder Silbensprechen noch eine ähnliche „Verstümmelung" des Sprechens gelehrt wird. Wohl, die der Meinung ist, daß weniger als 1% aller Stotternden tatsächlich formelles Training beim Erlernen von streßtauglichem Sprechen benötigen, erlaubt es dem Patienten, selbst das Sprechtempo und die Anzahl der Schläge/Minute zu wählen. Die einzelnen Behandlungsschritte werden mit mikroskopischer Genauigkeit dargestellt und können darum hier nicht wiedergegeben werden.

Das anfängliche Training[1] beginnt mit stummem Zählen, wobei das Metronom anfangs als Schrittmacher verwendet und dann ausgeschaltet wird. Es folgen lautes Zählen, Variationen im Zählen, Zählen in Serien sowie andere serienmäßige Produktionen automatischer Sprachsequenzen. Dies beinhaltet 32 Schritte. Die nächsten 17 Schritte beziehen sich auf das Gehen und auf die Bewegung von Körperteilen im Gleichklang mit dem Rhythmus des Metronoms, gefolgt von 15 Schritten, die sich mit graphischen Bewegungen befassen. Diese beginnen mit rhythmisch ausgeführten, parallelen Bleistiftlinien, dann mit anderen Linien und schließlich hieroglyphenartigen Zeichen. Der Patient geht dann zu Buchstaben des Alphabets über und schließt mit Wörtern und vertrautem Schreiben. Stottern wird durch die ersten 28 Schritte direkt in Angriff genommen. Der Patient beginnt damit, dem Metronom zuzuhören, im Takt Unsinnsilben zu sprechen, die Sprechgeschwindigkeit zu variieren, zunehmend hohe Zahlen aufzuzählen, Wortabfolgen zu entwickeln und, zu guter Letzt, ganze Sätze zu verwenden. Um nach normalen Pausen wieder zu beginnen, bedarf es ausgiebiger Übung. Durch die Verwendung eines tragbaren Metronoms und die Entwicklung einer

1) Dieser Abschnitt gilt für festinierendes (festinating) Sprechen, Gehen und Schreiben. Ob alle Teile oder nur gewisse Abschnitte verwendet werden, hängt vom jeweiligen Bedürfnis zum Zeitpunkt der Therapie ab.

situationsbedingten Angsthierarchie wird der Transfer erleichtert. Wohl forderte den Patienten auf, den Apparat abzuschalten, wenn er nicht selber spricht, d.h. daß Geräte, die hinter dem Ohr getragen werden, nicht empfehlenswert sind. Dem Patienten wird gesagt, daß die Behandlung abgebrochen wird, wenn er die Regeln nicht befolgt, und die Therapeutin muß eine „positive und unnachgiebige" Einstellung entwickeln, damit der Fortschritt nicht verlangsamt wird. Dann werden ca. 20 Stunden Muskelentspannung nach Jacobson mit klassischer Desensibilisierung verbunden, um den Transfer zu ermöglichen. Letztlich wird der Patient entweder kein tragbares Gerät mehr benötigen oder (in einigen seltenen Fällen) ein Muster entwickeln, das das Metronom permanent einbezieht.

Coppola und Yairi (1982) berichteten von der Verwendung von metrischem Sprechen mit drei stotternden Vorschulkindern im Alter zwischen drei und fünf Jahren, von denen zwei als mittelschwer Stotternde und einer als schwer eingestuft waren. Sie wurden fünf Wochen lang dreimal wöchentlich für 45 Minuten behandelt. Die Therapiesequenz begann damit, den Kindern das Metronom zu zeigen und sie sich damit vertraut machen zu lassen. Die Patienten übten bei Raten von 80 bis 120 Schlägen pro Minute das Sprechen von zusammengesetzten Wörtern (anstatt zwei einsilbiger oder anderer zweisilbiger Wörter). Als Stimuli wurden Bildkarten benutzt. Die Therapie wurde dann wie folgt fortgesetzt:

1. Während sechs Sitzungen wurden zweisilbige Wörter unter Verwendung von Bildkarten geübt, und jede Sitzung begann mit der vertrauten Übung von zusammengesetzten Wörtern. In der sechsten Sitzung wählte jedes Kind seine optimale Taktrate. Diese variierte von 104 Schlägen pro Minute bis 112 Schlägen pro Minute und wurde in den darauf folgenden Schritten verwendet.
2. Bei der individuellen Schläge/Minute-Rate übten die Kinder Phrasen mit drei einsilbigen Wörtern und gingen dann zu dreisilbigen Phrasen über.
3. Unter Verwendung von verschiedenen Stimuli arbeiteten die Kinder an vier- bis sechssilbigen Sätzen. Wenn die Kinder Schwierigkeiten mit dem metrischen Sprechen hatten, diente die Therapeutin als Vorbild.
4. Wenn die Kinder im allgemeinen in der Lage waren, ohne die Demonstration der Therapeutin auszukommen, ging man zum kontrollierten spontanen Sprechen über.
5. Die Verwendung des Metronoms nahm während der letzten drei Sitzungen zunehmend ab.

Die Autoren berichteten von einer guten Entwicklung der Sprechflüssigkeit und spontaner Generalisierung. Die Fähigkeiten der Kinder, dem metrischen Sprechen zu folgen, waren unterschiedlich. Alle Kinder waren ab und zu gelangweilt und benötigten Pausen im Therapieablauf.

Die angeführten Studien faßten recht detailliert eine Anzahl von Verwendungsmöglichkeiten für den Metronomrhythmus in der Therapie zusammen. Man braucht nicht viel Übung, um im Takt des Metronoms zu sprechen, und die meisten Patienten passen sich schnell an. Bei manchen ist dies jedoch nicht der Fall. Die meisten dieser Therapieprogramme beziehen viele andere Aspekte der Sprachtherapie ein und befassen sich auch mit der Einstellung, der Furcht und der Anspannung. Es ist möglich, metrisches Sprechen als einen vorläufigen Schritt in der Therapie zu benutzen, als eine Brücke zwischen Methoden innerhalb und ausserhalb der Therapie sowie als eine fortlaufende Methode, die gelehrt werden kann, um nach Beendigung der Therapie je nach eigenem Bedarf vom Patienten angewandt zu werden. Der nächste Abschnitt enthält Hinweise für die Evaluation.

Klinische Anwendungen

Vorbereitende Schritte

Anerkannte Anwendungsmethoden der Metronomtherapie beginnen mit dem Ratschlag, gewisse Fragen noch vor dem Beginn zu klären. Nachfolgende Ereignisse können frühere Antworten ändern, aber man sollte eine Therapietechnik nicht anwenden, „nur um mal zu sehen, was passiert". Stellen Sie sich auf dieser Grundlage die folgenden Fragen:

1. Wird die Metronomtechnik als eine Primärmethode benutzt oder als eine Ergänzung?
2. Welches Ergebnis erwarten Sie, wenn die Methode erfolgreich ist?
3. Wenn die Methode nicht funktioniert, worauf können Sie zurückgreifen?
4. Welche anderen Therapiearten sollten der Metronomtechnik vorausgehen, sie begleiten und ihr folgen?
5. Welche Informationen über den Patienten bringen Sie zu der Annahme, die Metronomtechnik sei die Methode der Wahl oder zumindest empfehlenswert?

Die letzte Frage impliziert die Beurteilung zur Auswahl der Patienten. Wenn wir das nur genauer wüßten! Wenn Sie metrisches Sprechen als Therapie in Erwägung ziehen, können Sie zu den üblichen Beurteilungsmethoden noch die folgenden Untersuchungs- oder Testbereiche hinzufügen:

1. Ein standardisierter Hörtest, um sicherzustellen, daß der Patient normale auditive Stimuli hören kann.
2. Fragen nach Vorerfahrung im Singen, Schauspielen, Rhetorik und anderen Gebieten, bei denen der Schwerpunkt auf der Kontrolle des Sprechens liegt.
3. Fragen nach musikalischer Erfahrung wie z.B. Spielen eines Instrumentes und/oder Gesangserfahrung oder -ausbildung. Dies kann die tonale Wahrnehmung, zeitliche Abstimmung und Kontrolle fördern.
4. Beobachtung des Ganges und der motorischen Koordinationsfähigkeit. Sie müssen keinen speziellen Test durchführen, aber versuchen Sie, den Patienten im weitesten Sinne bezüglich seiner motorischen Koordinationsfähigkeit zu klassifizieren. Eine betont schlechte Koordinationsfähigkeit mag ein Kontraindikator für die Therapie sein oder vielleicht ein Zeichen dafür (z.B. Wohl), daß besonderes rhythmisches Training dem Patienten helfen kann.
5. Ähnlich wie in Frage 4 eine Beobachtung des Schreibverhaltens des Patienten und der Genauigkeit des Endproduktes. Es geht nicht um spezielle Auffälligkeiten, aber solche Beobachtungen können zum allgemeinen Bild des Patienten und seiner motorischen Leistungen beitragen.
6. Beobachtungen der Reaktionen auf Veränderungen der auditiven Kontrolle, die der Beurteilung der taktil-kinästhetischen Wahrnehmung, Adaptation und der Kompensation durch den Patienten dienen. Maskierende Geräusche und VAR können als Stimuli dienen.

Diese Punkte sind Gegenstand der Untersuchung und beruhen nicht auf klar festgelegten Kriterien. Es gibt Berichte, daß manche Stotternde nicht die notwendige Koordinationsfähigkeit haben, um das Sprechen von Wörtern oder Silben zu synchronisieren (Hutchinson, 1976), ggf. können weitere Informationen zum Thema bei der Auswahl und Planung hilfreich sein.

7. Beobachtung der Leistung bei Tests der Rhythmuswahrnehmung und -produktion wie z.B. die Seashore Testserie oder andere Tests, die die Fähigkeit beurteilen, rhythmische Muster zu identifizieren, zu unterscheiden und zu wiederholen.
8. Beobachtung der direkten Reaktion auf eine rhythmische Intervention. Benutzen Sie ein Metronom oder die Aufnahme eines Metronoms bei 40, 80 und 120 Schlägen pro Minute. Bitten Sie den Stotternden, zunächst nur den ersten vier oder fünf Schlägen zuzuhören und dann ein Wort pro Schlag zu sprechen. Danach fährt der Patient darin fort, auf jeden Schlag ein Wort zu sprechen, bis

die Aufgabe beendet ist. Überprüfen Sie bei 40, 80 und 120 Schlägen pro Minute die folgenden Leistungen:

a) 20 einsilbige Wörter
b) 20 zweisilbige Wörter
c) zehn kurze Sätze
d) ungefähr eine Minute lang einen Abschnitt vorlesen
e) ungefähr eine Minute über ein beliebiges Thema sprechen.

Wenn der Patient nach Aufgabe 8a noch große Probleme mit der zeitlichen Abstimmung hat, versuchen Sie, statt einem Wort eine Silbe pro Schlag sprechen zu lassen. Unterscheiden Sie zwischen Auftreten des Stotterns und Problemen bei der Aufrechterhaltung der vorgegebenen Geschwindigkeit. Es ist außerdem angebracht, alle hier auftretenden Probleme zu lösen. Wenn der Patient mit dem metrischen Sprechen gut zurechtzukommen scheint, wiederholen Sie einige der Testbereiche der Aufgabe 8, stellen Sie dabei das Signal ab und lassen Sie den Patienten mit derselben Geschwindigkeit weitersprechen.

9. Beurteilung der persönlichen Eigenschaften (Brandon und Harris, 1976) durch Routinetechniken. Bewerten Sie den Patienten mit den folgenden beschreibenden Adjektiven auf einer Skala von eins bis zehn, wobei zehn für „am stärksten zutreffend" und eins für „am wenigsten zutreffend" steht.

extrovertiert	gesellig	unabhängig
entspannt	selbstsicher	fröhlich
kooperativ	nicht frustriert	dominant

Sie können den Patienten auch um eine Eigenbewertung bitten und diese Einschätzung von Familienmitgliedern oder engen Freunden vornehmen lassen. Je höher das Ergebnis, desto niedriger sollte die Wahrscheinlichkeit sein (und dies ist eine reine Hypothese), daß der Patient positiv auf diese Therapieform reagiert. Selbst wenn diese Formel zuverlässig sein sollte, reflektiert sie vielleicht weniger den Wert des metrischen Sprechens als Therapie als vielmehr eine niedrige Motivation und/oder eine Abneigung gegen derart starre Therapieformen.

10. Das Alter des Patienten (Andrews et al., 1964). Es ist möglich, daß jüngere Stotternde schneller und mit besseren langfristigen Resultaten reagieren. Leider gibt es keine Langzeitstudien, die einen Zusammenhang bestätigen.

11. Die Schwere des Stotterns. Mittelschwer bis leicht Stotternde haben vielleicht die größte Chance, Sprechflüssigkeit und eine normal klingende Sprache zu erzielen, schwer Stotternde hingegen akzeptieren eher die Strukturen des Programms und den anormalen Klang des metrischen Sprechens.

12. Die Art des Stotterspasmus (Hutchinson, 1976; Meyer und Comley, 1969). Es wird behauptet, daß Stotternde, deren Spasmen vorwiegend im Kehlkopf liegen, sowie solche, die zu starken tonischen Spasmen neigen, weniger positiv auf diese Therapie reagieren.

13. Die persönliche Reaktion. Reagieren Sie nicht auf die Anfangsreaktionen. Anfänglicher Widerstand oder Ablehnung läßt mitunter nach, wenn der Patient sich die Alternativen vor Augen hält; eine frühe Akzeptanz wiederum kann aus verschiedenen Gründen sehr schnell in eine frustrierte Verärgerung umschlagen.

Aufgrund der Ungewißheit der meisten dieser Faktoren ist es nicht möglich, einen Gesamtwert zusammenzuzählen und eine Grenzlinie für eine möglichst risikolose Anwendung des metrischen Sprechens festzulegen. Die Forschung auf diesem Gebiet kann der Therapeutin sicherlich eine große Hilfe sein. Rein persönlich würde ich sagen, daß ein schwer Stotternder mit vorwiegend oralen, tonischen Stotterereignissen, mit augenscheinlich guter motorischer Koordinationsfähigkeit, einem zumindest durchschnittlichen Sinn für Rhythmus und mit einem höchstens durchschnittlichen Grad der oben aufgeführten Charaktereigenschaften wahrscheinlich am besten auf die Therapie reagieren wird. Man kann aber genauso die Ansicht vertreten, daß ein Patient, der das Gegenteil der angeführten Eigenschaften aufweist, wahrscheinlich am ehesten einer

Therapie bedarf, die seine rhythmischen Fähigkeiten verbessert und verstärkt.

In den vorigen Abschnitten habe ich äußerst detailliert eine Anzahl von Metronomanwendungen beschrieben. Weitere Anwendungsmöglichkeiten werden nur kurz beschrieben, um Wiederholungen zu vermeiden. Zunächst sollte die Auswahl des Metronoms betrachtet werden. Ich würde von mechanischen, aufziehbaren Geräten abraten, da sich die Taktrate verändert, wenn der Mechanismus abläuft, und der Schlag kann bei niedrigeren Geschwindigkeiten schwanken. Elektronische Geräte sind vorzuziehen, besonders solche, die sowohl ein hörbares Klicken bzw. einen Ton als auch einen Lichtblitz produzieren und sowohl getrennt als auch in Kombination verwendet werden können. Wenn es die Finanzen erlauben, sollte das Standard-Tischgerät durch einen tragbaren Apparat, *Mikronom* oder *Schrittmacher* genannt, ergänzt werden (Fiedler und Standop, 1983). Es ist auch möglich, ein Haptometronom zu verwenden, das am Körper getragen wird (z.B. am Handgelenk) und einen unhörbaren, jedoch fühlbaren Impuls vermittelt. Für eine flexible Verwendung und einen leichten Transport kann es hilfreich sein, auf einem Kassettenrekorder jeweils zehn Minuten mit 40, 50, 60, 70, 80, 90, 100, 110 und 120 Schlägen pro Minute aufzunehmen (dafür benötigen Sie eine 90- oder 120-Minuten-Kassette). Markieren Sie auf der Kassette die Zählermessungen für jeden Schläge/Minute-Wert. Von einer Therapeutin habe ich gehört, daß sie eine Kassette für jeden Schläge/Minute-Wert verwendet und diese dann an den Patienten für die Hausaufgaben ausleiht.

Phase I: Planung

1. Stellen Sie die rhythmischen Fähigkeiten des Patienten fest und berücksichtigen Sie jene Faktoren, die Ihre therapeutischen Entscheidungen beeinflussen könnten.
2. Legen Sie die gewünschte(n) Anwendung(en) des Programms fest:
   a) Eine einfache Demonstration der Möglichkeit, flüssig zu sprechen oder das Sprechen zu variieren, der ein anderer Behandlungsansatz folgt.
   b) Verwendung von metrischem Sprechen als Hauptmethode zur Herstellung von Sprechflüssigkeit und dessen Transfer auf Situationen außerhalb der Therapie. Entscheiden Sie, ob Sie die Technik schrittweise ausblenden oder ob Sie diese Entscheidung dem Patienten überlassen wollen. Andere Methoden (z.B. Entspannung oder Desensibilisierung) können vorausgehen oder gleichzeitig stattfinden.
   c) Verwendung von metrischem Sprechen zum passenden Zeitpunkt, um Techniken zum Erreichen flüssigen Sprechens wie z.B. Kontrolle von Atemfluß bzw. Sprechtempo oder Entspannung zu unterstützen.
   d) Verwendung von metrischem Sprechen, um die Anwendung oder den Transfer von Techniken zur Symptomkontrolle wie z.B. Pullouts, vorbereitende Einstellungen und die Kontrolle des Sprechablaufs zu unterstützen.
   e) Verwendung von einzelnen Methoden, Techniken oder Situationen auf spezielle Weise.

Phase II: Vertrautmachung

Der Patient bekommt das Metronom vorgestellt und erklärt, wobei die Therapeutin bei verschiedenen Taktraten als Modell fungiert. Es werden Beispiele für die zeitliche Abstimmung von Silben und Wörtern gegeben (bei Kindern benötigen Sie eventuell etwas Anschauliches, um den Begriff „Silbe" zu erklären).

1. Bitten Sie den Patienten, dem Metronom immer fünf oder sechs Schläge zuzuhören und dann die von ihm in der folgenden Liste verlangte Aufgabe im Takt auszuführen.

   a) Finger klopfen b) Fuß klopfen
   c) Kopf nicken d) Kiefer bewegen

   Wenn der Patient eine Aufgabe acht bis zehn Schläge lang ohne Probleme ausgeführt hat, gehen Sie zur nächsten Aufgabe über. Falls nötig, demonstrieren Sie dem Patienten immer während der ersten fünf bis sechs Schläge, was er tun soll.

2. Wiederholen Sie Aufgabe 1 mit einer höheren Geschwindigkeit. Fangen Sie mit 40 Schlägen pro Minute an und gehen Sie dann zu 80 und 120 Schlägen pro Minute über. Die Schritte können auch kleiner sein, falls der Patient Probleme beim Übergang von einer Stufe zur nächsten hat.
3. Wiederholen Sie Aufgabe 1, aber sagen Sie dem Patienten, daß Sie die Taktrate während der Aufgabe ändern werden. Versuchen Sie nicht, den Patienten in die Falle zu locken, indem Sie den Wert allzu häufig ändern. Sie wollen hier nur eine vorläufige Kontrolle und Übung beim Übergang auf verschiedene Taktraten erreichen.
4. Wiederholen Sie Aufgabe 1, aber sagen Sie dem Patienten, daß Sie das Gerät mehrfach abschalten werden. Wenn das passiert, soll der Patient die Aufgabe weiter ausführen, bis Sie ihn stoppen. Versuchen Sie dies mit verschiedenen Werten. Lassen Sie den Patienten fünf bis zehn Schläge allein machen, bevor Sie das Gerät wieder einschalten, und beobachten Sie die Reaktion des Patienten im Hinblick auf die Einhaltung des Takts. Bitte beachten Sie: Bei Kindern können Sie die Anwendung des Metronoms in Spiele oder körperliche Aktivitäten wie Marschieren einbetten.
5. Beurteilen Sie die Reaktionen im ganzen und entscheiden Sie, ob Sie
   a) aufhören und zu einer anderen Technik wechseln
   b) zur nächsten Phase übergehen
   c) ein Begleitprogramm zur Verbesserung von Rhythmus, Wahrnehmung sowie Koordination planen.

Phase III: Etablierung

Der Zweck dieser Phase ist es, das Sprechen im Takt des Metronoms zu festigen. Sprechflüssigkeit ist erwünscht, aber das Hauptziel heißt Annäherung an flüssiges Sprechen. Sie können die folgenden Schritte je nach Bedarf und den Reaktionen des Patienten abändern:

1. Lassen Sie den Patienten bei zunehmender Taktrate Silben kreuz und quer durch alle Artikulationszonen sprechen (/b?/, /dë/, /lë/, /kë/). Ignorieren Sie dabei alle Sprechunflüssigkeiten, obwohl Sie den Patienten daran erinnern können, sich auf die Synchronisation mit dem Rhythmus zu konzentrieren. Wenn diese Aufgabe gut ausgeführt wird, können Sie weitermachen.
2. Wiederholen Sie Aufgabe 1, aber schalten Sie das Gerät nach den ersten fünf Silben ab und lassen Sie den Patienten fünf weitere Silben mit der gleichen Geschwindigkeit sprechen.
3. Wiederholen Sie die Geschwindigkeitsprogression und die Ein/Aus-Übung aus den ersten zwei Schritten, wobei der Patient eine Liste mit einsilbigen Wörtern verwendet, die Sie ihm gegeben haben. Wenn es vom Stottern besonders betroffene Laute gibt, können Sie versuchen, diese im ersten Teil der Aufgabe so wenig wie möglich anzubieten. Verwenden Sie Konsonant-Vokal-Konsonant-Kombinationen anstelle von Wörtern mit Konsonantanhäufungen (wie z.B. Brut, Rost). Reagieren Sie auf Sprechunflüssigkeit wie in Aufgabe 1 beschrieben.
4. Geben Sie dem Patienten eine Liste mit zweisilbigen zusammengesetzten Wörtern (z.B. Mondschein, Tagtraum, Bahnhof):
   a) Lassen Sie den Patienten eine Silbe pro Schlag sprechen, mit einem oder zwei Schlägen Pause zwischen den Wörtern.
   b) Lassen Sie den Patienten ein Wort pro Schlag sprechen, mit einem oder zwei Schlägen Pause zwischen jedem Wort. Jede Silbe wird gleich stark betont.

   Wiederholen Sie diese Übung solange, bis der Patient sie fehlerlos ausführen kann. Die Sprechunflüssigkeiten sollten um mindesten 50% gegenüber den Ausgangsmessungen zurückgehen. Sollte dies nicht der Fall sein, ziehen Sie ein Begleitprogramm zur Entspannung in Erwägung. Manche Patienten haben Probleme, Wörter im Takt zu sprechen; in diesem Fall empfiehlt es sich, solange Silben im Takt zu sprechen, bis sie (normalerweise) in der Lage sind, zum nächsten Schritt überzugehen.
5. Wiederholen Sie Aufgabe 4, aber arrangieren Sie die Wörter in Fünfergruppen. Stellen Sie zunächst

das Metronom nach dem vierten Wort ab (warnen Sie den Patienten vorher), so daß das letzte Wort ohne Gerät mit derselben Geschwindigkeit gesprochen wird. Wenn der Patient mehrfach erfolgreich abgeschnitten hat (d.h. Beibehaltung von Rhythmus und Betonung), schalten Sie das Gerät nach dem dritten Wort ab und beurteilen Sie die Leistung wie zuvor, dann schalten Sie nach dem zweiten Wort ab.

6. Wiederholen Sie Schritt 4, aber benutzen Sie dabei zweisilbige Einheiten (ein oder zwei Wörter), die eine kommunikative Funktion haben wie z.B.

Hallo!	Wie gehts?	Komm her!	Mach ich!
Wer, ich?	Ich bins.	Versuchs doch.	Wozu?

   Legen Sie dieselben Kriterien für die Sprechflüssigkeit wie bei Schritt 4 an.

7. Benutzen Sie die Worteinheiten aus Aufgabe 6, aber geben Sie (im Takt) dem Patienten Äußerungen vor, auf die er reagieren muß, wie z.B.

Therapeutin	**Patient**
Gehen Sie zum Picknick?	Wer, ich?
Ich würde gern ein Auto haben.	Wozu?
Könntest Du mir hierbei helfen?	Mach ich!

   Sagen Sie dem Patienten nach erfolgreichem Abschluß, daß Sie das Metronom nach Ihrer Äußerung abstellen werden; lassen Sie den Patienten den gleichen Rhythmus und die gleiche Betonung in der Antwort beibehalten. Wenn Probleme auftreten, versuchen Sie es erneut mit ganzzeitig eingeschaltetem Metronom.

8. In diesem Schritt benutzen Sie Serien von drei bis fünf Silben. Vermeiden Sie Wörter, die schwer auszusprechen sind oder nachweisbar Stottern provozieren können. Versuchen Sie Phrasen wie z.B.

Ich geh schon.	Guten Morgen, Hans.
Das ist alles.	Was kostet das?
Wie spät ist es?	

   Wenn der Patient Standardphrasen, Namen oder Begriffe aus dem geschäftlichen, sozialen oder familiären Bereich verwendet, versuchen Sie, diese einzusetzen. Sprechen Sie zunächst alle Äußerungen mit Taktvorgabe und prüfen Sie, ob eine Silbe oder ein Wort pro Schlag besser geeignet ist (aufgrund der Annäherung an das wirkliche Sprechen). Wenn der Patient eine stabile Leistung erbringt, benutzen Sie das Metronom bei den ersten zwei oder drei Äußerungen und stellen Sie es dann ab. Vergewissern Sie sich, daß Sie selbst rhythmisch sprechen. Wiederholen Sie die Frage-Antwort-Muster aus Schritt 7.

9. Gehen Sie mit oder ohne Metronom die vorherigen Phrasen noch einmal durch. Üben Sie dabei Variationen in der Modulation, der Betonung und den Pausen. Wenn es „besser“ ist, zwei Silben auf einen Schlag zu sprechen und dann zu pausieren, ermutigen Sie den Patienten zu experimentieren. Falls Sprechunflüssigkeiten auftreten, stellen Sie das Metronom an und lassen Sie den Patienten kurz zu einem stetigen Rhythmus- und Betonungsmuster zurückkehren.

10. Arbeiten Sie in diesem Stadium mit dem Patienten an der Ausdehnung der Äußerungslänge, indem Sie ihn zunehmend längere Sätze und schließlich ganze Absätze lesen lassen. Darauf folgt spontanes Sprechen, das etwas unter dem Niveau eben beschriebenen Lesens liegt. Stellen Sie das Metronom in den Übungen so oft wie möglich ab und üben Sie Variationen im Timing, in der Betonung und der Modulation. Arbeiten Sie nun so lange, bis die Sprechunflüssigkeitsrate eine mindestens 70%ige Reduzierung gegenüber der Ausgangsmessung aufweist. Experimentieren Sie gemeinsam mit dem Patienten, um herauszufinden, welche Schläge/Minute-Rate er am angenehmsten empfindet (dies kann bereits zu einem früheren Zeitpunkt geschehen). Identifizieren Sie gleichzeitig eine langsamere „Erholungsrate“, die der Patient dann verwenden kann, wenn Probleme auftreten.

Phase IV: Stabilisierung

Diese Phase dient dem Ausbau und der Stabilisierung des rhythmischen Sprechens, der Sicherung einer weiteren Reduzierung der Sprechunflüssigkeit und der Vorbereitung auf einen wesentlichen Teil der Transferarbeit.

1. Der Patient beginnt jede Sitzung mit einem zwei- bis dreiminütigen Lesen, wobei das Metronom ständig verwendet wird. Die erste Minute sollte im Tempo der „Erholungsrate“ gelesen werden, der Rest der Zeit mit der bevorzugten Geschwindigkeit. Wenn der Patient bereits vorher Entspannung

gelernt hat, so ist dies ein guter Zeitpunkt für eine Wiedereinführung und Übung während der Metronomphase. Hat der Patient Entspannung bisher nicht gelernt, kann der zuvor beschriebene Vorschlag von Brady (Brady und Brady, 1971), eine Kassette mit rhythmischen Übungen und Entspannungsaufgaben für zu Hause aufzunehmen, hier nützlich sein.

2. Geben Sie dem Patienten Material zum Lesen, bei dem die ersten fünf Wörter eines jeden Satzes unterstrichen sind. Der Patient liest vor, wobei er die unterstrichenen Wörter im Takt spricht und den Rest des Satzes in seinem normalen Sprechmuster beendet. Sammeln Sie 15 Minuten ohne Fehler; es macht nichts, wenn man beim Rest des Satzes deutlich den Einfluß des Metronoms hört.
3. Der Patient liest ohne das Metronom, aber rhythmisch vor. Die Therapeutin nimmt dies auf und begleitet die Selbstanalyse des Patienten beim Abhören der Aufnahme. Alle Sprechunflüssigkeiten werden im Hinblick auf den Rhythmus analysiert. Der Patient lernt, daß Sprechunflüssigkeiten signalisieren, langsamer zu sprechen, sich zu entspannen und rhythmisch zu sprechen. Fahren Sie mit dieser Übung fort, bis der Patient in zehn Minuten höchstens fünf leichte Stottermomente aufweist.
4. Geben Sie Themenkarten vor oder stellen Sie Fragen, auf die der Patient mit einem Monolog reagieren muß. Sprechen Sie rhythmisch oder stellen Sie das Metronom ein, während der Patient die Themenkarten liest. Der Patient soll während des Monologes fünf Minuten rhythmisch sprechen. Danach können Sie die Regeln lockern, außer für die folgenden Situationen:
   a) Die ersten drei oder vier Wörter bei Sprechbeginn sowie nach signifikanten Pausen im Sprechen.
   b) Wenn die Sprechgeschwindigkeit zu schnell wird: dieses Kriterium werden Sie bei jedem Patienten unterschiedlich anlegen müssen. In solch einem Fall (zu hohe Geschwindigkeit) soll der Patient die nächsten drei oder vier Wörter im Takt sprechen, um die Geschwindigkeit neu einzustellen.
   c) Fünf oder zehn Wörter nach jeder Sprechunflüssigkeit. Zunächst beurteilt und signalisiert die Therapeutin zusammen mit dem Patienten, zieht sich jedoch allmählich zurück, während der Patient diese Aufgabe selbst übernimmt. Eine angemessene Beurteilung der Prosodieelemente wird zur Verbesserung der Normalisierung des Sprechens durchgeführt. Ab dem Punkt, an dem der Patient im wesentlichen die Beurteilung und die daraus erwachsende Verantwortung selbst übernimmt, ist das Erfolgskriterium bei diesem Schritt, auf 15 Minuten Monolog zu kommen mit höchstens fünf leichten Sprechunflüssigkeiten und nicht mehr als fünf Auslassungen bei der Beurteilung. Abgesehen von den Anfangsworten, nach Pausen und nach Sprechunflüssigkeiten wird der Patient ermutigt, das Sprechen im Takt aufzugeben; er kann es jedoch so lange verwenden, wie er das Bedürfnis danach empfindet.
5. In diesem Stadium unterhalten Sie sich spontan mit dem Patienten. Abgesehen von einigen Minuten der Übung zu Beginn jeder Sitzung wird rhythmisches Sprechen nicht mehr benutzt, außer bei den ersten drei bis fünf Wörtern nach einer Sprechunflüssigkeit. Fahren Sie mit dieser Übung fort, bis der Patient sich 30 Minuten lang mit höchstens zehn leichten Sprechunflüssigkeiten und nicht mehr als zehn Fehlern in der Beurteilung unterhalten kann. Für jeden Fehler bei der Beurteilung muß der Patient fünf Minuten länger reden.

Phase V: Transfer

Mit den Transferaktivitäten wird nicht erst bis zum Ende der Phase III gewartet. Wenn die Therapie konventionell geplant ist, sollte die Arbeit daran bereits ungefähr auf dem Niveau von Schritt 5 der zweiten Phase beginnen, mit Hausaufgaben (vorzugsweise zwei 15-Minuten-Phasen täglich), die sich aus Aktivitäten ergeben, die in der Therapie bereits zufriedenstellend geklappt haben. Dafür muß der Patient normalerweise ein Metronom kaufen oder Kassettenaufnahmen eines Metronoms verwenden.

1. Überprüfen Sie, wie gut sich der Patient entspannen kann, und üben Sie es, falls nötig.

2. Strukturieren (oder restrukturieren) Sie die situationsbedingte Angsthierarchie des Patienten und wählen Sie einige der leichteren Situationen aus.
3. Besprechen Sie die ausgewählten Situationen mit dem Patienten und helfen Sie ihm bei der Planung. Bereiten Sie den Patienten auf die Anwendung außerhalb der Therapie durch Rollenspielaufgaben vor, bei denen der Patient die Kontrolle des Rhythmus, die Beurteilung und die Entspannung üben kann. Falls nötig, arbeiten Sie an der Desensibi lisierung durch reziproke Hemmung (klassische Gegenkonditionierung) oder Implosion (Reizüberflutung).
4. Entscheiden Sie, wie viele Situationen geübt werden sollen und welche Kriterien für eine Beurteilung angelegt werden.
5. Arbeiten Sie ein vorläufiges, tägliches System von schriftlichen Berichten aus, die in die Therapie mitgebracht werden können.
6. Wenn der Patient jede der ausgesuchten Situationen vier- bis fünfmal erfolgreich ausgeführt hat, richten Sie es so ein, daß Sie sich weiterhin regelmäßig treffen. Wenn im Therapieprogramm ein tragbares Miniaturmetronom vorgesehen ist, ist es bei Schritt 3 der dritten Phase eingeführt worden. Der Patient sollte lernen, es nach Pausen und Sprechunflüssigkeiten als Hilfsmittel zum Sprechbeginn zu verwenden. In Phase IV bleiben die Übungen unverändert, nur das tragbare Gerät wird zusätzlich verwendet.

Phase VI: Aufrechterhaltung

Die vorherige Phase dauert normalerweise drei bis sechs Monate. Die Aufrechterhaltung dauert normalerweise weitere 18 Monate. Sie dient dazu, therapeutische Unterstützung und Anleitung zu geben, während der Patient die Verantwortung für die Kontrolle seines Sprechens selbst übernimmt. Die Mitarbeit in einer Stotterer-(Selbsthilfe-)Gruppe kann hierbei wesentliche Unterstützung leisten.

1. Der Patient hat wöchentliche Gruppentreffen sowie Einzelsitzungen mit der Therapeutin. Formelle Berichte fallen nun weg und der Patient arbeitet sich nach und nach durch die hierarchische Situationsliste aus Phase IV Vorbereitung im Rollenspiel, Desensibilisierung, Entspannung, wachsende Fähigkeiten in der Selbstbeurteilung und eine Normalisierung des Sprechens sind gewöhnlich die Ziele. Dieser Abschnitt dauert normalerweise sechs Monate, kann aber gekürzt werden.
2. In der zweiten sechsmonatigen Periode geht der Patient weiterhin zu den wöchentlichen Gruppentreffen, aber der Einzelkontakt mit derTherapeutin beschränkt sich nun auf einmal pro Monat, es sei denn, etwas anderes ist gemeinsam vereinbart worden. Während der Wochen ohne therapeutischen Kontakt ruft der Patient an, falls es keine örtliche Selbsthilfegruppe gibt. Vereinbaren Sie einen Wochentag und eine Zeit und rufen Sie den Patienten an, falls er sich nicht bei Ihnen meldet (jedoch nur zwei Mal). Die Übungen konzentrieren sich auf die Hierarchieliste, die Lösung von Problemen und (was besonders wichtig ist) die Aufrechterhaltung der Motivation. Wenn der Patient damit einverstanden ist, kann ein Verhaltenskontrakt abgeschlossen werden.
3. Während der letzten sechs Monate stimmt der Patient entweder monatlichen Treffen mit der Therapeutin (ohne vorgeschriebene Telefonanrufe) oder zwei vierteljährlichen Treffen mit monatlichen Telefonanrufen (die nicht von der Therapeutin initiiert werden) zu. Wenn der Patient Mitglied einer Selbsthilfegruppe ist, hängt es nun von ihm ab, ob er diese Mitgliedschaft aufrecht erhalten möchte. Versuchen Sie, den Patienten dazu zu bringen, mit einigen Ihrer neuen Patienten, vor einer neuen Stotterergruppe und/oder interessierten Gruppen zu sprechen. Der Patient wird vor den Gefahren eines Rückfalles gewarnt und zum Üben des metrischen Sprechens (zur Aufrechterhaltung der Fähigkeiten) sowie periodischem Überdenken von Veränderungen der Situationshierarchie aufgefordert. Es sollte angemerkt werden, daß die Therapeutin zur Problemlösung oder zu einer Auffrischung zur Verfügung steht, aber der Patient sollte nicht den Eindruck erhalten, daß die Therapeutin einen Rückfall erwartet.

Dieses Kapitel ist so geschrieben worden, als ob Sprechen mit dem Metronom die einzige Behandlungsmethode sei, sieht man einmal von kurzen Abschweifungen in die Bereiche Entspannung und Desensibilisierung ab. Der Leser muß sich jedoch vor Augen halten, daß metrisches Sprechen in einer Vielzahl von Therapiekontexten und in unterschiedlicher Länge verwendet werden kann. Schließlich möchte ich erneut betonen, daß die oben aufgeführten Schritte kein Patentrezept darstellen. Sie wurden für einen relativ schwer Stotternden zusammengestellt, der sich nur sehr langsam an den Rhythmus anpaßt. Viele Faktoren können das Tempo des Vorgehens, die Vollständigkeit, mit der jeder Schritt ausgeführt wird, und die Strenge der Durchführungskriterien verändern.

Kapitel 13 – Andere Therapien

Überblick

Wenn man ein Buch über bestimmte Therapiemethoden schreibt, wird man mit dem Problem konfrontiert, daß man nicht über genügend Platz verfügt, um alle Methoden zu behandeln. In den vorhergehenden Kapiteln wurden nicht alle erwähnenswerten Variationen und Anwendungsmöglichkeiten der verschiedenen Methoden beschrieben; der Platz, der ihnen eingeräumt wurde, beschränkt jedoch die Darstellung einer Reihe anderer Methoden auf eine nur oberflächliche Beschreibung. Einige Methoden können überhaupt nicht angesprochen werden.

Um in diesem letzten Kapitel möglichst viele Methoden behandeln zu können, werden die Forschungsstudien verkürzt wiedergegeben und die Aufgaben für Patienten und Therapeutinnen ganz weggelassen. Wo immer möglich, wurde die therapeutische Anwendung ausführlich beschrieben. Eine Anzahl dieser Methoden sind jedoch zur Zeit ziemlich unbeliebt und/oder es fehlt ihnen an spezifischen oder methodischen Details, so daß ich nur allgemeine Informationen über sie geben kann. Falls bekannt, nenne ich Bücher und Artikel, in denen detailliertere Beschreibungen zu finden sind. In vielen Fällen muß die Therapeutin durch ihre klinische Erfahrung das ergänzen, was ich hier aus Platzgründen nicht bringen kann.

Die Auswahl dieser Methoden hängt von verschiedenen Faktoren ab. Bei manchen habe ich nur geringe Erfahrung in der Anwendung und konnte nur sehr wenig Informationen finden. In einigen Fällen spiegelt der ihnen eingeräumte Platz meine Meinung über ihren Stellenwert wider. Ungeachtet aller Gründe habe ich dennoch den Versuch gemacht, eine akzeptable Auswahl der vorhandenen Informationen zu präsentieren sowie die negativen und positiven Seiten der jeweiligen Therapiemethoden darzustellen.

Chorsprechen

Das Simultan- oder Chorsprechen (Unisonosprechen) geht auf die Antike zurück, wenn bei einer Theatervorstellung die Handlung durch Chorsprechen der zweitrangigen Schauspieler ergänzt, erklärt oder kommentiert wurde. Simultan- oder Chorsprechen wurde über Generationen und teilweise bis heute in der Schule als Lerntechnik, zur Übung von Antworten, Entwicklung der Aussprache usw. benutzt. Beim Chorsprechen kommt es zu einer Einförmigkeit der Sprechproduktion, in der viele individuelle Unterschiede einfach untergehen. Falck (1969) war der Ansicht, daß es bei Stotternden deshalb so effektiv sei, weil es den „... hemmenden Zweifel an der Fähigkeit, normal sprechen zu können" (S. 85), außer Kraft setzt. Eisenson (Eisenson und Wells, 1942) vertrat die Ansicht, daß es die verminderte Eigenverantwortung für die Kommunikation sei, die die Verbesserung des Stotterns erklären könnte. Barber (1939) behauptete, daß der Ablenkungsaspekt jede mit dem Sprechen verbundene Furcht und Antizipation überwinden könne. Patten und Knight (1942) waren der Meinung, daß das Lesen im Chor, der Versuchsperson ein rhythmisches Muster aufzwingt und somit als Zeitgeber oder Schrittmacher dient, obwohl es nicht den gleichmäßigen Rhythmus eines Metronoms aufweist. Die vielleicht einleuchtendste Erklärung ist, daß Simultansprechen dem Stotternden ermöglicht, das Timing und die Koordination beim Sprechen sowie das Management der Kommunikationstriade (Atmung, Phonation und Artikulation) zu verbessern. Dies gibt uns zwar keine endgültige Erklärung, doch haben wir schon häufig mit noch weniger Hintergrundinformation therapiert.

Über Simultansprechen gibt es nicht viele Untersuchungen. Johnson und Rosen (1937) berichteten über die Auswirkungen von Lesen im Chor bei 18 Stotternden. 17 Versuchspersonen stotterten überhaupt nicht und der eine Außenseiter reduzierte seine Sprechunflüssigkeiten. Barber (1939) beurteilte ebenfalls 18 Stotternde in 14 Lesesituationen mit Chorsprechen. Ihr Einfallsreichtum war bemerkenswert, denn sie ließ zwei Stotternde und einen Nichtstotternden, einen Stotternden und einen Nichtstotternden bzw. zwei Stotternde zusammen lesen usw. Die Versuchspersonen lasen auch vor, während eine andere „Geräuschquelle" (Stotternder, Nichtstotternder, Plattenspieler) unsinnige Silben oder einen sich wiederholenden Vokal produzierte. Wenn man all diese Variationen sortiert, scheint es, als ob das Lesen im Chor dann am effektivsten war, wenn die Vorleser das gleiche Material verwendeten, obwohl beinahe jedes Begleitgeräusch (selbst mechanische Geräusche) das Stottern verminderten. Eisenson und Wells (1942) verglichen Lesedurchgänge, bei denen die Stotternden glaubten, daß ihr zweiter Versuch des Chorsprechens für die Zuhörer in einem angrenzenden Raum übertragen werde. Das Lesen im Chor reduzierte ganz allgemein das Stottern. Beim zweiten Lesedurchgang vor einem unsichtbaren Publikum stieg die Fehlerrate bei acht Versuchspersonen um durchschnittlich 6,4 an (verglichen mit dem Lesen ohne Zuhörer), bei sieben Versuchspersonen reduzierte sich die Fehlerquote um durchschnittlich 3,7 im Vergleich zum Lesen ohne Zuhörer, und bei vier Personen zeigte sich keine Veränderung. Anders gesagt, die situationsbedingte Furcht ist, wie wir bereits gesehen haben, ein variabler Faktor beim Stottern.

Pattie und Knight (1944) ließen Stotternde in sechs Situationen vor einem kleinen Publikum lesen: allein, simultan, wobei die zweite Person einmal mit im Raum war, das andere Mal am Telefon; beide lasen jeweils dasselbe Material. Diese Situationen wurden wiederholt, wobei jedoch jeder Sprecher unterschiedliches Lesematerial hatte. Beim Simultanlesen betrug der durchschnittliche Adaptationseffekt 22% (vom ersten bis zum letzten alleinigen Lesen). Die zwei Lesedurchgänge mit unterschiedlichem Material brachten einen Rückgang des Stotterns um 39% über das Telefon und 52%, wenn beide Sprecher in demselben Raum waren. Wenn beide das gleiche Material lasen, verbesserte sich die Sprechflüssigkeit um 84 bzw. 90%. Ingham und Carroll (1977) verglichen die Äußerungen von Stotternden, die entweder allein oder im Chor vorlasen, und baten Bewerter, zwischen beiden zu unterscheiden. Die Zuhörer waren nur bei vier von neun Stotternden in der Lage, das Lesen im Chor vom Sololesen zu unterscheiden (d.h. die Sprechleistung klang ungefähr gleich). In einer Nachfolgestudie mit nur drei Stotternden (Ingham und Packman, 1978) konnten die Zuhörer bei zwei Stotternden das Chorlesen vom Sololesen unterscheiden. Sie berichteten ebenfalls, daß das Lesen im Chor einen deutlichen Anstieg der Sprechgeschwindigkeit bewirkte, was anscheinend eher auf einen deutlichen Rückgang der Sprechunflüssigkeiten als auf einen Anstieg in der Zahl der Äußerungen zurückzuführen war. Schließlich bewerteten Adams und Ramig (1980) Stotternde und Nichtstotternde während des Lesens im Chor im Hinblick auf die Vokallänge, die vokale SPL[1], die ununter-

1) SPL= sound pressure level; Schalldruck bzw. Lautstärke

brochene Phonation an den Wortgrenzen hinweg und die Häufigkeit von Unflüssigkeiten beim Chorlesen. Die Ergebnisse zeigten keine allgemeine Änderung des Schalldruckes; aber wenn der Schalldruck einer Versuchsperson zu Beginn unter dem des Mitlesers lag, stieg der Schalldruck des ersteren in der Regel an (umgekehrt war das nicht der Fall). Im allgemeinen neigten die Versuchspersonen dazu, sich der Vokallänge des begleitenden Lesers anzupassen, doch nur bei Stotternden nahm die Vokallänge während des Chorlesens (im Vergleich zum Alleinlesen) signifikant ab. Dies mag den eben zitierten Ergebnissen von Ingham und Packman (1978) widersprechen. Die Autoren warnten davor, verschiedene Formen von Chorlesen zu vergleichen. Die Fortsetzung der Phonation über die Wortgrenzen hinaus wurde durch das Chorlesen nicht konsistent beeinflußt.

Unisonosprechen wird für Therapiezwecke sehr unterschiedlich eingesetzt. Ich habe es 1953 bei einem stotternden Teenager mit Hilfe eines akustischen Trainingsapparates mit zwei Mikrofonen, Kopfhörern und Lautstärkereglern benutzt. Wir setzten uns am Anfang räumlich auseinander und stellten die Lautstärke so ein, daß mein Sprechen das seine übertönte. Nach und nach wurde mein Signal ausgeblendet, bis er auch ohne meine Unterstützung weiterhin flüssig sprechen konnte. Cherry und Sayers (1956) berichteten, daß Chorsprechen immer wirksam war, egal, ob identisches, verschiedenes oder unsinniges Lesematerial verwendet wurde. Bezüglich des unsinnigen Materials merkten sie an, daß die phonetische Abfolge, das Timing und andere gemeinsame Sprachfaktoren auch dabei wirksam zu sein schienen. Van Riper (1959, 1971, 1973) erwähnte die Verbesserung der Sprechflüssigkeit durch Unisono-/ Simultan-/Chorsprechen und riet, jedes Auftreten von Sprechunflüssigkeiten zu ignorieren und ein normales Lesemuster beizubehalten. Falck (1969) empfahl die folgende Reihenfolge bei der Anwendung von Chorsprechen:

1. Die Therapeutin fängt an, indem sie eine ausgewählte Phrase jedesmal mit einer klaren Aussprache und weichem Stimmeinsatz wiederholt.
2. Der Patient stimmt ein, wenn er bereit ist; Patient und Therapeutin wiederholen gemeinsam. Beim Auftreten von Sprechunflüssigkeiten spricht die Therapeutin ohne Änderung weiter, bis der Patient sie wieder einholen kann.
3. Wenn der Patient eine stabile Sprechflüssigkeit erreicht hat, läßt die Therapeutin ihr eigenes Sprechen ausklingen (schnell oder langsam), bis der Patient allein spricht.
4. Alle Veränderungen an der Sprechgeschwindigkeit, der Modulation usw. können von der Therapeutin vorgemacht werden.

Gregory (1968) lieferte eine nützliche Beschreibung des Chorsprechens für junge chronische Stotternde. Unter Verwendung eines Kassettenrekorders (damit der Fortschritt in Richtung Sprechflüssigkeit festgehalten werden kann) arbeiten Therapeutin und Kind zunächst an Wortlisten bis hin zu ganzen Absätzen. Wenn eine grundlegende Sprechflüssigkeit erreicht worden ist, wird das Chorlesen mit Spasmenanalyse, negativer Praxis, freiwilligem Stottern (z.B. lockere Wiederholungen) und Korrekturen/Überarbeitungen motorischer Sprechmuster gemischt. Andere Techniken, wie z.B. Entspannung, können in die Übungen zum Chorlesen integriert werden.

Die Entscheidung, ob Simultan-/Unisono-/ Chorsprechen in der Therapie verwendet werden soll, hängt von den gleichen Zielen und Kriterien ab, die bereits bei der Metronomtherapie aufgeführt wurden. Es scheint so, als ob es bei Kindern am besten funktioniert. Ich habe viele Teenager und Erwachsene beobachtet, die es „kindisch" fanden. Trotzdem werde ich hier ein Anwendungsmodell für ältere Stotternde anführen:

Phase I: Untersuchung

1. Wiederholen Sie die in anderen Abschnitten angeführten Beurteilungsmethoden, wobei Sie jeweils die Teile auslassen, die sich auf spezielle Techniken beziehen.
2. Bitten Sie den Patienten, unisono mit Ihnen bis 20 zu zählen. Zählen Sie langsam, gleichmäßig und mit leichten Dehnungen. Machen Sie dies zwei- oder dreimal und nehmen Sie den Patienten für eine spätere Analyse dabei auf.
3. Lassen Sie den Patienten ungefähr drei Minuten lang einen Absatz von mindestens 500 Wörtern laut vorlesen, wobei Sie ihn aufnehmen und alle Sprechunflüssigkeiten notieren. Sagen Sie dem Patienten, daß Sie nun diesen Absatz vorlesen werden und daß er mit einsteigen soll. Ihre Stimme muß dabei zunächst dominieren, worauf Sie etwas leiser werden, so daß Sie mit der gleichen Lautstärke wie der Patient sprechen. Wenn das Sprechen des Patienten annähernd flüssig ist, werden Sie noch leiser (warnen Sie den Patienten vor dem Lesen davor), bis der Patient die letzten 30 Sekunden allein liest.

Bewerten Sie die Fähigkeit des Patienten, in ein Chorlesen einzustimmen und seine Äusserungen zeitlich mit den Ihren abzustimmen. Bereits zu diesem Zeitpunkt sollten die Sprechunflüssigkeiten deutlich reduziert sein. Versuchen Sie während des Lesens kleine Variationen in der Sprechgeschwindigkeit, der Modulation und anderen Variablen, um zu sehen, wie schnell der Patient dies bemerkt und Sie dann präzise weiterbegleitet.

Phase II: Etablierung

Diese Phase kann unterschiedlich ausgeführt werden. Patient und Therapeutin können ein Doppelmikrofon und zwei Kopfhörer benutzen. Die Therapeutin kann „live" vor dem Patienten beginnen und sich dann neben oder hinter den Patienten stellen. Die Therapeutin kann das Sprechmaterial vorher auf Band aufnehmen und nur als Beobachterin oder Anleiterin fungieren. Es kann sowohl einzeln als auch in Gruppen gearbeitet werden. Etliche elektronische Geräte können das gleiche Stimulusmaterial wiederholt hintereinander abspielen. Zur Verstärkung der Lautstärke Ihres eigenen Sprechens können viele Hilfsmittel verwendet werden, wie z.B. entsprechend abgewandelte Milchkartons, Papprollen, Stethoskope, tragbare Audiometer usw. Die Bedürfnisse des Patienten und Ihre eigenen Mittel werden Ihnen die Möglichkeiten vorgeben. Aus diesem Grund sind die unten aufgeführten Beispiele nur als Beispiel einer möglichen Sequenz und nicht als Empfehlung einer bestimmten Abfolge zu sehen.

1. Lesen Sie unter Verwendung einer Wortliste 50 bis 100 Wörter mit gleichmäßiger Geschwindigkeit und ohne wesentliche Pausen zwischen den Wörtern. Der Patient liest mit Ihnen. Zählen Sie die Sprechunflüssigkeiten.

2. Lesen Sie zusammen mit dem Patienten eine Liste von 10 bis 20 Sätzen und nehmen Sie den Patienten dabei auf. Spielen Sie die Aufnahme ab und analysieren Sie die Sprechunflüssigkeiten im Hinblick auf Häufigkeit, Schwere, Ort, Phoneme und andere Faktoren. Da Sie das Modell sind, halten Sie nicht an, wenn der Patient stottert, sondern machen Sie weiter und beenden Sie den Satz.

3. Sprechen Sie Phrasen, die der Patient gemeinsam mit Ihnen wiederholt. Der Patient hört beim ersten Mal zu und begleitet Sie, wenn Sie beim zweiten Mal etwas zu laut, beim dritten Mal normal und beim vierten Mal sehr leise lesen. Nehmen Sie wie vorher alles zur Analyse auf Kassette auf.

4. Lesen Sie einen Abschnitt, der ungefähr zwei Minuten dauert. Sprechen Sie während der ersten 30 Sekunden etwas zu laut, während der nächsten 30 Sekunden mit normaler Stimme und dann die letzte Minute sehr leise. Nehmen Sie alles für eine Analyse auf.

Diese Phase sollte sich über mehrere Sitzungen erstrecken, um eine grundlegende Sprechflüssigkeit zu erreichen. Beim Lesen eines Absatzes sollten die Sprechunflüssigkeiten des Patienten mindestens um 90% abgenommen haben. Wenn sie höchstens um 50% reduziert sind, sollten Sie entweder die Probleme lösen oder eine andere Methode in Erwägung ziehen.

Phase III: Variierung

Der Patient hat gezeigt, daß er beim gemeinsamen Lesen relativ flüssig sein kann. In diesem Stadium wollen Sie die Sprechflüssigkeit und das Selbstvertrauen erhöhen, andere Aspekte der Therapie einbeziehen und Transferelemente einbringen (vgl. unten). Die Einbeziehung anderer Therapieaspekte hängt von Ihrem anfänglichen Plan und Ihren persönlichen Vorlieben ab.

1. Beginnen Sie jede Sitzung mit der Wiederholung von fünf- bis zehnminütigen Aktivitäten aus Phase II. Dies hilft, jede Sitzung auf einer vertrauten Grundlage der Sprechflüssigkeit zu beginnen.
2. Wiederholen Sie Schritt 2 aus Phase II, aber variieren Sie, indem Sie schon nach den ersten drei oder vier Sätzen aufhören.
3. Wiederholen Sie Schritt 3 aus Phase I, aber hören Sie bereits nach dem vierten Durchgang auf.
4. Verwenden Sie einen Abschnitt von ungefähr 600–800 Wörtern. Üben Sie Chorlesen, während Sie die folgenden Sprecharten vorgeben:
   a) normales Sprechen
   b) leise Stimme
   c) Flüstern
   d) silbenweises Sprechen
   e) pro Taktschlag ein Wort sprechen
   f) weicher Stimmeinsatz
   g) Dehnung
   h) kontinuierliche Phonation

   Verwenden Sie so viel Zeit wie nötig, um dem Patienten diese (oder andere) Methoden zu erklären oder zu demonstrieren. Nachdem sich der Patient an jede angepaßt hat, lassen Sie ihn die letzten 15 bis 30 Sekunden des Absatzes allein unter Verwendung der jeweiligen Methode beenden. Nehmen Sie dies auf Kassette auf und spielen Sie die Aufnahme zur Nachbesprechung ab. Das Ziel dieses Schrittes ist, die Flexibilität des Patienten beim Zuhören und der Variation der Techniken zu testen und auszubauen. Sie können diese Stufe aber auch dazu verwenden, die Effektivität von verschiedenen Sprechflüssigkeitstechniken zu testen.
5. Wiederholen Sie Schritt 3 aus Phase I unter Verwendung der eben aufgeführten Sprecharten; lassen Sie den Patienten schließlich alles allein wiederholen. Analysieren und werten Sie die Ergebnisse wie gehabt aus.
6. Lesen Sie einen Absatz in normaler Sprechart vor. Täuschen Sie beim Lesen leichte bis mittelschwere Stotterspasmen mit einem hohen Grad an Anspannung, Sekundärverhalten oder Anstrengung vor. Variieren Sie dabei die Wiederholungen, Dehnungen und Stopps und kombinieren Sie diese gelegentlich. Machen Sie dies so langsam und lang genug, daß der Patient genug Zeit hat, sich einzuklinken und mitzumachen. Dieser Schritt hilft dem Patienten, seine Wahrnehmung und Kontrolle zu verbessern, und demonstriert eine entspannte Form des Stotterns. Vergewissern Sie sich, daß Sie im Hinblick auf Ort und Zeitpunkt des Stotterns typischen Verhaltensmustern folgen. Spielen Sie die Aufnahme zur Auswertung ab. Sie können vor diesem Schritt (bzw. anstelle) unübliche, aber nicht bizarre Veränderungen der Modulation, der Sprechgeschwindigkeit usw. einfügen oder verschiedene andere Sprecharten hinzufügen.
7. Wiederholen Sie Schritt 6, aber wechseln Sie bei jedem vorgetäuschten Stotterspasmus in eine der in Schritt 4 aufgelisteten Sprecharten. Gehen Sie dabei langsam vor, so daß der Patient sich Ihnen anschließen kann.
8. Wiederholen Sie Schritt 7, aber lassen Sie den Patienten allein lesen. Wenn irgendwelche der Spasmen echt werden, soll er sie solange fortsetzen, bis sie wieder kontrollierbar werden und wie geplant beendet werden können. Die Therapeutin kann bei entglittenen Vortäuschungen eingreifen, in diesen Spasmus mit einsteigen, ihre Lautstärke steigern und den Patienten aus dem Spasmus „her-

ausführen" – aber das Ziel ist die Eigenkontrolle durch den Patienten.

Zu diesem Zeitpunkt ist die Sprache des Patienten im allgemeinen während des Vorlesens (beinahe) flüssig, und er hat die Fähigkeit entwickelt, sein Sprechen auf verschiedene Art zu variieren. Die Wahrnehmung und die Fähigkeit zur Kontrolle zeigen normalerweise eine deutliche Verbesserung. Die Übung im Pseudostottern hilft bei der Desensibilisierung, beim Imitieren von einfacheren Stottermustern und bei der Übung verschiedener Sprecharten, um Fehler in der Sprechflüssigkeit vorauszusagen oder zu überwinden.

Phase IV: Anwendung

Diese Phase wird hier nicht im einzelnen beschrieben, da die Anwendung von den individuellen Vorlieben abhängt. Die meisten Ansätze folgen einer der drei folgenden Ausrichtungen:

1. Fortsetzung und Ausbau der Übungen zur Sprechflüssigkeit durch Chorlesen mit besonderer Betonung der Transferaktivitäten aus Phase V. Der Patient wird sich immer mehr bewußt, was flüssiges Sprechen eigentlich ist und wie es entsteht. Die Therapeutin kann dies durch spezifische Übungen beeinflussen.

2. Chorsprechen zur Entwicklung einer bestimmten stotterinkompatiblen Sprechweise oder einer Kombination von Techniken. Die Therapeutin kombiniert dabei z.B. die langsame Sprechgeschwindigkeit mit dem weichen Stimmeinsatz und Dehnungen und beginnt jede Sitzung mit einer Unisono-Übung, auf die sie bei Bedarf jederzeit zurückgreifen kann.

3. Die Verwendung von Chorlesen und von Übungen zur Entwicklung der Fähigkeiten zur Symptommodifikation und -kontrolle. Die Therapeutin kann dabei modellieren und Anleitung geben, blendet sich jedoch allmählich aus. Der Patient kann die Kontrolle nach und nach übernehmen und wird schließlich zum Modell für die Therapeutin, in das diese mit einstimmt.

Phase V: Transfer

Diese Phase kann bereits in den ersten Therapiesitzungen beginnen, fängt aber normalerweise erst in Phase II an. In Programmen, in denen die Option 1 der Phase IV gewählt wird, sind Transferaktivitäten die Hauptquelle für die Ausbreitung der Sprechflüssigkeit; diese lassen sich besonders gut bei Kindern anwenden.

1. Geben Sie dem Patienten eine Kassettenaufnahme, auf der bereits Sätze aufgenommen sind, sowie eine Kopie des vorgelesenen Textes; der Patient soll an den vorgegebenen Sätzen üben. Empfehlen Sie zwei oder drei zehnminütige Übungsperioden am Tag, wobei der Patient über die Leistung und die Probleme berichten muß.

2. Geben Sie dem Patienten vorgedruckte Satzlisten und Absätze für Hausaufgaben mit anderen Personen mit. Wenn möglich, bitten Sie die entsprechende Person, vorher für eine kurze Einweisung zu Ihnen zu kommen; wenn dies nicht möglich ist, können Sie die Instruktionen und die Demonstrationen auf Kassette aufnehmen. Andere Personen können ebenfalls auf Kassette vorlesen und der Patient kann die Aufnahme und das Skript nach Belieben für wiederholte Übungen benutzen. Der Patient übt das Vorlesen mit verschiedenen Personen. Auch in den Therapiesitzungen können andere Leser eingeführt werden.

3. Lassen Sie den Patienten kurze Werbespots aus dem Radio oder Fernsehen aufnehmen und beim Abspielen das Unisonosprechen mit ihnen üben.

4. Beziehen Sie beim Durchlaufen der einzelnen Phasen weitere Aktivitäten in die Therapie mit ein; benutzen Sie gedrucktes sowie zuvor aufgenommenes Material, so daß sich die Aktivitäten aus der Therapie in den Hausaufgaben widerspiegeln.

5. Benutzen Sie die Situationshierarchie aus dem Abschnitt über das Metronom.

6. Arrangieren Sie die Unterstützung einer Gruppe und führen Sie ein Nachsorge- und Therapiebeendigungsprogramm durch, so wie das in dem Abschnitt zur Metronomtherapie vorgeschlagen wurde.

In meiner eigenen klinischen Erfahrung hat sich das Chorsprechen als alleiniges Programm oder Hauptbestandteil eines Therapieprogramms als nicht besonders wirksam erwiesen. Bei älteren Stotternden hat es sich eher als ein Schritt der Therapie oder als Ergänzung anderer Methoden bewährt.

Schattensprechen

Die Definition und die Geschichte des Schattensprechens kann man im besten Fall als vage bezeichnen. Beech und Frasnella (1968) definierten es als gesprochene Kontrolle dessen, was eine andere Person sagt. Andere haben es als „Spurensuche" bezeichnet. Einige Therapeutinnen haben es in neuerer Zeit als „O'Reilly-Therapie" nach dem Hauptgefreiten aus der amerikanischen Fernsehserie „M.A.S.H." bezeichnet. Zum Schattensprechen gehört zunächst ein erster Sprecher, der spontan spricht oder aus Material vorliest, das einem zweiten Sprecher nicht zugänglich ist. Der zweite Sprecher versucht zu wiederholen, was der erste Sprecher sagt, für gewöhnlich eine oder zwei Silben (Wörter) verzögert. Man kann davon ausgehen, daß der Kontext die phonemische Abfolge, die grammatikalische Ordnung und das wahrscheinlich folgende Wort vorhersagen läßt, was (zusammen mit Pausen) Schattensprechen überhaupt erst möglich macht. Die Vertrautheit mit dem Thema kann auch ein Faktor sein. Cherry (1953) wird von vielen als Vorreiter anerkannt, der das Schattensprechen identifizierte und erforschte, obwohl Freund (1966) über dessen Anwendung im Deutschland vor 1900 berichtete. Es war anscheinend Marland (1957), der die Bezeichnung „Schattensprechen" prägte. Aber gewiß verdiente Cherry die ersten Lorbeeren auf diesem Gebiet. Cherry (Cherry, 1957; Cherry et al., 1955; Cherry und Sayers, 1956) berichteten von der Verwendung des Schattensprechens mit Stotternden und stellten die These auf, daß die Sinneswahrnehmungen des Patienten sich dabei größtenteils vom eigenen Sprechen auf die Sprechmuster des ersten Sprechers verschöben. Cherry berichtete, daß es sehr einfach sei, einen Zuhörer eine Bandaufnahme „... geflüstert oder mit gedämpfter Stimme ..." wiederholen zu lassen. Die daraus resultierende Sprache, so Cherry (1957, S. 279)

> *„... besteht meist aus unregelmäßigen Satzteilen... mit eigentümlich emotionsloser Stimme, ähnlich einem Sprechgesang... Er spricht wie ein Roboter und erkennt, wenn überhaupt, nur wenig semantische Zusammenhänge".*

Der emotionale Inhalt geht dabei verloren und das Erinnerungsvermögen für gehörte Information oder Anweisung ist generell schlecht.

Um Schattensprechen zu verstehen, sind Erklärungen allein nicht ausreichend. Wingate (1969) hielt es für möglich, daß der erste Sprecher dem zweiten irgendwie als Modell dient, konnte aber nicht erklären, wie dies funktionieren sollte. Er war der Meinung, daß die halbmelodische, intonierende Eigenschaft der Stimme des zweiten Sprechers die Phonation sowie die Kontinuität dieser Phonation über alle anderen Faktoren hinweg betont. Wingate stellte die These auf, daß der zweite Sprecher zwar die grundlegenden Aspekte der mündlichen Kommunikation – Vokalisation, Intonation, Prosodie – ausführt, daß aber der Informationsgehalt auf der übergeordneten Ebene der Bedeutung und der Gefühle nur gering ist. Schließlich (Wingate, 1976) verwies er auf eine signifikante Reduzierung der Sprechgeschwindigkeit als möglichen Faktor. Im allgemeinen war er der Meinung, daß die Faktoren, die bei Chorsprechen und Singen eine Rolle spielten, auch die Sprechflüssigkeit beim Schattensprechen beeinflußten.

Fransella (1971) untersuchte die Auswirkungen, wenn Stotternde im voraus wußten, wann es zu einer Äußerung kommen würde und fand große individuelle Unterschiede in der daraus resultierenden Häufigkeit des Stotterns. Yovetich et al. (1977) berichteten, daß Stotternde bei dichotomischem Hören (wenn die zweite Stimme unflüssig war) wesentlich mehr Fehler in der Nachahmung machten als Nichtstotternde. Die Fähigkeit, dem zweiten Sprecher zuzuhören, mag hierbei auch mit hineinspielen, da davon berichtet wurde, daß die Genauigkeit des Zuhörens bei (nicht stotternden) Versuchspersonen mit deren Werten bei der rhythmischen Wahrnehmung korrelierte (Sergeant, 1961). Diese Studien unterstreichen nur, daß uns die Forschung fehlt, um die beim Schattensprechen eine Rolle spielenden Variablen in aller Gründlichkeit beschreiben zu können und daß wir einer Erklärung nicht einmal nahe kommen.

Schattensprechen kann nur begrenzt eingesetzt werden, besonders im Vergleich zu Methoden wie Chorsprechen oder Rhythmisierungsmethoden. Cherry et al. (1955) berichteten vom Einsatz des Schattensprechens bei fünf schwer Stotternden, mit denen sie eine Imitation von modellierter Intonation und Rhythmusmuster mit zunehmender Geschwindigkeit übten. Er berichtete von einer „verblüffenden Verbesserung“ in allen fünf Fällen nach zwei bis vier Wochen. Marland (1957) benutzte Schattensprechen bei Vorschulkindern, die sowohl polterten als auch stotterten. Sie war der Ansicht, der Hauptwert von Schattensprechen läge im Training von neuen Zuhörgewohnheiten sowie veränderten Sprechmustern. Sie betonte besonders die Vorhersagbarkeit und die große Bedeutung der Hausaufgaben.

Walton und Mather (1963) berichteten von einem Stotternden, bei dem Schattensprechen nur begrenzt eingesetzt werden konnte. Nach 48 Sitzungen sprach er in der Therapie sehr flüssig, doch kam es zu keinem Transfer. Zusätzliche 47 Sitzungen, die sich auf eine systematische Desensibilisierung konzentrierten, schienen dem Patienten die Mittel an die Hand zu geben, mit seinem Bedürfnis nach Sprechflüssigkeit außerhalb der Therapie ausreichend umgehen zu können. Ein positiverer Bericht resultierte aus der Arbeit mit 38 Stotternden, bei denen eine Mischung aus Schattensprechen und Angstreduzierung angewendet wurde (Kelham und McHale, 1966). Die Autoren waren bei ca. 74% der Patienten erfolgreich und merkten an, daß es eine positive Korrelation zwischen niedrigem Alter und der geringeren Anzahl der Sitzungen zu geben schien. Kondas (1967) berichtete vom Einsatz von Schattensprechen bei 20 Versuchspersonen im Alter zwischen acht und 20 Jahren. In den ersten zwei Sitzungen konzentrierte sich die Therapie auf die korrekte Atmung. Schattensprechen wurde in der dritten Sitzung eingeführt; tägliche Übungen zu Hause folgten so früh wie möglich. Nach zehn bis 15 Sitzungen mit Schattensprechen wurden vier Patienten auf eine Behandlung mit Desensibilisierungsmethoden umgestellt. Nachfolgende Bewertungen ergaben, daß 70% der Patienten „geheilt“ oder „stark verbessert“ waren. Kondas empfahl daher eine weitere Verwendung der Behandlungsmethode.

Peins et al. (1970) beschrieben ein auf Kassette aufgenommenes Selbsttherapieprogramm für Stotternde, das Schattensprechen und Maskierung beinhaltete. In einem späteren Werk (Peins et al., 1972) verglichen sie ein auf Kassette aufgenommenes Programm mit einer „Standardtherapie“-Gruppe und einer Kontrollgruppe ohne Therapie. Das Tonbandprogramm bestand u.a. aus Schattensprechen und verschiedenen anderen Übungsmethoden. Die Standardtherapie (wöchentliche Sitzungen) arbeitete an Vermeidungsverhalten, Veränderungen in der Einstellung und Veränderung des Sprechverhaltens. Nach sechs Monaten zeigte die Gruppe mit Tonbandtherapie größere Verbesserungen (bei elf von zwölf Patienten) als die Gruppe mit der Standardtherapie (acht von zwölf Patienten). Die Kontrollgruppe zeigte eine Verbesserung bei einer Person, eine Verschlechterung bei einer anderen, und sieben Gruppenmitglieder zeigten keinerlei Veränderungen.

Sergeant (1961) klang etwas abwertend, als er berichtete, daß die Verständlichkeit des zweiten (nachahmenden) Sprechers bei Werten von 60dB und einer Sprechgeschwindigkeit von 102 Silben pro Minute (die normale Sprechgeschwindigkeit liegt bei ca. 200+ Silben pro Minute) durchschnittlich bei nur 68% lag. Manche Versuchspersonen erreichten nach ausgiebiger Übung (16 Sitzungen) 80%. Diese Studie, die auf eine sehr anspruchsvolle Situation in der Telekommunikation abzielte, versuchte die Kontextinformation gering zu halten, den Einfluß der Therapeutin auszuschalten und beschränkte sich auf die Übungssitzungen.

Auch die Berichte von Ingham und Andrews (1973b) klangen negativ; sie fanden heraus, daß Schattensprechen anscheinend nur in Kombination mit anderen Methoden wirksam sei, obwohl sie gleichzeitig die methodische Nachlässigkeit der von ihnen rezensierten Studien kritisierten. Bloodstein (1969) ordnete Schattensprechen (zusammen mit Silbensprechen und ähnlichen Methoden) unter die Rubrik „Ablenkung" ein; einer Ablenkung, die im Laufe der Zeit an Wirksamkeit verlieren würde. Van Riper (1973) war bereit, Schattensprechen als eine Möglichkeit zur Verstärkung des normalen Sprechens bei sehr jungen Stotternden anzuerkennen, bei denen es noch nicht zu irgendwelchen Vermeidungen kam. Er stellte jedoch ihren Wert für erwachsene Stotternde aufgrund des fehlenden Transfers in Frage. Fiedler und Standop (1994, S. 119) faßten die Auffassung von vielleicht vielen Therapeutinnen zusammen, wenn sie Schattensprechen den vielen anderen Sprechhilfen gleichstellten, die

> *„... im allgemeinen, während sie benutzt werden, zu einer Symptomverminderung führen können, ... Das ist ein wichtiges Behandlungselement ... da der Stotternde seit langem ein erstes Mal wieder das Gefühl bekommen könnte, seiner Sprechstörung nicht hilflos ausgeliefert zu sein. Dies ist zumeist eine nicht zu unterschätzende Voraussetzung für die weitere oft langwierige Arbeit in der Therapie".*

Die Anwendung von Schattensprechen wird hier nicht über die angegebenen Empfehlungen hinaus erläutert. Ich selbst habe es nur einige wenige Male verwendet und zögere, ausgiebige Vorschläge zu machen. Irgendwelche formellen Kriterien zur Verwendung von Schattensprechen sind mir nicht bekannt. Die Forschung deutet darauf hin, daß die Jugend des Patienten, ein einfacheres Stottersyndrom und eine Fähigkeit zur Wahrnehmung rhythmischer Muster mit besseren Ergebnissen korreliert. Ferner müssen die Möglichkeit häuslicher Übung, die Neigung eines Patienten zur Introversion sowie die Einbeziehung anderer Methoden in Betracht gezogen werden. Ich würde bei der Verwendung von Schattensprechen allgemein folgendes vorschlagen:

1. Beobachten Sie den Patienten besonders zu Beginn auf Anzeichen von unangebrachter Anspannung oder Streß. Manche Patienten entspannen sich und setzen Schattensprechen ein, während es für andere harte Arbeit ist.
2. Planen Sie Pausen beim Schattensprechen ein, so daß der Patient Gelegenheit zur Entspannung hat. Die Länge dieser Pausen richtet sich nach den Bedürfnissen des Patienten.
3. Wechseln Sie das Material oft genug, damit der Patient nicht einfach durch zu große Vertrautheit ins Unisonosprechen hineingleitet; manche Patienten zeigen ein großes Talent, wenn es darum geht, den Kontext und die Vorhersagbarkeit als Hinweise dafür zu nehmen, was als nächstes kommt.

4. Planen Sie sehr sorgfältig, wie Sie die durch das Schattensprechen entstandene Sprechflüssigkeit verwenden wollen; welche Techniken vorausgehen, begleiten und/oder folgen und was Sie tun können, wenn das Schattensprechen nach den ersten vier bis acht Stunden nicht den gewünschten Effekt erzielt.

Wenn Sie sich entschlossen haben, Schattensprechen zu verwenden, erklären Sie dem Patienten, was Sie von ihm wollen, und demonstrieren Sie Schattensprechen live (verwenden Sie kein vorher aufgenommenes Material) oder bitten Sie einen Kollegen, Ihnen dabei kurzzeitig zu helfen (beachten Sie das Niveau der Sprechgeschwindigkeit). Fangen Sie, wenn der Patient verstanden hat, um was es geht, auf einem sehr einfachen Niveau an.

1. Verwenden Sie eine Aufnahme, bei der Sie selbst mit sehr langsamer Geschwindigkeit (50–60 Wörter pro Minute) lesen. Der Text sollte sehr einfach sein, mit vertrauten Wörtern und in einem gleichmäßigen Rhythmus (d.h. mit möglichst wenigen schnell ausgesprochenen Silbengruppen). Bitten Sie den Patienten,

   a) nicht sich selbst, sondern der Stimme beim Sprechen zuzuhören

   b) das Gesagte um ein bis zwei Wörter (zwei bis drei Silben) versetzt zu wiederholen

   c) sehr leise zu sprechen oder sogar zunächst zu flüstern.

   Die Kassette kann mehrfach verwendet werden, solange der Patient nicht beginnt, unisono mitzusprechen.

2. Wiederholen Sie Übung 1 mit verschiedenen Textbeispielen, bis der Patient Schattensprechen gut beherrscht. Unterbrechende Sprechunflüssigkeiten sollten beobachtet und getrennt von den allgemeinen Kriterien für Schattensprechen beurteilt werden.

3. Lesen Sie laut und langsam vor. Bitten Sie den Patienten, Sie nachzuahmen – Sprechgeschwindigkeit, Rhythmus, Modulation, Dauer, Betonung usw.. Vergewissern Sie sich, daß Sie weiter langsam sprechen, und halten Sie dabei Ihre Sprechproduktion so gleichmäßig wie möglich. Es kann hilfreich sein, wenn Sie beide Kopfhörer tragen, die an ein von Ihnen verwendetes Mikrofon angeschlossen sind. Sie können so dem Patienten gegenüber Ihr Sprechen akzentuieren und können gleichzeitig verhindern, daß Sie von seinem Sprechen beeinflußt werden. Setzen Sie dies solange fort, bis das Schattensprechen mit gleichbleibender Qualität ausgeführt werden kann.

4. Wiederholen Sie Schritt 4, aber führen Sie dabei die folgenden Variablen ein, vorausgesetzt die Leistung des Patienten läßt dies zu:

   a) Führen Sie bei langsamer Sprechgeschwindigkeit normale Variationen sowie leichte Steigerungen der Lautstärke, der Betonung usw. ein.

   b) Verwenden Sie bei der gleichen langsamen Geschwindigkeit komplizierteres Material aus Zeitschriften und Zeitungen.

   c) Erhöhen Sie die Sprechgeschwindigkeit mit leichtem Material auf 60–80 Wörter pro Minute und dann 80–100 Wörter pro Minute. Führen Sie dann die in 4a und 4b vorgeschlagenen Variationen erneut ein.

5. Bitten Sie einen Ihrer Kollegen, einen Freund oder ein Familienmitglied des Patienten, etwas laut für eine Aufnahme vorzulesen. Familienmitglieder oder Freunde des Patienten sind dabei vorzuziehen, denn sie werden jetzt für die Transferaufgaben „trainiert". Benutzen Sie Material unterschiedlicher Komplexität und lassen Sie es mit den oben aufgeführten Geschwindigkeiten lesen.

6. Führen Sie andere Personen in die Therapiesitzungen ein und lassen Sie diese laut vorlesen. Beginnen Sie mit einfachem Material und langsamer Sprechgeschwindigkeit und ändern Sie dies je nach Fortschritt des Patienten.

Bis zu diesem Punkt können manche Patienten alle Schritte in nur wenigen Therapiesitzungen durchlaufen. Die meisten benötigen vier bis zehn Sitzungen, einige wenige jedoch zwölf bis 20 Sitzungen. Nach Abschluß von Schritt 6 sollte der Patient in der Lage sein, Schattensprechen bei einer Vielzahl von Material bei langsamer und gemäßigter Geschwindigkeit einzusetzen. Außerdem hat eine gewisse Reduktion in der Qualität der Intonation stattgefunden, verbunden mit einer Normalisierung der Sprechproduktion. In den nächsten Schritten geht es um die Erhöhung der Flexibilität und die Anwendung des flüssigen Sprechens, das der Patient mittlerweile gelernt hat.

7. Konzentrieren Sie sich bei einer Geschwindigkeit von ungefähr 100 Wörtern pro Minute auf eine weitere Entwicklung der Satzmelodie und eine weitere Normalisierung des Sprechens. Benutzen Sie Personen, die „live" lesen, und nehmen Sie den Patienten auf Kassette auf. Spielen Sie die Kassette ab und arbeiten Sie an der Ausformung des Sprechens des Patienten in Richtung auf Normalität.
8. Erhöhen Sie den Wörter-pro-Minute-Wert, bis der Patient Probleme beim Schattensprechen bekommt. Reden Sie dann mit dem Patienten über das Sprechtempo, und entscheiden Sie sich zusammen mit dem Patienten für einen annehmbaren Wert, der außerdem ein genaues Schattensprechen ermöglicht.
9. Wiederholen Sie die vorherigen Schritte mit anderen Vorbildern und Variationen in der Komplexität.

Der Transfer von Schattensprechen im weiteren Sinne ist zwar schwierig, aber im Hinblick auf Übungsaufgaben außerhalb der Therapie recht einfach. Aufgaben auf Kassette können ohne größere Probleme vorbereitet werden; damit sollte bereits bei Schritt 2 begonnen werden. Wenn Familienmitglieder oder Freunde für kurze Trainingssitzungen in die Therapie kommen, können deren Unterschiede in der Art des Sprechens hilfreich sein. Dies hat außerdem oft den Effekt, daß es die Sprachmodelle zu Hause verbessert (was besonders bei Kindern nützlich ist). Nach einigen Testläufen in der Therapie kann der Patient solche Gelegenheiten wie Nachrichtensprecher im Fernsehen (keine Sportkommentatoren) sowie geeignete Film- oder Hörspielrollen zur Übung benutzen.

Wenn der Patient eine Kombination aus effektivem Schattensprechen und Sprechflüssigkeit erreicht hat, sollte die Therapeutin normalerweise mit darauf aufbauenden Methoden begonnen oder sie zumindest vorbereitet haben. Es ist unwahrscheinlich, daß es bei Patienten jenseits des Grundschulalters zu spontanen Generalisierungen kommen wird. Man könnte in der weiteren Arbeit vorgegebene Sprechmuster benutzen oder spezifische Methoden zum Erreichen von Sprechflüssigkeit (z.B. weicher Stimmeinsatz oder Dehnung) bzw. Methoden der Symptomkontrolle (Pullouts und vorbereitende Einstellungen) durch Schattensprechen zeigen und üben. Die in der Therapie erzielte Sprechflüssigkeit kann außerdem dazu verwendet werden, einen leichten Übergang auf die nächste Therapieebene zu ermöglichen. Es ist jedoch kaum anzunehmen, daß das Schattensprechen die Stottertherapie revolutionieren wird.

Rollenspiel

Das Rollenspiel, das man auch als „Ausprobieren von Verhalten" bezeichnen könnte, wird sowohl bei Kindern als auch bei Erwachsenen angewendet. Es verbindet sich eng mit den Psychodrama-Therapien für emotionale Störungen und man kennt es auch innerhalb anderer Lern-Settings. Das Rollenspiel kann vom Patienten als ein recht einfaches Mittel zum Ausprobieren und Üben verschiedener Techniken benutzt werden, bevor er diese außerhalb der Therapie einsetzt. Der Therapeutin dient es zur Erforschung und Veränderung von Einstellungen oder Gefühlen des Patienten, die dessen eigene Person, andere Personen und besondere Situationen betreffen. Auch bei der Desensibilisierung und Implosionstherapien wird es häufig verwendet. Für die Freisetzung von Gefühlen, die Entwicklung von Einsichten, Selbstinstruktion, die eigene Manipulation von Handlungsfolgen und andere Fertigkeiten kann man von Rollenspielen Gebrauch machen. Es kann bei jugendlichen Stotternden in Gruppen- oder Einzelsitzungen eingesetzt werden (Bryngelson et al., 1944; Chapman, 1959). Vorschulkinder sprechen mehr, wenn auch nicht flüssiger, wenn sie mit einer Puppe anstatt mit einem Erwachsenen sprechen (Martin et al., 1972b). Pollaczek und Homefield (1954) berichteten von einer sehr effektiven Verwendung von Masken bei Grundschulkindern. Die Masken wurden dazu benutzt, die Bereitschaft zum Sprechen sowie die Freiheit des Ausdrucks zu fördern. Honig (1947) empfahl das Rollenspiel als Teil der Aufwärmaktivitäten, um sich auf die Probleme zu konzentrieren, die einzelne Stotternde in Sprechsituationen wahrnehmen, bzw. um Anspannungssituationen zu bearbeiten, die Gruppenmitgliedern bevorstanden. Andere Therapeuten empfahlen das Rollenspiel ebenfalls für eine ganze Reihe von Zwecken (Goldsmith, 1973; Lemert und Van Riper, 1958; Murphy und Fitzsimmons, 1960; Van Riper, 1973; Rustin, 1979).

Beim Rollenspiel neigen die Teilnehmer dazu, sich mit ihrer Rolle zu identifizieren und sie als pseudoreal anzusehen, obwohl sie sehr wohl wissen, daß sie nicht real ist (Higgins et al., 1983). Dies kann sowohl Vorteil als auch Nachteil sein. Trojan (1965) gab ein Beispiel für die potentiellen Nachteile (für Sprachtherapeuten) in seiner „kinetischen Entladungstherapie". Dieser Ansatz des Rollenspiels (oder des Psychodramas) wurde für den psychopathischen, psychoneurotischen Stotternden entworfen und verlangt von der Therapeutin eine formelle psychotherapeutische Ausbildung. Das Rollenspiel bietet die Gelegenheit zur emotionalen Entlastung bzw. bringt psychische Probleme ans Tageslicht, die die Ausbildung und die Erfahrung der durchschnittlichen Therapeutin überfordern. Dies führte dazu, daß manche das Rollenspiel ablehnten, was jedoch auf übertriebenem Konservatismus und Voreingenommenheit beruhte. Therapie für Stottern (oder jede andere Kommunikationsstörung) *ist* Psychotherapie. Manche Verhaltenstherapeuten, die darauf bestehen, daß die Einstellungsanpassung entweder irrelevant oder in der Stottertherapie unangebracht ist, machen sich der Heuchelei schuldig. Sie können am Verhalten von Menschen nicht in kategorisierten Formen arbeiten, bei denen Sie auswählen, woran Sie arbeiten wollen und woran nicht. Jeder von uns hat sein eigenes Kompetenzniveau, und es wächst zusammen mit uns. Ein Teil dieses Wachstums ist es, unsere Grenzen im Vergleich zu den Bedürfnissen des Patienten zu erkennen. In der Therapie konzentrieren wir uns nicht auf die Eheprobleme, Probleme mit den Eltern, neurotisches Verhalten usw.; sollten diese Themen von Bedeutung sein, helfen wir dem Patienten bei der Entscheidung, ob er zusätzliche Hilfe in Anspruch nehmen will, während wir uns weiterhin auf unsere Prioritäten konzentrieren. Wir kümmern uns um alles, was die Kommunikation berührt.

Rollenspiel läßt sich am besten als Bestandteil eines übergeordneten Therapieprogramms einsetzen. Maxwell (1982) stellte ein Modell für die Kombination kognitiver Therapie (Entspannung und Atemstrom) mit der Verwendung des Rollenspiels in der Gruppe vor. Jeder Typ und jede Art der Therapie kann Rollenspiel beinhalten, wenn genug Zeit zugestanden und die notwendigen Arrangements dafür getroffen werden. Wie bereits bei anderen Techniken in diesem Buch beschränkt sich die Beschreibung des Rollenspiels auf die Anwendung mit Jugendlichen und Erwachsenen. Ich nenne folgende Überlegungen, obwohl viele Abweichungen davon möglich sind:

1. Die Patienten weisen normalerweise einen anfänglichen Widerwillen oder sogar Widerstand gegen das Rollenspiel auf, egal, ob die Situation nun auf der Realität basiert oder völlig erfunden ist. In den meisten Fällen verschwindet diese anfängliche Verlegenheit oder der Widerstand nach einer sehr kurzen Anpassungsperiode.

2. In den meisten Fällen sollte man mit dem Rollenspiel so lange warten, bis der Patient und die Therapeutin eine Beziehung zueinander aufgebaut haben oder eine Gruppenidentität entstanden ist. Wenn sich der Patient bezüglich der wirklichen Situation und der anderen daran beteiligten Personen nicht sicher fühlt, kann das Rollenspiel unangenehm werden oder sogar bedrohlich wirken.
3. Die Therapeutin sollte, falls sie am Rollenspiel teilnimmt, „die Rolle leben" und nicht versuchen, gleichzeitig Therapeutin und Rollenspielerin zu sein. In Gruppensituationen ist es normalerweise am besten (mit Ausnahmen von Demonstrationen), wenn die Therapeutin in ihrer Therapeutinnenrolle bleibt und als eine Art Regisseurin und Bühnendirektorin fungiert.

Fiedler und Standop (1983, S. 193 ff.) stellten ein ausführliches Modell dar, das in vielen Therapie-Settings angewendet werden kann:

1. Entwickeln und gewichten Sie zunächst eine Hierarchie sozial schwieriger Situationen. Für ein Item des gewählten Hierarchiebereiches ist zunächst der Handlungsrahmen genau festzulegen: Entwickeln Sie ein Szenario der daran beteiligten Personen, der Umgebung, des wahrscheinlichen sprachlichen Ablaufs und des typischen Ausgangs.
2. Arbeiten Sie zunächst noch einmal die bisherigen Probleme des Patienten heraus und spezifizieren Sie sie auf verschiedenen Verhaltensebenen (Sprechen, Erleben, soziales Kommunikations- und Interaktionsvermögen usw.).
3. Bestimmen Sie Lösungsmöglichkeiten für die identifizierten Probleme. Üben Sie diese Lösungen in kleinen Abschnitten, z.B. die Verwendung von vorbereitenden Einstellungen, den weichen Stimmeinsatz bei gewissen Äußerungen, die Unterdrückung von Anstrengungs- oder Vermeidungstricks sowie Verhaltensweisen bei einem schweren Spasmus.
4. Stellen Sie Stühle, Tische usw. so auf, daß die konkrete Situation dargestellt wird. Kleinere Requisiten (Zeitung, Klemmbrett, Tasse) können gestellt werden. Entscheiden Sie, welche Rolle die Therapeutin (oder die anderen Personen) spielt und geben Sie mündlich ein „Drehbuch" vor.
5. Betonen Sie gegenüber dem Patienten, daß die ersten Versuche nur zur Übung dienen und Fehler dabei zu erwarten sind. Fehler in der Ausführung oder in der Anwendung von Techniken sind vorhersehbar und daher nicht beängstigend. Spielsequenzen, die länger als 1–2 Minuten dauern, sind nicht ratsam, da Aufmerksamkeit, Anwendung der Techniken und Rollenkonsistenz nachlassen. Außerdem ist es einfacher, kürzere Sequenzen mehrmals hintereinander zu wiederholen.
6. Lassen Sie den (die) Patienten sofort nach jedem Spiel verschiedene Punkte reflektieren:
   a) Gefühle und Erfahrungen,
   b) Erfolg beim Sprechen und mit den angewandten Techniken.
7. Wiederholen Sie die Situation nach einer Verbesserung der Lösungsaktionen des Patienten aus Übung 6. Diese Wiederholungen können Allgemeines, die Leistung (einer) anderer Person(en) und sehr spezifische Zielsetzungen hinsichtlich des Sprechens beinhalten.
8. Planen Sie den Transfer für Alltagssituationen, wobei Sie im Hinblick auf das erwünschte Verhalten sehr spezifische Anweisungen geben.

Wie Sie sehen, wird Rollenspiel hier als ein Vehikel benutzt, um den Transfer der Sprechflüssigkeit bzw. der Kontrollfähigkeit auf Situationen außerhalb der Therapie vorzubereiten. Am Anfang zeigen sich die Fortschritte beim Rollenspiel vielleicht nur sehr langsam, besonders wenn der Stotternde sich in Sprechsituationen als sehr unzulänglich empfindet. In diesem Fall sind sanftes Training, Lob und Demonstration eventuell eine gewisse Zeit lang nötig. Tonband- und Videoaufnahmen unterstützen den Lernprozeß des Patienten zusätzlich. Auch Gruppentherapie wird oft durch Rollenspiel bereichert, manchmal als regelmäßige Aktivität in der wöchentlichen Sitzung. Schließlich kann das Rollenspiel bei den Nachsorgesitzungen in der Therapie nützlich sein, wenn es darum geht, besondere Probleme zu erforschen und Lösungsmöglichkeiten zu erproben.

Flüstern

Flüstersprechen wurde aus dem Abseits der Quacksalberei gerettet und von mehreren Therapeutinnen angewendet. Schwartz (1967) berichtete, daß die durchschnittliche Silbenlänge beim Flüstern deutlich länger war als bei stimmhaftem Sprechen – ein Umstand, der in vielen Therapien zum Timing oder zur Kontrolle der Sprechgeschwindigkeit angestrebt wird. In einem Vergleich von verschiedenen Übungseffekten bezüglich der Verflüssigung gestotterter Wörter fanden Brenner et al. (1972), daß eine vorherige Durchführung nur der Artikulationsbewegung (sogenannte Pantomime) den geringsten Effekt hatte, während die vorherige Aussprache des betreffenden Wortes zum bekannten Adaptationseffekt führte. Die vorherige geflüsterte Aussprache hatte einen etwas geringeren Effekt. Moss (1976) verglich ebenfalls die Auswirkungen von „Vorprobieren"[2)] auf die Stotterproduktion, gefolgt vom lauten Lesen. Stummes, pantomimisches und geflüstertes „Vorprobieren" hatten nur geringen Effekt auf das laute Lesen, während die stimmhafte Probe von einer wesentlichen Reduzierung der Sprechunflüssigkeit begleitet wurde. Bruce und Adams (1978) fanden heraus, daß die Adaptation *während* wiederholtem geflüstertem Lesen anfangs größer war als die Adaptation bei lautem Lesen, aber das letzte laute Lesen (das auf die geflüsterten Proben folgte) sprang beinahe auf das doppelte Niveau der Sprechunflüssigkeiten im Vergleich zum letzten lauten Lesen zurück, das auf vier aufeinander folgende Lesedurchgänge folgte. Anders gesagt, das erste Flüstern und die Pantomime wurden nicht als dem stimmhaften Sprechen ausreichend ähnlich „erkannt", daß es zu einem wesentlichen Adaptationseffekt hätte kommen können. Ein ähnlicher Vergleich (Perkins et al., 1976) der sich auf das Auftreten der Sprechunflüssigkeit konzentrierte, fand, daß die Pantomime und dann das Flüstern das Stottern sehr reduzierten, was zu dem Schluß führt, daß die Vereinfachung von Phonation und Atmung die Sprechflüssigkeit fördert. Die Einführung von künstlichem Streß während geflüsterten und pantomimischen oder stimmhaften Sprechens führte nicht zu einem Anstieg des Stotterns; bei letzterem kam es wiederum zu signifikant mehr Stottern als bei den ersten zwei Methoden.

Der Effekt des Flüsterns beruht vielleicht auf der Ablenkung und wie von vielen behauptet wird, seinem Neuigkeitswert, oder er bezieht sich auf einen Anstieg der Konsonanten- und Vokallänge sowie eine Reduzierung der Sprechgeschwindigkeit (Starkweather, 1982) oder er beruht auf der Vereinfachung der motorischen Abläufe. Vielleicht spielen alle diese Faktoren eine Rolle. Die entsprechende Konfiguration im Kehlkopf unterscheidet sich von der für das stimmhafte Sprechen. Die medialen Flächen des Arytenoidknorpels stehen nicht parallel bzw. berühren einander nicht, sondern werden oft nach hinten gezogen, was zu einer Öffnung der Stimmbänder im Bereich des Aryknorpels führt. Dies mag zumindest teilweise an einer Entspannung des M. *cricoarytaenoideus posterior* und M. *arytaenoideus transversus* liegen, während der M. *crycoarytaenoideus lateralis* sich wahrscheinlich kontrahiert. Die Bewegungen der Stimmbänder und der Stimmlippenschluß variieren zwischen keiner und einer nur sehr geringen Bewegung (Zemlin, 1980). Die vorangehende Beschreibung bestärkt die Kommentare über eine Vereinfachung der motorischen Abläufe und läßt auch auf die Eliminierung der meisten gewohnheitsmäßigen Koordinationsmuster der Atmung und der Phonation schließen. Dies stützt wahrscheinlich die Annahme, daß die Wirksamkeit des Flüsterns auf veränderten artikulatorischen Mustern beruht.

2) Gemeint ist das „Vorprobieren" vor dem eigentlichen Sprechversuch („rehearsal").

Der Nutzen des Flüsterns in der Therapie beschränkt sich im allgemeinen auf dieselben Bereiche wie das weiter unten beschriebene Singen. Shine (1980) schlug vor, Kindern das Flüstern in der Sprechflüssigkeitstherapie zu demonstrieren, um zu einer sanft vokalisierten „weichen Sprechstimme" zu gelangen. Er empfiehlt, mit Kindern, die nicht flüssig flüstern können, zunächst eine leichte, gedehnte, VAR-artige Stimme zu probieren. Solche Anwendungen sind in der Therapie allgemein die Regel: Geflüstertes Sprechen wird nur kurz benutzt, um zu einer anderen Technik überzugehen oder, da es eine Sprechart ist, die nur selten Stottern auslöst, zur Übung von Methoden zur Symptomkontrolle.

Singen

Singen als Ansatz in der Stottertherapie ist vielen Therapeutinnen nicht gänzlich unvertraut. Wingate (1969) stellte fest, daß Singen einen sehr positiven Effekt auf das Stottern hat, und sagte später (1976), daß „Singen zweifellos die am weitesten verbreitete Methode ist, die eine positive Wirkung auf Stottern hat" (S. 191). Er merkte an, daß Singen im Vergleich zum traditionellen Sprechen hauptsächlich aus Phonation besteht, daß dabei die Sprechgeschwindigkeit zurückgeht (hauptsächlich aufgrund der verstärkten Phonation) und daß die Lautstärke meist zunimmt. Miller (1982) vertrat ebenfalls die Ansicht, daß die verlängerte/erhöhte Dauer der Vokalisation die Wirksamkeit des Singens erklären könne. Das mag der Grund dafür sein, warum nur so wenige populäre Sänger stottern. Wingate bezog die verlängerte Dauer auf die Vokale und meinte, daß „... der prinzipielle Unterschied zwischen Singen und Sprechen mit der Produktion der Vokale zusammenhängt" (S. 194). Ramig und Adams (1980) berichteten, daß Kinder und Erwachsene (sowohl Stotternde als auch Nichtstotternde) die Dauer der Vokale und der Pausen verlängerten, wenn sie mit künstlich erhöhter oder gesenkter Stimmlage lasen. Wingate argumentierte, daß Singen einfacher sei als Sprechen, da die Silben weniger komplex seien, es weniger Variationen in der Stimmlage, der Lautstärke und dem Timing gebe und die Kontraste in der Betonung geringer seien. Außerdem seien die Harmonien reichhaltiger, die Resonanzräume offener, der Klang stärker gebündelt und bessere Atemstütze und -kontrolle nötig. Ich bin mir nicht im klaren darüber, wie Wingate bei Berücksichtigung aller Faktoren zu dem Ergebnis kommt, Singen sei „einfacher". Nachdem ich eine jahrelange Gesangsausbildung überlebt habe, möchte ich anmerken, daß Singen wesentlich präzisere Ziele mit einer wesentlich geringeren Akzeptanz für eventuelle Abweichungen verfolgt als Sprechen. (Viele der heutzutage beliebten Sänger möchte ich davon wiederum ausnehmen.) Der Unterschied liegt vielleicht in der Antwort auf die Frage „Was ist Singen?" Wie wir sehen werden, kann Singen in der Stottertherapie sowohl die echte gesangliche Produktion von Melodien als auch ein tönendes und singsangähnliches Sprechen bedeuten.

In seinem Kommentar über Wingates Thesen merkte Starkweather (1982) an, daß Wingate im wesentlichen unrecht hat, wenn er den rhythmischen Effekt des Singens verwirft, nur weil der Rhythmus des Liedes oft nicht mit den Silben des Liedtextes korrespondiert. Er sagt völlig zu Recht, daß die Silben zwar vielleicht nicht *auf* dem Schlag sind, deren Timing sich aber gewöhnlich sehr eng nach dem Schlag richtet. Sie können sogar genau gegen den Rhythmus gesetzt sein. Van Riper (1982) betonte ebenfalls die Bedeutung „... der Übereinstimmung der Silben mit den Noten" (S. 245). Man kann durchaus Ausnahmen in den vielen Richtungen der Populärmusik finden, aber im allgemeinen folgt das Singen doch einem Rhythmus oder ordnet die Silben (vor allem die betonten Silben) des Textes rhythmisch zu. Starkweather erweiterte außerdem Wingates Betonung der Vokaldehnung, indem er sagte, daß auch andere Anteile (Nasale, stille Pausen, Halbvokale) eine große Verlängerung aufweisen. Er war der Ansicht, daß die Verlängerung der Konsonanten proportional gesehen mindestens genauso groß, wenn nicht größer als die der Vokale sei. Schließlich merkte Starkweather an, daß Wingates Vokalisationshypothese die Tatsache ignoriert, daß Flüstern stimmlos das Stottern signifikant reduzieren kann. Johnson und Rosen (1937) beschrieben den Effekt des Singens auf die Sprechflüssigkeit, schrieben diesen aber der Ablenkung zu. Zusätzlich zur Veränderung der Vokalmuster wurde außerdem behauptet, daß die Vertrautheit mit den Wörtern und der Melodie des Liedes zum Rückgang des Stotterns führt. In seinem Überblick über die Forschung lehnte Wingate (1976) diese Behauptung ab und meinte: „... daß die Vertrautheit entweder mit den Wörtern oder der Melodie in bezug auf die Wirkung auf Stottern relativ unbedeutend ist" (S. 196).

Colcord und Adams (1979) verglichen Stotternde und Nichtstotternde beim Lesen und Singen. Sie berichteten, daß die Stotternden gleichzeitig mit einer deutlichen Reduktion der Sprechunflüssigkeiten eine signifikante Verlängerung der Vokalisationsdauer zeigten, und daß sie dabei weder die Durchschnitts- noch die Höchst-SPL-Werte veränderten; flüssige Sprecher hingegen wiesen signifikante Veränderungen in beiden Bereichen auf. Singen kann auch den grundlegenden Frequenzbereich des Stotternden erweitern, der, wie die Forschung zeigte, wesentlich geringer als bei Nichtstotternden ist (Healey, 1982). Die Stimmlage mag ebenfalls eine Rolle spielen, da die Forschung darauf hindeutet, daß Sprechen bei entweder künstlich erhöhter oder gesenkter Stimmlage die Sprechunflüssigkeiten bei Stotternden signifikant verringert, wobei eine abgesenkte Stimmlage wirksamer ist als eine erhöhte (Ramig und Adams, 1981). Alles in allem haben wir keine definitive Antwort auf die Frage, warum Singen Stottern so wirksam reduziert. Die Veränderungen in der Stimmgebung mögen ein direkter Faktor sein oder nur ein Katalysator, der andere Effekte auslöst (z.B. Sprechgeschwindigkeit), die genauso signifikant oder sogar noch signifikanter sind.

Eine ausgiebige Übersicht über die Anwendungen des Singens findet sich in Van Ripers Buch „Die Behandlung des Stotterns" (1973) sowie in einem Artikel von Galloway (1974). Van Riper war der Ansicht, daß Therapieansätze zusammen mit Singen in Europa beliebter seien. Trotz seiner grundlegenden Skepsis berichtete er positiv über verschiedene, selbst beobachtete Methoden. Galloway attackierte die Singtherapie heftig wegen des fehlenden Transfers, der motorischen Unterschiede zum Sprechen, der Inkompatibilität mit anderen Therapieansätzen und weil es ebenso wie bei anderen Methoden zur Gewöhnung (und Wiederauftreten des Stotterns) kommt. Er schrieb, daß weder die bisherigen Therapieergebnisse noch die gegenwärtige Forschungsbasis die Verwendung von Singen in der Stottertherapie rechtfertigen können. Trotzdem wird es auch weiterhin eingesetzt.

Ich selbst habe, wie bereits oben angedeutet, eine formelle Gesangs- und Instrumentalausbildung genossen und denke (hoffe), daß meine Musikalität recht gut entwickelt ist. Abgesehen von den unten folgenden spezifischen Anwendungsbereichen habe ich nicht die Erfahrung gemacht, daß Singen anderen Methoden in irgendeiner Form überlegen oder auch nur genauso effektiv wie andere Methoden ist, die uns zur Verfügung stehen. Die Anwendungsmöglichkeiten, mit denen ich persönlich vertraut bin, sind:

1. Bei Kindern als Einstieg, um Sprechflüssigkeit herbeizuführen, und zur Entspannung, wenn es den Kindern Spaß macht und sie es gut können.

2. Bei Kindern als Teil eines Programms zur Verbesserung von Timing, Rhythmus und Körperkoordination.
3. Bei erwachsenen Stotternden kurzfristig als Teil eines übergeordneten Programms zur Entwicklung der Wahrnehmung und der Kontrolle von Ausdruck, Atmung, Timing der Pausen und Variationen in Modulation und Betonung.
4. Bei erwachsenen Stotternden als Einstieg, der zum Unisonosprechen oder zu anderen rhythmischen Methoden hinführt.

Jenseits der Kindheit scheint es, als ob viele Stotternde Singen als peinlich oder einfach nur als sehr schwierig empfinden. Daher würde ich empfehlen, vor dem Einsatz von Singen in der Therapie die Fähigkeiten des Patienten zu prüfen, Unterschiede in der Stimmlage, der Qualität, dem Rhythmus und der Lautstärke wahrzunehmen. Wenn diese Fähigkeiten nur unterdurchschnittlich entwickelt sind, sollte Singen eher auf tönendes Sprechen oder Singsangsprechen beschränkt werden.

Monotones Sprechen

Monotones Sprechen wird seit Jahren immer wieder gelegentlich als Therapiemethode angewendet. Bloodstein (1950) berichtete über seine Unflüssigkeiten reduzierende Wirkung. Man könne es als eine der vielen möglichen veränderten Sprechweisen benutzen. Über die Wirksamkeit wurde verschiedentlich spekuliert. Wingates (1970) erste Hypothese der Reduzierung des Sprechtempos wurde in Betracht gezogen. Er modifizierte diese Hypothese (Wingate, 1981) dann aber, um auch solche Auswirkungen auf die Sprechunflüssigkeit erklären zu können, bei denen die Reduzierung der Sprechgeschwindigkeit ganz offensichtlich keine Rolle spielt. In einer ausgezeichneten Studie verglichen Adams et al. (1982) zehn Stotternde mit einer Kontrollgruppe bei normalem und monotonem Vorlesen. Die Versuchspersonen hatten dabei die Anwendung des monotonen Sprechens vorher nicht geübt. Alle Stotternden sowie acht der Nichtstotternden reduzierten die Grundfrequenz, alle zeigten eine Reduzierung der vokalen Lautstärke, und bei keinem von ihnen veränderte (reduzierte) sich das Tempo beim monotonen Sprechen signifikant. Es kam, gruppenweise gesehen, zu einer wesentlichen Reduzierung des Stotterns während des monotonen Lesens. Die beiden Stotternden, deren Grundfrequenz sich nicht verringerte, zeigten auch keine Reduzierung der Sprechunflüssigkeit, wobei sie wahrscheinlich nicht wirklich monoton vorlasen. Man kam zu der Ansicht, daß das monotone Sprechen einfach dem Konzept zuzuordnen sei, das davon ausgeht, daß eine Vereinfachung der Motorik zur Reduzierung des Stottern führt und daß es mit der Reduzierung der Sprechgeschwindigkeit nichts zu tun habe.

Die meisten Patienten neigen ohne vorherige Übung dazu, zunächst eher stereotyp als monoton zu sprechen, wobei dann die Variationen von Lautstärke und Stimmlage überflüssig werden, ob sie nun reduziert werden oder nicht. Die Frühphasen von Temporeduktionen, Dehnung, kontinuierlicher Phonation sowie anderer Methoden zeigen ein ähnlich stereotypes Muster. Patienten finden das monotone Sprechen häufig langweilig, und man kann sich über dessen Daseinsberechtigung streiten, wo es so viele andere Methoden gibt, die man statt dessen verwenden kann.

Lockere Wiederholungen[3)]

Die Technik der lockeren Wiederholungen war in der Stottertherapie von 1940 bis 1960 weit verbreitet und findet auch heute noch zu einem gewissen Grad Anwendung. Sie kann auf eine jahrzehntelange Geschichte zurückblicken.

3) bounce

Die Methode wird besonders mit Johnsons Stottertherapie (1946) verbunden und wurde von Van Riper (1958) die „lockeren Iowa-Wiederholungen" genannt. Johnson beschrieb sie als ein „... stromlinienförmiges Muster der Unflüssigkeit..." (S. 463), das statt Stottern eingesetzt wird. Nach der Übung in der Therapie überträgt der Patient es in seine tägliche Sprache (beginnend mit leichten Situationen) und verwendet es so häufig wie möglich sowohl bei neutralen Wörtern (d.h. Pseudostottern) als auch auch bei Wörtern, bei denen er ein Stottern erwartet. Im Laufe der Zeit können die lockeren Wiederholungen bei neutralen Wörtern vermindert werden, wenn der Patient sich an den offenen Umgang mit Unflüssigkeiten gewöhnt hat. Diese Technik soll aus dem Stotternden ein „nicht flüssig sprechendes Individuum" machen, das immer weniger zum Stottern neigt. Gregory (1968) berichtete von der Verwendung von u.a. der Methode der lockeren Wiederholungen und betonte, daß die Verwendung des „schwa"-Vokals auf der ersten Silbe dabei unangebracht ist und das Gegenteil dessen bewirkte, was man erreichen will (z.B. wenn man anstatt ga-ga-ga-ganz gə-gə-gə-ganz sagt).

Die lockeren Wiederholungen sind gleichzeitig eine Methode freiwilligen Pseudostotterns sowie eine Kontrollmethode bei echtem Stottern. In dieser Form kombiniert es Entspannung, Silbentiming, motorisches Üben und andere therapeutische Elemente. Man kann es bei jedem Phonem anwenden, es eignet sich aber besonders für Plosive, bei denen es besonders schwierig ist, weichen Stimmeinsatz, Dehnung usw. zu initiieren. Eine mögliche Abfolge für die Anwendung der lockeren Wiederholungen kann so aussehen:

1. Entspannen Sie ganz bewußt den Sprechbereich und atmen Sie ganz normal ein, um genügend Luft zur Verfügung zu haben. Wenn Sie die lockeren Wiederholungen mitten im Sprechen einsetzen wollen, verlangsamen Sie Ihr Sprechtempo zwei oder drei Wörter vorher, um Zeit für die Vorbereitung zu haben.
2. Lassen Sie den Atem fließen, gefolgt von einem weichen Stimmeinsatz, so daß der Wortanfang etwas gedehnt und verhaucht wird.
3. Sprechen Sie die erste Silbe des Zielwortes. Vergewissern Sie sich, daß der gesprochene Vokal auch tatsächlich dem zu sprechenden entspricht (kein „schwa"-Vokal, es sei denn, dieser ist angebracht). Es kann dabei Ausnahmen geben; z.B. können lockere Wiederholungen auf dem Wort *Strich* eine besondere Sprechweise erfordern.
4. Silben oder Phoneme werden mit einer lockeren, mühelosen Wiederholung gesprochen, bei der der Laut und die Intervalle zwischen den Lauten gleich lang und gleichbleibend sind. Betonung und andere Sprachelemente werden dabei so gering wie möglich gehalten.
5. Die lockeren Wiederholungen werden so lange fortgesetzt, bis der Sprecher meint, daß die Entspannung und die Kontrolle für die Beendigung des Wortes ausreichen. Dies kann bereits nach zwei lockeren Wiederholungen der Fall sein oder aber erst nach 20 Wiederholungen.
6. Das Wort wird als schrittweise Fortsetzung der lockeren Wiederholungen gesprochen, ohne jeden Unterschied zwischen den einzelnen Wiederholungen. Der Rest des Wortes kann so normal gesprochen werden wie es geht, solange der Wechsel von den lockeren Wiederholungen zum Wort nicht im letzten Moment gestört wird.

Fehler bei der Ausführung der lockeren Wiederholung lassen sich meistens darauf zurückführen, daß nicht mit einer leichten, entspannten Wiederholung begonnen wurde, daß das Timing der Wiederholungen unregelmäßig war und daß der Patient sich aus den lockeren Wiederholungen „herausriß", d.h. vorzeitig von den lockeren Wiederholungen in das Wort überging. In der Therapie kann während der Übung ein Metronom für die anfängliche Unterstützung des Timings verwendet werden. Falls Sie nicht vorhaben, die lockeren Wiederholungen außerhalb des Schonraums im Sinne des freiwilligen Stotterns einzusetzen, um die Toleranz und Akzeptanz zu erhöhen, dann konzentriert sich die Übung im Schonraum normalerweise darauf, die Anzahl der für eine flüssige Vollendung des Wortes benötigten Wiederholungen nach und nach zu reduzieren; das Üben von ausgedehnten Wiederholungen außerhalb der Therapie kann jedoch dabei helfen, eine einmal entglittene Kontrolle wiederzuerlangen. Manche Therapeutinnen gehen bei der Verringerung der Wiederholungen so weit, daß der Patient langsamer wird und/oder das „timeout"-Verfahren anwendet und dann *in Gedanken* locker wiederholt, bevor er das Wort spricht. Wenn sich die Situation als besonders schwierig erweist oder es plötzlich zu einer Krise in der Sprechflüssigkeit kommt, kann der Patient die Anzahl von Wiederholungen benutzen, die für eine Wiedererlangung der Kontrolle über die Sprechunflüssigkeit nötig sind. Die lockeren Wiederholungen funktionieren bei vielen Stotternden oft recht gut, aber manche Patienten lehnen sie ab, weil sie zu offensichtlich sind und der Patient sich zu sehr wie ein Automat erlebt. Sie lassen sich natürlich leicht mißbrauchen, automatisieren und in das gewohnte Stottermuster einbinden – was auf alle Methoden zur Kontrolle der Sprechflüssigkeit und symptomorientierten Ansätze zutrifft. Ich habe sie sehr oft verwendet und finde, sie funktionieren am besten als Hilfsmethode, wenn der Patient Probleme hat, die Symptome oder die Sprechflüssigkeit bei bestimmten Phonemen oder Phonemkombinationen unter Kontrolle zu halten.

Weicher Stimmeinsatz

Der weiche Stimmeinsatz ist unter einer Vielzahl von Bezeichnungen bekannt und wird sehr unterschiedlich eingesetzt. Genau wie viele andere Methoden verdankt er seine Anwendung wahrscheinlich den tatsächlichen oder erwarteten Schwierigkeiten vieler Stotternder, eine Äußerung zu beginnen (Van Riper, 1973, S. 341):

„Der Stotternde hat bei Lauten, Silben und Wörtern das Gefühl, daß er diese Probleme schon tausendmal erlebt hat. Wir müssen irgendwie Wege finden, diese Schlüsselreize (cue perceptions) davon abzuhalten, diese spezifischen anormalen vorbereitenden Einstellungen hervorzubringen..."

Der weiche Stimmeinsatz kann auch von Ansätzen zur reziproken Hemmung abgeleitet werden mit einer Verbindung zu Entspannungs- und Atmungsmustern. Beim weichen Stimmeinsatz versucht man, die Äußerung ohne Hast, Spannung oder Druck zu sprechen, so daß es nicht zum Stottern kommt. Es kann etwas so Einfaches wie leichter Konsonantenkontakt oder ein Weiten der Atemwege sein oder so komplex wie eine Entspannung mit gleichzeitiger Koordination der Triade aus Atmung, Phonation und Artikulation. Zu den verschiedenen Formen des weichen Stimmeinsatzes gehören auch Aspekte wie Dehnung, kontinuierliche Phonation, Flüstern, Legato, Temporeduktion, Atemkontrolle und leichte Kontakte bei der Artikulation.

Beim leichten Konsonantenkontakt muß der Stotternde die Verengung und den Grad der Kontakte bei der Konsonantenproduktion verringern. Es wurde auch als eine Art „Bauchreden" vermittelt (Froeschels, 1950, 1952), manchmal unter Zuhilfenahme einer Mundsperre (ein Korken oder eine kurze Plastikstange, die zwischen die oberen und unteren Schneidezähne geklemmt wurde und die oberen und unteren Zahnreihen dadurch je nach Länge der Stange unterschiedlich weit auseinanderhielt). Die daraus resultierende Sprache kann im Extremfall zunächst vom Typ „heiße Kartoffel im Mund" sein und hört sich vielleicht wie die bloße Aneinanderreihung von übertriebenen Vokalreihen an. Wenn der Stotternde sie zu einem normaleren Kontakt umformt, wird die Verständlichkeit und die Normalität der Sprache zunehmen. Bei den Stotternden, die weiche, leichte Kontakte bei der Artikulation verwendet haben, nahm die Silbengeschwindigkeit deutlich ab. Die Dehnung der Vokale nahm in dem Maß tendenziell zu, in dem sie nach dem besten Konsonantenkontakt suchten. Dies wurde oft (besonders von Quacksalbern) als „die einzige Art zu sprechen" bezeichnet; in diesen Fällen kam es häufig dazu, daß es auf Dauer zu einem Bestandteil des wieder auftretenden Stottermusters wurde. Ich habe weiche, leichte Kontakte bei Nachbesserungen, Pullouts, vorbereitenden Einstellungen, Spasmusmodifikation, Entspannung und Therapien zur Kontrolle der Sprechgeschwindigkeit verwendet – wobei ich mich jedesmal nur auf den wahrscheinlichen oder tatsächlichen Stotterspasmus konzentriert habe.

Die folgenden Kombinationsmöglichkeiten können auf allen Anwendungsebenen benutzt werden:

1. Die Konsonanten werden mit weichen, leichten Kontakten von Lippen, Zunge und Gaumen an allen Artikulationsstellen gebildet.
2. Betonung auf gleichzeitigem bzw. gehauchtem Stimmeinsatz im Gegensatz zu harten Stimmeinsätzen. Dies kann durch Vokaldehnung, kontinuierliche Phonation, Ausgleichung der stimmlichen Betonung oder Einfügen eines Starterlautes begleitet werden, wodurch die Artikulatoren in Bewegung gesetzt werden.
3. Zeitliche Abstimmung der Atmung in Koordination mit Phonation und/oder bewußter Auslösung des Atemstroms vor der Stimmgebung. Entspannung und Stabilisierung der Atemabläufe können ebenfalls einbezogen werden.

Irwin (1972) beschrieb eine einfache Therapie für Artikulationsstörungen, in der sie den Patienten anwies, langsamer zu werden, die Anspannung zu verringern und die Laute zu dehnen. Dies wurde zunächst bei allen Wörtern benutzt und dann konsistent bei bestimmten Wörtern angewendet. Irwin empfahl diesen Ansatz für alle Stotternden in allen Altersgruppen und berichtete, daß die Nachsorge auf eine gute Aufrechterhaltung schließen ließ. Lockhart und Robertson (1977) berichteten von einem Therapieprogramm mit hypnotherapeutischem Schwerpunkt (wobei leicht Stotternde nur mit Hypnotherapie behandelt wurden), das eine Sprechkontrolle nach Art des weichen Stimmeinsatzes beinhaltet. Die Therapie beginnt mit einsilbigen Wörtern, die mit bilabialen Plosiven anfangen; der Stotternde spricht diese durch ein „Halbhüpfen", bei dem der Anfangslaut zweimal auf eine einfache, entspannte Art wiederholt wird und das Wort dann bei der dritten Wiederholung gesprochen wird. Das An- und Entspannen der Artikulatoren und das nachfolgende Sprechen des Wortes wird bei denselben Wörtern eingesetzt und diese Wörter werden dann in einen Satzkontext gestellt. Diese Sequenz wird mit allen Lauten in ihren verschiedenen koartikulatorischen Verbindungen durchgeführt, bis der Patient sich durch die verschiedenen Sprachlaute hindurchgearbeitet hat. Entspannung und weicher Stimmeinsatz werden, wo immer nötig betont. Es folgen Leseübungen und Monologe, bei denen „Problemwörtern" und der Arbeit an der Satzmelodie und Sprechgeschwindigkeit besondere Beachtung geschenkt wird. Die Autoren legten dar, daß die Sprechflüssigkeit normalerweise innerhalb von 30 bis 40 wöchentlichen Sitzungen stabilisiert werden konnte. Während der ersten acht Sitzungen wurde Hypnose wöchentlich verwendet, danach ungefähr einmal pro Monat.

Weiner (1978) berichtete von einer „Vocal Control Therapy", bei der 34 Patienten in der Entspannung nach Jacobson und, wenn nötig, in Methoden zur Desensibilisierung und Verstärkung unterwiesen wurden. Atemübungen zur Atemunterstützung und zur Entspannung der Stimmritze wurden ebenfalls ausgeführt. Weiner schrieb, daß alle Stimmprobleme (Stimmknarren, verengte Resonanz usw.) behoben wurden, wobei er anmerkte, daß „jeder Stotternde“ generell an der Qualität der Stimme arbeiten müsse. Die Patienten lernten weiche Stimmeinsätze, indem die starken Glottisschläge eliminiert wurden und ein allmähliches Einsetzen der Stimmlippenschwingung aufgebaut wurde. Bei ungefähr 65% der Stotternden reduzierte sich der artikulatorische Überdruck durch die Atmungs- und Phonationsmethoden. Für die anderen wurde der weiche Stimmeinsatz so erweitert, daß er eine Art leichten Konsonantenkontakt, Wahrnehmung und Kontrolle der körpereigenen Rückmeldung, Desensibilisierung und/oder verdeckte positive Verstärkung zur Reduzierung der Ängste mit einbezog. Die Dauer der Therapie schwankte zwischen 21 und 118 Sitzungen, und 13 Patienten befanden sich zum Zeitpunkt der Veröffentlichung immer noch in Therapie. Bei zwölf Patienten lag der Prozentsatz der Sprechflüssigkeit vor der Therapie zwischen 97,5% und 75%; die Nachsorge ergab Werte zwischen 100% und 80%.

Webster (1974, 77, 79) verwendete weiche Stimmeinsätze konstant in seinen computerunterstützten Therapieprogrammen. Saint Louis (1979) berichtete, daß dieser halbautomatische Ansatz es dem Stotternden sehr leicht macht, sich den angemessenen Spannungslevel für den Stimmeinsatz selbst beizubringen und das zunächst vorhandene Spannungsniveau bei Äußerungen zu reduzieren. Die Verfügbarkeit von Ausrüstung, Software, die Instandhaltung und die Ausbildung der Therapeutin verringern die Verwendbarkeit dieses Ansatzes. Perkins (1973b; 1983; Perkins et al., 1979) benutzte Methoden des weichen Stimmeinsatzes bei seiner Therapie der Kontrolle der Sprechgeschwindigkeit und betonte dabei, daß es großer Flexibilität bedürfe, um sie den Eigenschaften der Spasmen und den individuellen Bedürfnissen eines Patienten anzupassen. Viele andere Therapeutinnen benutzen den weichen Stimmeinsatz in verschiedenem Ausmaß, in unterschiedlichen Formen und zu unterschiedlichen Zeitpunkten in der Therapie. Ich selbst verwende weiche Stimmeinsätze bevorzugt in der Symptomtherapie als freiwillige Unflüssigkeiten (und nicht, wie von manchen bezeichnet, als „Technik, um flüssig zu werden“) und innerhalb von Kontrolltechniken; in der Arbeit an der Temporeduzierung setze ich sie als eine Methode zur Akzentuierung des Timings von Sprechabläufen ein.

Der weiche Stimmeinsatz ist nicht das gleiche wie der leichte Kontakt, entspanntes Sprechen oder andere Bezeichnungen, die von manchen verwendet werden. Weicher Stimmeinsatz ist die koordinierte Führung eines adäquaten Atemstromes durch die entspannten Stimmbänder, so daß die Luft und/oder die Phonation der Bewegung der Artikulatoren etwas vorausgeht; diese Bewegung wiederum läuft auf entspannte und kontinuierliche Art ab, um die Laute innerhalb von Silben und Wörtern miteinander zu verbinden. Im Kapitel über die Atemstromtherapie, im Kapitel über Entspannung und Desensibilisierung, den Kapiteln über Nachbesserung, Pullouts und vorbereitende Einstellungen und im Abschnitt über die Kontrolle und die Dehnung in diesem Kapitel wird das Thema ausführlicher besprochen. Es ist tatsächlich weniger eine Methode als vielmehr ein möglicher Schwerpunkt für die Kombination verschiedener Methoden. Es sollte nicht als alleinige Therapiemethode verwendet werden, da die Gefahr des Rückfalles und der Einbeziehung des „Einbaus“ der Technik in ein wieder auflebendes Stottermuster zu groß ist.

Dehnen

Das Dehnen von Lauten zur Kontrolle von Spasmen oder zur Herbeiführung von Sprechflüssigkeit wird in einer Reihe von Therapien angewendet. Methoden wie die Kontrolle der Sprechgeschwindigkeit durch VAR, kontinuierliche Phonation, Singen u.a. fördern oder erfordern eine Dehnung der gesprochenen Laute. Es ist eine alte Technik. Fiedler und Standop (1983, S. 102) faßten Gutzmanns Therapieansatz in Deutschland (ca. 1920) zusammen, bei dem der Patient angewiesen wird, „den ersten Vokal einer Äußerung zu dehnen und alle Wörter eines Satzes miteinander zu verbinden, als handle es sich um ein Wort". Van Riper (1973) beschrieb die Kontrolle der Sprechgeschwindigkeit und die Dehnung der Vokale als „eine weitere verstaubte Theorie ... die aus dem Grab, in das sie gehört, ausgegraben wurde." Er führte deren Ursprung auf das Frankreich und Deutschland des 19. Jahrhunderts zurück und kam dann auf die sehr beliebte Verwendung der Kontrolle der Sprechgeschwindigkeit und der Dehnung durch sehr angesehene Therapeutinnen zwischen 1910 und 1940 zu sprechen. Whitten (1938) beschrieb eine Eigenanwendung der Dehnung als Teil eines Programms zur Symptomkontrolle, das sowohl Neuanpassungen der Einstellung als auch der Persönlichkeit einbezog. Gifford (1940) setzte Dehnen in ihren Therapieprogrammen häufig ein. Auch heute noch wird Dehnen verwendet. Webster benutzte die Dehnung in seinem Formungsprogramm; auch Mowrers Programm zur Kontrolle der Sprechgeschwindigkeit beruhte auf Dehnung, ebenso das Atemstromprogramm von Schwartz (1976). Im Überblick von Andrews et al. (1983) wurde die Bedeutung von Dehnung im Zusammenhang mit Sprechflüssigkeit diskutiert. Wingate (1983) fand jedoch keine besonderen Grundlagen oder eine sich daraus ableitende Überlegenheit über andere Techniken.

Dehnung kann verwendet werden, um die Vokale (und Konsonanten) innerhalb der Wortgrenzen zu verlängern; oder es kann als kontinuierliche Phonation dienen, bei der die Wortgrenzen reduziert oder eliminiert werden. Die Methoden können auf die Anfangslaute eines Wortes beschränkt werden oder auf alle Vokale in einem Wort (und sogar ebenfalls auf alle Konsonanten) ausgedehnt werden (indem die Stimme vom vorherigen Laut hinübergezogen wird). In einem anderen Abschnitt dieses Buches wurde Forschung rezensiert, die darauf schließen läßt, daß die Zeit bis zum Beginn der Stimmgebung bei Stotternden länger ist als bei Nichtstotternden (Metz et al., 1979) und daß es eine positive Korrelation zwischen Stottern und dem Wechsel von stimmlosem zu stimmhaftem Sprechen gibt (Adams und Reis, 1971). Stottern scheint ebenso häufiger nach einer Pause aufzutreten (wenn mit der Vokalisation neu begonnen werden muß) und wenn auf den Laut, mit dem ein Wort beginnt, ein stimmhafter Laut folgt (Wall et al., 1981). Die Dehnung scheint diese Variablen in hohem Maße zu stabilisieren, vielleicht durch eine Vereinfachung von motorischen Abläufen und Anpassungsvorgängen. Sie führt außerdem zu einer Reduzierung der Sprechgeschwindigkeit, zu einer Verringerung der prosodischen Variationsbreite und ermöglicht eine bessere zeitliche Abstimmung der sequentiellen Abläufe. Ob ausgedehnte Vokalisation wesentlich zu Sprechflüssigkeit beiträgt oder ob diese ein Produkt anderer Faktoren ist, bleibt unklar. Helps und Dalton (1979) erläuterten die kombinierte Anwendung von Dehnung in einem intensiven Therapieprogramm, innerhalb dessen der Stotternde Silben und Konsonanten dehnt, leichte Konsonantenkontakte anwendet, um die Plosive zu verlängern, und an der kontinuierlichen Vokalisation arbeitet.

Unterschiedliche Definitionen und Anwendungen führen zu einer verwirrenden Beschreibung von Dehnung. Wie bereits angedeutet wurde, wird sie von verschiedenen Therapeutinnen unterschiedlich beurteilt. Die einen sehen darin ein Nebenprodukt oder den Effekt einer besonderen Methode, andere ein erwünschtes Verhalten, das eingeübt werden muß. Jones (1977) beschrieb „Legato-Sprechen" als Kombination von Dehnung, kontinuierlicher Phonation und weichen Stimmeinsätzen. Helps und Dalton (1979) kombinierten wiederum, wie bereits erwähnt, andere Elemente. In meiner eigenen Diskussion der Dehnung werde ich die folgende eklektische Definition anwenden:

Dehnung bedeutet, daß die Bildungsdauer für die einzelnen Sprechlaute verlängert wird. Dabei erfolgt eine angemessene Anpassung des Sprechtempos, der Bewegungen und Kontakte der Artikulatoren, des Timings von Silben und Pausenlänge und der Prosodie. Außerdem kann es dabei zu einer Phonation über stimmliche Abgrenzungen hinweg sowohl innerhalb als auch zwischen Wörtern kommen.

Peins et al. (1972) benutzten in ihren Therapiekassetten für ein Selbstbehandlungs-Programm legato-artige Methoden. Watts (1971) benutzte VAR, um in Vokaldehnungen einzusteigen; es ergaben sich zwar Reduzierungen des Stotterns, die Methode stellte aber sehr schwierige Ansprüche an die Selbstkontrolle. Andrews (Andrews, 1973; Ingham und Andrews, 1973b; Andrews, 1974a; Andrews et al., 1980) berichtete von einer Reihe von Anwendungen der Dehnung, normalerweise als Teil eines intensiven Programms und auf stationärer Basis. Verstärkung, Gruppenarbeit und sorgfältig geplante Transferaktivitäten waren ebenfalls Teil der Arbeit. Die Autoren wendeten VAR in der Modellierungsphase und der ersten Übungsphase an, um Dehnungen zu erzielen; der Patient durchlief sorgfältig abgestufte Steigerungen des Sprechtempos bei abnehmender Dehnung (vgl. unten). Sie waren der Ansicht, daß dieses Vorgehen mit Dehnung der Anwendung rhythmischer Methoden überlegen war. Curlee und Perkins (1969) beschrieben eine Therapie zur Kontrolle des Sprechtempos mit VAR, um eine Reduzierung der Sprechgeschwindigkeit durch Silbendehnung zu erzwingen. Irwin (1980) berichtete von einem Programm für ein „einfaches Stottern", das sehr stark auf Dehnung aufbaute.

Zu den Programmbeispielen gehört z.B. die eben zitierte Therapiesequenz von Irwin. Das „einfache Stottern" ist ein Pseudostottern, bei dem die erste Silbe eines Wortes gedehnt wird. Beim Auftreten von Plosiven benutzt der Patient einen leichten Konsonantenkontakt auf dem Phonem und gleitet dann in eine Dehnung des folgenden Vokals. Sollte auf den Plosiv ein anderer Konsonant folgen, werden beide Konsonanten als Einheit betrachtet und die Dehnung erfolgt auf dem folgenden Vokal.

In diesem Programm muß der Patient zunächst 30 Minuten täglich vorlesen und eine Dehnung und ein einfaches Stottern auf dem ersten Wort in jeder Zeile vortäuschen. Dies wird in der nächsten Woche wiederholt, jetzt aber mit einer vertrauten Person als Zuhörer. Danach arbeitet der Patient mit derselben Person an echten Stotterspasmen, bei denen er stoppt und dann die Anfangssilben dehnt. Wenn die tägliche Übung Erfolg zeigt, beginnt der Transfer in die Außenwelt, bei dem eine Angsthierarchie verwendet wird. Beim Fortschritt in dieser Hierarchie fährt der Patient mit den täglichen Übungen fort, reduziert jedoch deren Dauer. Der Patient reduziert die Dauer der Dehnung unterschiedlich, sollte jedoch 150msec nicht unterschreiten. In seinem Bericht über 26 der 87 Patienten benutzte Irwin individuelle Messungen der Verbesserung ohne einen Bezug auf klare Ausgangswerte; diese 26 Patienten berichteten von „sehr guten Verbesserungen".

Franck (1980) berichtete von einem Therapieprogramm, das Gruppenanweisungen für den Einsatz von Dehnung mit Atemstrom und leichtem Konsonantenkontakt enthält. Der Patient beginnt bei 60 Silben pro Minute und steigert sich in 30-Silben-Schritten. Innerhalb von drei zweistündigen Sitzungen soll eine Geschwindigkeit von 150 Silben pro Minute in der Umgangssprache erreicht werden, wobei zusätzlich Sprechanalyse und Entspannung geübt werden. Die Patienten bilden dann Gruppen von ungefähr 30 Personen, die sich jede Woche ungefähr eineinhalb Stunden treffen. Diese Treffen finden sechs Monate lang statt. Die Gruppen üben die fünf Silben-pro-Minute-Geschwindigkeiten (60, 90, 120, 150, 180), arbeiten an der Entspannung und führen verschiedene Sprechaktivitäten durch. Die Patienten, die weit genug sind, machen dann in Vierergruppen mit einem fünftägigen (6 Stunden/Tag) Intensivprogramm weiter, wobei jede Gruppe von drei Therapeutinnen unterstützt wird. Die Patienten beginnen mit einer langsamen Geschwindigkeit und durchlaufen dann eine Reihe von sehr anstrengenden Temposteigerungen, bei denen keine Unflüssigkeiten erlaubt sind und sehr viel Wert auf die Selbstkontrolle gelegt wird. Die Kriterien sind klar definiert und werden streng angelegt. Dieses Programm ist, so die Autoren, sehr ermüdend für die Therapeutinnen und erfordert viel Personal, lange Therapiezeiträume sowie spezielle Ausrüstung. Allerdings halten nur 2% der Patienten nicht bis zum Ende des Programms durch.

Die Ergebnisse der Dehnungstherapie oder von Therapie mit Verwendung von Dehnung sind sehr unterschiedlich. Frayne et al. (1977) liessen zehn Stotternde, die selbst bis 18 Monate zuvor ein Programm nach einer Art von Ingham und Andrews durchlaufen hatten, von unvoreingenommenen Zuhörern ohne Therapieerfahrung beurteilen. Die Zuhörer schätzten die Stotternden hinsichtlich der Beurteilungskriterien (Sprechtempo, Gleichmäßigkeit, Zögern, Intonation) meist als normal Sprechende ein. Franck (1980) berichtete, daß am Ende einer intensiven Therapiephase (vor der Aufrechterhaltung) 96% der Patienten völlig flüssig waren. 73% waren jedoch der Ansicht, daß sie sich nicht wie andere flüssige Sprecher anhörten, 74% mußten immer noch absichtlich und ganz bewußt Kontrolltechniken verwenden, 27% meinten, daß sie sich gekünstelt anhörten, und 21% war es peinlich, die Kontrollmethoden anzuwenden. Eine verborgene Messung (durch Telefonanrufe von Fremden, um den Patienten über verfügbare Therapien zu „interviewen") zeigte, daß 67% derjenigen, die kontaktiert wurden (45), ein Sprechflüssigkeitsniveau von weniger als 80% während der Konversation und 34% ein Niveau von weniger als 50% erzielten. Alles in allem erklärten 55% der Patienten, daß sie dauerhaft eine wesentliche Verbesserung ihrer Sprechflüssigkeit erreicht hätten.

In Vergleichsstudien berichtete Andrews (1974a), daß Stotternde, die mit Verstärkung der Sprechflüssigkeit und Training von Dehnungen behandelt worden waren, zwei Jahre nach der Entlassung aus der Therapie ihre Flüssigkeit besser aufrechterhalten konnten als Patienten, bei denen die Therapie sich nur auf die Verstärkung der Sprechflüssigkeit beschränkt hatte. Ein anderer Bericht (Helps und Dalton, 1979) verglich Silbensprechen mit Dehnen, wobei jeweils sechs bis zwölf Monate nach Beendigung einer Intensivtherapie beurteilt wurde. Die Gruppe mit Silbensprechen als Therapie zeigte eine Verbesserung von 20%, verglichen mit einer durchschnittlichen Verbesserung von 61% für die Gruppe, die mit Dehnen therapiert wurde. Patienten aus der letztgenannten Gruppe konnten mit einer Anschlußbehandlung ihre Sprechflüssigkeit auf 86% steigern.

Van Riper (1973, S. 84) zweifelte den anhaltenden Erfolg dieser angeblichen Verbesserungen stark an:

„Davon abgesehen kann es gefährlich sein, einem Stotternden beizubringen, die Vokale zu deh-

nen... Einige der am schwersten Stotternden, die wir je erlebt haben, waren diejenigen, bei denen endlos gedehnte Vokale am auffallendsten waren."

Anschließend betonte er, wie gefährlich es sei, Kindern Dehnungen beizubringen, denn erwachsene Stotternde könnten wenigstens immer zu ihrer alten Stotterart zurückkehren, wenn die „verzögerte Sprache" nicht funktioniere. Er behauptete, daß Dehnung bereits vor vielen Jahren ein Fehlschlag gewesen sei, als es noch keinen „Maschinenzauber" gab und Dehnung direkt gelehrt wurde; es gebe keinen Grund zu der Annahme, daß die Ergebnisse heutzutage besser seien. Er beendete seinen Kommentar mit „... wenn das der Weg zu flüssigem Sprechen wäre, wären die uralten Probleme längst gelöst".

Trotz Van Ripers Kritik und einiger statistischer Daten aus den Nachsorgeuntersuchungen scheint die Dehnung genauso gut wie die meisten Methoden und auf jeden Fall besser als so manche andere zu funktionieren. Ich habe oben mehrere recht spezifische Vorgehensweisen angeführt, darum möchte ich mich im weiteren auf allgemeine Empfehlungen beschränken. Der Leser wird auf die Kapitel über den weichen Stimmeinsatz, den Atemstrom, die Entspannung usw. verwiesen, da sie sich alle auf Dehnung beziehen.

1. Vergewissern Sie sich, daß der Patient genug Luftreserve hat, da der Luftverbrauch bei Dehnungen im allgemeinen höher ist. Sollte dies nicht der Fall sein, erarbeiten Sie ein entsprechendes Atemmuster.
2. Vergewissern Sie sich, daß der Patient sich ausreichend entspannen kann, so daß der Einstieg und die Fortführung der sanften Lautübergänge erleichtert wird. Ansonsten müssen Sie das dem Patienten beibringen (entweder vorher oder gleichzeitig).
3. Bringen Sie dem Patienten weiche Stimmeinsätze bei, betonen Sie dabei das Fließenlassen des Atemstroms und die Verwendung leichter Konsonantenkontakte.
4. Üben Sie die Dehnung zunächst bei Wörtern, die mit einem Vokal beginnen, und danach bei konsonantisch anlautenden Wörtern.
5. Bei Konsonanten im Anlaut beginne man mit stimmhaften Kontinuanten (nichtphosine Konsonanten) wie /n/, /z/, /r/ usw. bevor Sie es mit stimmlose Kontinuanten versuchen.
6. Üben Sie Plosive separat mit leichten weichen Kontakten, die ganz leicht in die Länge gezogen werden bzw. sich leicht ausdehnen, so daß der feste Kontakt etwas bewegungsartige Eigenschaften bekommt.
7. Gehen Sie dazu über, ganze Wörter zu dehnen, bei denen Sie nach Bedarf die kontinuierliche Phonation einführen.
   a) Beginnen Sie mit ausschließlich stimmhaften Wörtern (Vokale und stimmhafte Konsonanten) wie z.B.

Riemen	Monsun	Sonne	Name	Ringer
rennen	Mähne	Sänger	nervös	
Rasen	Möhre	Sahne	nein	

   b) Nehmen Sie Wörter mit stimmlosen, nichtplosiven Lauten hinzu.
   c) Nehmen Sie Plosive hinzu.
8. Geben Sie Übungsphrasen und -sätze vor, die anfangs viele stimmhafte Phoneme enthalten, gehen Sie dann zur Umgangssprache über.
9. Benutzen Sie Beispiele, Modelle, VAR, Metronom oder andere Methoden, um mit dem Patienten verschiedene Sprechgeschwindigkeiten zu üben, bis er die Länge der Dehnung mit (mindestens) langsamer, gemäßigter und normaler Sprechgeschwindigkeit gleichsetzen kann. Achten Sie darauf, daß der Patient zur Selbstkontrolle fähig ist und die Dehnungs- und Sprechgeschwindigkeitsmuster verändern kann. Ingham (1984) befürchtete, daß die heutigen Therapeutinnen Programme zur Kontrolle des Sprechtempos so sehr in den Vordergrund rückten, daß alle anderen Methoden ausgeschlossen würden; die Kontrolle des Sprechtempos ist jedoch ein integraler Bestandteil in vielen Ansätzen.
10. Wenn der Patient sich die grundlegenden Fähigkeiten angeeignet hat, verwenden Sie stets Zeit auf Prosodie und „normal" klingendes Sprechen.

11. Geben Sie Übungen, Anleitung und Modell bei der Reduzierung von Häufigkeit und Dauer der Dehnungen vor. Schenken Sie dabei Sätzen zu Beginn des Gesprächs, Anfangswörtern, gefürchteten Wörtern und Wörtern nach signifikanten Pausen besondere Beachtung.
12. Benutzen Sie bei der Planung der Transferaktivitäten eine hierarchische Liste der Situationsängste.
13. Arbeiten Sie falls möglich in der Gruppe; das ist günstig für die Unterstützung bei Schwierigkeiten, die Lösung von Problemen und die Selbstbeobachtung.
14. Planen Sie vor Beendigung der Therapie eine in drei bis sechs Monaten stattfindende „Auffrischungssitzung für Fortgeschrittene". Führen Sie dies ein als Routinemaßnahme zur Verfeinerung der Fähigkeiten und zur Lösung von Problemen, nicht als Schutz vor Rückfällen.

Beurteilen Sie Dehnung wie auch alle anderen Methoden fortwährend, um vor Mißbrauch und Fehlermustern sicher zu sein und um festzustellen, ob die Dehnung für den jeweiligen Patienten nun die beste Methode ist oder nicht.

Verschiedene Methoden

Sprechleistungsstufen

Die Methode der Sprechleistungsstufen, innerhalb derer die Länge der Äußerungen planvoll und gezielt erweitert wird, war die Grundlage fast aller sinnvollen Therapieansätze. Sie wird seit vielen vielen Jahren angewendet, lange bevor sie offiziell „entdeckt" wurde, man sie in einen behavioristischen Rahmen steckte, mit einer lerntheoretischen Terminologie schmückte und sie in eitler Selbstbeweihräucherung zur Schau stellte. Das methodische Prinzip basiert auf dem alten Grundsatz, daß wir am besten in kleinen Schritten lernen. In der Artikulationstherapie wird seit Jahrhunderten nach diesem Prinzip gearbeitet, d.h. man beginnt mit isolierten Lauten und geht dann zu Silben, Wörtern, Phrasen, Sätzen usw. über. Die Stottertherapie – egal, ob sie nun auf die Symptome oder die Sprechflüssigkeit ausgerichtet ist – folgt in den meisten Methoden diesem Muster: ein Übergang vom Einfachen zum Komplexeren, vom Leichteren zum Schwereren. Immerhin haben die Vertreter der Methode der planvollen und gezielten Erweiterung der Äußerungslänge die einzelnen Phasen in einem Ausmaß strukturiert, das von den meisten Therapeutinnen in der Vergangenheit ignoriert wurde. Auf ähnliche Art ist die „allmähliche Steigerung der Länge und Komplexität der Äußerungen" eine Systematisierung der linguistischen und situationsbedingten Variablen, die eine Steigerung der Sprechleistung von einfachen zu komplexen, von leichten zu schwierigen Stufen enthält. Ryans Programm der allmählichen Zunahme der Länge und Komplexität der Äußerungen (1971, 1974) ist ein ausgezeichnetes Beispiel für diese Methode. Das umfassendste Beispiel für die Planung von Sprechleistungsstufen ist wahrscheinlich Costellos Programm (1980), in dem sie 23 Schritte zur Erzielung einer Serie aus sechs Worten beschreibt und dann zur Sprechflüssigkeitszeit für nichtgestottertes Sprechen wechselt (von fünf Sekunden bis zu fünf Minuten kontinuierlichem, flüssigem Sprechen). Jeder Schritt muß zehn Mal hintereinander fehlerfrei (ohne Stottern) ausgeführt werden, bevor zum nächsten Schritt übergegangen wird. Zum Scheitern eines Schrittes (und der Entwicklung eines Nebenschrittes) kommt es, wenn es in fünf aufeinander folgenden Ausführungen des Schrittes zu Fehlern kommt oder wenn ein Patient die Kriterien für einen einzelnen Schritt nicht innerhalb von drei Therapiesitzungen erfüllen kann. Die Nebenschritte liegen im Schwierigkeitsgrad zwischen dem letzten bestandenen Schritt und dem Schritt, bei dem der Patient gerade gescheitert ist.

Wie oben bereits erwähnt, kann man die Sprechleistungsstufen kaum als eine revolutionäre Methode bezeichnen. Ihre Bedeutung liegt jedoch in der tatsächlich sehr sorgfältigen Planung von abgestuften Schwierigkeitsgraden für einen Stotternden mit vorher festgelegten Kriterien für die erfolgreiche Bewältigung. Die Methode der allmählichen Zunahme der Länge und Komplexität der Äußerungen innerhalb der Sprechleistungsstufen unterliegt zwei Beschränkungen: Die besteht in der Gefahr, daß Therapeutinnen die Bespielprogramme wörtlich nehmen und sie auf eine Vielzahl von Patienten anwenden, ohne Anpassung des Timing, der Kriterien oder der Stimuli an die individuellen Bedürfnisse vorzunehmen. Die zweite Gefahr besteht darin, daß manche Therapeutinnen annehmen werden, daß die Methode der Sprechleistungsstufen die Bedürfnisse jedes Patienten abdeckt. Manche Patienten werden aber Zwischenschritte brauchen. Die Furcht vor bestimmten Wörtern ist vielleicht bei einigen Patienten ein wesentlicher Faktor. Die Wahrnehmung der situationsbedingten Komplexität ist unterschiedlich von Patient zu Patient. Die Urheber dieser Methode haben sie nicht als ein Programm betrachtet, das sich unterschiedslos auf alle anwenden läßt; Therapeutinnen sollten sich davor hüten, in diese Falle zu gehen.

Alle Programme der allmählichen Zunahme der Länge und Komplexität der Äußerungen bzw. Sprechleistungsstufen-Programme können in jeden Sprechflüssigkeits- oder Symptomansatz sowie jede spezifische Therapiemethode einbezogen werden. Das Konzept selbst läßt sich auf jede Reduzierung einer Gewohnheit oder das Erlernen einer Fähigkeit anwenden. Normalerweise gehen spezifische Programme zur Verstärkung und/oder Bestrafung Hand in Hand mit diesem schrittweisen Vorgehen, weil es, nur für sich genommen, keinen signifikanten Effekt auf das Stottern hat. Diese Ansätze erinnern uns gleichzeitig daran, daß es nur sehr wenig neues unter der Sonne gibt – und daß jede Technik revidiert, verbessert, neu strukturiert und dann auf eine Art angewendet werden kann, die die Dokumentation von Fortschritten erleichtert.

Das time-out-Verfahren

In den Therapieräumen findet man das „time-out-Verfahren" schon seit langem. Ich bin mir sicher, daß schon die Neandertaler ihre Kinder in die Stille einer abgelegenen Ecke der Familienhöhle geschickt haben, um deren Verhalten zu verändern. Costello (1975) gab einen ausgezeichneten Überblick über die Forschung bezüglich des „time-out-Verfahrens" und stellte die Methode als einen aversiven Reiz dar. Wenn sie kontingent auf Stottern hin eingesetzt wird, verringert dies die Häufigkeit der Sprechunflüssigkeiten. Haroldson et al. (1968) aktivierten bei jedem Stottern einfach eine rote Signallampe. Solange das Licht eingeschaltet war (zehn Sekunden), durfte der Patient nicht weitersprechen. Die Häufigkeit des Stotterns wurde dadurch deutlich reduziert, obwohl es in den Perioden nach dem Experiment häufig zu Rückfällen kam. Adams und Popelka (1971) verglichen eine Standardadaptation des Stotterns (fünf Lesedurchgänge) mit Lesedurchgängen, bei denen es nach jedem Stottern zu einer Pause von zehn Sekunden kam. Wie erwartet kam es bei den wiederholten Lesedurchgängen zu einer Adaptation, aber bei weitem nicht in dem Ausmaß wie bei den „time-out"-Leseproben. Martin et al. (1972a) benutzten bei stotternden Kindern Puppenspiele mit „time-out-Verfahren", bei denen die Puppe nach jedem Stottern für zehn Sekunden entfernt wurde. Die Ergebnisse im Hinblick auf Sprechflüssigkeit wurden als „ausgezeichnet" beschrieben (zwei Versuchspersonen), obwohl der möglicherweise verwirrende Effekt des Gebrauchs einer Puppe dabei nicht evaluiert werden konnte.

Martin und Haroldson (1979) verglichen die Auszeit mit dem Kommentar „Falsch" nach jedem Stottern und mit der kontinuierlichen

Verwendung eines maskierenden Geräusches (VAR) sowie dem Metronomrhythmus. Jede dieser experimentellen Bedingungen dauerte 30 Minuten. Wenn man die Prozente gestotterter Wörter und die Dauer des Stotterns betrachtete, so zeigte sich bei der Anwendung von „time-out-Verfahren“ der größte Rückgang; bei mehr als einem Drittel der Versuchspersonen steigerte sich der Prozentsatz der gestotterten Wörter während der „Falsch“- Phase, und bei mehr als 50% erhöhte sich die Länge der Spasmen bei ständiger Maskierung. Interessanterweise wiesen jene, die die größten Reduzierungen unter „time-out-Verfahren“ zeigten, auch große Reduzierungen bei VAR und beim Metronom auf. Die Autoren erinnerten daran, daß das Einsetzen von „time-out-Verfahren“ im Gegensatz zu den nicht-kontingenten Situationen die Stimmlage, die Lautstärke oder die Prosodie des Stotternden nicht wesentlich zu beeinflussen schienen.

Costello (1980) gab ein ausgezeichnetes Beispiel für eine Kombination von Pause mit einem sequentiellen Therapieprogramm (vgl. Abschnitt über Sprechleistungsstufen). Sie beschrieb, wie die Therapeutin beim Auftreten des Stotterns „Stopp!“ sagte und sich dann zehn Sekunden lang wegdrehen mußte. Nach Ablauf der Strafzeit wandte sich die Therapeutin wieder dem Patienten zu und verhielt sich wie eine gute, verstärkende Zuhörerin. Der Patient mußte nicht unbedingt an dem Punkt weitersprechen, an dem er angehalten worden war. Außerdem wies Costello weise darauf hin, daß die Therapeutin den Einsatz des „time-out-Verfahrens“ während der letzten zehn Minuten der Therapie weglassen sollte, um nur noch eine gute Zuhörerin zu sein. Anfangs nahm das Stottern während dieser letzten Phase zu, aber ab der sechsten Sitzung stabilisierte sich die Sprechflüssigkeit zunehmend. Der Patient lernte außerdem Selbstbeobachtung und -kontrolle, die Entwicklung von Sprechflüssigkeit usw. Der „time-out“-Anteil wurde dann von Sitzung zu Sitzung reduziert, während gleichzeitig die Endphase (ohne „time-out“) ausgedehnt wurde. Die „time-out“-Methode kann auch vom Patienten selbst angewendet werden (James, 1983), ist dabei jedoch weniger effektiv, als wenn sie von der Therapeutin angewendet wird.

Wenn Sie mit „time-out“ arbeiten, sollten Sie sicherstellen, eine Ausgangsmessung (vorzugsweise für jede Sitzung) zu haben, anhand derer Sie die Erfolge bewerten können. Die „time-out“-Periode sollte lang genug sein, um eine Strafe darzustellen, aber andererseits keine Zeit vergeuden; die „time-out“-Periode von Curlee und Perkins (1969) erscheint mit 30 Sekunden unangebracht lang (besonders, da man dabei im Dunkeln sitzt). Signale und andere Begleiterscheinungen (Licht, „Stopp“, „Falsch“, Ausstellen des Lichtes) sollten dem Zweck angemessen, aber nicht peinlich, amüsant oder für den Patienten allzu irritierend sein. Die Konsistenz ist dabei von großer Wichtigkeit. Sie sollten die Kriterien für den Patienten sehr genau definieren – und sie dann jedesmal anwenden. Die „time-out“-Methode paßt in die meisten Therapieprogramme und kann sehr nützlich für rasches Lernen oder für rasche Veränderungen sein. Ob es als wirkliche Bestrafung erlebt wird, ob das Sprechen dabei in kleine Serien motorischer Planung aufgeteilt wird, ob es zu Entspannung führt oder einfach die Eigenverstärkung des Stotterns durchbricht, ist nicht so wichtig wie die Tatsache, daß es über alle Altersgrenzen hinweg sehr wirksam zu sein scheint und einen Effekt auf alle Untergruppen von Stotternden hat.

Bewußte Kontrolle des Sprechablaufs

Die bewußte Kontrolle des Sprechablaufs ist auf verschiedene Art angewendet worden. Gelegentlich wurde sie benutzt, um den Stotternden anzuweisen, dem Sprechen von Nicht-stotternden zuzuhören, um sich der Häufigkeit bewußt zu werden, mit der diese ebenfalls unflüssig sprechen, oder um sich der Stotterspasmen bewußt zu werden (Ryan, 1971; Shames und Florance, 1980; Van Riper, 1973). Sie kann auch auf intensivere Art angewendet werden (Van Riper, 1973), um eine in die Tiefe gehende Kontrolle des Spasmustyps, der -schwere und des -ortes sowie den damit verbundenen Verhaltensweisen und eigenen Gefühlen zu bewirken. Sie kann als Methode zur Überprüfung der Anwendung erlernter Flüssigkeitsmethoden (Boberg, 1980a; Curlee und Perkins, 1969) eingesetzt werden, wobei der Patient in ansteigenden Schwierigkeitsstufen immer mehr selbst die Verantwortung für sein Sprechverhalten übernimmt.

Alle Menschen, ob sie nun stottern oder nicht, unterscheiden sich hinsichtlich ihrer Selbstwahrnehmung. Ich bin sicher, daß Stotternde sich in bezug auf ihre Wahrnehmung ebenso unterscheiden. Wenn man zu all dem noch die mögliche Blockierung der Selbstwahrnehmung für Sprechabläufe durch Emotionen nimmt, ergibt sich, daß die meisten Stotternden wahrscheinlich an der bewußten Kontrolle von Sprechabläufen arbeiten müssen.

Van Riper (1958, 1973) beschrieb eine Methode der „Sprechüberwachung durch Konzentration auf die taktil-propriozentiv-kinästhetische Wahrnehmung“ in fortgeschrittenen Fällen, um die Sprechflüssigkeit zu überwachen und sich entwickelnde Spannungen, die zu Stottern führen könnten, rechtzeitig zu entdecken. Diese Methode scheint in einer besonderen Verbindung zu vorbereitenden Einstellungen zu stehen. Man kann sie als eine sanfte Form des Sprechkauens oder als eine Kombination aus Dehnung und kontinuierlicher Phonation bezeichnen, bei der Konsonanten (und sogar Plosive) mit einem gleitenden, schleppenden Kontakt geformt werden. Ein Patient beschrieb es als ein Schmieren von Erdnußbutter auf die Artikulatoren, um dann zu versuchen, diese klebrige Substanz beim Sprechen ohne Verwendung der Hände zu entfernen. Van Riper (1958) berichtete, daß Patienten sehr rasch bei der Anwendung dieser Technik ermüdeten und manche sie als sehr störend empfanden. Ich habe ähnliche Erfahrungen gemacht. In kurzen Intervallen verwendet, halte ich es jedoch für einen nützlichen Kontrollmechanismus, besonders wenn ein Patient Probleme hat oder fürchtet, daß es Probleme geben könnte. Es mag dabei zu einem bleibendem Effekt kommen – aber das ist reine Spekulation; wenn ich abends nach Hause kam, konnte meine Frau es meinem Sprechen immer anmerken, wenn ich mit einer Gruppe Stotternder an der Sprechüberwachung durch Konzentration auf die taktil-propriozentiv-kinästhetische Wahrnehmung gearbeitet hatte (obwohl ich es eigentlich gar nicht „machte“). Dies ist jedoch, wie bereits gesagt, reine Spekulation und beschränkt sich vielleicht nur auf bestimmte Typen von Individuen. Die Schritte, die bei der Anwendung der bewußten Kontrolle des Sprechablaufs benutzt werden können, sind z.B. die folgenden:

1. Üben Sie mit Phrasen von zwei bis vier Wörtern, ohne Plosivlaute. Reduzieren Sie die Sprechgeschwindigkeit, stellen Sie einen Atemstrom her, dehnen Sie die Vokale und „strecken“ Sie die Konsonanten, indem Sie die Artikulatoren durch die Produktion *bewegen*. Der Muskeldruck wird dabei zunehmen, doch sollte die Bewegung kontinuierlich sein, so daß sich weder Tremor noch Stopps entwickeln können.
2. Fügen Sie zur Übung Wörter mit Plosiven hinzu, durch deren Produktion Sie sich hindurchbewegen, anstatt sie als einen Stopp zu sprechen. Dies produziert einen leicht nachlässigen, ausgedehnten Plosivlaut, der aber dem Zuhörer nicht besonders auffallen wird.
3. Üben Sie mit ganzen Sätzen.
4. Machen Sie weiter mit Monologen. Konzentrieren Sie sich in diesem Stadium darauf,
   a) die eventuell verlorene Satzmelodie wiederherzustellen und die Sprechgeschwindigkeit zu normalisieren,

   b) den Patienten zu ermutigen, nicht jedes Wort, sondern nur die „wichtigen" Wörter zu kontrollieren. Dies geschieht für gewöhnlich ganz spontan, wenn sich Satzmelodie und Sprechgeschwindigkeit normalisieren.

5. Üben Sie bei normalen Gesprächen.
6. Geben Sie Hausaufgaben. Mischen Sie kurze (z.B. Telefonanruf in einem Geschäft) mit längeren Situationen. Kurze Situationen sollten zu 100% kontrolliert werden, während die längeren als Experimente dafür dienen, welcher Grad der Kontrolle für den jeweiligen Patienten am besten ist.
7. Schlagen Sie bei der Planung eines Programms zur Stabilisierung und Aufrechterhaltung eine konsistente und abnehmende Verwendung der Sprechüberwachung durch Konzentration auf die taktil-propriozentiv-kinästhetische Wahrnehmung vor, z.B. in der folgenden Abfolge:
   a) Verwenden Sie im ersten Monat die Kontrolle in drei Situationen pro Tag und beurteilen Sie Ihr Sprechen.
   b) Während des zweiten Monats wenden Sie die Kontrolle bei einer ausgedehnten Sprechsituation pro Tag an und beurteilen Ihr Sprechen wie vorher.
   c) Im dritten Monat benutzen Sie die Kontrolle einmal pro Woche in einer ausgedehnten Situation und beurteilen Ihre Sprechflüssigkeit sorgfältig.
   d) Während der nächsten drei Monate benutzen Sie die Kontrolle für einen Tag im Monat bei mindestens 50% der Sprechsituationen dieses Tages. Nehmen Sie dies als eine Gelegenheit, den Zustand Ihrer Sprache zu beurteilen.
   e) Kehren Sie zur Berichterstattung, der Gesamtauswertung sowie zur Besprechung Ihrer Bedürfnisse nach dieser sechsmonatigen Periode in die Therapie zurück.

Die bewußte Kontrolle des Sprechablaufs wird auch angewendet, um die Sprechflüssigkeit zu überprüfen. Curlee und Perkins (1969) trainierten die Patienten, die Sprechgeschwindigkeit sowie die Gefühle hinsichtlich des eigenen Selbstvertrauens selbst zu kontrollieren und daraus eigenständig Konsequenzen zu ziehen. Shames und Florance (1980) schlugen ein spezifisches Programm mit kontrolliertem und unkontrolliertem Sprechen vor:

1. Nachdem sich der Patient Fähigkeiten in der kontinuierlichen Phonation und verschiedenen Sprechgeschwindigkeiten angeeignet hat, übt die Therapeutin mit dem Patienten die Variierung dieser Sprechgeschwindigkeiten unter Verwendung eines sichtbaren Signals. Die Ergebnisse werden auf Band aufgezeichnet, abgespielt und analysiert, bis der Patient den Unterschied zwischen schnellem und langsamem Sprechen sowie guter und schlechter Leistung erkennt.
2. Der Patient übernimmt die Verantwortung dafür, sich selbst ein Signal zu geben, wobei er zur Verwendung eines verdeckten Signals übergeht.
3. Der Patient übt dasselbe in normalem Sprechtempo.
4. In Abständen signalisiert die Therapeutin, wenn der Patient ein Ziel gut erreicht hat, und der Patient kann dann die Kontrolle für die nächsten fünf oder sechs Wörter einstellen (diese Abschnitte werden bei sich verbessernder Leistung länger).
5. Der Patient übernimmt die Selbstkontrolle der Sprache, wobei er sich selbst mit zunehmend langen Perioden ohne bewußte Kontrolle belohnt. Der Patient ist jetzt für alle Aspekte der Kontrolle selbst verantwortlich und muß eigenständig Konsequenzen aus der Evaluierung der Kontrolle ziehen.

Laut Shames und Florance besteht die Tendenz, daß sich nach einer Weile die Abschnitte unkontrollierten Sprechens an die Eigenschaften des kontrollierten Sprechens anpassen. Boberg (1980a) berichtete von einem (intensiven) Programm, bei dem die Analyse, Dehnung, Veränderung der Einstellung und Nachbesserung benutzt wurden. Während der Therapie würde an der Kontrolle durch Selbsteinschätzung gearbeitet (unter Verwendung von Video- und Tonbandaufnahmen). Der Patient kaufte einen am Handgelenk zu tragenden Digitalzähler und war verantwortlich dafür, die Fehler bei den Nachbesserungen, der Sprechgeschwindigkeit (200 ± 40 Silben pro Minute) und der Satzmelodie selbst zusammenzuzählen und höchstens 1% gestotterte Wörter zu produzieren. Die Therapeutin rechnete ebenfalls für sich mit. Der Patient mußte ohne einen Fehler in der Kontrolle, in drei aufeinander folgenden Sitzungen Erfolg haben. Wenn es zu irgendeinem Zeitpunkt zu einem Fehler kam, mußten erneut drei Sitzungen fehlerfrei absolviert werden. Wenn es zu einem zweiten Fehler kam, fiel der Patient auf die vorherige Phase zurück und mußte die dort gültigen Kriterien erneut erfüllen, bevor er sich wieder an der Selbstkontrolle versuchen durfte. Die nächste Phase beinhaltete Arbeit an der Variierung der Sprechgeschwindigkeit (besonders in gefürchteten Situationen). Das Üben mit Signalen wurde benutzt, um leicht von einer langsamen zu einer normalen Sprechgeschwindigkeit wechseln zu können usw. Zwei erfolgreichen, von der Therapeutin geleiteten Sitzungen mußten sich zwei erfolgreiche, vom Patienten geleitete Sitzungen anschließen. Der Transfer der Kontrolle beinhaltete zwölf Situationen außerhalb der Therapie, die von der Therapeutin erstellt wurden, plus zehn Situationen, die einen besonderen Bezug zum jeweiligen Patienten hatten. Alle Situationen wurden aufgenommen (insgesamt mindestens fünf Minuten/Situation). Die Aufnahme wurde dann ausgewertet und weitere Sitzungen wurden geplant – oder der Patient wurde auf die Entlassung aus der Therapie und die Aufrechterhaltung des erzielten Fortschritts vorbereitet.

Starkweather (1980) stellte die Frage, ob die Kontrolle vielleicht übermäßig angewendet werde, und schrieb: „... der Einsatz von ausgefeilten Programmen zur Kontrolle der Sprechgeschwindigkeit oder Überwachung ist, zumindest bei Erwachsenen, nicht nötig" (S. 375). Er argumentierte, daß für eine erfolgreiche Eliminierung der Vermeidungen lediglich ein Instruktionsprogramm, eine Demonstration durch die Therapeutin sowie Übung nötig wären. Wenn wir davon ausgehen, daß die Generalisierung extrem wirksam ist und daß die Eliminierung der Vermeidungen auch dann noch funktioniert, wenn der Patient von der Unterstützung durch die Therapeutin abgeschnitten ist, so hat Starkweather wohl recht. Es ist nicht einfach, sich für Digitalzähler und die Berechnung von Prozentzahlen gegenüber Wortschätzungen zu begeistern, aber eine grundlegende Fähigkeit zur Kontrolle ist durchaus wünschenswert. Es ist besser, etwas Zeit darauf zu „verschwenden", funktionierende Kontrollmechanismen zu lernen, solange wir nicht vorhersagen können, welcher unserer Patienten sie anwendet, wer sie fallen läßt, vergißt und in alte Muster zurückgleitet – oder aber wer sie anwendet, einen Rückfall erleidet und darüber in Panik gerät – oder was sonst noch passieren könnte.

Kommentar

Ich habe nicht genug Raum für eine detaillierte Beschreibung von Hypnose, Einsatz von Medikamenten, CO_2-Therapie, Gestensprechen, nicht-direktiver Therapie, Analyse der persönlichen Konstrukte sowie vieler anderer Methoden. Bei den Techniken, die ich hier angeführt habe, war es weder möglich, alle unterschiedlichen Variationen einer Methode noch alle Umstände, in denen sie angewendet werden könnten, zu beschreiben. Meine persönlichen Meinungen sind deshalb in einem beachtlichen Maße eingedrungen. Ich habe versucht, meine eigene Voreingenommenheit stets von den Ergebnissen der veröffentlichten Forschung und der Meinung anderer zu trennen, aber ich akzeptiere, daß das nicht immer möglich gewesen sein mag. Das Ziel dieses Buches ist es, für so viele Methoden wie möglich Erklärungen und Anleitungen für die Anwendung zu geben. Aufgrund meiner obigen Kommentare über Auslassungen und Einschränkungen würde ich gerne von Lesern hören, die andere Wege kennen, in denen hier aufgelistete Methoden angewendet werden können, oder die über Methoden berichten möchten, die hier nicht behandelt werden konnten. Meine eigene Ausrichtung beruht auf der Idee, daß eine Therapie für Kommunikationsstörungen im wesentlichen eine Änderung des zwischenmenschlichen Verhaltens darstellt. Wenn wir das Sprechen verändern, verändern wir auch die Persönlichkeit, wenn auch vielleicht nur in einem geringen Ausmaß. Schon allein aus diesem Grund ist die Fähigkeit zur Anwendung von Methoden ein wichtiger Faktor. Wenn wir die Dinge lernen, die wir unseren Patienten abverlangen, und wenn wir mit anderen Therapeutinnen darüber kommunizieren, dann können wir danach streben, das gut zu machen, was wir tun.

Anhang

Referenzen

ADAMCZYK, B. (1959). *Use of instruments for the production of artificial feedback in the treatment of stuttering.* Folia Phoniatrica, 11:216-18.

ADAMCZYK, B., KUNISZYK, W., & SMOTKA, E. (1979). *Influence of echo and reverberation on the speech process.* Folia Phoniatrica, 31:70-81.

ADAMCZYK, B., SADOWSKA, E., & KUNISZK-JOZKOWIAK, W. (1975). *Influence of reverberation on stuttering.* Folia Phoniatrica, 27:1-6.

ADAMS, M. R. (1976). *Some common problems in the design and conduct of experiments in stuttering.* Journal of Speech and Hearing Disorders. 41:3-9.

ADAMS, M. R. (1977). *A clinical strategy for differentiating the normally nonfluent child from the incipient stutterer.* Journal of Fluency Disorders, 2:141-48.

ADAMS, M. R. (1978). *Further analysis of stuttering as a phonetic transition defect.* Journal of Fluency Disorders, 3:265-71.

ADAMS, M. R. (1982a). *A case report on the use of flooding in stuttering therapy.* Journal of Fluency Disorders, 7:343-54.

ADAMS, M. R. (1982b) *Fluency, non-fluency, and stuttering in children.* Journal of Fluency Disorders, 7:171-85.

ADAMS, M. R. (1983). *Learning from negative outcomes in stuttering therapy: I. Getting off on the wrong foot.* Journal of Fluency Disorders, 8:147-53.

ADAMS, M. R. & HAYDEN, P. (1976). *The ability of stutterers and nonstutterers to initiate and terminate phonation during production of an isolated vowel.* Journal of Speech and Hearing Research, 19:290-96.

ADAMS, M. R., & MOORE, W. H. (1972). *The effects of auditory masking on the anxiety level, frequency of disfluency, and selected vocal characteristics of stutterers.* Journal of Speech and Hearing Disorders,15:572-78.

ADAMS, M. R., & POPELKA, G. (1971). *The influence of „time out" on stutterers and their disfluency.* Behavior Therapy, 2:734-39.

ADAMS, M. R., & RAMIG, P. (1980). *Vocal characteristics of normal speakers and stutterers during choral reading.* Journal of Speech and Hearing Research, 23:457-69.

ADAMS, M. R., & REIS, R. (1971). *The influence of the onset of phonation on the frequency of stuttering.* Journal of Speech and Hearing Research, 14:639-44.

ADAMS, M. R., RIEMENSCHNEIDER, S., METZ, D., & CONTURE, E. (1974). *Voice onset and articulatory constriction requirements in a speech segment and their relation to the amount of stuttering adaptation.* Journal of Fluency Disorders, 1:23-29.

ADAMS, M. R., RUNYAN, C., & MALLARD, A. R. (1975). *Airflow characteristics of the speech of stutterers and nonstutterers.* Jounal of Fluency Disorders, 1:4-12.

ADAMS, M. R., SEARS, R. L., & RAMIG, P. R. (1982). *Changes in stutterers and nonstutterers during monotoned speech.* Journal of Fluency Disorders, 7:21-35.

ADLER, S. (1966). *A Clinician's Guide to Stuttering.* Springfield, III.: Charles C Thomas.

ALFORD, J., & INGHAM, R. J. (1969). *The application of a token reinforcement system to the treatment of stuttering in children.* Journal of the Australian College of Speech Therapists, 19:53-57.

AMMONS, R., & JOHNSON, W. (1944). *Studies in the psychology of stuttering: 18, The construction and application of a test of attitudes toward stuttering.* Journal of Speech Disorders, 9:39-49.

ANDREWS, G. (1973). *Stuttering therapy: How simple can an effective treatment program become.* Australian Journal of Human Disorders of Communication, 2:44-46.

ANDREWS, G. (1974a). *The etiology of stuttering.* Australian Journal of Human Communication Disorders, 2:8-12.

ANDREWS, G. (1974b). *The measurement of stuttering.* Australian Journal of Human Communication Disorders, 2:6-7.

ANDREWS, G., & CRAIG, A. (1982). *Stuttering: Overt and covert measurement of the speech of treated subjects.* Journal of Speech and Hearing Disorders, 47:96-98.

ANDREWS, G., CRAIG, A., FEYER, A., HODDINOT, S., HOWIE, P., & NEILSON, M. (1983). *Stuttering: A review of research findings and theories circa 1982.* Journal of Speech and Hearing Disorders, 48:226-46.

ANDREWS, G., & CUTLER, J. (1974). *Stuttering therapy: The relation between changes in symptom level and attitude.* Journal of Speech and Hearing Disorders, 39:309-11.

ANDREWS, G. B., GUITAR, B., & HOWIE, P. (1980). *Meta-analysis of the effects of stuttering treatment.* Journal Speech and Hearing Disorders, 45:287-307.

ANDREWS, G., HARRIS, M., GARSIDE, R., & KAY, D. (1964). *The inhibition of stuttering by syllable-timed speech.* G. Andrews & M. Harris (eds.). The Syndrome of Stuttering. The Spastics Society Medical and Educational Unit. London: Heinemann.

ANDREWS, G., & HARVEY, R. (1981). *Regression to the mean in pretreatment measures of stuttering.* Journal of Speech and Hearing Disorders, 46:204-7.

ANDREWS, G., HOWIE, P. M., DOSZA, M., & GUITAR, B. E. (1982). *Stuttering: Speech pattern characteristics under fluency inducing conditions.* Journal of Speech and Hearing Research, 25:208-15.

ANDREWS. G., & INGHAM, R. J. (1971). *Stuttering: Considerations in the evaluation of treatment.* British Journal of Disorders of Communication, 6:129-38.

ANDREWS, G., & TANNER, S. (1982). *Stuttering: The results of five days treatment with an airflow technique.* Journal of Speech and Hearing Disorders, 42:427-29.

AVARI, D. N., & BLOODSTEIN, O. (1974). *Adjacency and prediction in school-age stutterers.* Journal of Speech and Hearing Research, 17:33-40.

AZRIN, N., JONES, R., & FLYE, B. (1968). *A synchronization effect and its application to stuttering by a portable apparatus.* Journal of Applied Behavioral Analysis, 1:283-95.

AZRIN, N. H., & NUNN, R. G. (1974). *A rapid method of eliminating stuttering by a regulated breathing approach.* Behavior Research and Therapy, 12:279-86.

AZRIN, N. H., NUNN, R. G., & FRANTZ, S. (1979). *Comparison of regulated breathing versus abbreviated desensitization on reported stuttering episodes.* Journal of Speech and Hearing Disorders, 44:331-39.

BACHRACH, D. L. (1964). *Sex differences in reactions to delayed auditory feedback.* Perceptual and Motor Skills, 19:81-82.

BAKEN, J.R., McMANUS, D. A. & CAVALLO, S. A. (1983). *Prephonatory chest wall posturing in stutterers.* Journal of Speech and Hearing Research, 26:444-50.

BAR, A., SINGER, J., & FELDMAN, R. G. (1969). *Subvocal muscle activity during stuttering and fluent speech.* Journal of the South African Logopedic Society, 16:9-14.

BAR, H. (1940). *A quantitative study of the specific phenomena observed in stuttering.* Journal of Speech Disorders, 5:277-80.

BARBARA, D. A. (1965). *Questions and Answers on Stuttering.* Springfield, Ill.: Charles C Thomas.

BARBER, V. (1939). *Studies in the psychology of stuttering: XV. Chorus reading as a distraction in stuttering.* Journal of Speech Disorders, 4:371-83.

BARBER, V. (1940). *Studies in the psychology of stuttering: XVI. Rhythm as a distraction in stuttering.* Journal of Speech Disorders, 5:29-42.

BAYLY, R. B. (1965). *Comments from a stutterer.* Today's Speech, 13:2-3.

BEAUMONT, J., & FOSS, B. (1957). *Individual differences in reacting to delayed auditory feedback.* British Journal of Psychology, 48:85-89.

BEECH, H. R. (1967). *Stuttering and stammering.* Psychology Today, 1:48-51, 61.

BEECH, H. R., & FRANSELLA, F. (1968). *Research and Experiment in Stuttering.* London: Pergamon Press, 1968.

BEECH, H. R., & FRANSELLA, F. (1969). *Explanation of the rhythm effect in stuttering.* B. Gray & G. England (eds.). Stuttering and the Conditioning Therapies. Monterey, Calif.: The Monterey Institute of Speech and Hearing.

BELMORE, N. F., KEWLEY-PORT, D., MOBLEY, R. & GOODMAN, V. (1973). *The development of auditory feedback monitoring: Delayed auditory feedback studies on the vocalizations of children aged six months to 19 months.* Journal of Speech and Hearing Research, 16:709-20.

BENDER, J. F. (1939). *The Personality Structure of Stuttering.* New York: Pitman Publishing Co.

BERECZ, J. M. (1973). *The treatment of stuttering through precision punishment and cognitive arousal.* Journal of Speech and Hearing Disorders, 38:256-67.

BERLIN, S., & BERLIN, L. (1964). *Acceptability of stuttering control patterns.* Journal of Speech and Hearing Disorders, 29:436-41.

BERNSEN, D. A., & BOCKOUEC, T. D. (1972). *Progressive Relaxation Training: A Manual for the Helping Professions.* Champaign, Ill.: Research Press.

BERRY, M. F., & EISENSON, J. (1945). *The Defective in Speech.* New York: F. S. Crofts & Co.

BERRY, R. C., & SILVERMAN, F. H. (1972). *Equality of intervals on the Lewis-Sherman Scale of Stuttering Severity.* Journal of Speech and Hearing Research, 15:185-88.

BLACK, J. (1951). *The effect of sidetone delay on vocal rate and intensity.* Journal of Speech and Hearing Disorders, 16:50-56.

BLACK, J. (1955). *The persistence of the effects of delayed sidetone.* Journal of Speech and Hearing Disorders, 20:65-68.

BLOOD, G. W., & SEIDER, R. (1981). *The concomitant problems of young stutterers.* Journal of Speech and Hearing Disorders, 46:31-33.

BLOODSTEIN, O. (1949). *Conditions under which stuttering is reduced or absent: A review of literature.* Journal of Speech and Hearing Disorders, 14:295-302.

BLOODSTEIN, O. (1950). *A rating scale of conditions under which stuttering is reduced or absent.* Journal of Speech and Hearing Disorders, 15:29-36.

BLOODSTEIN, O (1960). *The development of stuttering, I: Changes in nine basic features.* Journal of Speech and Hearing Disorders, 25:219-37.

BLOODSTEIN, O. (1969). *A Handbook on Stuttering.* Chicago: National Easter Seal Society for Crippled Children and Adults.

BLOODSTEIN, O. (1972). *The anticipatory struggle hypothesis: Implications of research on the variability of stuttering.* Journal of Speech and Hearing Research, 15:487-89.

BLOODSTEIN, O. (1975a). *A Handbook on Stuttering.* Chicago: National Easter Seal Society for Crippled Children and Adults.

BLOODSTEIN, O. (1975b). *Stuttering as tension and fragmentation.* J. Eisenson (ed.). Stuttering, a Second Symposium. New York: Harper & Row.

BLOODSTEIN, O. (1979). *Speech Pathology: An Introduction.* Boston: Houghton Miffin.

BLOODSTEIN, O., & SHOGAN, R. L. (1972). *Some clinical notes on forced stuttering.* Journal of Speech and Hearing Disorders, 37:177-86.

BLUEMEL, C. S. (1957). *The Riddle of Stuttering.* Danville, Ill.: The Interstate Publishing Co.

BLUEMEL, C. S. (1960). *Concepts of stammering: A century in review.* Journal of Speech and Hearing Disorders, 25:24-32.

BOBERG, E. (1976). *Intensive group therapy program for stutterers.* Human Communication, 1:29-42.

BOBERG, E. (1980a). *Intensive adult therapy program.* W. H. Perkins (ed.). Strategies in Stuttering Therapy. J. L. Northern (ed.). Seminars in Speech, Language and Hearing. New York: Thieme-Stratton.

BOBERG, E. (1980b). (ed.). *Maintenance of Fluency: Proceedings of the Banff Conference.* New York: Elsevier.

BOLAND, J. L. (1953). *A comparison of stutterers and non-stutterers on several measures of anxiety.* Speech Monographs, 20:144.

BOOME, E. J., BAINES, H. M. S., & HARRIS, D. G. (1939). *Abnormal Speech.* London: Methuen.

BOOME, E. J., & RICHARDSON, M. A. (1931). *The Nature and Treatment of Stammering.* London: Methuen.

BOUDREAU, L. A., & JEFFREY, C. J. (1973). *Stuttering treated by desensitization.* Journal of Behavior Therapy and

Experimental Psychiatry, 4:209-12.
BRADY, J. P. (1968). *A behavioral approach to the treatment of stammering.* American Journal of Psychiatry, 125:843-48.
BRADY, J. P. (1971). *Metronome-conditioned speech retraining for stuttering.* Behavior Therapy, 2:129-50.
BRADY, J. P. (1973). *Metronome-conditioned relaxation: A new behavioral procedure.* British Journal of Psychiatry, 122:729-30.
BRADY, J. P., & BRADY, C. N. (1972). *Behavior therapy of stuttering.* Folia Phoniatrica, 24:355-59.
BRANDON, S., & HARRIS, M. (1966). *Stammering, an experimental treatment programme using syllable-timed speech. Speech Pathology Diagnosis: Therapy and Practices.* Report of the National Conference of Speech Therapists. Edinburgh: E. & S. Livingston.
BRANDON, S., & HARRIS, M. (1967). *Stammering, an experimental treatment programme using syllable-timed speech.* British Journal of Disorders of Communication, 2:64-68.
BRANKEL, V. O. (1961). *Pneumotachographic studies of stuttering.* Folia Phoniatrica, 13: 136-43.
BRENNER, N. C., PERKINS, W. H., & SODERBERG, G. A. (1972). *The effect of rehearsal on frequency of stuttering.* Journal of Speech and Hearing Research, 15:483-86.
BRESTOVICI, B. (1978). *Stuttering and stoppages in speech.* Defaktol, 12:11-21. In dsh Abstracts, 508, 18:97.
BROWN, S. (1937). *The influence of grammatical function on the incidence of stuttering.* Journal of Speech Disorders, 2:207-15.
BROWN, S. (1938). *Stuttering with relation to word accent and word position.* Journal of Abnormal and Social Psychology, 33:112-20.
BRUCE, M. C. & ADAMS, M. P. (1978). *Effects of two types of motor practice on stuttering adaptation.* Journal of Speech and Hearing Research, 21:421-28.
BRUTTEN, E. J. (1963). *Palmar sweat investigation of disfluency and expectancy adaptation.* Journal of Speech and Hearing Research, 6:40-48.
BRUTTEN, E. J., & GRAY, B. B. (1961). *Effect of a word cue removal on adaptation and adjacency: A clinical paradigm.* Journal of Speech and Hearing Disorders, 26:385-89.
BRUTTEN, E. J., & SHOEMAKER, D. J. (1967). *The Modification of Stuttering.* Englewood Cliffs, N.J.: Prentice-Hall.
BRUTTEN, G. J. (1973). *Behavior assessment and the strategy of therapy.* Y. Lebrun & R. Hoops (eds.). Neurolinguistic Approaches to Stuttering. The Hague: Mouton.
BRUTTEN, G. J., & JANSSEN. P. (1979). *An eye-marking investigation of anticipated and observed stuttering.* Journal of Speech and Hearing Research, 22:20-28.
BRYNGELSON, B. (1935). *Sidedness as an etiological factor in stuttering.* Journal of Genetic Psychology, 47:205-17.
BRYNGELSON, B., CHAPMAN, M. & HANSEN, O. (1944). *Know Yourself – A Guide for Those Who Stutter.* Minneapolis Minn.: Burgess Publishing Co.
BRYNGELSON, B., & RUTHERFORD, B. (1937). *A comparative study of laterality of stutterer and nonstutterer.* Journal of Speech Disorders, 2:15-16.
BURGRAFF, R. I. (1974). *The efficacy of systematic desensitization via imagery as a therapeutic technique with stutterers.* British Journal of Disorders of Communication, 9:134-39.
BURKE, B. (1975). *Variables affecting stutterers' initial reactions to delayed auditory feedback.* Journal of Communication Disorders, 8:141-55.
CANTER, G. J. (1971). *Observations on neurogenic stuttering: A contribution to differential diagnosis.* British Journal of Disorders of Communication, 6:139-43.
CHAPMAN, M. (1959). *Self Inventory (Group Therapy for Those Who Stutter).* Minneapolis, Minn.: Burgess Publishing Co.
CHASE, R.. SUTTON, S., FIRST, D., & ZUBIN, J. (1961). *A developmental study of changes in behavior under delayed auditory feedback.* Journal of Genetic Psychology, 99:101-12.
CHEASMAN, C. (1983). *Therapy for adults: An evaluation of current techniques for establishing fluency.* P. Dalton (ed.). Approaches to the Treatment of Stuttering. London: Crom Helm.
CHERRY, E. C. (1953). *Some experiments on the recognition of speech with one and two ears.* Journal of the Acoustical Society of America, 25:975-79.
CHERRY, E. C. (1957). *On Human Communication.* Cambridge: Massachusetts Institute of Technology Press.
CHERRY, E. C., & SAYERS, B. McA. (1956). *Experiments on the total inhibition of stammering by external control, and some clinical results.* Journal of Psychosomatic Research, 1:233-46.
CHERRY, E. C., SAYERS, B. M., & MARLAND, P. (1955). *Experiments on the complete suppression of stammering.* Nature, 176:874-75.
CIAMBRONE, S. W., MARTIN, R. A.. & BERKOWITZ, M. (1983). *A correlational study of stutterers' adaptation and voice initiation times.* Journal of Fluency Disorders, 8:29-38.
CODE, C. (1979). *Genuine and artificial stammering: An EMG comparison.* British Journal of Disorders of Communication,14:5-16.
COLCORD, R. D., & ADAMS, M. R. (1979). *Voicing duration and vocal SPL changes associated with stuttering reduction during singing.* Journal of Speech and Hearing Research, 22:468-79.
CONTURE, E. G. (1973). *Comments on "Effects on stuttering of changes in audition."* Journal of Speech and Hearing Research, 16:753-54.
CONTURE, E. G. (1982). *Stuttering.* Englewood Cliffs, N.J.: Prentice-Hall.
CONTURE, E. G., McCALL, G., & BREWER, D. W. (1977). *Laryngeal behavior during stuttering.* Journal of Speech and Hearing Research, 20:661-68.
COOPER, C. S., & COOPER, E. B. (1969). *Variations in adult stutterer attitudes towards clinicians during therapy.* Journal of Communication Disorders, 2:141-53.
COOPER, E. B. (1971). *Integrating behavior therapy and traditional insight treatment procedures with stutterers.* Journal of Communication Disorders, 4:40-43.
COOPER, E. B. (1972). *Recovery from stuttering in a junior and senior high school population.* Journal of Speech and Hearing Research, 15:632-38.
COOPER, E. B. (1977). *Controversies about stuttering therapy.* Journal of Fluency Disorders, 2:75-86.
COOPER, E. B. (1982). *A disfluency descriptor digest for clinical use.* Journal of Fluency Disorders, 2:355-58.

COOPER, E. B., & THOMPSON, M. P. (1971). *Accuracy of stutterer perceptions following self-observation through video recordings.* Journal of Communication Disorders, 4:119-25.

COOPER, M. H., & ALLEN, G. D. (1977). *Timing control accuracy in normal speakers and stutterers.* Journal of Speech and Hearing Research, 20:55-71.

COPPOLA, V. A., & YAIRI, E. (1982). *Rhythmic speech training with preschool stuttering children: An experimental study.* Journal of Fluency Disorders, 7:447-57.

COSTELLO, J. (1975). *The establishment of fluency with time-out procedures: Three case studies.* Journal of Speech and Hearing Disorders, 40:216-31.

COSTELLO, J. (1980). *Operant conditioning and the treatment of stuttering.* W. H. Perkins (ed.). Strategies in Stuttering Therapy. J. L. Northern (ed.). Seminars in Speech, Language and Hearing. New York: Thieme-Stratton.

CRANE, S. L., & COOPER, E. B. (1983). *Speech-language clinician personality variables and clinical effectiveness.* Journal of Speech and Hearing Disorders, 48:140-44.

CROSS, D. E. (1977). *Effects of false increasing, decreasing and true EMG biofeedback on the frequency of stuttering.* Journal of Fluency Disorders, 2:109-16.

CROSS, D. E., & LUPER, H. L. (1979). *Voice reaction time of stuttering and non-stuttering children and adults.* Journal of Fluency Disorders, 4:59-77

CROSS, D. E., & LUPER, H. L. (1983). *Relation between finger reaction time and voice reaction time in stuttering and nonstuttering children and adults.* Journal of Speech and Hearing Research, 26:356-61.

CROWE, T. A., & COOPER, E. B. (1977). *Parental attitudes toward and knowledge of stuttering.* Journal of Communication Disorders, 10:343-57.

CRYSTAL, D. (1980). *Introduction to Language Pathology.* Baltimore: University Park Press.

CULLINAN, W. L. (1963). *Stability of consistency measures in stuttering.* Journal of Speech and Hearing Research, 6:134-38.

CULLINAN, W. L., & PRATHER, E. M. (1968). *Reliability of „live" ratings of the speech of stutterers.* Perceptual Motor Skills, 27:403-9.

CULLINAN, W. L., & SPRINGER, M. T. (1980). *Voice initiation and termination times in stuttering and non-stuttering children.* Journal of Speech and Hearing Research, 23:344-60.

CURLEE, R. F. (1980). *A case selection strategy for young disfluent children.* W. H. Perkins (ed.). Strategies in Stuttering Therapy. J. L. Northern (ed.). Seminars in Speech, Language and Hearing. New York: Thieme-Stratton.

CURLEE, R. F. (1981). *Observer agreements on disfluency and stuttering.* Journal of Speech and Hearing Research, 24:595-80.

CURLEE, R. F., & PERKINS, W. H. (1969). *Conversational rate-control therapy for stuttering.* Journal of Speech and Hearing Disorders, 34:245-50.

CURLEE, R., & PERKINS, W. (1973). *Effectiveness of a DAF conditioning program for adolescent and adult stutterers.* Behavioral Research and Therapy, 1:395-401.

CZUCHNA, P. E. (No. 9). *Guidelines.* M. Fraser (Dir.). To the Stutterer. Memphis, Tenn.: Speech Foundation of America.

DALTON, P., & HARDCASTLE, W. J. (1977). *Disorders of Fluency and Their Effects on Communication.* London: Edward Arnold.

DANILOFF, R., SCHUCKERS, G., & FETH, L. (1980). *The Physiology of Speech and Hearing.* Englewood Cliffs, N.J.: Prentice-Hall.

DANZGER, M., & HALPERN, H. (1973). *Relation of stuttering to word abstraction, part of speech, word length, and word frequency.* Perceptual Motor Skills, 37:959-62.

DARLEY, F. L. (1964). *Diagnosis and Appraisal of Communication Disorders.* Englewood Cliffs, N.J.: Prentice-Hall.

DEWAR, A., DEWAR, A. D., & ANTHONY, J. F. K. (1976a). *The effects of auditory feedback masking on concomitant moments of stuttering.* British Journal of Disorders of Communication, 11:95-102.

DEWAR, A., DEWAR, A. D., AUSTION, W. T. S. & BRASH, H. M. (1979). *The long term use of an automatically triggered auditory feedback masking device in the treatment of stammering.* British Journal of Disorders of Communication, 14:219-30.

DEWAR, A., DEWAR, A. D., & BARNES, H. E. (1976b). *Automatic triggering of auditory feedback masking in stammering and stuttering.* British Journal of Communication Disorders, 11:19-26.

DICKSON, D. R., & MAUE-DICKSON, W. (1982). *Anatomical and Physiological Bases of Speech.* Boston: Little, Brown.

DIJK, M. B-V. (1973). *„Distraction" in the treatment of stuttering.* Y. Lebrun & R. Hoops (eds.). Neurolinguistic Approaches to Stuttering. The Hague: Mouton.

DONOVAN, G. E. (1971). *A new device for the treatment of stammering.* British Journal of Disorders of Communication, 6:86-88.

DOWNIE, A., LOW, J., & LINDSAY, D. (1981). *Speech disorder in Parkinsonism-usefulness of delayed auditory feedback.* British Journal of Disorders of Communication, 16:135-40.

DUNCAN, M. H. (1949). *Home adjustment of stutterers vs. nonstutterers.* Journal of Speech and Hearing Disorders, 14:255-59.

DUNLAP, K. (1942). *The technique of negative practice.* American Journal of Psychology, 55:270-76.

EDELMAN, G. M. (1981). *Group selection as the basis for higher brain function.* F. O. Schnett, et al. (eds.). The Organization of the Cerebral Cortex. Proceedings of a Neurosciences Research Program Colloquiem, Cambridge, Mass.: The MIT Press.

EGOLF, D. B., SHAMES, G. H., JOHNSON, P. R., & KASPRISN-BURRILLI, A. (1972). *The use of parent-child interaction patterns in therapy for young stutterers.* Journal of Speech and Hearing Disorders, 37:222-32,

EISENSON, J. (1958). *Stuttering, a Symposium.* New York: Harper & Row.

EISENSON, J. (1975). *Stuttering as perseverative behavior.* J. Eisenson (ed.). Stuttering, a Second Symposium. New York: Harper & Row.

EISENSON, J., & WELLS, C. (1942). *A study of the influence of communicative responsibility in a choral speech situation for stutterers.* Journal of Speech Disorders, 7:259-63.

ELDRIDGE, M., & RANK, B. K. (1968). *A History of the Treatment of Speech Disorders.* Edinburgh: E. S. Livingstone.

EMERICK, L. (1963) *A clinical observation of the „final" stuttering.* Journal of Speech and Hearing Disorders, 28:194-95.

EMERICK, L. (No. 9). *Express yourself or go by freight.* E. M. Fraser (Dir.). To the Stutterer. Memphis, Tenn.: Speech Foundation of America.

ERICKSON, R. L. (1969). *Assessing communicative attitudes among stutterers.* Journal of Speech and Hearing Research, 12:711-24.

ESPIR, M. L. E., & ROSE, F. C. (1970). *The Basic Neurology of Speech.* Oxford: Blackwell Scientific Publications.

FAIRBANKS, G., & GUTTMAN, N. (1958). *Effects of delayed auditory feedback upon articulation.* Journal of Speech and Hearing Research 1:12-22.

FALCK, F. J. (1969). *Stuttering: Learned and Unlearned. Springfield.* Ill.: Charles C Thomas.

FALKOWSKI, G. L., GUILFORD, A. M., & SANDLER, J. (1982). *Effectiveness of a modified version of airflow therapy: Case studies.* Journal of Speech and Hearing Disorders, 47:160-64.

FEW, L. R., & LINGWALL, J. B. (1972). *A further analysis of fluency within stuttered speech.* Journal of Speech and Hearing Research, 15:356-63.

FIEDLER, P.A., & STANDOP, R. (1978). *Stuttering, Integrating Theory and Practice.* Trans. by S. R. Silverman from Stottern, Wege zu einer integrativen Theorie und Behandlung. Urban & Schwarzenberg. Rockville, Md.: Aspen Systems Corp., 1983.

FISHMAN, H. G. (1937). *A study of the efficacy of negative practice as a correction for stammering.* Journal of Speech Disorders, 2:67-72.

FLANAGAN, B., GOLDIAMOND, I., & AZRIN, N. (1958). *Operant stuttering: The control of stuttering behavior through response-contingent consequences.* Journal of Experimental Analysis of Behavior, 1:173-77.

FORTE, M., & SCHLESINGER, I. M. (1972). *Stuttering as a function of time of expectation.* Journal of Communication Disorders, 5:347-58.

FRANCK, R. (1980). *Integration of an intensive program for stutterers within the normal activities of a major acute hospital.* Australian Journal of Human Communication Disorders, 8:4-15.

FRANSELLA. F. (1968). *Self-concepts and the stutterers.* British Journal of Psychiatry, 144:1,531-35.

FRANSELLA, F. (1970). *Stuttering: Not a symptom but a way of life.* British Journal of Disorders of Communication, 5:22-29.

FRANSELLA, F. (1971). *The rhythm effect in stuttering as a function of predictability of utterance.* Behavioral Research and Therapy, 9:265-71.

FRANSELLA, F. (1972). *Personal Change and Reconstruction: Research on a Treatment of Stuttering.* New York: Academic Press.

FRANSELLA, F. (1974a). *George Kelly,s personal construct theory.* Australian Journal of Human Communication Disorders, 2:62-70.

FRANSELLA, F. (1974b). *Personal construct theory applied to stuttering and measurement of change.* Australian Journal of Human Communication Disorders, 2:70-75.

FRANSELLA, F. (1974c). *The therapeutic or reconstruction process.* Australian Journal of Human Communication Disorders, 2:76-85.

FRANSELLA, F. (1975). *Personal construct theory applied to stuttering and measurement of change.* Australian Journal of Human Communication Disorders, 3:6-18.

FRANSELLA, F., & BEECH, H. R. (1965). *An experimental analysis of the effect of rhythm on the speech of stutterers.* Behavioral Research Therapy, 3:195-201.

FRAYNE, H., COATES, S., & MARRINER, N. (1977). *Evaluation of post-treatment fluency by naive subjects.* Australian Journal of Human Communication Disorders, 5:48-54.

FREEMAN, F. J. (1979). *Phonation in stuttering: A review of current research.* Journal of Fluency Disorders, 4:79-89.

FREEMAN, F.J. (1982). *Stuttering.* N.J. Lass, L. V. McReynolds, J. L. Northern, & D. E. Yoder (eds.). Speech, Language, and Hearing, Vol. II. Philadelphia: W. B. Saunders.

FREEMAN, F. J., & ROSENFIELD, D. B. (1982). *„Source" in disfluency.* Journal of Fluency Disorders, 7:245-96.

FREEMAN, F. J., & USHIJIMA, T. (1975). *Laryngeal activity accompanying the moment of stuttering: A preliminary report of EMG investigations.* Journal of Fluency Disorders, 1:36 45.

FREEMAN, F. J., & USHIJIMA, T. (1978). *Laryngeal muscle activity during stuttering.* Journal of Speech and Hearing Research, 21:538-62

FREUND, H. (1966). *Psychotherapy and the Problem of Stuttering.* Springfield, Ill.: Charles C Thomas.

FRITZELL, B. (1976). *The prognosis of stuttering in schoolchildren. A 10-year longitudinal study.* E. Loebell (ed.). Proceedings XVI International Congress of Logopedics and Phoniatrics, Interlaken 1974. Basel: Skarger.

FROESCHELS, E. (1950). *A technique for stutterers-"ventriloquism."* Journal of Speech and Hearing Disorders, 15:336-37.

FROESCHELS, E. (1952a). *Chewing method as therapy.* Archives of Otolaryngology, 56:427-34.

FROESCHELS, E. (1952b). *Dysarthric Speech.* Magnolia, Mass.: Expression Co.

FROESCHELS, E., & JELLINEK, A. (1941). *The Practice of Voice and Speech Therapy.* Boston: Expression Publishing Co.

GALLOWAY, H. F. (1974). *Stuttering and the myth of therapeutic singing.* Journal of Music Therapy, 1:202-207.

GAUTHERON, B., LIORZOU, A., EVEN, C., & VALLANCIEN, B. (1972). *The role of the larynx in stuttering.* Y. Lebrun & R. Hoops (eds.). Neurolinguistic Approaches to Stuttering. Proceedings of the International Symposium on Stuttering. The Hague: Mouton.

GENDELMAN, E. G. (1977). *Confrontation in the treatment of stuttering.* Journal of Speech and Hearing Disorders, 42:85-89.

GERSTMAN, H. L. (1983). *The concatenation of stuttering to negative behavioral events: A clinical insight.* Journal of Fluency Disorders, 8:168-74.

GIBNEY, N. (1973). *Delayed auditory feedback: Changes in the volume, intensity and the delay intervals as variables affecting the fluency of stutterers' speech.* British Journal of Psychology, 64:55-63.

GIFFORD, M. (1940). *Correcting Nervous Speech Disorders.* Englewood Cliffs, N.J.: Prentice-Hall.

GILLESPIE, S. K. & COOPER, E. E. (1973). *Prevalence of speech problems in junior and senior high schools.* Journal of Speech and Hearing Research, 16:739-43.

GOLDIAMOND, I. (1960). *Effects of delayed feedback upon the temporal development of fluent and blocked speech communication.* TR-2, AFCRC Contract AF 19(604)6127, Southern Illinois Universitv.

GOLDIAMOND, I (1965). *Stuttering and fluency as manipulable operant response classes.* L. Krasner & L. Ullman (eds.). Research in Behavior Modification. New York: Holt, Rinehart & Winston.

GOLDIAMOND, I. (1967). *Supplementary statement to operant analysis and control of fluent and non-fluent verbal behavior.* No. M.H. 08876-03, U.S. Department of Health, Education and Welfare, Public Health Service.

GOLDSMITH, L. (1973). *Dramatic play in group stuttering therapy.* Y. Lebrun & R. Hoops (eds.). Neurolinguistic Approaches to Stuttering. The Hague: Mouton.

GORDON, E., GORDON, L., SHAPIRO, M., MENTIS, M., & SUCHET, M. (1983). *Biofeedback and stuttering.* South African Journal of Communication Disorders. In dsh Abstracts, 466, 23:74.

GÖTTINGER, W. (1981). *A differentiating description of „stuttering.*"Sprache-Stimme-Gehör, 4:67-73. 1980 In dsh Abstracts, 1668, 21:354.

GOTTLOBER, A. B. (1953). *Understanding Stuttering.* New York: Grune & Stratton.

GOVEN, P., & VETTE, G. (1966). *A Manual for Stuttering Therapy.* Pittsburgh: Stanwix House.

GRAY, B. B., & BRUTTEN, E. J. (1965). *The relationship between anxiety, fatigue, and spontaneous recovery.* Behavioral Research in Therapy, 2:251-59.

GRAY, B.B., & ENGLAND, G. (1972). *Some effects of anxiety deconditioning upon stuttering.* Journal of Speech and Hearing Research, 15:114-22.

GREENE, M.C.L. (1972). *The Voice and Its Disorders.* Philadelphia: J. B. Lippincott Co.

GREGORY, H. H. (1968). *Learning Theory and Stuttering Therapy.* Evanston, III.: Northwestern University Press.

GREGORY, H. H. (ed). (1978). *Controversies About Stuttering Therapy.* Baltimore: University Park Press.

GRONHOVD, K. D. (1977). *BRAT: Management of breathing, rate, airflow, and tension.* Journal of the American Speech and Hearing Association, 19:654.

GRONHOVD, K. D., & ZENNER, A. A. (1982). *Anxiety in stutterers: Rationale and procedures for management.* N. J. Lass (ed.). Speech and Language Advances in Basic Research and Practice. New York: Academic Press.

GRUBER, L. (1971). *The use of the portable voice masker in stuttering therapy.* Journal of Speech and Hearing Disorders, 36:287-89.

GUITAR, B. (1975). *Reduction of stuttering frequency using analog electromyographic feedback.* Journal of Speech and Hearing Research, 18:672-85.

GUITAR, B. (1976). *Pretreatment factors associated with the outcome of stuttering therapy.* Journal of Speech and Hearing Research, 19:590-600.

GUITAR, B. (1979). *A response to Ingham's critique.* Journal of Speech and Hearing Disorders, 44:393-405.

GUITAR, B., & BASS, C. (1978). *Stuttering therapy: The relation between attitude change and long-term outcome.* Journal of Speech and Hearing Disorders, 43:393-400.

HAHN, E. F. (1943). *Significant Theories and Therapies.* Stanford, Calif.: Stanford University Press.

HAM, R., CANTRELL, J., & WALLACE, L. (1983). *A comparison of two delayed auditory feedback units and speaking rates of children and adults.* Unpublished research, Ohio University.

HAM, R., FUCCI, D., CANTRELL, J., & HARRIS, D. (1984). *Residual effect of delayed auditory feedback on normal speaking rate and fluency.* Perceptual and Motor Skills, 59:61-62.

HAM, R., & STEER, M. (1967). *Certain effects of alterations in auditory feedback.* Folia Phoniatrica, 19:53-62.

HAMRE, C. E., & WINGATE, M. E. (1973). *Stuttering consistency in varied contexts.* Journal of Speech and Hearing Research, 16:238-47.

HANEY, R. R. (1976). *Modification of oral reading disfluency by a paced reading procedure: II. An experimental evaluation.* American Corrective Therapy Journal, 30:75-79.

HANNA, R., WILFING, F., & McNEIL, B. (1975). *A biofeedback treatment for stuttering.* Journal of Speech and Hearing Disorders, 40:270-73.

HANSON, W., & METTER, E. (1980). *DAF as instrumental treatment for dysarthria in progressive supranuclear palsy.* Journal of Speech and Hearing Disorders, 45:268-76.

HAROLDSON, S. K., MARTIN, R. R., & STARR, C. D. (1968). *Time-out as a punishment for stuttering.* Journal of Speech and Hearing Research, 11:560-66.

HAYDEN, P., SCOTT, D., & ADDICOTT, J. (1977). *The effects of delayed auditory feedback on the overt behaviors of stutterers.* Journal of Fluency Disorders, 3:235-46.

HAYDEN, P. A., ADAMS, M. R., & JORDAHL, N. (1982a). *The effects of pacing and masking on stutterers' and nonstutterers' speech initiation times.* Journal of Fluency Disorders, 7:9-19.

HAYDEN, P. A., JORDAHL, N., & ADAMS, M. R. (1982b). *Stutterers' voice initiation times during conditions of novel stimulation.* Journal of Fluency Disorders, 7:1-7.

HAYNES, W. O., & ORATIO, A. R. (1978). *A study of clients' perceptions of therapeutic effectiveness.* Journal of Speech and Hearing Disorders, 43:21-32.

HEALEY, E. C. (1982). *Speaking fundamental characteristics of stutterers and nonstutterers.* Journal of Communication Disorders, 15:21-29.

HEALEY, E. C., MALLARD, A. R., & ADAMS, M. R. (1976). *Factors contributing to the reduction of stuttering during singing.* Journal of Speech and Hearing Research, 19:475-80.

HEINIGER, N. L., & RANDOLPH, S. L. (1981). *Neurophysiological Concepts in Human Behavior.* St. Louis, Mo.: C. V. Mosby.

HELPS, R., & DALTON, P. (1979). *The effectiveness of an intensive group speech therapy programme for adult stammerers.* British Journal of Disorders of Communication, 14:17-30.

HELTMAN, H. (1943). *First Aids for Stutttering.* Boston: Expression Co.

HENDEL, D., & BLOODSTEIN, O. (1973). *Consistency in relation to inter-subject congruity in the loci of stuttering.* Journal of Communication Disorders, 6:37-43.

HIGGINS, R. L., FRISCH, M. B., & SMITH, D. (1983). *A comparison of role-played and neutral responses to identical circumstances.* Behavior Therapy, 14:158-69.

HILLMAN, R E., & GILBERT, H. R. (1977). *Voice onset time for voiceless stop consonants in the fluent reading of stutterers and nonstutterers.* Journal of the American Speech and Hearing Association, 16:610-11.

HIXON, T. J. (1973). *Respiratory function in speech.* F. J. Minifie, T. J. Hixon, and F. Williams (eds.). Normal Aspects of Speech, Hearing and Language. Englewood Cliffs, N.J.: Prentice-Hall.

HIXON, T., MEAD, J., & GOLDMAN, M. (1976). *Dynamics of the chest wall during speech production: Function of the thorax, rib cage, diaphragm, and abdomen.* Journal of Speech and Hearing Research, 19:297-356.

HIXON, T. J., SHRIBERG, L. D., & SAXMAN, J. H. (1980). *Introduction to Commumication Disorders.* Englewood Cliffs, N.J.: Prentice-Hall.

HOLLINGSWORTH, H. L. (1939). *Chewing as a technique of relaxation.* Science, 90:385-87.

HONIG, P. (1947). *The stutterer acts it out.* Journal of Speech and Hearing Disorders, 12:105-9.

HOOD, S. B. (1973). *Integration of directive and non-directive therapies for adults who stutter.* Ohio Journal of Speech and Hearing, 8:28-35.

HOOD, S. B. (1974a). *Clinical assessment of the moment of stuttering.* Journal of Fluency Disorders, 1:22-34.

HOOD, S. B. (1974b). *Effect of communicative stress on the frequency and form-types of disfluent-behavior in adult stutterers.* Journal of Fluency Disorders, 1:36-47.

HOOPS, R., & WILKINSON, P. (1973). *Group ratings of stuttering severity.* Y. Lebrun & R. Hoops (eds.). Neurolinguistic Approaches to Stuttering. The Hague: Mouton.

HOWIE, P. M., WOODS, C. L., & ANDREWS, G. (1982). *Relationship between covert and overt speech measures immediately before and immediately after stuttering treatment.* Journal of Speech and Hearing Disorders, 47:419-21.

HULIT, L. M. (1978). *Interjudge agreement of identifying stuttered words.* Perceptual Motor Skills, 47:360-62.

HUTCHINSON, J. M. (1976). *A review of rhythmic pacing as a treatment strategy for stuttering.* Rehabilitation Literature, 37:297-303.

HUTCHINSON,J., & BURKE, K. (1973). *An investigation of the effects of temporal alterations in the auditory feedback upon stutterers and clutterers.* Journal of Communication Disorders, 6:193-205.

HUTCHINSON, J. M., & NAVARRE, B. M. (1977). *The effect of metronome pacing on selected aerodynamic patterns of stuttered speech.* Journal of Fluency Disorders, 2:189-204.

HUTCHINSON, J. M., & NORRIS, G. M. (1977). *The differential effect of three auditory stimuli on the frequency of stuttering behavior.* Journal of Fluency Disorders, 2:283-93.

HUTCHINSON, J. M., & WATSON, K. L. (1976). *Jaw mechanics during release of the stuttering moment: Some initial observations and interpretations.* Journal of Communication Disorders, 9:269-79.

INGHAM, R. J. (1975a). *Operant methodology in stuttering therapy.* J. Eisenson (ed.). Stuttering, a Second Symposium. New York: Harper & Row.

INGHAM, R. J. (1975b). *A comparison of covert and overt assessment procedures in stuttering therapy outcome evaluation.* Journal of Speech and Hearing Research, 18:346-54.

INGHAM, R. J. (1979). *Comment on „Stuttering therapy: The relation between attitude change and long-term outcome."* Journal of Speech and Hearing Disorders, 44:397-403.

INGHAM, R. J. (1981). *Some effects of the Edinburgh Masker on stuttering during oral reading and spontaneous speech.* Journal of Fluency Disorders, 6:135-54.

INGHAM, R. J. (1982). *The effects of self-evaluation training on maintenance and generalization during stuttering treatment.* Journal of Speech and Hearing Disorders, 47:271-80.

INGHAM, R. J. (1984). *Stuttering and Behavior Therapy.* San Diego, Calif.: College Hill Press.

INGHAM, R., & ANDREWS, G.(1971). *Stuttering: The quality of fluency after treatment.* Journal of Communication Disorders, 4:279-88.

INGHAM, R., & ANDREWS, G. (1973a). *An analysis of a token economy in stuttering therapy.* Journal of Applied Behavioral Analysis, 6:219-29.

INGHAM, R. J., & ANDREWS, G. (1973b). *Behavior therapy and stuttering: A review.* Journal of Speech and Hearing Disorders, 38:405-41.

INGHAM, R. J., ANDREWS, G., & WINKLER, R. (1972). *Stuttering: A comparative evaluation of the short-term effectiveness of four treatment techniques.* Journal of Communication Disorders, 5:91-117.

INGHAM, R. J., & CARROLL, P. J. (1977). *Listener judgement of differences in stutterers' nonstuttered speech during chorus- and non-chorus-reading conditions.* Journal of Speech and Hearing Research, 20:293-302.

INGHAM, R. J., & PACKMAN, A. C. (1978). *Perceptual assessment of normalcy of speech following stuttering therapy.* Journal of Speech and Hearing Research, 21:63-73.

IRWIN, A. (1972). *The treatment and results of „easy stammering."* British Journal of Disorders of Communication, 7:151-56.

IRWIN, A. (1980). *Successful Treatment of Stuttering.* New York: Walker and Co.

JACOBSON, E. (1938). *Progressive Relaxation.* Chicago: University of Chicago Press.

JAMES, J. E. (1983). *Parameters of the influence of self-initiated time-out from speaking on stuttering.* Journal of Communication Disorders, 16:123-32.

JAMES, J. E., & INGHAM, R. J. (1974). *The influence of stutterers expectancies of improvement to time-out.* Journal of Speech and Hearing Research, 17:86-93.

JANSSEN, P., WIENEKE, G., & VAANE, E. (1983). *Variation in the initiation of articulatory movements in the speech of stutterers and normal speakers.* Journal of Fluency Disorders, 8:341-58.

JOHNSON, L. (1980). *Response to Azrin.* Journal of Speech and Hearing Disorders, 45:426-27.

JOHNSON, W. (1946). *People in Quandaries.* New York: Harper & Row.

JOHNSON, W. (1955). *Stuttering in Children and Adults.* Minneapolis: University of Minnesota Press.

JOHNSON, W. (1961a). *Measurements of oral reading and speaking rate and disfluency of adult male and female stutterers and nonstutterers.* Journal of Speech and Hearing Disorders, Monograph Supplement, 7:1-20.

JOHNSON, W. (1961b). *Stuttering and What You Can Do About It. Danville.* Ill.: The Interstate Printers and Publishers.

JOHNSON, W., DARLEY, F. L., & SPRIESTERSBACH, D. C. (1963). *Diagnostic Methods in Speech Pathology.* New York: Harper & Row.

JOHNSON, W., & KNOTT, J. R. (1937). *Studies in the psychology of stuttering: I. The distribution of moments of stuttering in successive readings of the same material.* Journal of Speech Disorders, 2:17-19.

JOHNSON W., & ROSEN, L. (1937). *Studies in the psychology of stuttering: VII: Effect of certain changes in speech patterns upon frequency of stuttering.* Journal of Speech Disorders, 2:105-9.

JONAS, G. (1977). *Stuttering, the Disorder of Many Theories.* New York: Farrar, Strauss, and Giroux.

JONES, H. G. (1969). *Behavior therapy and stuttering: The need for a multifarious approach to a multiplex problem.* B. B. Gray & G. England (eds.). Stuttering and the Conditioning Therapies. Monterey, Calif.: The Monterey Institute for Speech and Hearing.

JONES, R. J., & AZRIN, N. H. (1969). *Behavioral engineering: Stuttering as a function of stimulus duration during speech synchronization.* Journal of Applied Behavioral Analysis, 2:223-29.

JUDD, D. (1983). *King George VI, 1895-1952.* New York: Frankling Watts.

KAASIN, K. & BJERKAN, B. (1982). *Critical words and the locus of stuttering in speech.* Journal of Fluency Disorders, 7:433-46.

KASPRISIN-BURELLI, A. T., EGOLF, D. B., & SHAMES, G. H. (1972). *A comparison of parental verbal behavior with stuttering and nonstuttering children.* Journal of Communicative Disorders, 5:335-46.

KASTEIN. S. (1947). *The chewing method of treatment of stuttering.* Journal of Communication Disorders, 12:195-98.

KATZ, M. (1977). *Survey of patented anti-stuttering devices.* Journal of Communication Disorders, 10:181-206.

KELHAM, R., & McHALE, A. (1966). *The application of learning theory to the treatment of stammering.* British Journal of Disorders of Communication, 1:114-18.

KELLY, T. L., & STEER, M. D. (1949). *Revised concept of rate.* Journal of Speech and Hearing Disorders, 14:222-26.

KENNEDY, J. G., & ABBS, J. H. (1982). *Basic neurophysiological mechanisms underlying oral communication.* N. J. Lass, L. V. McReynolds, J. L. Northern, & D. E. Yoder (eds.). Speech,Language, and Hearing, Vol. I. Philadelphia: W. B. Saunders.

KENT, L. R. (1961). *Carbon dioxide therapy as medical treatment for stuttering.* Journal of Speech and Hearing Disorders, 26:268-72.

KENT, R. D. (1983). *Facts about stuttering: Neurophysiologic perspectives.* Journal of Speech and Hearing Disorders, 48:249-55.

KIDD, K. K., HEIMBUCH, R. C., RECORDS, M. A., OEHLERT, G., & WEBSTER, R. L. (1980). *Familial stuttering patterns are not related to one measure of severity.* Journal of Speech and Hearing Research, 23:539-45.

KINSTLER, D. B. (1961). *Covert and overt maternal rejection in stuttering.* Journal of Speech and Hearing Disorders, 26:145-56.

KLINGBEIL, G. M. (1972). *The historical background of the modern speech clinic, 1939.* L. L Emerick & C. E. Hamre (eds.). An Analysis of Stuttering, Selected Readings. Danville, Ill.: Interstate Printers and Publishers.

KNOTT, J. R., JOHNSON, W. & WEBSTER, M. J. (1937). *Studies in the psychology of stuttering: II. A quantitative evaluation of expectation of stuttering in relation to occurrence of stuttering.* Journal of Speech Disorders, 2:20-22.

KONDAS, O. (1967). *The treatment of stammering in children by the shadowing method.* Behavior Research and Therapy, 5:325-29.

KONDAS, O. (1968). *Experiment of the shadowing methods with children stammerers.* Psychologica, 19:109-16.

KORCHIN, S. J. (1976). *Modern Clinical Psychology.* New York: Basic Books.

LADOUCEUR, R., COTE, C., LEBLOND, G., & BOUCHARD, L. (1982). *Evaluation of regulated breathing method and awareness training in the treatment of stuttering.* Journal of Speech and Hearing Disorders, 47:422-26.

LA FOLLETTE, A. C (1956) *Parental environment of stuttering children.* Journal of Speech and Hearing Disorders, 21:202-8.

LAMENDELLA, J.T. (1977). *The limbic system in human communication.* H. Whitaker & H. A. Whitaker (eds.). Studies in Neurolinguistics, Vol. III. New York: Academic Press.

LANGOVA, J., & MORAVEK, M. (1964). *Some results of experimental examinations among stutterers and clutterers.* Folia Phoniatrica, 16:290-96.

LANYON, R. I. (1965). *The relationship of adaptation and consistency to improvement in stuttering therapy.* Journal of Speech and Hearing Research, 8:263-70.

LANYON, R. I. (1967). *The measurement of stuttering severity.* Journal of Speech and Hearing Research, 10:836-43.

LANYON, R. I. (1968). *Some characteristics of nonfluency in normal speakers and stutterers.* Journal of Abnormal Psychology, 73:550-55.

LANYON, R. I. (1969). *Behavior change in stuttering through systematic desensitization.* Journal of Speech and Hearing Disorders, 34:253-60.

LARSON, C. R., & PFINGST, B. E. (1982). *Neuroanatomic basis of hearing and speech.* N. J. Lass, L. V. McReynolds, J. L. Northern & D. E. Yoder (eds.). Speech, Language and Hearing. VoL 1. Philadelphia: W. B. Saunders.

LAY, T. (1982). *Nonspecific elements in therapy with stutterers.* Journal of Fluency Disorders, 7:479-86.

LECHNER, B. (1979). *The effects of delayed auditory feedback and masking on the fundamental frequency of stutterers and nonstutterers.* Journal of Speech and Hearing Research, 22:343-53.

LEE, B. S. (195Oa). *Effects of delayed speech feedback.* Journal of the American Speech Association, 22:824-26.

LEE, B. S. (1950b). *Some effects of sidetone delay.* Journal of the American Speech Association, 22:639-40.
LEE, B. S. (1951). *Artificial stutter.* Journal of Speech and Hearing Disorders, 16:53-55.
LEE, J. (1976). *Application of Martin Schwartz's airflow technique in the treatment of stuttering.* Journal of Speech and Hearing Disorders, 41:133-34.
LEITH, W. R (1971). *Clinical training in stuttering therapy: A survey.* Journal of the American Speech and Hearing Association, 13:6-8.
LEITH, W. R., & CHMIEL, C. C. (1980). *Delayed auditoy feedback and stuttering: Theoretical and clinical implications.* N. J. Lass (ed.). Speech and Language, Advances in Basic Research and Practice. New York: Academic Press.
LEMERT, E., & VAN RIPER, C. (1958). *The use of psychodrama in the treatment of speech defects.* C. F. Diehl (ed.). A Compendium of Research and Theory on Stuttering. Springfield, Ill.: Charles C Thomas.
LENNON, E. J. (1963). *Le begaiment: Therapeutiques moderne (Stuttering: Modern therapies).* Paris: G. Doint & Cie, 1962. In dsh Abstracts, No. 1581, 3:355-56.
LERMAN, J. W., & SHAMES, G. H. (1965). *The effect of situational difficulty on stuttering.* Journal of Speech and Hearing Research, 8:271-80.
LEWIS, D., & SHERMAN, D. (1951). *Measuring the severity of stuttering.* Journal of Speech and Hearing Disorders, 16:320-26.
LIEBETRAU, R. M., & DALY, D. A. (1981). *Auditory processing and perceptual abilities of „organic" and „functional" stutterers.* Journal of Fluency Disorders, 6:219-31.
LOCKHART, M. S., & ROBERTSON, A. W. (1977). *Hypnosis and speech therapy as a combined therapeutic approach to the problem of stammering.* British Journal of Disorders of Communication, 12:97-108.
LOTZMANN, V. G. (1961). *The effect of various auditory delay times on stutterers.* Folia Phoniatrica, 13:276-312.
LOZANO, R. A., & DREYER, D. E. (1978). *Some effects of delayed auditory feedback.* Journal of Communication Disorders, 11:407-15.
LUPER, H. L., & MULDER, R. L. (1964). *Stuttering Therapy for Children.* Englewood Cliffs, N.J.: Prentice-Hall.
McCABE, R. B., & McCOLLUM, J. D. (1972). *The personal reactions of a stutterer to delayed auditory feedback.* Journal of Speech and Hearing Disorders, 37:536-41.
McCLELLAND, J. K., & COOPER, E. B. (1978). *Fluency-related behaviors and attitudes of 178 young stutterers.* Journal of Fluency Disorders, 3:253-63.
McCORMICK, B. (1975). *Therapeutic and diagnostic implications of delayed auditory feedback.* British Journal of Disorders of Communication, 10:98-110.
MacCULLOCH, M. J., EATON, R., & LONG, E. (1970). *The long-term effect of auditory masking on young stutterers.* British Journal of Disorders of Communication, 5:165-73.
McDONALD, E., & FRICK, J. (1954). *Store clerks, reactions to stuttering.* Journal of Speech and Hearing Disorders, 19:306-11.
McFARLANE, S. C., & PRINS, D. (1978). *Neural response time of stutterers and nonstutterers in selected oral motor tasks.* Journal of Speech and Hearing Research, 21:768-78.
McFARLANE, S. C., & SHIPLEY, K. G. (1981). *Latency of vocalization onset for stutterers and nonstutterers under conditions of auditory and visual cueing.* Journal of Speech and Hearing Disorders, 46:307-11.
McGEE, S. R., HUTCHINSON, J. M., & DEPUTY, P. N. (1981). *The influence of the onset of phonation on the frequency of disfluency among children who stutter.* Journal of Speech and Hearing Research, 24:269-72.
MacKAY, D. G. (1968). *Metamorphosis of a critical interval: Age-linked changes in the delay in auditory feedback that produces maximum disruption of speech.* Journal of the Acoustical Society of America, 43:811-21.
McLEAN, A. E., & COOPER, E. B. (1978). *Electromyographic indications of laryngeal-area activity during stuttering expectancy.* Journal of Fluency Disorders, 3:205-19.
MALLARD, A. R., & MEYER, L. A. (1979). *Listener preferences for stuttered and syllable-timed speech production.* Journal of Fluency Disorders, 4:117-21.
MANNING, W. H., & COUFAL, K. J. (1976). *The frequency of disfluencies during phonatory transitions in stuttered and non-stuttered speech.* Journal of Communication Disorders, 9:75-81.
MANNING, W. H., & JAMIESON, W. J. (1974). *Listener judgements of fluency: The effect of part-word CV repetition and neutral vowel substitutions.* Journal of Fluency Disorders, 1:18-22.
MARLAND, P. M. (1957). *„Shadowing" a contribution to the treatment of stammering.* Folia Phoniatrica, 9:242-45.
MARTIN, R. (1965). *Direct magnitude-estimation judgements of stuttering severity using audible and visible and audible-visible speech samples.* Speech Monographs, 32:169-77
MARTIN, R. R., & HAROLDSON, S. K. (1967). *The relationship between anticipation and consistency of stuttered words.* Journal of Speech and Hearing Research, 10:323-27.
MARTIN, R. R., & HAROLDSON, S. K. (1979). *Effects of five experimental treatments on stuttering.* Journal of Speech and Hearing Research, 22:132-46.
MARTIN, R. R., HAROLDSON, S. K., & KUHL. P. (1972a). *Disfluencies of young children in two speaking situations.* Journal of Speech and Hearing Research, 15:831-36.
MARTIN, R. R., KUHL, P., & HAROLDSON, S. (1972b). *An experimental treatment with two preschool stuttering children.* Journal of Speech and Hearing Research, 15:743-52.
MAXWELL, D. L (1982). *Cognitive and behavioral self-control strategies: Applications for the clinical management of adult stutterers.* Journal of Fluency Disorders, 7:403-32.
MESSBARGER, P. (1982). *Criteria for stuttering therapy techniques in the public schools.* Unpublished paper. Athens: Ohio University.
METRAUX, R. W. (1950). *Speech profiles of the pre-school child 18 to 54 months.* Journal of Speech and Hearing Disorders, 15:37-53.
METZ, D. E., CONTURE, E. G., & CARUSO, A. (1979). *Voice onset time, frication, and aspiration during stutterers' fluent speech.* Journal of Speech and Hearing Research, 22:649-56.
MEYER, V., & COMLEY, J. (1969). *A preliminary report on the treatment of stammer by the use of rhythmic stimulation.* B. B. Gray & G. England (eds.). Stuttering and the Conditioning Therapies. Monterey, Calif.: The Monterey Institute for Speech and Hearing.

MEYER, V., & MAIR, J. M. M. (1963). *A new technique to control stammering.* Behavioral Research Therapy 1:751-54.

MILLER, S. (1982). *Airflow therapy programs: Facts and/or fancy.* Journal of Fluency Disorders, 7:187-202.

MODIGLIANI, A. (1971). *Embarrassment, facework, and eye contact: Testing a theory of embarrassment.* Journal of Personal and Social Psychology, 17:15-24.

MOLESKI, R., & TOSI, D.J. (1976). *Comparative psychotherapy: Rational-emotive therapy versus systematic desensitization in the treatment of stuttering.* Journal of Consulting Clinical Psychology, 44:309-11.

MONCUR, J., & BRACKETT, L. (1974). *Modifying Vocal Behavior.* New York: Harper & Row.

MONTGOMERY, A. A., & COOKE, P. A. (1976). *Perceptual and acoustic analysis of repetitions in stuttered speech.* Journal of Communication Disorders, 9:317-30.

MOORE, G. P. (1971). *Organic Voice Disorders.* Englewood Cliffs, N.J.: Prentice-Hall.

MOORE, W. E. (1954). *Relation of stuttering in spontaneous speech to speech content and to adaptation.* Journal of Speech and Hearing Disorders, 19:208-16.

MOOS, S. E. (1976). *The influence of varying degrees of voicing on the adaptation effect in the repeated oral readings of stutterers.* Australian Journal of Human Communication Disorders, 4:127-37.

MOWRER, D. E. (1979). *Fluent Speech.* Columbus, Ohio: Charles E. Merrill.

MOWRER, D. E., & CASE, J. L. (1982). *Clinical Management of Speech Disorders.* Rockville, Md.: Aspen Systems.

MUCKENHOFF, E. (1974). *Zum Übungsfaktor in der Stottertherapie (The exercise factor in the treatment of stutterers).* Rehab. 15:21-27. In dsh Abstracts, No. 517, (1976)17:104.

MUIRDEN, R. (1968). *Stammering, Its Correction Through The Re-education of the Speech Function.* Springfield, Ill.: Charles C Thomas.

MULDER, R. L. (1961). *The student of stuttering as a stutterer.* Journal of Speech and Hearing Disorders, 26:178-79.

MURPHY, A. T. (1964). *Functional Voice Disorders.* Englewood Cliffs, N.J.: Prentice-Hall.

MURPHY, A. T., & FITZSIMMONS, R. (1960). *Stuttering and Personality Dynamics.* New York: Ronald Press.

MURPHY, M., & BAUMGARTNER J. M. (1981). *Voice initiation and termination times in stuttering and nonstuttering children.* Journal of Fluency Disorders, 6:257-64

MURRAY, E. (1932). *Dysintegration of breathing and eye movements in stuttering during silent reading and reasoning.* Psychological Monographs, 43:218 75.

MURRAY, F. P., with EDWARDS, J. G. (1980). *A Stutterer,s Story.* Danville, Ill.: The Interstate Printers and Publishers.

MYERS, F. L., & WALL, M.J. (1982). *Toward an integrated approach to early childhood stuttering.* Journal of Fluency Disorders, 7:47-54.

NAYLOR, R. V. (1953). *A comparative study of methods of estimating the severity of stuttering.* Journal of Speech and Hearing Disorders, 18:30-37.

NEAVES, A. (1966). *Prognosis in stammering. Speech Pathology Diagnosis: Theory and Practice.* Report of the National Conference of the College of Speech Therapists. Edinburgh: E & S Livingstone.

NEAVES, A. (1970). *To establish a basis for prognosis of stammering.* British Journal of Disorders of Communication, 5:46-58.

NEELLEY, J. N. (1961). *A study of the speech behavior of stutterers and nonstutterers under normal and delayed auditory feedback.* Journal of Speech and Hearing Disorders, Mongr. Suppl. 7:63-82.

NEILSON, P. D., ANDREWS, G., GUITAR, B. E., & QUINN, P. T. (1979). *Tonic stretch reflexes in lip, tongue and jaw muscles.* Brain Research, 178:311-27.

NEWMAN, P. W. (1954). *A study of adaptation and recovery of the stuttering response in self-formulated speech.* Journal of Speech and Hearing Disorders, 19:450-58.

NUTTALL, E. C., & SCHEIDEL, T. M. (1965). *Stutterers' estimates of normal apprehensiveness toward speaking.* Speech Monographs, 32:455-57.

O'KEEFE. B. M., & KROLL, R. M. (1980). *Clinicians' molar and molecular stuttering analyses of expanded and nonexpanded speech.* Journal of Fluency Disorders, 5:43-54.

OST, L-G., GOTESTAN, G., & LENNERT, M. (1976). *A controlled study of two behavioral methods in the treatment of stuttering.* Behavior Therapy, 7:587-92.

OVERSTAKE, C. P. (1979). *Stuttering: A New Look at an Old Problem Based on Neurophysiological Aspects.* Springfield, Ill.: Charles C Thomas.

OWEN, N. (1980). *Facilitating maintenance of behavior change.* Boberg. E. (ed.), Maintenance of Fluency: Proceedings of the Banff Conference. New York: Elsevier.

PATTIE, F. A., & KNIGHT, B. B. (1944). *Why does the speech of stutterers improve in choral readings?* Journal of Abnormal and Social Psychology,. 39:362-67.

PEINS, M. (1961). *Adaptation effect and spontaneous recovery in stuttering expectancy.* Journal of Speech and Hearing Research. 4:91-99.

PEINS, M., LEE, B. S., & McGOUGH, W. E. (1970). *A tape-recorded therapy method for stutterers: A case report.* Journal of Speech and Hearing Disorders, 35:188-93.

PEINS, M., McGOUGH, W. E. & LEE. B. S. (1972). *Tape recorder therapy for the rehabilitation of the stuttering handicapped.* Language, Speech and Hearing Services in the Schools, 3:30-35.

PELLMAN, C. (1947). *Overcoming Stammering.* New York: Beachhurst Press.

PERKINS, W. H. (1973a). *Replacement of stuttering with normal speech: I. Rationale.* Journal of Speech and Hearing Disorders, 38:283-94.

PERKINS, W. H. (1973b). *Replacement of stuttering with normal speech: II. Clinical procedures.* Journal of Speech and Hearing Disorders, 38:295-303.

PERKINS, W. H. (1975). *Articulatory rate in the evaluation of stuttering treatments.* Journal of Speech and Hearing Disorders. 20:277-78.

PERKINS, W. H. (1978). *Human Perspectives in Speech and Language Disorders.* St. Louis, Mo.: C. V. Mosby.

PERKINS, W. H. (1980). *Disorders of speech flow.* T. J. Hixon, L. D. Shriberg, & J. H. Saxman (eds.). Introduction to Communication Disorders. Englewood Cliffs, N.J.: Prentice-Hall.

PERKINS, W. H. (1983). Learning from the negative outcomes in stuttering therapy: II. An epiphany of failures. Journal of Fluency Disorders, 8:155-60.

PERKINS, W. H., BELL, J., JOHNSON, L., & STOCKS, J. (1979). *Phone rate and the effective planning-time hypothesis of stuttering.* Journal of Speech and Hearing Research, 22:747-55.

PERKINS, W. H., & CURLEE, R. F. (1969). *Clinical impressions of portable masking unit effects in stuttering.* Journal of Speech and Hearing Disorders, 34:360-62.

PERKINS, W. H., RUDAS, J., JOHNSON, L., & BELL, J. (1976). *Stuttering: Discoordination of phonation with articulation and respiration.* Journal of Speech and Hearing Disorders, 19:509-22.

PERKINS, W. H., RUDAS, J., JOHNSON, L., MICHAEL, W. B., & CURLEE, R. F. (1971). *Replacement of stuttering with normal speech: III. Clinical effectiveness.* Journal of Speech and Hearing Disorders, 36:264-80.

PETERSON, H. A. (1969). *Affective meaning of words as rated by stuttering and nonstuttering readers.* Journal of Speech and Hearing Research, 12:337-43.

PHYSICIAN'S DESK REFERENCE, 36th ed. (1982). Oradell, N.J.: C. E. Baker, Medical Economics Co.

PLOMLEY, A., INGHAM, R., & ANDREWS, G. (1971). *The modification of stuttering and the token reinforcement system.* Journal of the Australian College of Speech Therapists, 21:14-18.

POLLACZEK, P. P., & HOMEFIELD, H. D. (1954). *The use of masks as an adjunct to role playing.* Mental Hygiene, 38:299-304.

POPPEN, R., NUNN, R. G., & HOOK, S. (1977). *Effects of several therapies on stuttering in a single case.* Journal of Fluency Disorders, 2:35-44.

PORFERT, A., & ROSENFIELD, D. (1978). *Prevalence of stuttering.* Journal of Neurology, Neurosurgery, and Psychiatry, 41:954-56.

PRINS, D. (1970). *Improvement and regression in stutterers following short-term intensive therapy.* Journal of Speech and Hearing Disorders, 35:123-34.

PRINS, D. (1972). *Personality, stuttering severity, and age.* Journal of Speech and Hearing Research, 15:148-54.

PRINS, D., & LOHR, F. (1972). *Behavioral dimensions of stuttered speech.* Journal of Speech and Hearing Research, 15:61-71.

QUARRINGTON, B. (1959). *Measures of stuttering adaptation.* Journal of Speech and Hearing Research, 2:105-12.

QUARRINGTON, B. (1965). *Stuttering as a function of the information value and sentence position of words.* Journal of Abnormal Psychology 70:221-24.

QUARRINGTON, B., & DOUGLASS, E. (1960). *Audibility avoidance in nonvocalized stutterers.* Journal of Speech and Hearing Disorders, 25:358-65.

QUINN, P. T. (1971). *Stuttering: Some observations on speaking when alone.* Journal of the Australian College of Speech Therapists, 21:92-94.

RAGSDALE, J. D. (1976). *Relationship between hesitation phenomena, anxiety, and self-control in normal communication situations.* Language and Speech, 19:257-65.

RAMIG, R., & ADAMS, M. R. (1980). *Rate reduction strategies used by stutterers and nonstutterers during high- and low-pitched speech.* Journal of Fluency Disorders, 5:27-41.

RAMIG, R.. & ADAMS, M. R. (1981). *Vocal changes in stutterers and nonstutterers during high- and low-pitched speech.* Journal of Fluency Disorders, 6:15-33.

RECORDS, M. A., HEIMBUCH, R. C., & KIDD, K. K. (1977). *Handedness and stuttering: A dead horse?* Journal of Fluency Disorders, 2:271-82.

REICH, A., TIU, J., & GOLDSMITH, H. (1981). *Laryngeal and manual reaction time of stuttering and nonstuttering adults.* Journal of Speech and Hearing Research, 24:192-96.

REVDI, L. (1976). *Hypertensive manifestations and consecutive laryngeal alterations in stutterers.* Fül Orr-Gégégyógy 22:226-30. In dsh Abstracts, No. 560 (1979)19:112.

RICHTER, E. (1976). *Der Stellenwert der Atmungstherapie in der Übungsbehandlung des Stotterns (The value of breathing exercises in the treatment of stuttering).* Sprachheilarbeit, 21:70-77. In dsh Abstracts, No. 520 (1977)17:105.

RIEBER, R. W. (1977). *The Problem of Stuttering: Theory and Therapy.* New York: Elsevier.

RIEBER, R. W., BRESKIN, S., JAFFE, J. (1972). *Pause time and phonation time in stuttering and cluttering.* Journal of Psycholinguistic Research, 1:149-54.

RILEY, G. D. (1972). *A stuttering severity instrument for children and adults.* Journal of Speech and Hearing Disorders, 37:314-22.

RILEY, G. D., & RILEY, J. (1979). *A component model for diagnosing and treating children who stutter.* Journal of Fluency Disorders, 4:279-93.

RILEY, G. D., & RILEY, J. (1980). *Motoric and linguistic variables among children who stutter.* Journal of Speech and Hearing Disorders, 45:504.

ROBBINS, S. D. (1931). *Breath control in stammering.* Proceedings of the American Speech Correction Association, 1:57-64.

ROBBINS, S. D. (1935). *The role of rhythm in the correction of stammering.* Quarterly Journal of Speech, 21:331-43.

RONSON, I. (1976). *Word frequency and stuttering: The relationship to sentence structure.* Journal of Speech and Hearing Research, 19:813-19.

ROSENFIELD, D. B., & FREEMAN, F. J. (1983). *Clinical notes: Stuttering onset after laryngectomy.* Journal of Fluency Disorders, 8:265-68.

ROSSO. L. J., & ADAMS, M. R. (1969). *A study of the relationship between the latency and consistency of stuttering.* Journal of Speech and Hearing Research, 12:389-93.

ROTHMAN, I. (1969). *Practical rhythm desensitization for stuttering, with description of a new electronic pacer used for stuttering, insomnia, and anxiety.* Journal of the American Osteopathic Association, 68:573-77

RUBIN, Z., & McNEIL, E. B. (1981). *The Psychology of Being Human, 3rd. ed.* New York: Harper & Row.

RUDOLF, S. R., MANNING, W. H., & SEWELL, W. R. (1983). *The use of self-efficacy scaling in training student clinicians: Implications for working with stutterers.* Journal of Fluency Disorders, 8:55-76.

RUNYAN, C. M., & ADAMS, M. R. (1979). *Unsophisticated judges' perceptual evaluations of the speech of „successfully treated" stutterers.* Journal of Fluency Disorders, 4:29-38.

RUNYAN, C. M., & BONIFANT, D. C. (1981). *A perceptual comparison: All-voiced versus typical reading passage read by children.* Journal of Fluency Disorders. 6:247-55.

RUSTIN, C. M. (1978). *An intensive group programme for adolescent stammerers.* British Journal of Disorders of Communication, 13:85-92.

RYAN, B. P. (1971). *Operant procedures applied to stuttering therapy for children.* Journal of Speech and Hearing Disorders, 36:264-280.

RYAN, B. P. (1974). *Programmed Therapy for Stuttering in Children and Adults.* Springfield, Ill.: Charles C Thomas.

RYAN, B. P. (1978). *An illustration for operant conditioning therapy for stuttering. Conditioning and Stuttering Therapy.* Memphis, Tenn.: Speech Foundation of America, No. 7

RYAN, B. P. (1979). *Stuttering therapy in a framework of operant conditioning and programmed learning.* H. Gregory (ed.). Controversies About Stuttering Therapy. Baltimore: University Park Press.

RYAN, B. P., & VAN KIRK, B. (1971). *Programmed Conditioning for Fluency.* Monterey, Calif.: Behavioral Sciences Institute.

RYAN, B. P., & VAN KIRK, B. (1974). *The establishment, transfer and maintenance of fluent speech in 50 stutterers using delayed auditory feedback and operant procedures.* Journal of Speech and Hearing Disorders, 39:3-10.

SAINT LOUIS, K. O. (1979). *Linguistic and motor aspects of stuttering.* N. J. Lass (ed.). Speech and Language Advances in Basic Research and Practice. New York: Academic Press.

ST. ONGE, K. R. (1963). *The stuttering syndrome.* Journal of Speech and Hearing Research, 6:195-97.

SAKATA, R., & ADAMS, M. R. (1972). *Comparisons among various forms of individual stutterers disfluency.* Journal of Communication Disorders, 5:232-39.

SANTOSTEFANO, S. (1960). *Anxiety and hostility in stuttering.* Journal of Speech and Hearing Research, 3:337-47

SCHAEF, R., & MATTHEWS, J. (1954). *A first step in the evaluation of stuttering therapy.* Journal of Speech and Hearing Disorders, 19:467-73.

SCHILLING, VON, A. (1960). *X-ray kymographic investigation of the diaphragmatic action of stutterers.* Folia Phoniatrica, 12:145-53.

SCHISSEL, R. J., & FLOURNOY, J. E. (1975). *An investigation of the variability of experienced and inexperienced listeners in their use of a screening test of articulation.* Journal of Communication Disorders, 11:459-68.

SCHLESINGER, I. M., FORTE, M., FRIED, B., & MELKMAN, R. (1965). *Stuttering, information load, and response strength.* Journal of Speech and Hearing Disorders, 30:32-36.

SCHWARTZ, D., & WEBSTER, L. M. (1977). *A clinical adaptation of the Hollins precision fluency shaping program through deintensification.* Journal of Fluency Disorders, 2:3-10.

SCHWARTZ, M. F. (1967). *Syllable duration in oral and whispered reading.* Journal of the American Speech and Hearing Association, 41:1,367-69.

SCHWARTZ, M. F. (1974). *The core of the stuttering block.* Journal of Speech and Hearing Disorders, 39:169-77.

SCHWARTZ, M. F. (1976). *Stuttering Solved.* New York: McGraw-Hill.

SERGEANT, R. L. (1961). *Concurrent repetition of a continuous flow of words.* Journal of Speech and Hearing Research, 4:373-80.

SHAMES, G. H. (1953). *A utilization of adaptation phenomena in therapy for stuttering.* Journal of Speech and Hearing Disorders, 18:256-57.

SHAMES, G. H. (1975). *Operant conditioning and stuttering.* J. Eisenson (ed.). Stuttering, a Second Symposium. New York, Harper & Row.

SHAMES, G. H. (1978). *Operant conditioning and therapy for stuttering. Conditioning in Stuttering Therapy.* Memphis. Tenn.: Speech Foundation of America.

SHAMES, G. H., & EGOLF, D. B. (1976). *Operant Conditioning and the Management of Stuttering.* Englewood Cliffs, N.J.: Prentice-Hall.

SHAMES, G. H., EGOLF, D. B., & RHODES, R. C. (1969). *Experimental programs in stuttering therapy.* Journal of Speech and Hearing Disorders, 34:30-47.

SHAMES, G. H., & FLORANCE, C. L. (1980). *Stutter-Free Speech, A Goal for Therapy.* Columbus, Ohio: Charles E. Merrill.

SHAMES, G. H., & WIIG, E. H. (1982). *Human Communication Disorders.* Columbus, Ohio: Charles E. Merrill.

SHANE, M. L. S. (1955). *Effect on stuttering of alteration in auditory feedback.* W. Johnson (ed.). Stuttering in Children and Adults. Minneapolis: University of Minnesota Press.

SHAPIRO, A. I., & DECICCO, B. A. (1982). *The relationship between normal disfluency and stuttering: An old question revisited.* Journal of Fluency Disorders, 7:109-21.

SHEARER, W. M. (1966). *Speech: Behavior of middle ear muscles during stuttering.* Science, 152:1,280.

SHEEHAN, J. G. (1968). *Reflections on the behavioral modification of stuttering. Conditioning in Stuttering Therapy.* Memphis, Tenn.: Speech Foundation of America.

SHEEHAN, J. G. (1969). *Cyclic variations in stuttering: A comment on Taylor and Taylor's Test of Prediction from the conflict hypothesis of stuttering.* Journal of Abnormal Psychology, 74:452-53.

SHEEHAN, J. G. (1970). *Stuttering Research and Therapy.* New York: Harper & Row.

SHEEHAN, J. G. (1974). *Stuttering behavior: A phonetic analysis.* Journal of Communication Disorders, 7:193-212.

SHEEHAN, J. G. (1975). *Conflict theory and avoidance-reduction therapy.* J. Eisenson (ed.). Stuttering, a Second Symposium. New York: Harper & Row.

SHEEHAN, J. G. (1980). *Problems in the evaluations of progress and outcome.* W. H. Perkins (ed.). Strategies in Stuttering Therapy. J. L. Northern (ed.). Seminars in Speech, Language, and Hearing. New York: Thieme-Stratton.

SHEEHAN, J. G. (No. 9). *Message to a stutterer.* M. Fraser (dir.). To the Stutterer. Memphis Tenn.: Speech Foundation of America.

SHEEHAN, J. G., HADLEY, P. A., & HADLEY, R. G. (1962). *Guilt, shame and tension in graphic projections of stuttering.* Journal of Speech and Hearing Disorders, 27:129-39.

SHEEHAN, J. G. & MARTYN, M. M. (1970). *Stuttering and its disappearance.* Journal of Speech and Hearing Research, 13:279-89.

SHERMAN. D. (1952). *Clinical and experimental use of the Iowa Scale of Severity of Stuttering.* Journal of Speech and Hearing Disorders, 17:316-20.

SHERRARD, C. A. (1975). *Stuttering as „false alarm"*

responding. British Journal of Disorders of Communication, 10:83-91.

SHINE, R. E. (1980). *Direct management of the beginning stutterer.* W. H. Perkins (ed.). Strategies in Stuttering Therapy. J. L. Northern (ed.). Seminars in Speech, Hearing and Language. New York: Thieme-Stratton.

SHULMAN, E. (1955). *Factors influencing the variability of stuttering.* W. Johnson (ed.). Stuttering in Children and Adults. Minneapolis: University of Minnesota Press.

SHUMAK, I. C. (1955). *A speech situation rating sheet for stutterers.* W. Johnson (ed.). Stuttering in Children and Adults. Minneapolis: University of Minnesota Press.

SIEGEL, G. M., FEHST, C. A., GARBER, S. R., & PICK, H. L. (1980). *Delayed auditory feedback with children.* Journal of Speech and Hearing Disorders, 23:802-13.

SIEGEL, G. M., & HAUGEN, D. (1964). *Audience size and variations in stuttering behavior.* Journal of Speech and Hearing Research, 7:381-88.

SILVERMAN, E. M. (1978). *Adults' speech disfluency: Single-syllable repetition.* Perceptual and Motor Skills, 46:970.

SILVERMAN, E. M. (1980). *Communication attitudes of women who stutter.* Journal of Speech and Hearing Disorders, 45:533-39.

SILVERMAN, E. M. (1982). *Speech-language clinicians and university students, impressions of women and girls who stutter.* Journal of Fluency Disorders, 7:469-78.

SILVERMAN, F. H. (1970). *A note on the degree of adaptation by stutterers and nonstutterers during oral reading.* Journal of Speech and Hearing Research, 13:173-77

SILVERMAN, F. H. (1971a). *The effect of rhythmic auditory stimulation on the disfluency of nonstutterers.* Journal of Speech and Hearing Research, 14:350-55.

SILVERMAN, F. H. (1971b). *A rationale for the use of the hearing aid metronome in a program of therapy for stuttering.* Perceptual and Motor Skills, 32:34.

SILVERMAN, F. H. (1972). *Disfluency and word length.* Journal of Speech and Hearing Research, 15:788-91.

SILVERMAN, F. H. (1976.). *Long-term impact of a miniature metronome on stuttering: An interim report.* Perceptual and Motor Skills, 42:1.322.

SILVERMAN, F. H. (1980). *Dimensions of improvement in stuttering.* Journal of Speech and Hearing Research, 23:137-51.

SILVERMAN, F. H.. & TROTTER, W. D. 1973). *Impact of pacing speech with a miniature electronic metronome upon the manner in which a stutterer is perceived.* Behavior Therapies. 4:414-19.

SILVERMAN, F. H., & WILLIAMS, D. E. (1972). *Prediction of stuttering by school-age stutterers.* Journal of Speech and Hearing Research, 15:189-93.

SLORACH, N. (1971). *Twenty years of stuttering therapy.* Journal of the Australian College of Speech Therapists, 21:19-23.

SMITH, K. U., & TIERNEY. D. (1971). *Delayed speech feedback and age.* Journal of Speech and Hearing Research, 14:214-19.

SODERBERG, G. (1962a). *Phonetic influences upon stuttering.* Journal of Speech and Hearing Research, 5:315-20.

SODERBERG, G. (1962b). *What is "average" in stuttering?* Journal of Speech and Hearing Disorders, 27:85-86.

SODERBERG, G. (1967). *Linguistic factors in stuttering.* Journal of Speech and Hearing Research, 10:801-10.

SODERBERG, G. (1969a). *A comparison of adaptation trends in the oral reading of stutterers, inferior speakers and superior speakers.* Journal of Communication Disorders. 2:99-108.

SODERBERG, G. A. (1969b). *DAF and the speech of stutterers: A review of studies.* Journal of Speech and Hearing Disorders, 34:20-29.

SODERBERG, G. (1971). *Relations of word information and word length to stuttering disfluencies.* Journal of Communication Disorders, 4:9-14.

SOMMERS, R. K., BOBKOFF-LEVENTHAL, K., APPLEGATE, J. A., & SQUARE, P. A. (1979). *A critical review of a recent decade of stuttering research.* Journal of Fluency Disorders, 4:223-37.

SPEECH FOUNDATION OF AMERICA. (No. 5). *Stuttering: Training the Therapist.* M. S. Fraser (dir.). Memphis. Tenn.

SPEECH FOUNDATION OF AMERICA. (No. 9). *To the Stutterer.* M. Fraser (dir.). Memphis, Tenn.

SPEECH FOUNDATION OF AMERICA. (No. 12). *Self-Therapy for the Stutterer, 3rd. ed.* M. Fraser (dir.). Memphis, Tenn.

SPIELBERGER, C. D. (1966). *Theory and research on anxiety.* C. D. Spielberger (ed.). Anxiety and Behavior. New York: Academic Press.

SPIELBERGER, C. D. (1972). *Conceptual and methodological issues in anxiety research.* C. D. Spielberger (ed.). Anxiety: Current Trends in Theory and Research, Vol. III. New York: Academic Press.

SPIELBERGER, C. D., GORSUCH, R. L., & LUSHENE, R. E. (1970). *STAI Manual.* Palo Alto, Calif.: Consulting Psychologists Press.

SPILKA, B. (1954). *Relationship between certain aspects of personality and some vocal effects of DAF.* Journal of Speech and Hearing Disorders, 19:491-503.

STAMPFL, T. G., & LEVIS, D.J. (1967). *Essentials of implosive therapy: A learning-theory based on psychodynamic behavioral therapy.* Journal of Abnormal Psychology 72:496-503.

STARBUCK, H. B. & STEER, M. D. (1954). *Adaptation effect and its relation to thoracic breathing in stutterers and nonstutterers.* Journal of Speech and Hearing Disorders. 19:440-49.

STARK, R. E., & PIERCE, B. R. (1970). *The effects of delayed auditory feedback on a speech-related task in stutterers.* Journal of Speech and Hearing Research, 13:245-53.

STARKWEATHER, C. W. (1980). *A multiprocess behavioral approach to stuttering therapy.* W. H. Perkins (ed.). Strategies in Stuttering Therapy. J. L Northern (ed.). Seminars in Speech, Language, and Hearing. New York: Thieme-Stratton.

STARKWEATHER, C. W. (1982). *Stuttering and laryngeal behavior: A review.* ASHA Monographs No. 21. Rockville. Md.: American Speech, Language, and Hearing Association.

STARKWEATHER, C. W., HIRSCHMAN, P., & TANNENBAUM, R. S. (1976). *Latency of vocalization onset: Stutterers versus nonstutterers.* Journal of Speech and Hearing Research, 19:481-92.

STEIN, J. (1967). (ed.). *The Random House Dictionary of the English Language.* New York: Random House.

STILL. A. W., & GRIGGS, S. (1979). *Changes in the probability of stuttering following a stutter: A test of some recent models.* Journal of Speech and Hearing Research, 22:565-71.

STROTHER. C. R., & KRIEGMAN. L. S. (1944). *Rhythmokinesis in stutterers and non-stutterers.* Journal of Speech Disorders, 9:239-244.

SUE, D., SUE, D. W., & SUE, S. (1981). *Understanding Abnormal Behavior.* Boston: Houghton Mifflin.

SUTTON, S. A., & CHASE, A. (1961). *White noise and stuttering.* Journal of Speech and Hearing Research. 4:72.

SVAB, L., GROSS, J., & LANGOVA, J. (1972). *Stuttering and social isolation.* Journal of Nervous and Mental Diseases, 155:1-5.

TATE, M. W. CULLINAN, W. L. & AHLSTRAND, A. (1961). *Measurement of adaptation in stuttering.* Journal of Speech and Hearing Research, 4:321-39.

TIFFANY, W. R., & HANLEY, C. N. (1954). *An investigation into the use of electromechanically delayed auditory side tone in training.* Journal of Speech and Hearing Disorders, 19:367-73.

TIMMONS, B. A., & BOUDREAU, J. P. (1972). *Auditory feedback as a major factor in stuttering.* Journal of Speech and Hearing Disorders, 37:476-84.

TORNICK, G. B.. & BLOODSTEIN, O. (1976). *Stuttering and sentence length.* Journal of Speech and Hearing Research, 19:651-54.

TRAVIS, L. E. (1978). *The cerebral dominance theory of stuttering: 1931-1978.* Journal of Speech and Hearing Disorders, 43:278-81.

TREON, M., & TAMAYO, F. M. V. (1974). *The separate and combined effects of GSR biofeedback and delayed auditory feedback on stuttering: A preliminary study.* Journal of Fluency Disorders, 1:3-9.

TROJAN, F. A. (1965). *A new method in the treatment of stuttering: The kinetic discharge therapy.* Folia Phoniatrica, 17:195-201.

TROTTER, W. (1956). *Relationship between severity of stuttering and word conspicuousness.* Journal of Speech and Hearing Disorders, 21:198-201.

TROTTER, W. D., & LESCH, M. M. (1967). *Personal experience with a stutter-aid.* Journal of Speech and Hearing Disorders, 32:270-72.

TROTTER, W. D., & SILVERMAN, F. H. (1973). *Experiments with a stutter-aid.* Perceptual and Motor Skills, 36:1,124-30.

TROTTER, W. D., & SILVERMAN, F. H. (1974). *Does the effect of pacing speech with a miniature metronome on stuttering wear off?* Perceptual and Motor Skills, 39:429-30.

TROTTER, W. D., & SILVERMAN, F. H. (1976). *The stutterer as a character in contemporary literature.* Journal of Speech and Hearing Disorders, 41:553-54.

TURNBAUGH, K. R., GUITAR, B. E., & HOFFMAN, P. R. (1979). *Speech clinicians' attribution of personality traits as a function of stuttering severity.* Journal of Speech and Hearing Research, 22:37-45.

TURNBAUGH, K. R., GUITAR, B. E., & HOFFMAN, P. R. (1981). *The attribution of personality traits: The stutterers and nonstutterers.* Journal of Speech and Hearing Research, 24:288-91.

ULLIANA, L., & INGHAM, R. J. (1984). *Behavioral and nonbehavioral variables in the measurement of stutterers' communication attitudes.* Journal of Speech and Hearing Disorders, 49:83-93.

UNIVERSITY OF EDINBURGH BULLETIN (Feb. 28, 1979). The Edinburgh Masker, 15.

VAN DANTZIG, C. (1940). *Syllable-tapping: A new method for the help of stammerers.* Journal of Speech Disorders, 5:127-32.

VAN RIPER, C. (1937). *Effect of devices for minimizing stuttering on the creation of symptoms.* Journal of Abnormal and Social Psychology, 32:185-92.

VAN RIPER, C. (1938). *A study of the stutterer's ability to interrupt stuttering spasms.* Journal of Speech Disorders, 3:117-19.

VAN RIPER, C. (1947). *Speech Correction Principles and Methods.* Englewood Cliffs, N.J.: Prentice-Hall.

VAN RIPER, C. (1949). *To the stutterer as he begins his speech therapy.* Journal of Speech Disorders, 14:303-6.

VAN RIPER, C. (1954). *Speech Correction Principles and Methods.* Englewood Cliffs, N.J.: Prentice-Hall.

VAN RIPER, C. (1958). *Experiments in stuttering therapy.* J. Eisenson (ed.). Stuttering, a Symposium. New York: Harper & Row.

VAN RIPER, C. (1959). *Binaural speech therapy.* Journal of Speech and Hearing Disorders, 24:62-63.

VAN RIPER, C. (1965). *Clinical use of intermittent masking noise in stuttering therapy.* Journal of the American Speech and Hearing Association, 7:381.

VAN RIPER, C. (1970). *The use of DAF in stuttering therapy.* British Journal of Disorders of Communication, 4:40-45.

VAN RIPER, C. (1971). *Symptomatic therapy for stuttering.* L. E. Travis (ed.). Handbook for Speech Pathology and Audiology. New York: Appleton-Century-Crofts, Educ. Div., Meredith Corp.

VAN RIPER, C. (1973). *The Treatment of Stuttering.* Englewood Cliffs, N.J.: Prentice-Hall.

VAN RIPER, C. (No. 9). *Putting it together.* M. Fraser (dir.). To the Stutterer. Memphis, Tenn.: Speech Foundation of America.

VAN RIPER, C. (1974a). *Modifying the stuttering. Therapy for Stutterers.* Memphis, Tenn.: Speech Foundation of America, No. 10.

VAN RIPER, C. (1974b). *The ablauf problem in stuttering.* Journal of Fluency Disorders, 1:2-9.

VAN RIPER, C. (1974c). *Stuttering: Where and whither?* Journal of the American Speech, Language and Hearing Association, 16:483-87.

VAN RIPER, C. (1978). *Speech Correction Principles and Methods.* Englewood Cliffs, N.J.: Prentice-Hall.

VAN RIPER, C. (1982). *The Nature of Stuttering.* Englewood Cliffs, N.J.: Prentice-Hall.

VAN RIPER, C., & EMERICK, L. (1984). *Speech Correction Principles and Methods.* Englewood Cliffs, N.J.: Prentic-Hall.

VAN RIPER, C., & GRUBER, L. (1957). *A Casebook in Stuttering.* New York: Harper & Row.

VENKATAGIRI, H. S. (1980). *The relevance of DAF-induced speech disruption to the understanding of stuttering.* Journal of Fluency Disorders, 5:87-98.

VENKATAGIRI, H. S. (1981). *Reaction time for voiced and whispered /a/ in stutterers and nonstutterers.* Journal of Fluency Disorders. 6:265-71.

VENKATAGIRI, H. S. (1982a). *A comparison of DAF-induced disfluencies with stuttering.* Journal of Communication Disorders, 15:385-94.

VENKATAGIRI, H. S. (1982b). *Reaction time for /s/ and /z/ in stutterers and nonstutterers: A test of the discoordination hypothesis.* Journal of Communication Disorders, 15:55-68.

VLASOVA, N. A. (1962). *Prevence a leceni koktavosti v detskem veku v USSR (Prevention and treatment of children's stuttering in the USSR).* Caskossslovenska Otolaryngol. 4:30-32. In dsh Abstracts, No. 1046 (1962), 2:266.

VOLZ, H. B., KLEVANS, D. R., NORTON, S. J., & PUTENS, D. L. (1978). *Interpersonal communication skills of speech-language pathology undergraduates: The effects of training.* Journal of Speech and Hearing Disorders, 43:524-42.

WALL, M. J. & MYERS, F. J. (1982). *A review of linguistic factors associated with early childhood stuttering.* Journal of Communication Disorders, 15:441-50.

WALL, M. J., STARKWEATHER, C. W., & HARRIS, K. S., (1981). *The influence of voicing adjustments on the location of stuttering in the spontaneous speech of young child stutterers.* Journal of Fluency Disorders, 6:299-310.

WALLE, E. L. (1980). *Masking devices and the Edinburgh Masker - clinical applications within a prison setting.* Journal of Fluency Disorders, 5:69-74.

WALNUT, F. (1954). *A personality inventory item analysis of individuals who stutter and who have other handicaps.* Journal of Speech and Hearing Disorders, 19:220-27.

WALTON, D., & MATHER, M. D. (1963). *The relevance of generalization techniques to the treatment of stammering and phobic systems.* Behavior Research and Therapy, 1:121-25.

WATSON, B. C., & ALFONSO, P. J. (1982). *A comparison of LRT and VOT values between stutterers and nonstutterers.* Journal of Fluency Disorders, 7:219-42.

WATSON, B. C., & ALFONSO, P. J. (1983). *Foreperiod and stuttering severity effects on acoustic laryngeal reaction time.* Journal of Fluency Disorders, 8:183-205.

WATTS, F. (1971). *The treatment of stammering by intensive practice of fluent speech.* British Journal of Communication Disorders, 6:144-47.

WATTS, F. (1973). *Mechanisms of fluency control in stutterers.* British Journal of Disorders of Communication, 8:131-38.

WEBSTER, L. M. (1970). *A clinical report on the measured effectiveness of certain desensitization techniques with stutterers.* Journal of Speech and Hearing Disorders, 35:369-76.

WEBSTER, R. L. (1972). *An operant response shaping program for the establishment of fluency in stutterers: Final report,* Roanoke, Va.: Hollins College, 80.

WEBSTER, R. L. (1974). *Behavioral analysis of stuttering: Treatment and theory.* M. Calhoun (ed.). Innovative Treatment Methods in Psychopathology. New York: John Wiley.

WEBSTER, R. L. (1977). *Concept and theory in stuttering: An insufficiency of empiricism.* Journal of Communication Disorders,10:65-71.

WEBSTER, R. L. (1978). *Empirical considerations regarding stuttering therapy.* H. Gregory (ed.). Controversies About Stuttering Therapy. Baltimore: University Park Press.

WEBSTER, R. L. & LUBKER B., (1968). *Masking of auditory feedback in stutterers speech.* Journal of Speech and Hearing Disorders, 11:219-23.

WEBSTER, R. L., SCHUMACHER, S., & LUBKER, B. (1970). *Changes in stuttering frequency as a function of various intervals of DAF.* Journal of Abnormal Psychology, 75:45-49.

WEINER, A. E. (1978). *Vocal control therapy for stutterers: A trial program.* Journal of Fluency Disorders, 3:115-26.

WELLER, H. C. (1941). *Vegetative rhythm determinative of speech patterns.* Journal of Speech Disorders, 6:161-71.

WELLS, G. B. (1983). *A feature analysis of stuttered phonemes.* Journal of Fluency Disorders, 8:119-24.

WENDAHL, R. W., & COLE, J. (1961). *Identifcation of stuttering during relatively fluent speech.* Journal of Speech and Hearing Research, 4:281-86.

WERTHEIM, E. S. (1974). *Key features of the bio-adaptive theory of stuttering and its clinical implications.* Australian Journal of Human Communication Disorders, 2:86-94.

WEST, R. (1942). *The pathology of stuttering.* The Nervous Child, 2:96-106.

WHITTEN, I. F. (1938). *Therapies used for stuttering: A report of the author's own case.* Quarterly Journal of Speech, 24:227-33.

WILLIAMS, D. E. (1982). *Stuttering therapy: Where are we going - and why?* Journal of Fluency Disorders, 7:159-70.

WILLIAMS, D. E., & KENT, L. R. (1958). *Listener evaluations of speech interruptions.* Journal of Speech and Hearing Reseaerch, 1:124-31.

WILLIAMS, J. D., *Comments on the use of the „Edinburgh Masker" device.* Northern Illinois University, Dekalb, Ill.; Undated, received 1984.

WINGATE, M. E. (1962). *Evaluation and stuttering, Part III: Identification of stuttering and the use of a label.* Journal of Speech and Hearing Disorders, 27:368-77

WINGATE, M. E. (1964). *Recovery from stuttering.* Journal of Speech and Hearing Disorders, 29:312-21.

WINGATE, M. E. (1966). *Stuttering adaptation and learning: I. The relevance of adaptation studies to stuttering as "learned behavior.* "Journal of Speech and Hearing Disorders, 31:147-56.

WINGATE, M. E. (1967). *Slurvian skill of stutterers.* Journal of Speech and Hearing Research, 10:844-48.

WINGATE, M. E. (1969). *Sound and pattern in "artificial" fluency.* Journal of Speech and Hearing Research. 12:677-86.

WINGATE, M. E. (1973). *A reply to Conture's "Comments on ‚Effect on stuttering of changes in audition'.* "Journal of Speech and Hearing Research, 13:861-73.

WINGATE, M. E. (1971a). *The fear of stuttering.* Journal of American Speech and Hearing Association, 13:3-5.

WINGATE, M. E. (1971b). *Phonetic ability in stuttering.* Journal of Speech and Hearing Research, 14:189-94.

WINGATE, M. E. (1976). *Stuttering Theory and Treatment.* New York: Irvington Publishers, John Wiley.

WINGATE, M. E. (1979a). *The first three words.* Journal of Speech and Hearing Research, 22:604-12.

WINGATE, M. E. (1979b). *The loci of stuttering: Grammar or prosody?* Journal of Communication Disorders, 12:283-90.

WINGATE, M. E. (1981). *Sound and pattern in artificial fluency: Spectrographic evidence.* Journal of Fluency Disorders, 6:95-118.

WINGATE, M. E. (1982). *Early position and stuttering occurrence.* Journal of Fluency Disorders, 7:243-58.

WINGATE, M. E. (1983). *Speaking unassisted: Comments on a paper by Andrews, et al.* Journal of Speech and Hearing Disorders, 48:255-63.

WOHL, M. T. (1966). *Reciprocal inhibition - a process of continuous diagnosis. Speech Pathology Diagnosis: Theory and*

Practice. Report of the National Conference of the College of Speech Therapists. Edinburgh: E. & S. Livingston.
WOHL, M. T. (1968). *The electronic metronome - an evaluative study.* British Journal of Disorders of Communication, 3:89-98.
WOHL, M. T. (1970). *The treatment of non-fluent utterance - a behavioral approach.* British Journal of Disorders of Communication, 5:66-76.
WOLF, A. A., & WOLF, E. G. (1959). *Feedback processes in the theory of certain speech disorders.* Speech Pathology and Therapy, 2:48-55.
WOLK, L. (1981). *Vocal tract dynamics in an adult stutterer.* South African Journal of Communication Disorders, 28:38-52.
WOLPE, J. (1958). *Psychotherapy by Reciprocal Inhibition.* Stanford, Calif.: Stanford University Press.
WOLPE, J. (1973). *The Practice of Behavior Therapy.* New York: Pergamon Press.
WOODS, C. L. (1976). *Stigma of a disorder.* Australian Journal of Human Disorders of Communication, 4:133-39.
WOODS, C. L. (1977). *Dimensions of the stutterer stereotype.* Australian Journal of Human Disorders of Communication, 5:119-25.
WOODS, C. L., & WILLIAMS, D. E. (1976). *Traits attributed to stuttering and normally fluent males.* Journal of Speech and Hearing Research, 19:267-78.
WYKE, B. (1974). *Phonatory reflex mechanisms and stammering.* Folia Phoniatrica, 26:321-28.
WYNNE, M. K., & BOEHMLER, R. M. (1982). *Central auditory function in fluent and disfluent normal speakers.* Journal of Speech and Hearing Research, 25:54-57.
YAIRI, E. (1972). *Disfluency rate and patterns of stutterers and nonstutterers.* Journal of Communication Disorders, 5:225-31.
YAIRI, E., & LEWIS, B. (1984). *Disfluencies at the onset of stuttering.* Journal of Speech and Hearing Research, 27:154-59.
YATES, A. J. (1963). *Recent empirical and theoretical approaches to the experimental manipulation of speech in normal subjects and in stammerers.* Behavioral Research and Therapy, 1:95-119.
YONOVITZ, A., & SHEPHERD, W. J. (1977). *Electrophysical measurement during a time-out procedure in stuttering and normal speakers.* Journal of Fluency Disorders, 2:129-39.
YONOVITZ, A., SHEPHERD, W. F. & GARRETT, S. (1977). *Hierarchial stimulation: Two cases of stuttering modification using systematic desensitization.* Journal of Fluency Disorders, 2:21-28.
YOUNG, M. A. (1964). *Identification of stutterers from recorded samples of their fluent speech.* Journal of Speech and Hearing Research, 7:302-3.
YOUNG, M. (1965). *Audience size, perceived situational difficulty, and stuttering frequency.* Journal of Speech and Hearing Research, 8:401-7.
YOUNG, M. A. (1975a). *Observer agreement for marking moments of stuttering.* Journal of Speech and Hearing Research, 18:530-40.
YOUNG, M. A. (1975b). *Onset, prevalence, and recovery from stuttering.* Journal of Speech and Hearing Disorders, 40:49-58.
YOUNG, M. A. (1980). *Comparison of stuttering frequencies during reading and speaking.* Journal of Speech and Hearing Research, 23:210-22.
YOUNG, M. A., & PRATHER, E. M. (1962). *Measuring severity of stuttering using short segments of speech.* Journal of Speech and Hearing Research, 5:256-62.
YOVETICH, W. S., BOOTH, J. C., & TYLER, R. S. (1977). *The effects of dysfluencies on attention in stutterers and nonstutterers.* Human Communication, 1:29-39.
ZALOSH, S. & SALZMAN, L. F. (1965). *After effects of delayed auditory feedback.* Perceptual and Motor Skills, 20:817-23.
ZEMLIN, W. R. (1980). *Speech and Hearing Science, Anatomy and Physiology,* Englewood Cliffs, N.J.: Prentice-Hall.
ZIMMERMAN, G. (1980a). *Articulation behaviors associated with stuttering: A cinefluorographic analysis.* Journal of Speech and Hearing Research, 23:108-21.
ZIMMERMAN, G. (1980b). *Articulatory dynamics of fluent utterances of stutterers ad nonstutterers.* Journal of Speech and Hearing Research, 23:95-107.
ZIMMERMAN, G. (1980c). *Stuttering: A disorder of movement.* Journal of Speech and Hearing Research, 23:122-36.
ZSILAVECZ, U. (1981). *Cybernetic functioning in stuttering.* South African Journal of Communication Disorders, 28:60-66.

Abkürzungen

ELU	Methode der Sprechleistungsstufen
EMG	Elektromyograph
GHR	galvanische Hautreaktion
GILCU	(gradual increase in length and complexity of utterance)
	Methode der Sprechleistungsstufen, innerhalb derer die Länge der Äußerungen planvoll und gezielt erweitert wird.
ITPA	Illinois-Test für psycholinguistische Fähigkeiten
MAR	Maskierung der akustischen Rückmeldung
MIDVAS	Motivation, Identification, Desensitization, Variation, Approximation, Stabilization
MKE	Metronomkonditionierte Entspannung
NAR	normale auditive Rückmeldung
RAS	Retikuläres Aktivierungssystem
RET	Rational-Emotionale-Therapie
SES	Sprachempfangsschwelle
SIT	(speech initiation time) Stimmgebung, Sprechinitiierungszeit
SPL	(sound pressure level) Schalldruck bzw. Lautstärke
SpM	Silben pro Minute
SSI	(Stuttering Severity Instrument) Schweregradbestimmung des Stotterns
SSpM	gestotterte Silben pro Minute
SW	gestotterte Wörter
SWpM	gestotterte Wörter pro Minute
TAT	Thematischer Apperzeptionstest
TTT	(Total Talking Time) Gesamtsprechzeit
VAR	verzögerte auditive Rückmeldung
VIT	(voice initiation time) Zeit bis zum Stimmeinsatz
VTT	(voice termination time) Stimmabsatz
WpM	Wörter pro Minute

Index

Für die Übersetzung und das Lektorat direkt benutzte Quellen

Fiedler, P./ Standop, R.:
Stottern: Ätiologie – Diagnose – Behandlung
Beltz, Weinheim, 4. Auflage 1994

Van Riper, Ch.:
Die Behandlung des Stotterns
Demosthenes Verlag der Bundesvereinigung Stotterer-Selbsthilfe e.V., Köln, 3. Auflage 1999

Dell, C.:
Therapie für das stotternde Schulkind
Demosthenes Verlag der Bundesvereinigung Stotterer-Selbsthilfe e.V., Köln, 2. Auflage 1999

Der Autor – Ein Interview

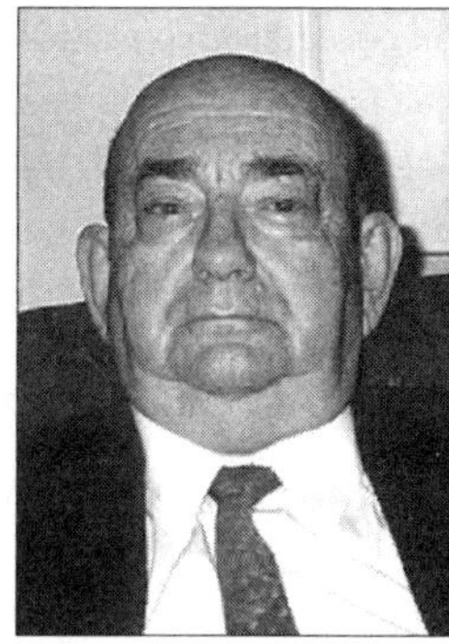

Dr. Richard Ham begann 1951 als Student an der Northwestern University mit Stotternden zu arbeiten. Im Jahr 1953 nahm er Studium und Ausbildung bei Dr. Charles Van Riper auf. Nach der Promotion schlug er eine Universitätslaufbahn ein und beschäftigte sich mit Lehre und Forschung – zunächst 32 Jahre lang an der Ohio University und schließlich für 14 Jahre an der Florida State University. Obwohl er auch in den Bereichen neurologischer Störungen und Aphasie forschte und lehrte, galt sein Hauptaugenmerk immer dem Stottern. „Techniken in der Stottertherapie" war sein erstes Buch und behandelt vor allem das Stottern bei Erwachsenen. Dr. Ham ist seit 1999 im Ruhestand, aber noch in privater Praxis tätig.

Dr. Ham, was hat Sie bewegt, Ihr berufliches Leben dem Thema Stottern zu widmen?

Als Student an der Northwestern University wurde ich bereits nach einigen Semestern betraut, mit einem erwachsenen Stotternden zu arbeiten. Er erhielt das, was ich für indirekte Therapie nach Roger hielt - so hatte ich das im vorrangegangenen Semester beobachtet. Es war ein kompletter Fehlschlag. Gemäß dem Peter-Prinzip (Nichts ist so erfolgreich wie der Mißerfolg) übertrug mir die Klinik im nächsten Semester die Leitung einer Gruppe mit zwölf Stotternden. Nach gewissenhaftem Studium entschied ich mich für Wendell Johnsons Konzept der Semantogenese, wonach man Betroffenen erklärte, daß Stottern „im Ohr des Zuhörers stattfindet". Am Ende des Semesters hatte ich alle zwölf Patienten zu Laienexperten der Semantik gemacht – nur ihr Stottern hatte sich nicht verändert! An diesem Punkt erkannte ich, daß hier meine Herausforderung lag, und ich begann mein Studium bei Dr. Charles Van Riper. Daß ich mich mein Leben lang dem Problem des Stotterns verpflichtet fühlte, entstand also aus der Tatsache, daß dies zu Beginn meiner Laufbahn die einzige Kommunikationsstörung war, bei der ich völlig versagt hatte - und das mußte ich ändern!

Was ist so einzigartig am Stottern?

Unser Unvermögen, die Ursachen und die Veränderungen im Verlauf ausreichend zu erklären. Außerdem die unbeständige Wirkung von Therapie, den Rückfall und die Einflüsse des jeweiligen Lebensalters. Die Aphasie ist das einzige Problem, das fast ebenso „nebulöse" ist wie Stottern. Jeder Patient mit einer Kommunikationsstörung ist einzigartig. Aber für mich ist das Stottern so sehr mit der Neurologie, Physiologie und Psychologie des Betroffenen verbunden, daß jeder Stotternde nicht nur einmalig ist, sondern er ist „einzigartig einmalig".

In Ihrem Buch sind am Ende eines jeden Kapitels Übungsaufgaben für die Therapeutin und den Patienten zur Anwendung der jeweiligen Technik. Warum war Ihnen das wichtig?

Einerseits, um den Text für Lehrende aufzubereiten, denn das erleichtert die Vermittlung des Lehrstoffs. Andererseits, um Anfängern im sprachtherapeutischen Bereich zu helfen, die sich womöglich so fühlen wie ich damals im Jahr 1951, also: „Was MACHE ich denn nun mit meinem ersten stotternden Patienten?" Zum Teil auch, um die im Kapitel entwickelten Theorien durch Beispiele zu erläutern. Im Laufe der Jahre ist mir aufgefallen, daß Studenten immer weniger daran interessiert sind, praktische Anwendungen selbst zu erarbeiten – und dazu auch immer weniger imstande sind. Die Anwendungen werden also mitgeliefert, um den Patienten zu schützen. In einem späteren Buch habe ich etwa 90 Prozent des Textes auf die Praxis verwandt und fast vollständig auf die Theorie verzichtet.

Was halten Sie von Selbsthilfegruppen für stotternde Menschen?

Grundsätzlich sehr viel. Wegen der extrem hohen Rückfallquote, dem mangelnden Verständnis und der Akzeptanz in der Öffentlichkeit usw. glaube ich, daß solche Gruppen oft der einzige Schutz vor Rückfällen sind. Zu viele Therapieprogramme versagen, und zwar erstens darin, dem Betroffenen zu vermitteln, wie er nach der Therapie mit einem Reststottern umgehen kann, und zweitens, ihn darauf vorzubereiten, in der Therapie erworbene Fähigkeiten ausreichend im Alltag umzusetzen. Zu viele Therapeuten erreichen in der geschützten Atmosphäre des Therapieraumes das Ziel der Sprechflüssigkeit – oder zumindest eine Verbesserung - überaus schnell und entlassen dann den Stotternden mit den Worten: „Wir haben unseren Teil getan, der Rest liegt bei Dir!" Die Antwort des Betroffenen sollte vielleicht so sein wie die des Gladiators gegenüber dem Kaiser im Alten Rom: „Die Todgeweihten grüßen Dich!"

Mein einziger Vorbehalt betrifft die wenigen Gruppen, die darauf hinarbeiten, Therapien zu verteufeln, Isolation und Selbstmitleid zu fördern und das Vermeiden von Therapie sowie ein Leben in glücklichem Elend zu predigen.

Welche berühmten stotternden Persönlichkeit hätten sie gern therapiert?

Auf keinen Fall Marilyn Monroe – sie hat nie ihre Termine eingehalten, und meine Frau wäre dagegen gewesen. Ich denke, Isaac Newton war neurologisch depressiv, und seine Sprechunflüssigkeiten waren das Symptom eines fehlerhaften neurologischen Koordinierungssystems. Das ist keine guten Voraussetzung für eine erfolgreiche Therapie. Oscar Wilde hätte niemals die strenge Selbstdisziplin aufgebracht, die für den Erfolg einer Therapie notwendig ist. Er hat sich selbst nur sehr wenig versagen können. Winston Churchill und John Updike? Ja, durchaus. Bei beiden gibt es die Liebe zur Logik; dabei waren oder sind sich beide ihrer Gefühle voll bewußt. Das hätte die Therapie zum Vergnügen gemacht und mit guten Aussichten auf Erfolg versehen. Demosthenes, der als Mensch mit einem starken Hang zu, wie man sagen könnte, sokratischer Logik und Lebensphilosophie beschrieben wird, wäre ein hervorragender Patient gewesen.

Was ist Ihre Botschaft an Menschen, die stottern?

Lerne zu sein, was Du bist - ohne Entschuldigung und ohne Vermeidungen. Ich zitiere Wendell Johnson: „Stottern ist zum größten Teil das, was jemand in dem Bemühen tut, nicht zu stottern." Und Joe Sheehan sagte: „Nur zu – stottere!". Dem schließe ich mich an!

Empfehlenswerte Literatur zum Thema Stottern bei Erwachsenen

Benecken, J.:
Wenn die Grazie mißlingt. Zur psychosozialen Situation stotternder Menschen
Demosthenes Verlag der Bundesvereinigung Stotterer-Selbsthilfe e.V., Köln 1996

Grohnfeldt, M.:
Handbuch der Sprachtherapie Bd. 5, Störungen der Redefähigkeit
Marhold 1992

Hennen, E.:
Die Entmachtung des Stotterns
Bundesvereinigung Stotterer-Selbsthilfe e.V., Solingen 1989

Hood, St. (Hrsg.):
An einen Stotterer
Bundesvereinigung Stotterer-Selbsthilfe e.V., Solingen 1980

Fraser. M:
Selbsttherapie für Stotterer
Demosthenes Verlag der Bundesvereinigung Stotterer-Selbsthilfe e.V., Köln, 2. Auflage 1998

Weikert, K.:
Stottern – Belastung und Bewältigung im Lebenslauf
Demosthenes Verlag der Bundesvereinigung Stotterer-Selbsthilfe e.V., Köln 1996

Van Riper, Ch.:
Die Behandlung des Stotterns
Demosthenes Verlag der Bundesvereinigung Stotterer-Selbsthilfe e.V., Köln, 3. Auflage 1999

Wendlandt, W.:
Resozialisierung erwachsener Stotternder
Marhold 1975

Verhaltenstherapie des Stotterns
Beltz Monographie 1980

Zum Beispiel Stottern. Stolperdrähte, Sackgassen und Lichtblicke im Therapiealltag
Pfeiffer, München 1984

Behandlungsbausteine für die Stottertherapie
Die Sprachheilarbeit 5 und 6 1987, 32. Jahrgang

Stottern ins Rollen bringen
Bundesvereinigung Stotterer-Selbsthilfe e.V., Köln 1994

Entspannung im Alltag
Beltz, Weinheim 1995

Literatur zum Thema Stottern bei Kindern und Jugendlichen

Sie kennen das Problem aus der Praxis: Auch heute noch wird in vielen Familien nicht offen über das Stottern eines Kindes gesprochen. Eltern und Kinder erschweren sich dadurch die emotionale Bewältigung der Sprechbehinderung.
Mit einer Reihe von Veröffentlichungen für Kinder und Jugendliche helfen wir, das Tabu zu brechen und Stottern zum Thema zu machen.

Eelco de Geus

Manchmal stotter ich eben

Ein Buch für stotternde Kinder von 7 bis 12 Jahren

2000, 40 Seiten

Einfühlsam und altersgerecht spricht der Autor an, was Stottern ist und welche Gefühle und Reaktionen damit verbunden sein können. Stottern ist nur eine von vielen anderen Eigenschaften des Kindes, lautet eine wichtige Botschaft. So wird Kindern und Angehörigen der Weg zu einem offenen Umgang mit dem Stottern gezeigt – ein erster Schritt zur Erfolgreichen Bewältigung.

Benni: U-und? Wwwo ist das P-problem?

Ein Comic für Kinder und Jugendliche von 9 bis 14 Jahren

1999, 20 Seiten

Pfiffig und selbstbewußt meistert Benni die Tücken des Alltags, die das Leben eines 12jährigen so mit sich bringt: Schule, Mädchen, Hausarbeit und Auseinandersetzungen mit den lieben Verwandten. Zur Seite steht ihm Sven, sein bester Freund. Ach, ja Benni stottert – und wo ist das Problem? Der „Held" bietet stotternden Kindern eine Identifikationsfigur, und das ohne pädagogischen Zeigefinger.

Margaret Klare

Hallo, hier ist Felix

1996, 128 Seiten Erschienen im Verlag Beitz & Gelberg, nur noch bei uns erhältlich!

„Das war sein Wunschtraum: Den Hörer schnappen, die Zahlen tippen, warten. Na, endlich! 'Hallo, hier ist Felix. Kann ich Rainer sprechen?' Und dann loslegen. Reden. Ohne zu stottern. Wenn er das schaffen würde!" Engagiert erzählt die Autorin die Geschichte eines 14jährigen, der stottert und dem eine Therapie hilft.

Stottern –D ein Problem?

Informationen für stotternde Jugendliche

2. Auflage 1999, 16 Seiten

Familie, Freundeskreis, Schule, Sprachtherapie – altersgerecht in Aufmachung und Sprache reißt die Broschüre typische Probleme und Fragen an, denen sich stotternde Jugendliche gegenübersehen. Ergänzend Interviews mit Pop-Star Scatman John und Schauspieler Andreas Brucker. Besonders zur Erstinfomation.

Bundesvereinigung Stotterer-Selbsthilfe e.V. · Gereonswall 112 · D - 50670 Köln

Telefon: 0221/1391106-07 · Fax: 0221/1391370 · e-mail: info@bvss.de

Kein Stotternder muß alleine sein!
Wir helfen weiter.

- Seit dreißig Jahren engagiert sich die Stotterer-Selbsthilfe-Bewegung für die Belange stotternder Menschen.
- Heute gibt es 8 Landesverbände und mehr als 80 Selbsthilfegruppen. Eine ist auch in Ihrer Nähe.
- Als Dachorganisation wurde die Bundesvereinigung Stotterer-Selbsthilfe e.V. 1979 ins Leben gerufen.
- Die Bundesvereinigung setzt sich intensiv für die Verbesserung der Lebenssituation stotternder Menschen ein.

Wir sind bundesweit für Sie tätig:

- Telefonische Fachberatung zu allen Problemen und Fragestellungen des Stotterns
- Informationen zur Selbsthilfe; Kontaktadressen von Selbsthilfegruppen

➢ Tel. 0221/1391106 und 0221/1391108 • Mo. – Fr. 9–18 Uhr

- Verzeichnis von Therapeuten, die sich auf Stottern spezialisiert haben

Bundesvereinigung Stotterer-Selbsthilfe e.V.

Profitieren auch Sie von unseren Erfahrungen und fordern Sie kostenlose Informationen an.

Informationsbroschüre Stottern für
- ➢ Eltern ☐
- ➢ Jugendliche ☐
- ➢ Erwachsene ☐
- ➢ Therapeuten ☐

Verlagsprogramm Bücher und Videos zum Thema Stottern ☐

Fachberatung „Stottern" ☐

Unterstützung bei der Suche nach einer geeigneten Stotter-Therapie ☐

Bundesvereinigung Stotterer-Selbsthilfe e.V. · Gereonswall 112 · D - 50670 Köln

Telefon: 0221/1391106–07 · Fax: 0221/1391370 · e-mail: info@bvss.de

Absender

Name: ______ Vorname: ______

Straße: ______ PLZ/Ort: ______

Tel./Fax: ______